古代脉学名著与名医脉案导读

吕志杰 编著

人民卫生出版社

·北京·

图书在版编目（CIP）数据

古代脉学名著与名医脉案导读 / 吕志杰编著 . —北京：人民卫生出版社，2020.9

ISBN 978-7-117-30404-7

I. ①古… II. ①吕… III. ①脉学 IV. ①R241.1

中国版本图书馆 CIP 数据核字（2020）第 158891 号

| 人卫智网 | www.ipmph.com | 医学教育、学术、考试、健康，购书智慧智能综合服务平台 |
| 人卫官网 | www.pmph.com | 人卫官方资讯发布平台 |

古代脉学名著与名医脉案导读
Gudai Maixue Mingzhu yu Mingyi Maian Daodu

编　　著：吕志杰
出版发行：人民卫生出版社（中继线 010-59780011）
地　　址：北京市朝阳区潘家园南里 19 号
邮　　编：100021
E - mail：pmph @ pmph.com
购书热线：010-59787592　010-59787584　010-65264830
印　　刷：三河市国英印务有限公司
经　　销：新华书店
开　　本：710×1000　1/16　印张：24　插页：2
字　　数：406 千字
版　　次：2020 年 9 月第 1 版
印　　次：2020 年 10 月第 1 次印刷
标准书号：ISBN 978-7-117-30404-7
定　　价：78.00 元

打击盗版举报电话：010-59787491　E-mail：WQ @ pmph.com
质量问题联系电话：010-59787234　E-mail：zhiliang @ pmph.com

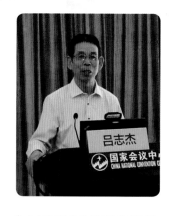

吕志杰,1952年5月生。河北省文安县人。主任医师,河北中医学院教授、硕士研究生导师,第六批全国老中医药专家学术经验继承工作指导老师。1977年毕业于河北新医大学中医系,毕业后留校任教;转年调入河北中医学院附属医院内科,任住院医师、主治医师;1988年调入河北中医学院《金匮要略》教研室任教20余年。兼任中华中医药学会仲景学说分会委员、中华中医药学会心病分会常务委员。几十年来潜心治学,在临床、教学、著作及科研等方面取得了显著成绩,主研并获奖的省厅级科技成果4项;参编高等中医药院校各类教材5部;出版专著《伤寒杂病论研究大成》《中医经典名医心悟选粹》《经方新论》《经方用药法律》等15部;发表论文百余篇。

2012年退休后被海南省中医院聘为特聘专家,从事查房、门诊、讲座、带徒等工作;2014年被列入《名老中医之路续编》第四辑;2015年春节前后应邀赴美国讲学。

溯本源师一百家
傳承脈學精華

惠州路志正
己亥冬月

呂教授『古代脈學等讀』出版之慶

说明：任应秋(1914—1984)为当代著名中医学家、中医教育家。他从事中医工作50余年，执教30余年，知识渊博，著作宏富，为了中医事业鞠躬尽瘁，勤奋终生。笔者在收集资料而阅览《中医杂志》时，在1963年第1期(原版称之为"号")有任应秋《如何阅读脉法书》一文，拜读后颇受启发。对该文节录如下，以代本书之"序文"。

从脉搏的变化，可以测知体内阴阳盛衰、邪正消长的情况。所以，切脉是中医临床诊察疾病最主要的方法之一。但是，切脉并不是十分容易的事，正如王叔和所说："脉理精微，其体难辨，弦、紧、浮、芤，展转相类，在心易了，指下难明。谓沉为伏，则方治永乖；以缓为迟，则危殆立至。况有数候俱见，异病同脉者乎？"(见《脉经·序》)前人在切脉上给我们积累了很多的宝贵经验和丰富知识，只要努力学习，而且学习有方，就可以达到"切脉动静而决死生之分"的境界。究竟如何进行学习呢？兹分三个方面来谈：

一、熟读《脉诀》(内容略)

二、精研《脉经》(内容略)

三、博览名著

精习《脉诀》《脉经》以后，于脉学已具有坚实的基础。循此而博览诸家名著，更足以广其识而深其意。古代论脉法的名家虽不少，而其发挥最为深透，大有可观者，约有下列数家：

1.《诊家枢要》 元·滑寿著，书凡一卷，不过七千余言，其立论要以阴阳对峙为说，而说皆精审。如"察脉须识上下来去至止"云："上者为阳，来者为阳，至者为阳；下者为阴，去者为阴，止者为阴。上者，自尺部上于寸口，阳生于阴也；下者，自寸口下于尺部，阴生于阳也。来者，自骨肉之分而出于皮肤之际，气之升也；去者，自皮肤之际而还于骨肉之分，气之降也。应曰至，息曰止也。"

又论"脉至"云："凡脉之至，在肌肉之上，出于皮肤之间者，阳也，府也；行于肌肉之下者，阴也，藏也。若短小而见于皮肤之间者，阴乘阳也；洪大而见于肌肉之下者，阳乘阴也。寸尺皆然。"

又论"持脉"云："持脉之要有三：曰举、曰按、曰寻。轻手循之曰举，重手取之曰按，不轻不重，委曲求之曰寻。初持脉，轻手候之，脉见皮肤之间者，阳也，府也，亦心肺之应也；重手得之，脉伏于肉下者，阴也，藏也，亦肝肾之应也；不轻不重，中而取之，其脉应于血肉之间者，阴阳相适，冲和之应，脾胃之候也。若浮中沈（同"沉"）之不见，则委曲而求之，若隐若见，则阴阳伏匿之脉也。三部皆然。"

他如论三十种脉象，亦无不以阴阳对峙为言，而皆各具精义，言简意赅。

2.《脉神章》　明·张介宾著。书凡三卷，系《景岳全书》的一部分。计分《内经》脉义"通一子脉义"《难经》脉义"仲景脉义""滑氏脉义""诸家脉义"六篇。而尤以"通一子脉义"一篇，为张氏治脉学的精华所在，全篇凡十三节，都能发微启祕（同"秘"）。其中"独论""胃气解"两节，尤为卓见不群，发人深审。其言曰："独之为义……以知死生。"（"独论"之引文较长，笔者删去，详见《脉神章》原文）

《素问·三部九候论》叙七诊之独，仅属例举而言，并未如张氏所言之深刻，且能示人以察独之法，非会心有素者，未之能也。又论述胃气云："凡诊脉者，无论浮沈迟数，虽值诸病叠见，而但于邪脉中得兼㪷（与"软"为古今异体字，下同）滑徐和之象者，便是五藏中俱有胃气，病必无害也……察之之法，如今日尚和缓，明日更弦急，知邪气之愈进。邪愈进，则病愈甚矣。今日甚弦急，明日稍和缓，知胃气之渐至，胃气至，则病渐轻矣。即如顷刻之间，初急后缓者，胃气之来也；初缓后急者，胃气之去也。此察邪正进退之法也。"（胃气解）

从来言胃气者，均未能像张氏这样，既能授人以察胃气之规矩，又能示人以察胃气之巧，绝非泛论之可比。

3.《诊家正眼》　明·李中梓著，书凡二卷。首卷言脉大义，多本《内》《难》立说，言简意赅，纲纪秩然。二卷分述二十八脉，每脉均以"体象""主病""兼脉"三者为纲而次第述之，"体象""主病"两项，都以简切胜，独于"兼脉"，则畅发其辨证析疑之能事。最终殿以《脉法总论》一篇，凡脉之阴阳变化、色脉参伍、尺肤相合、病证所主等项，均能尽其意解言宣之妙用，其于《素问》《伤寒论》许多脉体之解释，既不费词而明晓如绘。

结合二十八种常见之脉，以理解《内经》、仲景不常见之脉名，并从而道出所以之理，非于脉学有较高的修养和丰富的临证经验者，实难道出只字。虽于纵、横、逆、顺诸脉仍不具体，究不失为言脉法之佼佼者。

4.《诊宗三昧》　清初·张路玉著，书凡一卷，自"宗旨"至"婴儿"计十二篇，其中以"脉象""师传""口问"三篇，是全书的"三昧"所在。其论"脉象"，以首先识得弦、鉤（为"钩"之异体字）、缓、毛、石五脏的常脉为主，五脉之中，必以缓滑之象为平脉，为有胃气，如某一脉偏少冲和之气，即是病脉。或在本部反见他藏之脉，便是本藏气衰，他藏之气乘之所致，在参以形体之肥瘠，方土之宜异，气候之流变等而参合之，庶几脉形无遁，真象毕露矣。"师传"一篇，列叙浮、沈、迟、数等三十二脉，每一脉首言其形，再说其所以具此形之理，再述其所主之证，再辨其疑似之见，再论其兼见他脉之由，最终畅发其分析证治之巧。层层剖析，曲尽奥义。"口问"十有二则，阐述三焦、命门、神门、冲阳、太谿、反关、人迎、气口、逆顺、异脉、妇人、婴儿诸脉之候，以及初诊久按、脉证异同、从脉从证、脉法阴阳、高章纲惵卑损脉法、辨声与色、沈脉温补转剧诸法之理，无不深入浅出，可解积疑。尤其是解高章诸脉，尤为明晰。

5.《周氏脉学四种》　清·周学海著，计《脉义简摩》八卷，《脉简补义》二卷，《诊家直诀》二卷，《辨脉平脉章句》二卷。均在《周氏医学丛书》第二集中。周氏这四种书，都是辑自《内经》《难经》《伤寒论》《金匮方论》《脉经》《甲乙经》《千金方》《千金翼方》，以及宋元以来的名贤、日本诸家，截至目前止，可说是研究脉学最完善的一部类书。他说："考之于古而有所本，反之于身而有可信，征之于人而无不合，施之于病而无不明。"（《脉简·自序》）这是周氏的自我评价，是很恰当的。

四种书中，以《简摩》为基础，凡关于脉学的部位、诊法、形象、主病、名论、妇科、儿科诸类，都选辑得至为精当，并都作了相当的阐发。

《补义》则纯为周氏的发挥，分两个部分，曰"诊法直解"，曰"诸脉补真"，前一部分发挥求脉、审脉、三部九候、气分血分、十二经动脉、命门三焦、三关脉体等大义，都解说得异常深切。后一部分发挥三十余种脉象的精义，所谓“补”者，系补郭元峰《脉如》二十八脉辑说之未备；所谓“真”者，即一言一义，均系周氏历验而来，绝无欺诳之谈。如其于滑、涩、动、结、促五脉之辨似云：“滑者，脉之浮沈起伏，婉转流利也。形体条畅，浮沈(同沉)皆得，若来如电掣，略按即空，此滑不直手，元气将脱也。涩者，脉之将起未起之际，有艰滞难进之意，及其既至，亦颇有如掷如跃之时，但中间常于将来之顷，夹杂一二至阻滞不畅耳。动脉全似滑脉，滑脉形体和耎而有起伏，动则形体坚搏，指下如豆，躁疾鹘突，几于有来无去，起伏不明也。结脉，即动脉之怠缓者；促脉，即滑脉之兼洪者。此五脉，惟促脉主病，气分居多，余四脉则气血参半，而有寒热虚实之殊。”(滑涩动结促辨)

《直诀》所言，曰“总义”，曰“会通”，曰“真言”。“总义”分脉象、指法、主病三章，字字坚实，各有着落，均从《内经》《伤寒论》《金匮》诸书中融会得来，颇能道其奥旨。“会通”综述浮、沈、迟、数等二十四象的参伍错综，示人于既明各象之专义后，再能比例而得其参见错出者，此脉学一贯之义也。“真言”曰位、数、形、势、微、甚、兼、独八字。位即三部九候，数以纪其多寡，形为脉之静体，势乃脉之动态，四者为正脉之提纲。微甚所以衡脉变之轻重，兼独所以审脉变之主次，四者为变脉之提纲。

《章句》所以注释《伤寒论·辨脉、平脉》两篇的文义，多本临诊治病之实际体验解说，较诸家所注踏实。

周氏后来以为所著四种，卷帙浩繁，非一般人所可尽读，乃于四种中撮其要者，简之又简，订为两卷，名曰《重订诊家直诀》，凡二十二篇，真可谓要言不繁矣，刊于《周氏医学丛书》第三集中。

以上元、明、清五位名家之五书，均为研究脉法中最具有代表性的著作，各有专精，而以周氏书尤为博大，如能尽得其旨，庶可谓于脉学升堂入室矣。

(《中医杂志》，1963年第1期)

脉诊是中医学的一大特色。但"脉理精微,其体难辨",脉学精深,神妙难测,故欲掌握脉法,难矣! 古今志士都常说一句话:"世上无难事,只怕有心人。"纵览历代名医临床大家,他们都是平(王叔和撰次《伤寒论》之第一、二篇为"辨脉法第一;平脉法第二"。周学海:"平,读如骈,即辨脉也。")脉辨证以决生死,并妙手回春的高手。高手成功的秘诀,无非勤学深思,多多临证,善于领悟,注重总结。当然,得遇名师指点迷津固然是好! 然求之不得,就只能靠"高手成功的秘诀"了。

笔者大学毕业后工作 40 余年,前 10 年以在医院临床为主,业余时间则手不释卷;尔后 25 年以在学院从事教学为主,空余时间勤于临床,笔耕不辍;退休 7 年了,人退心不退,坚持临床、讲座、著述。我的研究方向以医圣张仲景《伤寒杂病论》为主,其"辨某某病脉证并治"的诊治思路深入吾心。上下求索多年,可谓学业日进,临证确有成效。但扪心自问,自己在脉理上还缺乏研究、在脉法上还缺乏功夫,这影响了诊断的准确和疗效的提高。每每读到名医高手平脉辨证而疗效神奇的脉案,不禁拍案叫绝! "未尝不慨然叹其才秀也。"

2017 年孟秋翻阅收集文献资料时,看到《中医杂志》(1963 年第1 期第 29~32 页)刊载的任应秋先生《如何阅读脉法书》一文(详见"代序"),受到启发,便行动起来,阅读其推荐的"五部"脉学名著,分别是:元代滑寿《诊家枢要》;明代张景岳《脉神章》、李中梓《诊家正眼》;清代张璐《诊宗三昧》、周学海《重订诊家直诀》。阅读过程中转念一想,愚临证困惑,而凡是热爱中医的广大临床工作者和自己一样,都有着共同的追求、愿望。因此,一边学习,一边将这五部脉学名著及名医脉案编注出版,以供同道之需求,岂不快哉!

编注的体例为上编、下编,分解如下:

上编:古代脉学名著导读 将滑寿、张景岳、李中梓、张璐、周学海等五位医家之脉学专著原文依次编注为五辑。为了帮助读者理解原著,笔者对上编的编注主要做了三项工作:一是概述,即对五部脉学名著都有简要概述。二是导读,对每部著作之每一篇文章都有内容指要,列于篇名之下,称为"导读"。三是附注,即正文括号内附加的注解内容。这五部脉学专著都经过当今专家学者(见"主要参考书目")之"校注",笔者在逐字逐句校对原著过程中,学有心得,对原著正文加了不少注解,并对"校注"本中存在的错别字及用之不当的标点符号加以修正;对原著中难辨识的字加了注解(汉语拼音、同音字及字词的解释)。

下编:古今名医脉案选注 下编是为了理论联系实践,为了说明脉诊在临床诊治中的关键作用。"脉案"与"医案"名异而实同,二者都是中医临床实践的记录(即由医生将病人的发病原因、临床症状、发展过程、脉象、舌象、病机、诊断、治法、处方、用药、预后转归及注意事项等需要记述的内容记录下来),是医生临床思维的记录,是辨证论治过程的记录。"医案"是通称,"脉案"是特称。所谓"特称",是强调脉诊在疾病诊治过程中明辨寒热虚实、决定正确处方用药之特殊的、关键的、至关紧要的作用(周学海:"夫望、闻、问有在切之先者,必待切以决其真也;……"),这体现了脉诊神奇绝妙的独特本色。为了使上编与下编内容前后密切联系,学以致用,故下编的编注以"脉"为纲,以"案"为目。笔者对每种脉案(前28种脉依照李中梓《诊家正眼》之次序排列,此后29~36为笔者编列)都有四句七言歌诀与简要概述,对每个医案都加了按语(原有者称为"原按",笔者所加者称为"吕按"。脉案的选录,古代多,现今少。古代名医脉案的特点,几乎都不另加按语,而是将其融入脉案之思路中),以利读者深入理解。

近20多年来,笔者编写的十几部著作,多数是理论求索与临床实践相结合,注重古今名医医案的收集整理,特别是我编著的《伤寒杂病论研究大成》,近170万字,其"验案精选"为"重头戏"。需要说明的是,为了避免自己编著的书前后内容互相重复,"下编"脉案多是新近阅读过的医案(详见下编之概述),选录平脉辨证,以脉诊为主而决定正确治疗的"脉案",加以整理、编注成本书"下编",供读者"品味"。旨在增强有志于中医者学好脉诊、用好脉诊的信心。

可以这样说,作为一名中医工作者,不能学好、用好脉诊,就不是一名合格的中医,也就不能成为一名良医。

有志者事竟成。让我们中医人互相勉励,在脉学上下一番功夫,学好脉理,用好脉诊,将中医学最具特色的看家本事——脉诊,传承下来,发展下去,以弘扬国粹,惠及天下苍生。总之,本书的编注出版,为同道们学习脉学、阅读脉案提供了方便。

需要说明:我退休之前在河北中医学院的三名硕士研究生班光国(博士)、范秉均、朱小静与退休后继续讲选修课的本科弟子(当前在天津中医药大学读硕士)管媛媛等先后校对全部书稿,两名全国师承弟子及孟、惠慧(均为副主任医师、硕士)校对了部分书稿。在此对弟子们的支持致谢! 特别感谢河北中医学院中医诊断学学科带头人方朝义教授对本书的编写提出宝贵意见。

2019 年 3 月

河北中医学院(退休)

海南省中医院(特聘)

吕志杰

上编　古代脉学名著导读

下编　古今名医脉案选注

附文　脉学研究论文

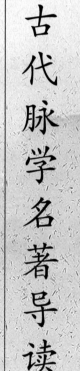

上编

古代脉学名著导读

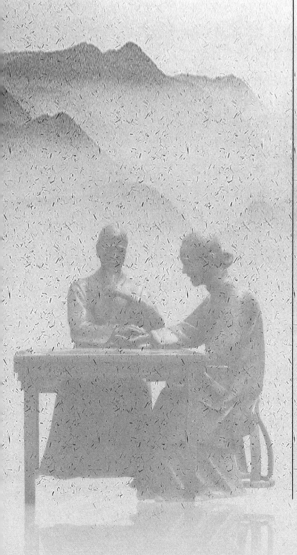

古代脉学名著五部述评与思考

　　我通过阅读、编注任应秋先生推荐的五部古代脉学名著之后,确实很有收获,开阔了眼界、丰富了知识,为临证水平的提高夯实了基础。这五部脉学专著,篇幅都不长,文字最多的是李中梓《诊家正眼》不足 5 万字;最少的是滑寿《诊家枢要》只近 1 万字;张景岳《脉神章》约 2.5 万字;张璐《诊宗三昧》近 4 万字;周学海《重订诊家直诀》近 2 万字。总计约 14 万字(其中少数文字为校注内容)。这五家之著皆学本《内》《难》与仲景书等秦汉经典,兼采名家之长,融合独自研究成果而成书。五家著作之不同学术价值,笔者评论如下:

　　第一,《诊家枢要》是历史上继第一部以脉学命名的著作《脉经》之后,又一部早期的脉学专著。二者的区别:《脉经》内容多而杂,虽以《脉经》命名,却非论脉专著;《诊家枢要》则为少而精的论脉专著。滑氏论脉,引据《内经》,独立思考,善于提炼要点,有所创见,被后世医家所尊重。

　　第二,《脉神章》分上、中、下三卷。上卷为摘录《内经》脉学原文。下卷为摘录《难经》、仲景书及数家名医脉义。中卷是张景岳研究脉学之成果,其理论与临床融通,文理并茂,为博学者之著,上乘之作也。笔者建议:上卷与下卷浏览可也,中卷应当认真阅读。

　　第三,《诊家正眼》分上下两卷。其上卷节录经典著作之论脉要点,注释精当。下卷论 28 种脉,每种脉之体姿、主病或兼脉,皆以四言成句,言简意赅;最后为"按"语,将经典与数位名家脉论融会贯通,以详述各脉之特点、主病及类脉鉴别等,并批驳高阳生《脉诀》之伪。总之,李氏之著,为难得的脉学专著,应首选精读。

　　第四,《重订诊家直诀》分上、下两卷,为周学海在潜心研究而撰写的《周氏脉学四种》(《脉义简摩》《脉简补义》《诊家直诀》《辨脉平脉章句》)专著的基础上,"特撮其要者,简之又简,别为此编"。读过《直诀》之后,首先应肯定的是,周氏致力于脉学之研究,确有独到的创新见解,值得重视。但是,有些篇节,理论抽象,难以理解,不必死抠,浏览之可也。

　　第五,《诊宗三昧》一书涉及佛学,贯穿着《内》《难》、仲景之学,为临床经验的结晶。张璐年寿八旬，终其一生献身于中医，令人敬重！但张氏著作，不及滑氏之作少而精，不及李氏之作详而实，不及景岳之作文理并茂，不及周氏之作有所创见。笔者原以为，张璐此著乃晚年高寿之作，理应更有价值，也确有一定的理论与临床价值。但由于张氏晚年精力不及，此作为门人弟子、后嗣(长子张登、次子张倬都有著作)协助整理而成，故影响了其价值。总为名家之作，浏览可也。

总之，若读者时间有限，不能通览五种名著，应选读以下重点内容，即《诊家正眼》《脉神章·中卷》《诊家枢要》以及《重订诊家直诀》上卷，其《诊宗三昧》的部分篇节可以读。总之，应下苦功夫读点名医脉学名著，为成就良医打下脉学基础。

《灵枢·经脉》曰："经脉者，所以能决死生，处百病，调虚实，不可不通。"

《灵枢·经别》曰："夫十二经脉者，人之所以生，病之所以成，人之所以治，病之所以起('起'在此有'愈'之义。《史记·扁鹊仓公列传》曰：'越人能使之起耳。')，学之所始，工之所止也，粗之所易，上(《太素》作'工')之所难也(《类经》注：'上工难之，谓之应变无穷也。')。"

《素问·调经论》曰："五脏之道，皆出于经隧(王冰注：'隧，潜道也。经脉伏行而不见，故谓之经隧焉。'故经隧即气血运行的道路，在此指经脉)，以行血气，血气不和，百病乃变化而生。"又曰："人之所有者，血与气耳。"

《难经·一难》曰："十二经皆有动脉，独取寸口，以决五脏六腑死生吉凶之法……寸口者，脉之大要会，手太阴之动脉也。"

《素问·脉要精微论》曰："微妙在脉，不可不察。"

撰著《内》《难》经典的先人告诫我们：诊脉之道，所以能诊百病，明虚实，决死生，不可不察，不可不通。

我反复思考后推测：寸口脉是人体生命活动之精微变化的反映中心。生命活动一旦失调、失常，便可以从脉象之"位、数、形、势"与"微、甚、兼、独"等诊脉八法(详见"上编·第五辑")诊察出来，以判断病性(疾病性质)、病位(疾病部位)、病量(病之轻重程度)、病势(病之发展趋势)。这种指下功夫，只有精通中医脉学与临证经验丰富的名医高手才能做到。

一个雄辩而不能否认的事实：自古至今，几乎所有名医大家都是诊脉的高手并名垂青史。我们这些后来人只有脚踏实地向古圣先贤学习，用先人们智慧的结晶来丰富自己，才能践行传承精华、弘扬国粹、惠及苍生的使命！

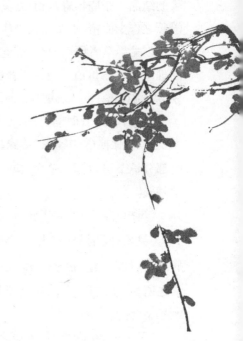

第一辑

诊家枢要

元·滑寿 著

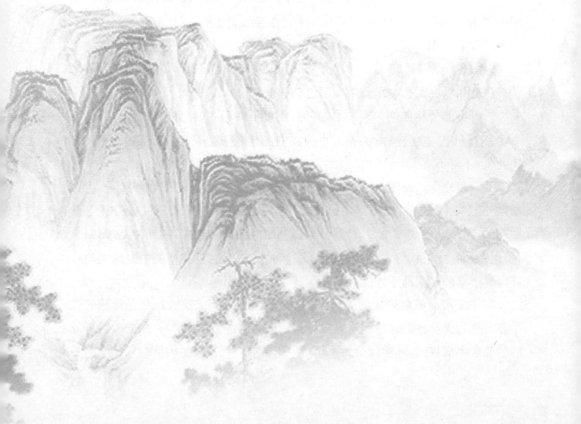

概　述

滑寿,字伯仁,自号撄宁生,生于1314年(元延祐元年),卒于1386年(明洪武十九年),享年72岁。世代为许州襄城(今河南襄城县)人。元初,他的父亲、祖父都在江南做官,自许州徙居仪真(今江苏仪征县),滑寿就生在那里。后来又徙居余姚(今浙江余姚市)。他的子孙散居余姚、武林(杭州),而以武林为最盛。滑寿幼年习儒书于韩说先生,博览群书,文风温雅,尤其长于乐府。至元间曾应乡试,后来放弃科举,爱好医术,平时留心医药书籍,向当时名医学习,深入研究《内》《难》经典,精于针法。滑氏行医三四十年,主要医事活动在江浙之间,其声望与朱丹溪齐名(他的传记见于《明史》第229卷)。

滑寿潜心《内》《难》经典,参考名家,勤于著述。据文献考证,他一生编著的医籍有十几部,而尚存于世者为《读素问钞》《难经本义》《十四经发挥》《诊家枢要》四种。滑寿的学术成就:对《内经》《难经》的整理与注释、经络腧穴的考定,以及诊脉之道等方面均有建树。

滑寿《诊家枢要》共20篇,其文字,少者一篇不过一二十字,多者不过五千字,合之不过二三万言。一部书,内容不在多少,关键是价值之大小。本书内容少,简要明了,易学易记。其学术思想源本秦汉《内》《难》、仲景之书,基于临证,独出心得而成。尔后明清医家尊重之,引录之,发挥之。当今中医高校教材,其中医基础理论、中医诊断学之内容,源于滑氏之书者不少。该书之著述,滑氏自己说为"后先引绍,详略相因"。故学之者应前后互参,融会贯通之,才能收获更大。笔者辑注的《诊家枢要》,是以今人贾君、郭君双整理的《诊家枢要》本为底本,以李玉清、齐东梅主编的《滑寿医学全书·诊家枢要》本为对校本。两个本子的个别文字不同之处,笔者择善而从。

撄宁生自序

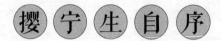

　　天下之事，统之有宗，会之有元，言简而尽，事核而当，斯为至矣。天下之道，散于百家，流于方技。方技之流，莫大于医，医莫先于脉。浮沉之不同，迟数之异类，曰阴曰阳，曰表曰里，抑亦以对待而为名象焉，有名象斯而有统会矣。高阳生之七表、八里、九道，盖凿凿也，求脉之明，为脉之晦，识者无取焉。或者曰：脉之道大矣。古之人言亦伙矣，犹惧弗及，而欲以此统会该之，不既太简乎？呜呼！至微者脉之理，而名象著焉，统会禺焉，观其统会，以知其典礼，君子之能事也。由是而推之，则溯流穷源，因此识彼，诸家之全，亦无遗珠之憾矣。

　　　　　　　　　　　　　　　　　　至正甲辰端月许昌滑寿识

目 录

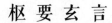

枢 要 玄 言

导读：此篇不足二百言，却指出了诊脉之要点。首先说："脉者，气血之先也。……气血平则脉治。"开宗明义，简明易懂，无"脉理精微，其体难辨"之叹矣。《素问·调经论》曰："人之所有者，血与气耳。"气血变动，脉象应之，如滑氏所述如下。

脉者，气血之先也。气血盛则脉盛，气血衰则脉衰，气血热则脉数，气血寒则脉迟，气血微则脉弱，气血平则脉治。又长人脉长，短人脉短，性急人脉急，性缓人脉缓。左大顺男，右大顺女。男子尺脉常弱，女子尺脉常盛。此皆其常也，反之者逆。其五脏四时之不同，阴阳变见之或异，吉凶死生于是乎著矣。《枢》《素》诸家彰彰明备，撩（zhí 职：摘取）其切近精实者，为《诊家枢要》。

左右手配脏腑部位

导读：此篇仅六七十字，简要讲述左右手寸口脉之寸、关、尺所对应的脏腑，这与目前的常识相同，或相近。

左手寸口，心、小肠脉所出；左关，肝、胆脉所出；左尺，肾、膀胱脉所出。

右手寸口，肺、大肠脉所出；右关，脾、胃脉所出；右尺，命门、心包络、三焦脉所出。

五 脏 平 脉

导读：此篇讲述"五脏平脉"极微极细之区别。最后说："凡此五脏平脉，要须察之，久久成熟，一遇病脉，自然可晓。经曰：先识经脉，而后识病脉。此之谓也。"用四个字概括，即"知常达变"。只有明了平常无病者之脉，才能辨别患病后异常之脉。这就如心电图的识别，只有明白正常心电图，才能进一步辨别异常心电图。再如学习中医针法，必须平时多练习，甚至亲身体验针法，才能为给病人施针打下良好的基础。总之，平时应多切按自己的脉，以及同学、同事之间多互相切脉，熟能生巧，知常才能达变也。

心脉浮大而散，肺脉浮涩而短，肝脉弦而长，脾脉缓而大，肾脉沉而软滑。

心合血脉，心脉循血脉而行。持脉指法，如六菽（shū 叔：豆类的总称，一说指大豆。六菽、三菽等，是以三粒、六粒等豆的重量，约略说明切脉所用指力的轻重）之重，按至血脉而得者为浮；稍稍加力，脉道粗者为大；又稍加力，脉道阔软者为散。

肺合皮毛,肺脉循皮毛而行。持脉指法,如三菽之重,按至皮毛而得者为浮;稍稍加力,脉道不利为涩;又稍加力,不及本位曰短。

肝合筋,肝脉循筋而行。持脉指法,如十二菽之重,按至筋而脉道如筝弦相似为弦;次稍加力,脉道迢迢者为长。

脾合肌肉,脾脉循肌肉而行。持脉指法,如九菽之重,按至肌肉如微风轻飐柳梢之状为缓;次稍加力,脉道敦实者为大。

肾合骨,肾脉循骨而行。持脉指法,按至骨上而得者为沉;次重而按之,脉道无力为濡;举指来疾流利者为滑。

凡此五脏平脉,要须察之,久久成熟,一遇病脉,自然可晓。经曰:先识经脉(指正常人无病之脉),而后识病脉。此之谓也。

四 时 平 脉

导读:上篇"五脏平脉"说:"心脉浮大而散,肺脉浮涩而短,肝脉弦而长,脾脉缓而大,肾脉沉而软滑。"此篇仅一句话:"春弦,夏洪,秋毛,冬石,长夏四季脉迟缓。"上篇是讲"五脏平脉"的生理特点,此篇是讲"四时平脉"的季节特点。《素问·平人气象论》曰:"春胃微弦曰平,弦多胃少曰肝病,但弦无胃曰死。……夏胃微钩曰平……长夏胃微耎弱曰平……秋胃微毛曰平……冬胃微石曰平……"先圣经典之言使我们明白,滑氏所述"四时平脉"之弦、洪、毛、石、迟缓之前,应加上一个"微"字,才符合一年四季气候的变化影响人体而表现出脉象上的微细变化。其"五脏平脉"亦应在不同脉象特点之前加上一个"微"字为准。

春弦,夏洪,秋毛,冬石,长夏四季脉迟缓。

《内经》三部脉法

导读:此篇所述《内经》三部脉法,指寸口脉左右之寸、关、尺三部脉内外侧所对应的腑脏部位,这与前两篇所述有所不同。后世医家用此脉法指导临证者少,当今医者更少了。

《脉要精微论》云:尺内两旁,则季胁也两旁,谓内外侧也。尺外以候肾,尺里以候腹中。〇附上附上,如越人所定关中也。左外以候肝,内以候膈。右外以候胃,内以候脾。〇上附上上附上,如越人所定寸口。右外以候肺,内以候胸中。左外以候心,内以候膻中膻中,在胸中两乳间。前以候前,后以候后。上竟上者,胸喉中事也。下竟下者,小腹腰股胫足中事也。

呼吸沉浮定五脏法

导读：此篇从呼吸与五脏的关系及其影响，以论述之前"五脏平脉"的特点。如"呼出心与肺……心肺俱浮"；"吸入肾与肝……肾肝俱沉"；"呼吸之间，脾受谷味，其脉在中"。

呼出心与肺，吸入肾与肝。呼吸之间，脾受谷味，其脉在中。心肺俱浮，浮而大散者心，浮而短涩者肺。肾肝俱沉，牢而长者肝，濡而来实者肾。脾为中州，其脉在中。

因指下轻重以定五脏法

导读：古圣先贤之著述，惜墨如金，常采取详此略彼之著述法，此篇即是。此篇仅一句话，是说前"五脏平脉"已经具体记述了"因指下轻重以定五脏法"了，此篇再提出，强调之意也。

即前所谓三菽五菽之重也。

三部所主九候附

导读：此篇论寸口脉之寸、关、尺三部所主周身之部位；"每部各有浮、中、沉三候"，三候所主体表与内脏之部位；"三而三之，为九候也"。

寸为阳，为上部，主头项以下至心胸之分也；关为阴阳之中，为中部，主脐腹胠（qū 区：胁肋部。《广雅》："胠，胁也"）胁之分也；尺为阴，为下部，主腰足胫股之分也。凡此三部之中，每部各有浮、中、沉三候，三而三之，为九候也。浮主皮肤，候表及腑；中主肌肉，以候胃气；沉主筋骨，候里及脏也。

持 脉 手 法

导读：此篇是本书内容较多的一篇，其论述的内容既具体又重要。归纳如下：

1. 诊脉之道　寸口脉的三部九候诊脉手法，即寸、关、尺之轻、中、重按也。轻、中、重按又强调为"持脉之要"，即"轻手循之曰举，重手取之曰按，不轻不重，委曲取之曰寻"。简述了举、按、寻持脉法所对应的生理与病变之部位。

2. 识脉之要　"凡诊脉，须要先识时脉、胃脉与脏腑平脉，然后及于病脉。"对"时脉、胃脉与脏腑平脉"作了简要解说。识病脉之要，特别指出：三部之"或一部之内，独大独小，偏迟偏疾，左右强弱之相反，四时男女之相背，皆病脉也"。

3. 取脉提纲　大抵不出"浮、沉、迟、数、滑、涩之六脉"为"提纲之要"。简要论述了纲脉之诊法及"六脉"之类脉,并论及六字提纲脉所主病证。

4. 明脉须辨　即"表、里、虚、实四字"。简述了四者所主表、里、阴、阳、脏、腑之病变。

5. 察脉须识　为"上、下、来、去、至、止六字"。简述了六者之含义。

上述"持脉手法",多数已经为目前中医基础、中医诊断之基本知识,少数被忽略但应重视之。

凡诊脉之道,先须调平自己气息,男左女右,先以中指定得关位,却齐下前后二指即先定关脉,后以食指定寸脉、无名指定尺脉。初轻按以消息(消息在古代汉语中一词多义,含义极为广泛,故应根据其应用语言环境解释其具体词义。此处之含义,既指变化,又指征兆、端倪。以"脉者气血之先也",气血之变化,可从脉象之轻、中、重而了解其变化之征兆、端倪)之,次中按以消息之,再重按以消息之,然后自寸关至尺,逐部寻究。一呼一吸之间,要以脉行四至为率,闰以太息,脉五至(闰:有公历、有农历,农历古称夏历,即俗话说的阴历有闰年、闰月。此"闰"义,指两次呼吸之间停顿瞬间片刻,时间顺延脉可"五至"),是平脉也。其有太过不及,则为病脉,看在何部,各以其部断之。

凡诊脉,须要先识时脉、胃脉与腑脏平脉,然后及于病脉。时脉:谓春三月,六部中俱带弦;夏三月,俱带洪;秋三月,俱带浮;冬三月,俱带沉。胃脉:谓中按得之,脉和缓。腑脏平脉已见前章。凡人腑脏脉既平,胃脉和,又应时脉,乃无病者也。反此为病。

诊脉之际,人臂长则疏下指,臂短则密下指。三部之内,大小、浮沉、迟数同等;尺寸、阴阳、高下相符;男女、左右、强弱相应;四时之脉不相戾(lì 隶:不顺从。不相戾,是顺从之义,即脉与四时相应),命曰平人。其或一部之内,独大独小,偏迟偏疾,左右强弱之相反,四时男女之相背("背"字义之一为违背、违反,同"悖"),皆病脉也。

凡病之脉,见在上曰上病,见在下曰下病,左曰左病,右曰右病。左脉不和,为病在表,为阳,主四肢;右脉不和,为病在里,为阴,主腹脏,以次推之。

凡取脉之道,理各不同,脉之形状,又各非一。凡脉之来,必不单至,必曰浮而弦、浮而数、沉而紧、沉而细之类,将何以别之? 大抵提纲之要,不出浮、沉、迟、数、滑、涩之六脉也。浮沉之脉,轻手、重手而取之也;迟数之脉,以己之呼吸而取之也;滑涩之脉,则察夫往来之形也。浮为阳,轻手而得之也,而芤、洪、散、大、长、濡、弦,皆轻手而得之之类也。沉为阴,重手而得之也,而伏、石、短、细、牢、实,皆重手而得之之类也。迟者一息脉三至,而缓、结、微、弱,皆迟之类也。数者一息脉六至,而疾、促,皆数之类也。或曰滑类乎数,涩类乎迟,何也?然脉虽似而理则殊也。彼迟数之脉,以呼吸察其至数之疏数,此滑涩之脉,则以往来察其形状也。数为热,迟为寒,滑为血多气少,涩为气多血少。

所谓脉之提纲,不出乎六字者,盖以其足以统夫表里、阴阳、冷热、虚实、风寒、燥湿、脏腑、气血也。浮为阳、为表,诊为风、为虚;沉为阴、为里,诊为湿、为实;迟为在脏,为寒、为冷;数为在腑,为热、为燥;滑为血有余;涩为气独滞也。人一身之变,不越乎此。能于是六脉之中以求之,则疢(chèn 趁。《广韵》:"疢,病也。")疾在人者,莫能逃焉。

持脉之要有三:曰举、曰按、曰寻。轻手循之曰举,重手取之曰按,不轻不重,委曲求之曰寻。初持脉轻手候之,脉见皮肤之间者,阳也,腑也,亦心肺之应也;重手得之,脉附于肉下者,阴也,脏也,亦肝肾之应也;不轻不重,中而取之,其脉应于血肉之间者,阴阳相适,冲和之应,脾胃之候也。若浮、中、沉之不见,则委曲而求之。若隐若见,则阴阳伏匿之脉也。三部皆然。

察脉须识上、下、来、去、至、止六字,不明此六字,阴阳虚实不别也。上者为阳,来者为阳,至者为阳;下者为阴,去者为阴,止者为阴也。上者,自尺部上于寸口,阳生于阴也;下者,自寸口下于尺部,阴生于阳也;来者,自骨肉之分而出于皮肤之际,气之升也;去者,自皮肤之际而还于骨肉之分,气之降也。应曰至,息曰止也。

明脉须辨表、里、虚、实四字。表,阳也,腑也,凡六淫之邪,袭于经络,而未入于胃腑及脏者,皆属于表也。里,阴也,脏也,凡七情之气郁于心腹之内,不能越散;饮食五味之伤,留于腑脏之间,不能通泄,皆属于里也。虚者,元气之自虚,精神耗散,气力衰竭也。实者,邪实之实,由正气之本虚,邪得而乘之,非元气之自实也。故虚者补其正气,实者泻其邪气,经文所谓"邪气盛则实,精气夺则虚",此大法也。

凡脉之至,在筋肉之上,出于皮肤之间者,阳也,腑也;行于肌肉之下者,阴也,脏也。若短小而见于皮肤之间,阴乘阳也;洪大而见于肌肉之下,阳乘阴也。寸尺皆然。

脉 贵 有 神

导读:此篇承接上篇专论诊脉之至关紧要的在于求神。"脉贵有神",为论病情之轻重、之虚实、之吉凶之法律也。病脉之有神者,即"浮、沉、迟、数"之中具有"冲和"之胃气也。无病之脉与有病之脉的区别,就在于神之有无。凡诊病脉,必须首先求其神之多少有无,以判断病情之轻重、吉凶与预后转归。故《景岳全书》中论脉的专著,即曰《脉神章》,下一辑选录之。

东垣云:不病之脉,不求其神,而神无不在也。有病之脉,则当求其神之有无。谓如六数七极,热也,脉中此中字,浮中沉之中有力言有胃气,即有神矣,为泄其热;三迟二败,寒也,脉中有力说并如上,即有神矣,为去其寒。若数极迟败中,不复有力,为无神也,将何所恃邪? 苟不知此,而遽泄之、去之,神将何以依而主耶? 故经曰:脉者,气血之先也;气血者,人之神也。善夫。

脉阴阳类成

导读:此篇为本书最长者,近五千字。其内容论述了30种脉的不同体象、所主病证以及左右手寸口脉三部脉之分别所主病症。以下从3点简析、举例如下:

首先,对浮、沉、迟、数、虚、实、洪、微、弦、缓、滑、涩、长、短、大、小、紧、弱、动、伏、促、结、芤、革、濡、牢、疾、细、代、散等30种脉之论述,稍作比较便可发现,多为前后两种脉象相反,有利于辨别,为有序之排列。再看对每种脉之体象的简要表述:"浮,不沉也。……沉,不浮也。……迟,不及也。……数,太过也。……虚,不实也。……实,不虚也。……疾,盛也。……细,微眇也。……代,更代也。……散,不聚也。……"以上列举了30种脉之前面6种脉与最后4种脉。其论述简明,好学好记。故后世不少医家继承之,或略加完善。

继之对每种脉的体象进一步解析,指出其所主病证。

最后,对每种脉的左右手寸口脉三部脉之分别所主病症进行简述。

总之,滑寿此篇内容详而有要,这为后世医家认识病脉之"体象"及其所主病、证、症奠定了基本的规范。

浮,不沉也。按之不足,轻举有余,满指浮上,曰浮。为风虚运动之候。为胀,为风,为痞,为满不食,为表热,为喘。浮大(按:疑脱一"为"字)伤风鼻塞,浮滑疾为宿食,浮滑为饮。左寸浮,主伤风发热,头疼目眩及风痰;浮而虚迟,心气不足,心神不安;浮散,心气耗,虚烦;浮而洪数,心经热。关浮,腹胀;浮而数,风热入肝经;浮而促,怒气伤肝,心胸逆满。尺浮,膀胱风热,小便赤涩;浮而芤,男子小便血,妇人崩带;浮而迟,冷疝脐下痛。右寸浮,肺感风寒,咳喘清涕,自汗体倦;浮而洪,肺热而咳;浮而迟,肺寒喘嗽;关浮,脾虚,中满不食;浮大而涩,为宿食;浮而迟,脾胃虚。尺浮,风邪客下焦,大便秘;浮而虚,元气不足;浮而数,下焦风热,大便秘。

沉,不浮也。轻手不见,重手乃得,为阴逆阳郁之候,为实,为寒,为气,为水,为停饮,为癥瘕,为胁胀,为厥逆,为洞泄。沉细为少气,沉迟为痼冷,沉滑为宿食,沉伏为霍乱。沉而数内热,沉而迟内寒,沉而弦心腹冷痛。左寸沉,心内寒邪为痛,胸中寒饮胁疼。关沉,伏寒在经,两胁刺痛;沉弦,痃癖内痛。尺沉,肾脏感寒,腰背冷痛,小便浊而频,男为精冷,女为血结;沉而细,胫酸阴痒,溺有余沥。右寸沉,肺冷,寒痰停蓄,虚喘少气;沉而紧滑,咳嗽;沉细而滑,骨蒸寒热,皮毛焦干。关沉,胃中寒积,中满吞酸;沉紧,悬饮。尺沉,病水,腰脚疼;沉细,下利,又为小便滑,脐下冷痛。

迟,不及也。以至数言之,呼吸之间,脉仅三至,减于平脉一至也,为阴盛阳亏之候,为寒,为不足。浮而迟,表有寒;沉而迟,里有寒。居寸,为气不足;居尺,为血不足。气寒则缩,血寒则凝也。左寸迟,心上寒,精神多惨;关迟,筋寒急,手足冷,胁下痛;尺迟,肾虚便浊,女人不月。右寸迟,肺感寒,冷痰气短;关迟,中焦寒,及脾胃伤冷物不食,沉迟为积;尺迟,为脏寒泄泻,小腹冷痛,腰脚重。

数,太过也。一息六至,过平脉两至也。为烦满,上为头疼上热,中为脾热口臭,胃烦呕逆。左为肝热目赤,右下为小便黄赤,大便秘涩。浮数表有热,沉数里有热也。

虚,不实也。散大而软,举按豁然,不能自固,气血俱虚之故也。为伤暑,为虚烦多汗,为恍惚多惊,为小儿惊风。

实,不虚也。按举不绝,迢迢而长,动而有力,不疾不迟,为三焦气满之候。为呕,为痛,为气塞,为气聚,为食积,为利,为伏阳在内。左寸实,心中积热,口舌疮,咽疼痛;实大,头面热风烦躁,体痛面赤。关实,腹胁痛满;实而浮大,肝盛,目暗赤痛。尺实,小便涩,小腹痛;实而滑,茎痛淋沥,溺赤;实而大,膀胱热,小便难;实而紧,腰痛。右寸实,胸中热,痰嗽烦满;实而浮,肺热,咽燥痛,喘嗽气壅。关实,伏阳蒸内,脾虚食少,胃气滞;实而浮,脾热,消中善饥,口干劳倦。尺实,脐下痛,便难,或时下利。

洪,大而实也。举按有余,来至大而去且长,腾上满指,为经络太热、血气燔灼之候。为表里皆热,为烦,为咽干,为大小便不通。左寸洪,心经积热,眼赤,口疮,头痛,内烦;关洪,肝热及身痛,四肢浮热;尺洪,膀胱热,小便赤涩。右寸洪,肺热毛焦,唾粘咽干;洪而紧,喘急。关洪,胃热反胃呕吐,口干;洪而紧为胀。尺洪,腹满,大便难,或下血。

微,不显也。依稀轻细,若有若无,为气血俱虚之候。为虚弱,为泄,为虚汗,为崩漏败血不止,为少气。浮而微者阳不足,必身体恶寒;沉而微者阴(此处"阴"字指阴寒阳虚,非指阴血不足)不足,主脏寒下利。左寸微,心虚,忧惕,荣血不足;关微,胸满气泛,四肢恶寒拘急;尺微,败血不止,男子伤精尿血,女人漏下崩中。右寸微,上焦寒痞,冷痰不化,中寒少气;关微,胃寒气胀,食不化,脾虚噫气,心腹冷痛;尺微,脏寒泄泻,脐下冷痛。

弦,按之不移,举之应手,端直如弓弦。为血气收敛,为阳中伏阴,或经络间为寒所滞,为痛,为疟,为拘急,为寒热,为血虚盗汗,为寒凝气结,为冷痹,为疝,为饮,为劳倦。弦数为劳疟,双弦胁急痛,弦长为积。左寸弦,头疼心惕,劳伤盗汗乏力。关弦,胁肋痛,疢癖;弦紧,为疝瘕,为瘀血;弦小,寒癖。尺弦,少腹痛;弦滑,腰脚痛。右寸弦,肺受风寒,咳嗽,胸中有寒痰。关弦,脾胃伤冷,宿食不化,心腹冷痛,又为饮。尺弦,脐下急痛不安,下焦停水。

缓,不紧也。往来纤缓,呼吸徐徐,以气血向衰,故脉体为之徐缓尔。为风,为虚,为痹,为弱,为疼,在上为项强,在下为脚弱。浮缓,为风;沉缓,血气弱。左寸缓,心气不足,怔忡多忘,亦主项背急痛;关缓,风虚眩晕,腹胁气结;尺缓,肾虚冷,小便数,女人月事多。右寸缓,肺气浮,言语短气。关缓,胃弱气虚;浮缓,脾气虚弱。不沉不浮,从容和缓,乃脾家之本脉也。尺缓,下寒脚弱,风气秘滞;浮缓,肠风泄泻;沉缓,小腹感冷。伤寒脉大为病进,脉缓为邪退。

滑,不涩也。往来流利,如盘走珠,不进不退,为血实气壅之候,盖血不胜于气也。为呕吐,为痰逆,为宿食;滑而断绝不匀者,为经闭;上为吐逆,下为气结;滑数为结热。左寸滑,心热;滑而实大,心惊舌强。关滑,肝热,头目为患。尺滑,小便淋涩,尿赤,茎中痛。右寸滑,痰饮呕逆;滑而实,肺热,毛发焦,膈壅,咽干,痰嗽,目昏,涕唾粘。关滑,脾热,口臭,及宿食不化,吐逆;滑实,胃热。尺滑,因相火炎而引饮多,脐冷腹鸣或时下利,妇人主血实气壅,月事不通;若和滑,为孕。

涩,不滑也。虚细而迟,往来极难,三五不调,如雨沾沙,如轻刀刮竹然,为气多血少之候。为少血,为无汗,为血痹痛,为伤精;女人有孕为胎痛,无孕为败血病。左寸涩,心神虚耗不安,及冷气心痛。关涩,肝虚血散,肋胀胁满,身痛。尺涩,男子伤精及疝,女人月事虚败;若有孕,主胎漏不安。右寸涩,荣卫不和,上焦冷痞;气短、臂痛。关涩,脾弱不食,胃冷而呕。尺涩,大便闭,津液不足,小腹寒,足胫逆冷。经云:滑者伤热,涩者中雾露。

长,不短也。指下有余,而过于本位,气血皆有余也。为阳毒内蕴,三焦烦郁,为壮热。

短,不长也。两头无,中间有,不及本位,气不足以前("前"字疑为衍文)导其血也。为阴中伏阳,为三焦气壅,为宿食不消。

大,不小也。浮取之若浮而洪,沉取之大而无力(此句乃《金匮要略》第六篇"脉大为劳"之义),为血虚气不能相入也。经曰:大为病进(《素问·脉要精微论》曰"大则病进,小则平",概指脉大为病情发展之势,多为危急重症。这与《金匮要略》虚劳病篇所述"脉大为劳"之慢性病有所不同)。

小,不大也。浮沉取之,悉皆损小。在阳为阳不足,在阴为阴不足。前大后小,则头疼目眩;前小后大,则胸满短气。

紧,有力而不缓也。其来劲急,按之长,举之若牵绳转索之状。为邪风激搏,伏于荣卫之间,为痛,为寒。浮紧为伤寒身痛,沉紧为腹中有寒,为风痫。左寸紧,头热目痛,项强;紧而沉,心中气逆冷痛。关紧,心腹满痛,胁痛筋急;紧而盛,伤寒浑身痛;紧而实,疝癖。尺紧,腰脚脐下痛,小便难。右寸紧,鼻塞膈壅;紧而沉滑,肺实咳嗽。关紧,脾腹痛吐逆;紧盛,腹胀伤食。尺紧,下焦筑痛。

弱,不盛也。极沉细而软,怏怏(yàng 样:不服气,不满意)不前,按之欲绝未绝,举之即无。由精气不足,故脉萎弱而不振也。为元气亏耗,为萎弱不前,为痼冷,为关热(弱脉曰"关热",其义不明,疑传写有误),为泄精,为虚汗。老得之顺,壮得之逆。左寸弱,阳虚,心悸自汗。关弱,筋痿无力,妇人主产后客风面肿。尺弱,小便数,肾虚耳聋,骨肉酸痛。右寸弱,身冷多寒,胸中短气。关弱,脾胃虚,食不化。尺弱,下焦冷痛,大便滑泄不禁。

动,其状如大豆,厥厥摇动,寻之有,举之无。不往不来,不离其处,多于关部见之。动,为痛,为惊,为虚劳体痛,为崩脱,为泄利。阳动则汗出,阴动则发热。

伏,不见也。轻手取之,绝不可见,重取之,附着于骨。为阴阳潜伏、关格闭塞之症。为积聚,为瘕疝,为食不消,为霍乱,为水气,为荣卫气闭而厥逆。关前得之为阳伏,关后得之为阴伏。左寸伏,心气不足,神不守常,沉忧郁抑;关伏,血冷,腰脚痛及胁下有寒气;尺伏,肾寒精虚,疝瘕寒痛。右寸伏,胸中气滞,寒痰冷积;关伏,中脘积块作痛,及脾胃停滞;尺伏,脐下冷痛,下焦虚寒,腹中痼冷。

促,阳脉之极也。脉来数,时一止复来者,曰促。阳独盛而阴不能相和也。或怒气逆上,亦令脉促。促为气痛,为狂闷,为瘀血发斑(有的版本"斑"作"狂")。又为气,为血,为饮,为食,为痰。盖先以气热脉数,而五者或一有留滞乎其间,则因之而为促,非恶脉也。虽然,加即死,退则生,亦可畏哉!

结,阴脉之极也。脉来缓,时一止复来者,曰结。阴独盛而阳不能相入也。

为癥结，为七情所郁。浮结为寒邪滞经，沉结为积气在内。又为气，为血，为饮，为痰。盖先以气寒脉缓，而五者(据前"促"脉所述，五者指气、血、饮、食、痰)或一有留滞于其间，则因而为结。故张长沙谓结促皆病脉。

芤，浮大而软。寻之中空傍实，傍有中无，诊在浮举重按之间，为失血之候。大抵气有余，血不足，血不能统气，故虚而大，若芤之状也。左寸芤，主心血妄行，为吐，为衄；关芤，主胁间血气动，或腹中瘀血，亦为吐血目暗；尺芤，小便血，女人月事为病。右寸芤，胸中积血，为衄，为呕；关芤，肠痈，瘀血，为呕血不食；尺芤，大便血。又云，前大后细脱血也，非芤而何？

革(李中梓说："革大弦急，浮取即得，按之乃空，浑如鼓皮")，沉伏实大("沉伏实大"之象，为下文牢脉状)，按之如鼓曰革。革，易常度也。妇人则半产漏下，男子则亡血失精。又为中风感湿之诊。

濡，无力也。虚软无力，应手散细，如绵絮之浮水中，轻手乍来，重手即去，为气血两虚之候。为少血，为无血，为疲损，为自汗，为下冷，为痹。左寸濡，心虚，易惊盗汗，短气；关濡，荣卫不和，精神离散，体虚少力；尺濡，男为伤精，女为脱血，小便数，自汗多。右寸濡，关热(此如前弱脉之"关热"，皆难理解)憎寒，气乏体虚；关濡，脾弱物不化，胃虚饮食不进；尺濡，下元冷惫，肠虚泄泻。

牢，坚牢也。沉而有力，动而不移。为里实表虚，胸中气促，为劳伤痿极。大抵其脉近乎无胃气者，故诸家皆以为危殆之脉云。亦主骨间疼痛，气居于表。

疾，盛也。快于数而疾，呼吸之间脉七至，热极之脉也。在阳犹可，在阴为逆。

细，微眇也。指下寻之，来往如线(据笔者临证经验：细缓少力，舌淡苔白润，主气虚，阳虚之渐也；细数有力，舌红少苔微黄少津，主阴血之虚)。盖血冷气虚，不足以充故也。为元气不足，乏力无精，内外俱冷，痿弱洞泄，为忧劳过度，为伤湿，为积，为痛在内在下。

代，更代也。动而中止，不能自平安，因而复动，由是复止，寻之良久，乃复强起为代。主形容羸瘦，口不能言。若不因病而人羸瘦，其脉代止，是一脏无气，他脏代之，真危亡之兆也。若因病而气血骤损，以致元气卒不相续，或风家痛家，脉见止代，只为病脉。故伤寒家亦有心悸而脉代者，腹心痛亦有结涩止代不匀者。盖久痛之脉不可准也。又妊娠亦有脉代者，此必二月余之胎也。

散，不聚也。有阳无阴，按之满指，散而不聚，来去不明，漫无根柢，为气血耗散，腑脏气绝。在病脉，主虚阳不敛，又主心气不足，大抵非佳兆也。

兼见脉类

导读:此篇简要论述了多种相兼复合脉所主病、证、症。这些简要的"平脉辨证"之短句,多是源于《内》《难》及仲景之书。

浮缓风痹,浮大伤风,脉紧伤寒。弦数疟,紧涩寒痹。数主热,迟涩胃冷。滑数结热,浮数虚热,长滑胃热。洪大在右尺,三焦热;滑,血热;微,血崩;弦紧,癥痛;沉弦,癖痛;弦急,癖气疝痛;紧而驶(疾速),刺痛;弦紧,胁痛;滑细,呕吐;紧而实,里痛。紧细在关,虫痛。寸口紧促,喘逆;紧滑,吐逆。寸数,吐;关滑,呕吐。沉濡,停饮;滑细,宿食;弦实,积;短滑,酒食病,胃寒谷不消;促结,积聚。肝脉弦紧,筋挛;浮泛,中满;伏不往来,卒中,坚疾癫病;洪疾,狂病,二便秘;沉伏,霍乱。尺浮大或洪亦然。尺数,小便赤涩。诸脉弦尺涩,虚劳。脉尺寸俱微,男子五劳,妇人绝产。脉寸尺紧数,中毒;脉紧盛,伤寒;虚滑,伤暑;弦细扎迟亦然。浮缓,伤风;脉洪,病热;沉缓,中湿;洪紧,痛疽;洪疾,癫疾;沉石,水蓄;急弦,支饮。伤于阳则脉浮,伤于阴则脉沉。人迎紧盛伤于寒,气口紧盛伤于食。脉前大后细,脱血也。喜则气缓脉散,怒则气上脉激,悲则气消脉缩,恐则气下脉沉,思则气结脉短,忧则气沉脉涩,惊则气乱脉动。微小气血虚,大则气血盛。浮洪外病,沉弦内病。长则气治,短则气病,数则心烦,大则病进。上盛则气高,下盛则气胀。代则气衰,细则气少。脉实病在内,脉虚病在外。尺中沉细下焦寒,小便数,疝痛下迫痢;沉迟,腹脏寒痛;微弱,中寒少气。洪大紧急,病在外,若头痛,发痈疽;细小而紧急,病在中,寒疝瘕聚痛。浮大,伤风鼻塞。诸浮、诸紧、诸沉、诸弦、诸迟、诸涩,若在寸口,膈以上病;在关中,胃以下病;在尺内,脐以下病。凡尺脉上不至关为阴绝,寸脉下不至关为阳绝。阴阳相绝,人何以依?以上诸脉,各随寸关尺及脏腑部分,以言病之所在也。

诸脉宜忌类

导读:此篇简要论述了三四十种病证的宜忌之脉。例如:"伤寒热病,宜洪大,忌沉细;……"其诸病与诸脉相宜、相忌的规律是:脉证相符者宜,脉证不符者忌。

伤寒热病,宜洪大,忌沉细;咳嗽,宜浮濡,忌沉伏;腹胀,宜浮大,忌虚小;下痢,宜微小,忌大浮洪;狂疾,宜实大,忌沉细;霍乱,宜浮洪,忌微迟;消渴,宜数大,忌虚小;水气,宜浮大,忌沉细;鼻衄,宜沉细,忌浮大弦长;头痛,宜浮滑,忌短涩;中风,宜迟浮,忌急实大数;喘急,宜浮滑,忌涩脉;唾血,宜沉弱,忌实大;

上气浮肿,宜沉滑,忌微细。中恶,宜紧细,忌浮大;金疮,宜微细,忌紧数;中毒,宜洪大,忌细微。妇人带下,宜迟滑,忌浮虚;妇人已产,脉宜小实,忌虚浮。又云:宜沉细缓滑微小,忌实大弦急牢紧。肠澼下脓血,宜浮小流连,忌数疾及大,发热。吐血衄血,宜沉小弱,忌实大。坠堕内伤,宜紧弦,忌小弱。头痛,宜浮滑,忌短涩。风痹痿厥,宜虚濡,忌紧急疾。温病发热甚,忌反小。下痢身热,忌数。腹中有积,忌虚弱。病热脉静,泄而脉大,脱血而脉实,病在中脉虚,病在外脉涩,皆所忌也。又云:腹痛宜细小迟,忌坚大疾。

验诸死证类

导读:此篇所述平脉辨证以判断的"诸死证",有的确为不可救治之脉象,有的是病情危重之脉象。此篇不仅论脉以"验诸死证",并且简述了据望、闻、问三诊以判断"诸死证"。作为一名良医,既要知其生,又应知其死。不明生死,焉为良医?

温病攘攘大热,脉细小者死。头目痛,卒视无所见者死。温病汗不出,出不至足死。病疟久,腰脊强急、瘛疭者,不可治。热病已得汗,脉安静者生,脉躁者危,及大热不去者亦危。嗽脱形,发热,脉坚急者死,皮肉着骨者死。热病七八日,当汗反不得汗,脉绝者死。形瘦脉大,胸中多气者死,真脏脉见者死。黑色起于耳、目、鼻,渐入口者死。张口如鱼出气不反者死;循衣摸床者死;妄语错乱及不语者死。热病不在此例。尸臭不可近者死;面无光、牙龈黑者死;发直如麻、遗尿不知者死;舌卷卵缩者死;面肿色苍黑者死。五脏内绝,神气不守,其声嘶者死;目直视者死;汗出身体不凉,加喘泻者死。

死 绝 脉 类

导读:此篇论"弹石脉……鱼翔脉……皆肾绝也。雀啄脉……屋漏脉……皆脾胃衰绝之脉。解索脉……虾游脉……釜沸脉……皆死脉也"。以上七种死绝之脉,皆取类比象,形象而生动,顾名可思义,真善于观察而比拟者也。前述"诸死证"脉为病情危重之象,得遇良医,救治及时,不一定死。此篇所述七种"死绝脉",确实脾肾及五脏元气已竭,良医神药,也难有作为矣! 识得"死绝脉类",为良医之指下功夫,若非神明善辨,久经临床之大医,岂能如此?

弹石脉在筋肉间,举按劈劈然;鱼翔脉在皮肤,其本不动而末强摇,如鱼之在水中,身首帖然而尾独悠扬之状。弹石、鱼翔,皆肾绝也。雀啄脉在筋肉间,如雀之啄食,连连凑指三五啄忽然顿绝,良久复来;屋漏脉在筋肉间,如残溜

(liù 六:顺房檐滴下来的水)之下,良久一滴,溅起无力。雀啄、屋漏,皆脾胃衰绝之脉。解索脉如解乱绳之状,指下散散,无复次第;虾游脉在皮肤,始则冉冉不动,少焉瞥(piē 撇:很快之义)然而去,久之倏(shū 殊:忽然之义)尔复来;釜沸脉在皮肉,有出无入,涌涌如羹之上肥。皆死脉也。

五脏动止脉

导读:首先说明,此篇从"动止脉"以预测之"死"字,应理解为"发病"。此篇所述"五脏动止脉",为"脉结代"之象,其动而时止,止无定数是结脉,止有定数为代脉。结代之脉,多见于中老年人心脏病为主的患者,亦可见于青少年患者(多为病毒性心肌炎),极少数平人也可见之(笔者曾见一50多岁之平人脉结代者)。"五脏动止脉"之心电图检查,一般为"室性期前收缩",偶发者轻,频发者重,频繁发作而为代脉(形成二联律、三联律等有规律顿止)者更重。故滑寿当年之预言切合现代临床。

凡人脉五十动不止者,五脏皆有气。四十动一止者,一脏无气,四岁死。三十动一止者,二脏无气,三岁死。二十动一止者,三脏无气,二岁死。十动一止者,四脏无气,岁中死。病脉不在此例,平人以此推之。

妇 人 脉 法

导读:此篇首先论妇人平脉说:"妇人女子,尺脉常盛,而右手大,皆其常也。"之后简要论述了经闭之脉、妊娠之脉、以脉辨别男女,以及女人胎前、产后与伤寒、杂病经事之辨。

妇人女子,尺脉常盛,而右手大,皆其常也。若肾脉微涩,或左手关后尺内脉浮,或肝脉沉而急,或尺脉滑而断绝不匀者,皆经闭不调之候也。妇人脉,三部浮沉正等,无他病而不月者,妊也。又尺数而旺者亦然。又左手尺脉洪大为男,右手尺脉沉实为女。又经云:阴搏阳别,谓之有子。尺内阴脉搏手,则其中别有阳脉也。阴阳相搏,故能有子也。

凡女人天癸未行之时属少阴,既行属厥阴,已绝属太阴。胎产之病从厥阴。凡妇人室女病伤寒,及诸寒热气滞,须问经事若何。凡产后,须问恶露有无多少。

小 儿 脉 法

导读:此篇简述了"小儿三岁已前,看虎口三关纹色"诊病法,"及三岁已上,乃以一指按三关"诊病法。其内容简要明了。

小儿三岁已前,看虎口三关纹色:紫,热;红,伤寒;青,惊风;白,疳病。惟黄色隐隐,或淡红隐隐,为常候也。至见黑色,则危矣。其他纹色,在风关为轻,气关渐重,命关不治("不治"二字,有的版本为"尤重也")。及三岁已上,乃以一指按三关寸关尺之三关,常以六七至为率,添则为热,减则为寒。若脉浮数,为乳痫风热或五脏壅;虚濡,为惊风;紧实,为风痫;紧弦,为腹痛;弦急,为气不和;牢实,为便秘;沉细,为冷;大小不匀,为祟脉(又名鬼祟脉,指脉象变化不定);或小或缓,或沉或短,皆为宿食不消。脉乱身热,汗出不食,食即吐,为变蒸也。浮,为风;伏结,为物聚;单细,为疳劳。小儿但见憎寒壮热,即须问曾发斑疹否,此大法也。

脉 象 统 会

导读:此篇不过百言,内容简要,提纲挈领,对前之"脉阴阳类成"30种脉(缺少细脉)之相反及相类脉特点与辨识要点融会贯通之。

浮沉以举按轻重言,浮甚为散,沉甚为伏。

迟数以息至多少言,数甚为疾,数止为促。

虚实微洪以亏盈言,虚以统芤濡,实以赅牢革,微以赅弱。

弦缓滑涩以体性言,弦甚为紧,缓止为结,结甚为代,滑以统动。

长短以部位之过不及言。

大小以形状言。

脉 象 歌

导读:此篇"脉象歌"为五言词,共22句,110字,高度概括了30种脉之体象的相类、相反辨识要点。与上述"脉象统会"贯通互补,则诊脉之大纲了然于胸中矣。

歌诀下文几句提醒读者,《诊家枢要》一书"后先相绍,详略相因",应融会贯通之也。

本书最后还有"跋"。其中说:"观《素问》、仲景书中论脉处,尤可见取象之义。今之为脉者,能以是观之,思过半矣。"中医脉学,其根源在秦汉经典,传承发扬于后世百家良医。故学习诊脉之道,不外一学、二用,既要熟识脉理,又要多临证。潜心经典,博览群书,勤奋实践,学用结合,此乃掌握脉诊、成就良医之不二法门。

洪大芤虚脉,弦紧实牢革,微小缓弱濡,咸以类相索。

浮沉轻重求,迟数息至别,涩滑论难易,长短部位切。

动伏缘躁静,结促由止歇,疾细羸不足,代散乃羸劣。

内外并上下,皮肉及筋骨,或以体象征,或以至数属。

多之血气盈,少则荣卫缩。至哉阴阳蕴,爰以赞化育。

学人能了知,照如秉宵独。

前之枢要及统会二者,脉病之详与会通之义矣。合复二韵语者,盖欲其后先相绍,详略相因,学之者易晓也。

诸脉亦统之有宗欤! 盖以相为对待者,以见曰阴曰阳,为表为里,不必断断然七表、八里、九道,如昔人云云也。观《素问》、仲景书中论脉处,尤可见取象之义。今之为脉者,能以是观之,思过半矣。吁呼! 脉之道大矣,而欲以是该之,不几于举一而(有的版本在"而"后有"废"字)百欤? 殊不知至微者理也,至著者象也,体用一源,显微无间,得其理,则象可得而推矣。是脉也,求之于阴阳对待统系之间,则启源而达流,因此而识彼,无遗策矣。

至正己亥首夏二日许昌滑寿伯仁志

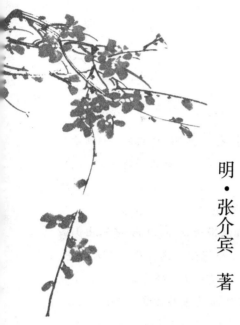

第二辑

脉神章

明·张介宾 著

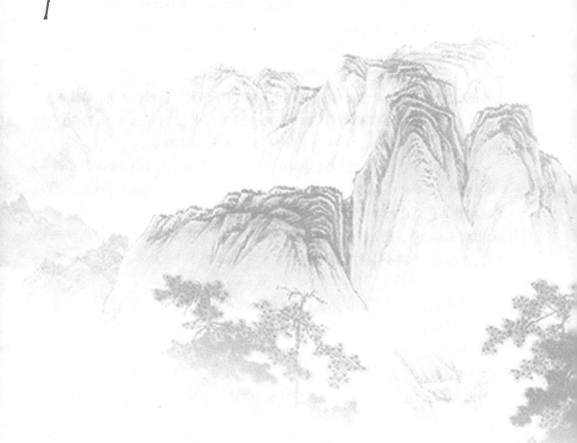

概　述

　　张景岳，本名介宾，字会卿，号景岳，别号通一子，生于1563年（明嘉靖四十二年），卒于1640年（明崇祯十三年），享年七十七岁。祖籍四川绵竹县，先世于明初以军功得授绍兴卫，世袭指挥使，遂"筑室郡城会稽（今浙江省绍兴市）之东"而定居，乃为会稽人氏。景岳幼而明慧好学，喜读书，"不呫呫章句"。父张寿峰为定西侯蒋建元门客，景岳十三四岁时即从游于京师、河北，随军出山海关，历经碣石（今河北昌黎东南）、凤城（今属辽宁），渡鸭绿江。遂得广交奇才异士，贤者能人，从京师名医金英（梦石）攻习医术，"尽得其传"，并遵其父之教而研读《内经》。张景岳于医学有精深造诣，并具有高超的医疗技能，"为人治病，沉思病原，单方重剂，莫不应手霍然"；除悉心医学外，又攻习韬钤，"学万人敌"；并博览诸家，淹通经史，"自六经以及诸子百家，无不考镜"，对天文、地理、兵法、易理、术数、音律等"皆能究其底蕴"。壮岁曾从戎幕府，驰驱边塞，浪迹幽燕，谈兵说剑，仗策游侠，雄才大略，豪迈不俗，怀有极大的抱负，但因不肯"俯首求合"，"落落难偶"，壮怀未伸，壮志难酬，乃于五十八岁之年，绝意功名，慨然归里，"避世壶中"，尽弃所学而一专于医，并奋志著述，以至终老。

　　张景岳的著作为《类经》与《景岳全书》。明代医学家的著作，除王肯堂的《六科准绳》与李时珍的《本草纲目》外，无可与之匹敌。此外，尚撰有《质疑录》，是晚年作品。张氏的学术成就主要有二：一是穷三十年之力，对《黄帝内经》融会贯通，而撰成《类经》，提出了许多独特见解；一是晚年奋其余生，倾毕生学识经验，而撰成《景岳全书》，这是一部包罗中医基础理论与临床各科的综合性医学巨著。

　　《脉神章》三卷是《景岳全书》专论脉学的内容。其字数只有几万言，分为上、中、下三卷，上卷为摘录《内经》脉义原文共20项。这些内容，读者缺乏《内经》根基，难免读之困难，师其大义可也。欲深究者，需要借助《内经》注本研习之。景岳这一卷对摘录的《内经》原文就有部分注释，即"按"，但特别说明的是，有的内容属于"按"，却未标明"按"。中卷为"通一子脉义"，是景岳针对以脉诊为主的 13 个方面重要内容（其中第三个方面为论述"正脉十六部"），简要谈论心得。笔者对 13 点都加了"导读"。下卷为摘录《难经》、仲景及诸家名医脉义部分内容。其中，"《难经》脉义"乃选录《难经》以论脉为主的重点内容；"仲景脉义"乃选录《伤寒论》《金匮要略》部分脉法；"滑氏脉义"乃选录滑寿论脉的三点内容；"附：诸家脉义"乃主要选录了明代医家汪机辨脉之大义，附带论及"太素"可采之句。笔者对上述"四项内容"都加了"导读"。三卷之重点是中卷"通一子脉义"，这体现了张景岳在研究经典、博采诸家的基础上而研究脉学的成就，其论述不乏真知灼见，很值得研读。

笔者对《脉神章》的编注：上卷对选录的《内经》原文与景岳所加的"按"，以不同字体加以区别。笔者将其引文与《黄帝内经素问校释》本对校，其中有少数文字不同，这多与版本不同有关，故都未作"附注"。而中卷之"按"的内容属于景岳原著部分，故字体未作区别。笔者校对《脉神章》三卷之过程中，对个别文字、标点认为不当、有误者，径直改之；对有的章节内容，为了层次清楚，重新划分了段落，特在此说明。笔者在本书正文中的括号内加了注文，有的注文参考了《景岳全书·脉神章》原底本赵立勋主校之校注。尚需要说明，《景岳全书》原底本为竖排本，笔者本书录之，改为横排。

目　录

脉神章上

《内经》脉义

部位一　《部位解》见后章

《脉要精微论》曰：尺内两傍，则季胁也，尺外以候肾，尺里以候腹。中附上，左外以候肝，内以候膈；右外以候胃，内以候脾。上附上，右外以候肺，内以候胸中；左外以候心，内以候膻中。前以候前，后以候后。上竟上者，胸喉中事也；下竟下者，少腹腰股膝胫中事也。

脉度二

《五十营篇》曰：天周二十八宿，人经二十八脉，周身十六丈二尺，以应二十八宿。漏水下百刻以分昼夜。故人一呼，脉再动，气行三寸，一吸，脉亦再动，气行三寸，呼吸定息，气行六寸，十息，气行六尺；二百七十息，气行十六丈二尺，一周于身；五百四十息，气行再周于身；二千七百息，气行十周于身；一万三千五百息，气行五十周于身，水下百刻，日行二十八宿，漏水皆尽，脉终矣。故五十营备，得尽天地之寿，凡行八百一十丈也。

三部九候三

《三部九候论》帝曰：愿闻天地之至数，合于人形血气，通决死生，为之奈何？岐伯曰：天地之至数，始于一，终于九焉。一者天，二者地，三者人，因而三之，三三为九，以应九野。故人有三部，部有三候，以决死生，以处百病（原作"部"，据《素问·三部九候论》改），以调虚实，而除邪疾。帝曰：何谓三部？曰：有下部，有中部，有上部。部各有三候，三候者，有天，有地，有人也。上部天，两额之动脉；上部地，两颊之动脉；上部人，耳前之动脉。中部天，手太阴也；中部地，手阳明也；中部人，手少阴也。下部天，足厥阴也；下部地，足少阴也；下部人，足太阴也。故下部之候，天以候肝，地以候肾，人以候脾胃之气。中部之候，天以候肺，地以候胸中之气，人以候心。上部之候，天以候头角之气，地以候口齿之气，人以候耳目之气。帝曰：以候奈何？岐伯曰：必先度其形之肥瘦，以调其气之虚实，实则泻之，虚则补之。

　　按：寸口脉亦有三部九候。三部者，寸关尺也；九候者，三部中各有浮中沉也。察三部可知病之高下，如寸为阳，为上部，主头项以至心胸之分也；关为阴阳之中,为中部,主脐腹胠胁之分也;尺为阴,为下部,主腰足胫股之分也。三部中各有三候,三而三之,是为九候。如浮主皮肤,候表及腑;中主肌肉,以候胃气;沉主筋骨,候里及脏。此皆诊家之枢要,当与本篇互相求察也。

七诊四

《三部九候论》帝曰:何以知病之所在?岐伯曰:察九候独小者病,独大者病,独疾者病,独迟者病,独热者病,独寒者病,独陷下者病。

详此独字,即医中精一之义,诊家纲领,莫切于此。今见诸家言脉,悉以六部浮沉,凿分虚实,顾不知病本何在,既无独见,焉得确真?故《宝命全形论》曰:众脉不见,众凶弗闻,外内相得,无以形先。是诚察病之秘旨,必知此义,方可言诊。外有独论在后中卷,当参阅之。

六经脉体五

《平人气象论》曰:太阳脉至,洪大以长。少阳脉至,乍疏乍数、乍短乍长。阳明脉至,浮大而短。

《至真要大论》曰:厥阴之至,其脉弦。少阴之至,其脉钩。太阴之至,其脉沉。少阳之至,大而浮。阳明之至,短而涩。太阳之至,大而长。

按:此二篇之论,盖前言阴阳之盛衰,后分六气之专主,辞若稍异,义实相符。详具《类经·脉色类第十四》篇,所当兼阅。

四时脉体六

《玉机真脏论》岐伯曰:春脉如弦。春脉者,肝也,东方木也,万物之所以始生也,故其气来,软弱轻虚而滑,端直以长,故曰弦,反此者病。帝曰:何如而反?岐伯曰:其气来实而强,此谓太过,病在外;其气来不实而微,此谓不及,病在中。夏脉如钩。夏脉者,心也,南方火也,万物之所以盛长也,故其气来盛去衰,故曰钩,反此者病。何如而反?曰:其气来盛去亦盛,此谓太过,病在外;其气来不盛,去反盛,此谓不及,病在中。秋脉如浮。秋脉者,肺也,西方金也,万物之所以收成也,故其气来,轻虚以浮,来急去散,故曰浮,反此者病。何如而反?曰:其气来毛而中央坚,两傍虚,此谓太过,病在外;其气来毛而微,此谓不及,病在中。冬脉如营。冬脉者,肾也,北方水也,万物之所以合藏也,故其气来沉以搏,故曰营,反此者病。何如而反?曰:其气来如弹石者,此谓太过,病在外;其去如数者,此谓不及,病在中。帝曰:四时之序,脾脉独何主?岐伯曰:脾脉者土也,孤脏以灌四傍者也。帝曰:脾之善恶可得见乎?曰:善者不可得见,恶者可见。其来如水之流者,此谓太过,病在外;如鸟之喙者,此谓不及,病在中。

　　按：本篇中外二字，乃指邪正为言也。盖邪气来于外，元气见于中，邪气之来皆有余，故太过，则病在外；元气之伤惟不足，故不及，则病在中也。又凡脾家有病，必有形见，故恶者可见。若其无病，则阴行灌濡，五脏攸赖，而莫知其然，故善者不可得见，是即所谓胃气也。

　　《玉机真脏论》曰：所谓逆四时者，春得肺脉，夏得肾脉，秋得心脉，冬得脾脉，其至皆悬绝沉涩者，命曰逆四时。未有脏形，于春夏而脉沉涩，秋冬而脉浮大，名曰逆四时也。

　　《宣明五气篇》曰：春得秋脉，夏得冬脉，长夏得春脉，秋得夏脉，冬得长夏脉，是谓五邪，皆同命，死不治。

胃气七　又《胃气解》见后章

　　《玉机真脏论》曰：脉弱以滑，是有胃气，命曰易治。

　　《终始篇》曰：邪气来也紧而疾，谷气来也徐而和。

　　《平人气象论》曰：平人之常气禀于胃，胃者，平人之常气也。人无胃气曰逆，逆者死。春胃微弦曰平，弦多胃少曰肝病，但弦无胃曰死；胃而有毛曰秋病，毛甚曰今病，脏真散于肝，肝藏筋膜之气也。夏胃微钩曰平，钩多胃少曰心病，但钩无胃曰死；胃而有石曰冬病，石甚曰今病，脏真通于心，心藏血脉之气也。长夏胃微软弱曰平，弱多胃少曰脾病，但代无胃曰死；软弱有石曰冬病，弱甚曰今病，脏真濡于脾，脾藏肌肉之气也。秋胃微毛曰平，毛多胃少曰肺病，但毛无胃曰死；毛而有弦曰春病，弦甚曰今病，脏真高于肺，以行营卫阴阳也。冬胃微石曰平，石多胃少曰肾病，但石无胃曰死；石而有钩曰夏病，钩甚曰今病，脏真下于肾，肾藏骨髓之气也。胃之大络，名曰虚里，贯膈络肺，出于左乳下，其动应衣，脉宗气也。盛喘数绝者，则病在中；结而横，有积矣；绝不至曰死。乳之下，其动应衣，宗气泄也。

　　详代脉之义，本以更代为言，如《宣明五气篇》曰：脾脉代者，谓胃气随时而更，此四时之代也。《根结篇》曰：五十动而不一代者，谓五脏受气之盛衰，此至数之代也。本篇曰：但代无胃曰死者，谓代无真脏不死也。由此观之，则凡见忽大忽小、乍迟乍数、倏而更变不常者，均谓之代。自王叔和云：代脉来数中止，不能自还，脉代者死。自后以此相传，遂失代之真义。

　　《平人气象论》曰：人以水谷为本，故人绝水谷则死，脉无胃气亦死。所谓无胃气者，但得真脏脉，不得胃气也。所谓脉不得胃气者，肝不弦，肾不石也。

　　凡肝脉但弦，肾脉但石，名为真脏者，以其无胃气也。若肝当弦而不弦，肾当石而不石，总由谷气不至，亦以其无胃气也。此举肝肾而言，则五脏皆然。

六变八

《邪气脏腑病形篇》曰:诸急者多寒,缓者多热,大者多气少血,小者气血皆少,滑者阳气盛,微有热;涩者少(少:《灵枢·邪气脏腑病形》作"多"。此系景岳有意改动,见下文按语)血少气,微有寒。诸小者,阴阳形气俱不足,勿取以针,而调以甘药也。

按:本篇正文曰:涩者多血少气,微有寒。多血二字,乃传写之误也。观本篇下文曰:刺涩者,无令其血出。其为少血可知。仲景曰:涩者,营气不足,是亦少血之谓。

内外上下九

《脉要精微论》曰:推而外之,内而不外,有心腹积也。推而内之,外而不内,身有热也。推而上之,上而不下,腰足清也。推而下之,下而不上,头项痛也。

脉色十

《邪气脏腑病形篇》曰:见其色,知其病,命曰明;按其脉,知其病,命曰神;问其病,知其处,命曰工。夫色脉与尺之相应也,如桴鼓影响之不得相失也,此亦本末根叶之出候也,根死则叶枯矣。故知一则为工,知二则为神,知三则神且明矣。色青者,其脉弦也;赤者,其脉钩也;黄者,其脉代也;白者,其脉毛;黑者,其脉石。见其色而不得其脉,反得其相胜之脉,则死矣。得其相生之脉,则病已矣。

人迎气口十一

《五色篇》雷公曰:病之益甚,与其方衰如何? 黄帝曰:外内皆在焉。切其脉口,滑小紧以沉者,病益甚,在中;人迎气大紧以浮者,其病益甚,在外。其脉口浮滑者,病日进;人迎沉而滑者,病日损。其脉口滑以沉者,病日进,在内;其人迎脉滑盛以浮者,其病日进,在外。人迎盛坚者,伤于寒,气口盛坚者,伤于食。

详人迎本足阳明之经脉,在结喉两傍;气口乃手太阴之经脉,在两手寸口。人迎为腑脉,所以候表;气口为脏脉,所以候里。故曰:气口独为五脏主,此《内经》之旨也,所以后世但诊气口,不诊人迎。盖以脉气流经,经气归于肺,而肺朝百脉,故寸口为脉之大会,可决死生,而凡在表在里之病,但于寸口诸部皆可察也。自王叔和误以左手为人迎,右手为气口,且云左以候表,右以候里,岂左无里而右无表乎? 讹传至今,其误甚矣。详义见后十六卷劳倦内伤门,及《类经·藏象类第十一》篇。

脉从病反十二

《至真要大论》帝曰：脉从而病反者，其诊何如？岐伯曰：脉至而从，按之不鼓，诸阳皆然。帝曰：诸阴之反，其脉何如？曰：脉至而从，按之鼓甚而盛也。

脉至而从者，如阳证见阳脉，阴证见阴脉，是皆谓之从也。若阳证虽见阳脉，但按之不鼓，而指下无力，则脉虽浮大，便非真阳之候，不可误认为阳证，凡诸脉之似阳非阳者皆然也。或阴证虽见阴脉，但按之鼓甚而盛者，亦不得认为阴证。

搏坚软散十三

《脉要精微论》曰：心脉搏坚而长，当病舌卷不能言；其软而散者，当消环自已。肺脉（据《素问·脉要精微论》，"肺脉"二字下有"搏坚而长……。肝脉"二十六字）搏坚而长，色不青，当病坠若搏，因血在胁下，令人喘逆；其软而散，色泽者，当病溢饮。溢饮者，渴暴多饮，而易入肌皮肠胃之外也。胃脉搏坚而长，其色赤，当病折髀；其软而散者，当病食痹。脾脉搏坚而长，其色黄，当病少气；其软而散，色不泽者，当病足胻（胻，héng 恒。《说文解字》："胻，胫端也。"胻义为小腿近膝的一端）肿，若水状也。肾脉搏坚而长，其色黄而赤者，当病折腰；其软而散者，当病少血，至令不复也。帝曰：诊得心脉而急，此为何病？岐伯曰：病名心疝，心为牡脏，小肠为之使，故少腹当有形也。帝曰：诊得胃脉何如？曰：胃脉实则胀，虚则泄。

寸口诸脉十四

《平人气象论》曰：寸口之脉中手短者，曰头痛。寸口脉中手长者，曰足胫痛。寸口脉中手促上击者，曰肩背痛。寸口脉沉而坚者，曰病在中。寸口脉浮而盛者，曰病在外。寸口脉沉而弱，曰寒热及疝瘕、少腹痛。寸口脉沉而横，曰胁下有积，腹中有横积痛。寸口脉沉而喘，曰寒热。脉盛滑坚者，病在外。脉小实而坚者，病在内。脉小弱以涩，谓之久病。脉滑浮而疾者，谓之新病。脉急者，曰疝瘕少腹痛。脉滑曰风。脉涩曰痹。缓而滑曰热中。盛而紧曰胀。臂多青曰脱血。尺脉缓涩，谓之解㑊。安卧脉盛，谓之脱血。尺涩脉滑，谓之多汗。尺寒脉细，谓之后泄。脉尺粗常热者，谓之热中。

诸脉证十五

《脉要精微论》曰：夫脉者，血之府也。长则气治，短则气病，数则烦心，大则病进，上盛则气高，下盛则气胀，代则气衰，细则气少，涩则心痛，浑浑革革至如涌泉，病进而色弊，绵绵其去如弦绝者死。粗大者，阴不足，阳有余，为热中也。来疾去徐，上实下虚，为厥巅疾；来徐去疾，上虚下实，为恶风也。故中恶风者，阳受气也(《素问·脉要精微论》作"阳气受也")。有脉俱沉细数者,少阴厥也;沉细数散者,寒热也;浮而散者,为眴仆。诸浮不躁者,皆在阳,则为热;其有躁者在手,诸细而沉者,皆在阴,则为骨痛;其有静者在足。数动一代者,病在阳之脉也,泄及便脓血。涩者,阳气有余也;滑者,阴气有余也。阳气有余,为身热无汗;阴气有余,为多汗身寒;阴阳有余,则无汗而寒。按之至骨,脉气少者,腰脊痛而身有痹也。

《阴阳别论》曰:阴阳虚,肠辟死。阳加于阴谓之汗。阴虚阳搏谓之崩。

病治易难十六

《平人气象论》曰:风热而脉静,泄而脱血脉实,病在中脉虚,病在外脉涩坚者,皆难治,命曰反四时也。

《玉机真脏论》曰:凡治病,察其形气色泽,脉之盛衰,病之新故,乃治之,无后其时。形气相得,谓之可治;色泽以浮,谓之易已;脉从四时,谓之可治;脉弱以滑,是有胃气,命曰易治(《素问·玉机真脏论》于此句下有"取之以时"四字);形气相失,谓之难治。色夭不泽,谓之难已;脉实以坚,谓之益甚;脉逆四时,为不可治。必察四难而明告之。病热脉静(《素问·玉机真脏论》于此句前还有五十余字),泄而脉大,脱血而脉实,病在中脉实坚,病在外脉不实坚者,皆难治。

按:此二篇之义,如前篇言病在中脉虚者为难治,后篇言病在中脉实坚者为难治;前言病在外脉涩坚者为难治,后言病在外脉不实坚者为难治,前后若乎相反,何也? 盖实邪在中者,脉不宜虚;虚邪在中者,脉不宜实也。阳邪在表者,宜滑而软,不宜涩而坚;外邪方盛者,宜实而大,不宜虚而小也。此中各有精义,或者以其为误,是不达耳。

真脏脉十七

《阴阳别论》曰:脉有阴阳,知阳者知阴,知阴者知阳。凡阳有五,五五二十五阳。所谓阴者,真脏也,见则为败,败必死也。所谓阳者,胃脘之阳也。别于阳者,知病处也;别于阴者,知死生之期。

《玉机真脏论》曰:真肝脉至,中外坚,如循刀刃责责然,如按琴瑟弦,色青白不泽,毛折乃死。真心脉至,坚而搏,如循薏苡子累累然,色赤黑不泽,毛折乃死。真肺脉至,大而虚,如以毛羽中人肤,色白赤不泽,毛折乃死。真肾脉至,搏而绝,如指弹石辟辟然,色黑黄不泽,毛折乃死。真脾脉至,弱而乍数乍疏,色黄青不泽,毛折乃死。诸真脏脉见者,皆死不治。黄帝问曰:见真脏者死,何也? 岐伯曰:五脏者,皆禀气于胃,胃者,五脏之本也;脏气者,不能自致于手太阴,必因于胃气,乃至于手太阴也。故邪气胜者,精气衰也;病甚者,胃气不能与之俱至于手太阴,故真脏之气独见,独见者,病胜脏也,故曰死。

按:此胃气即人之阳气,阳气衰则胃气弱,阳气败则胃气绝矣,此即死生之大本也。所谓凡阳有五者,即五脏之阳也,凡五脏之气,必互相灌濡,故五脏之中,必各兼五气,此所谓二十五阳也。是可见无往而非阳气,亦无往而非胃气,无胃气即真脏独见也,故曰死。

关格十八

《六节藏象论》曰:人迎一盛,病在少阳,二盛病在太阳,三盛病在阳明,四盛以上为格阳。寸口一盛,病在厥阴,二盛病在少阴,三盛病在太阴,四盛以上为关阴。人迎与寸口俱盛四倍以上为关格,关格之脉赢(当作"赢"。古文赢与盈通用),不能极于天地之精气则死矣。

本篇脉证具载关格门,当详察之。

孕脉十九

《平人气象论》曰:妇人手少阴脉动甚者,任子也。

《阴阳别论》曰:阴搏阳别,谓之有子。

《腹中论》帝曰:何以知怀子之且生也? 岐伯曰:身有病而无邪脉也。

本篇诸义,且详妇人门胎孕条中。

乳子脉二十

《通评虚实论》帝曰:乳子而病热,脉悬小者何如? 岐伯曰:手足温则生,寒则死。帝曰:乳子中风热,喘鸣肩息者,脉何如? 曰:喘鸣肩息者,脉实大也,缓则生,急则死。

此条详义,具载小儿本门。

脉神章中

通一子脉义

脉神一

导读:此篇开头说:"脉者,血气之神,邪正之鉴也。"言简意赅,首先明确了脉诊之大义。进一步分析说:"人之疾病,无过表里寒热虚实……又惟虚实二字为最要。……虚实之变……有神存矣。"《内经》曰:"得神者昌,失神者亡。"(《素问·移精变气论》)又曰:"人无胃气曰逆,逆者死。"(《素问·平人气象论》)所谓"神"与"胃气",分言为二,合论为一,无非强调人的生命之根本也。故景岳论脉义之主题为《脉神章》,一个"神"字,抓住了脉诊之纲要也。

脉者,血气之神,邪正之鉴也。有诸中必形诸外,故血气盛者脉必盛,血气衰者脉必衰,无病者脉必正,有病者脉必乖。矧(shěn 审:文言连词,况、况且)人之疾病,无过表里寒热虚实,只此六字,业已尽之。然六者之中,又惟虚实二字为最要。盖凡以表证、里证、寒证,无不皆有虚实,既能知表里寒热,而复能以虚实二字决之,则千病万病,可以一贯矣。且治病之法,无逾(yú 愉:越过,超过)攻补。用攻用补,无逾虚实。欲察虚实,无逾脉息。虽脉有二十四名,主病各异,然一脉能兼诸病,一病亦能兼诸脉,其中隐微,大有玄秘,正以诸脉中亦皆有虚实之变耳。言脉至此,有神存矣。倘不知要而泛焉求迹,则毫厘千里,必多迷误,故予特表此义。有如洪涛巨浪中,则在乎牢执柁榦(即"舵杆"。榦为"干"的异体字),而病值危难处,则在乎专辨虚实,虚实得真,则标本阴阳,万无一失。其或脉有疑似,又必兼证兼理,以察其孰客孰主,孰缓孰急。能知本末先后,是即神之至也矣。

部位解二

导读:此篇简要论述寸口脉之左右各三部所主脏腑之病变,并于"按"中论述了自己与王叔和所述"六部"主病之不同的见解,很值得研究。

左寸,心部也,其候在心与心包络。得南方君火之气,脾土受生,肺金受制,其主神明清浊。

右寸,肺部也,其候在肺与膻中。得西方燥金之气,肾水受生,肝木受制,其主情志善恶。

右二部,所谓上以候上也,故凡头面、咽喉、口齿、颈项、肩背之疾,皆候于此。

左关,肝部也,其候在肝胆。得东方风木之气,心火受生,脾土受制,其主官禄贵贱。

右关,脾部也,其候在脾胃。得中央湿土之气,肺金受生,肾水受制,其主财帛厚薄。

右二部居中,所以候中焦也,故凡于胁肋腹背之疾,皆候于此。

左尺,肾部也,其候在肾与膀胱、大肠。得北方寒水之气,肝木受生,心火受制,其主阴气之寿元。

右尺,三焦部也,其候在肾与三焦、命门、小肠。得北方天一相火之气,脾土受生,肺金受制,其主阳气之寿元。

右二部,所谓下以候下也,故凡于腰腹、阴道及脚膝之病,皆候于此。

按:本经曰:上竟上者,胸喉中事;下竟下者,少腹腰股膝胫中事。所以脉之形见上者候上,下者候下,此自然之理也。自王叔和云:心与小肠合于左寸,肺与大肠合于右寸,以至后人遂有左心小肠,右肺大肠之说,其谬甚矣。夫小肠、大肠皆下部之腑,自当应于两尺。然脉之两尺,左为水位,乃真阴之舍也;右为火位,乃元阳之本也。小肠为火,而火居火位,故当配于下之右;大肠属金,而金水相从,故当配于下之左,此亦其当然也。但二肠连胃,气本一贯,故在《内经》亦不言其定处,而但曰大肠、小肠皆属于胃,是又于胃气中,总可察二肠之气也。然凡在下焦脏腑,无不各具阴阳,若欲察下部之阳者,当总在右尺;察下部之阴者,当总在左尺,则尽其要矣。或问曰:何以右尺为阳而属火?曰尺为蛇武之乡(蛇武即玄武,属水),而地之刚居西北,所以手足之右强于左,是即左阴右阳之义也。此篇尚有详论,具载《类经·求正录》中,所当参阅。

正脉十六部三　浮、沉、迟、数、洪、微、滑、涩、弦、芤、紧、缓、结、伏、虚、实

导读:景岳于"正脉十六部"简明扼要地论述了"浮、沉、迟、数、洪、微、滑、涩、弦、芤、紧、缓、结、伏、虚、实"之八对十六部脉的要点。这些要点是:每部脉之体象特点、类脉之属、所主病机与病症、兼脉主病,以及辨脉之虚实、轻重、吉凶、预后等。对十六部正脉之每部脉都是纵横论之,不乏真知灼见,切近临床,指导实践。十六部脉中,对数脉论述得最为精细。他说:"数脉之辨,大约有七……外邪有数脉……虚损有数脉……疟疾有数脉……痢疾有数脉……痈疡有数脉……痘疹有数脉……癥癖有数脉……胎孕有数脉……以上数脉诸证,凡邪盛者多数脉,虚甚者尤多数脉,则其是热非热,从可知矣。"正脉十六部分别

论述如下。

浮脉 举之有余,按之不足。浮脉为阳,凡洪、大、芤、革之属,皆其类也。为中气虚,为阴不足,为风,为暑,为胀满,为不食,为表热,为喘息。浮大为伤风,浮紧为伤寒,浮滑为宿食,浮缓为湿滞,浮芤为失血,浮数为风热,浮洪为狂躁。虽曰浮为在表,然真正风寒外感者,脉反不浮,但其紧数而略兼浮者,便是表邪,其证必发热无汗,或身有酸疼,是其候也。若浮而兼缓,则非表邪矣。大都浮而有力有神者,为阳有余,阳有余则火必随之,或痰见于中,或气壅于上,可类推也。若浮而无力空豁者,为阴不足,阴不足则水亏之候,或血不营心,或精不化气,中虚可知也。若以此等为表证,则害莫大矣。其有浮大弦硬之极,甚至四倍以上者,《内经》谓之关格,此非有神之谓,乃真阴虚极而阳亢无根,大凶之兆也。凡脉见何部,当随其部而察其证,诸脉皆然。

沉脉 轻手不见,重取乃得。沉脉为阴,凡细小、隐伏、反关之属,皆其类也,为阳郁之候。为寒,为水,为气,为郁,为停饮,为癥瘕,为胀实,为厥逆,为洞泄。沉细为少气,为寒饮,为胃中冷,为腰脚痛,为疝癖。沉迟为痼冷,为精寒。沉滑为宿食,为伏痰。沉伏为霍乱,为胸腹痛。沉数为内热。沉弦、沉紧为心腹、小肠疼痛。沉虽属里,然必察其有力无力,以辨虚实。沉而实者,多滞多气,故曰下手脉沉,便知是气。气停积滞者,宜消宜攻。沉而虚者,因阳不达,因气不舒。阳虚气陷者,宜温宜补。其有寒邪外感,阳为阴蔽,脉见沉紧而数,及有头疼身热等证者,正属邪表(江本作"表邪"),不得以沉为里也。

迟脉 不及四至者皆是也。迟为阴脉,凡代、缓、结、涩之属,皆其相类,乃阴盛阳亏之候。为寒,为虚。浮而迟者内气虚;沉而迟者表气虚。迟在上,则气不化精;迟在下,则精不化气。气寒则不行;血寒则凝滞。若迟兼滑大者,多风痰顽痹之候;迟兼细小者,必真阳亏弱而然。或阴寒留畜于中,则为泄为痛;或元气不荣于表,则寒栗拘挛。大都脉来迟慢者,总由元气不充,不可妄施攻击。

数脉 五至六至以上,凡急、疾、紧、促之属,皆其类也。为寒热,为虚劳,为外邪,为痈疡。滑数、洪数者多热,涩数、细数者多寒。暴数者多外邪,久数者必虚损。数脉有阴有阳。今后世相传,皆以数为热脉,及详考《内经》,则但曰:诸急者多寒,缓者多热,滑者阳气盛,微有热。曰:粗大者,阴不足,阳有余,为热中也。曰:缓而滑者,曰热中。舍此之外,则并无以数言热者。而迟冷数热之说,乃始自《难经》云:数则为热,迟则为寒。今举世所宗,皆此说也。不知数热之说,大有谬误。何以见之?盖自余历验以来,见见内热伏火等证,脉反不数,而惟洪滑有力,如经文所言者是也。至如数脉之辨,大约有七(下列具体内容为八项),此义失真,以至相传遗害者,弗胜纪矣。兹列其要者如左(原版为竖排,改横排版应理解为"下"。此前、之后此类情况者,皆如此理解),诸所未尽,可以类推。

一外邪有数脉。凡寒邪外感,脉必暴见紧数。然初感便数者,原未传经,热自何来? 所以只宜温散。即或传经日久,但其数而滑实,方可言热。若数而无力者,到底仍是阴证,只宜温中。此外感之数,不可尽以为热也,若概用寒凉,无不杀人。

一虚损有数脉。凡患阳虚而数者,脉必数而无力,或兼细小,而证见虚寒,此则温之且不暇,尚堪作热治乎? 又有阴虚之数者,脉必数而弦滑,虽有烦热诸证,亦宜慎用寒凉,若但清火,必至脾泄而败。且凡患虚损者,脉无不数,数脉之病,惟损最多,愈虚则愈数,愈数则愈危,岂数皆热病乎? 若以虚数作热数,则万无不败者矣。

一疟疾有数脉。凡疟作之时,脉必紧数;疟止之时,脉必和缓。岂作即有火,而止则无火乎? 且火在人身,无则无矣,有则无止时也。能作能止者,惟寒邪之进退耳,真火真热,则不然也。此疟疾之数,故不可尽以为热。

一痢疾有数脉。凡痢疾之作,率由寒湿内伤,脾肾俱损,所以脉数但兼弦涩细弱者,总皆虚数,非热数也,悉宜温补命门,百不失一。其有形证多火,年力强壮者,方可以热数论治。然必见洪滑实数之脉,方是其证。

一痈疡有数脉。凡脉数身无热而反恶寒,饮食如常者;方身有热而得汗不解者,即痈疽之候也。然疮疡之发,有阴有阳,可攻可补,亦不得尽以脉数者为热证。

一痘疹有数脉。以邪毒未达也,达则不数矣。此当以虚实大小分阴阳,亦不得以数为热脉。

一癥癖有数脉。凡胁腹之下有块如盘者,以积滞不行,脉必见数。若积久成疳,阳明壅滞,而致口臭、牙疳、发热等证者,乃宜清胃清火。如无火证,而脉见细数者,亦不得认以为热。

一胎孕有数脉。以冲任气阻,所以脉数,本非火也。此当以强弱分寒热,不可因其脉数,而执以黄芩为圣药。

按:以上数脉诸证,凡邪盛者多数脉,虚甚者尤多数脉,则其是热非热,从可知矣。

洪脉　大而实也,举按皆有余。洪脉为阳,凡浮、芤、实、大之属,皆其类也,为血气燔灼,大热之候。浮洪为表热,沉洪为里热。为胀满,为烦渴,为狂躁,为斑疹,为头疼面热,为咽干喉痛,为口疮痈肿,为大小便不通,为动血,此阳实阴虚,气实血虚之候。若洪大至极,甚至四倍以上者,是即阴阳离绝,关格之脉也,不可治。

微脉 纤细无神,柔弱之极,是为阴脉。凡细、小、虚、濡之属,皆其类也,乃血气俱虚之候。为畏寒,为恐惧,为怯弱,为少气,为中寒,为胀满,为呕哕,为泄泻,为虚汗,为食不化,为腰腹疼痛,为伤精失血,为眩运厥逆。此虽气血俱虚,而尤为元阳亏损,最是阴寒之候。

滑脉 往来流利,如盘走珠。凡洪、大、芤、实之属,皆其类也,乃气实血壅之候。为痰逆,为食滞,为呕吐,为满闷。滑大、滑数为内热,上为心肺、头目、咽喉之热,下为小肠、膀胱、二便之热。妇人脉滑数而经断者为有孕。若平人脉滑而和缓,此自营卫充实之佳兆;若过于滑大,则为邪热之病。又凡病虚损者,多有弦滑之脉,此阴虚然也;泻痢者,亦多弦滑之脉,此脾肾受伤也,不得通以火论。

涩脉 往来艰涩,动不流利,如雨沾沙,如刀刮竹,言其象也。涩为阴脉,凡虚、细、微、迟之属,皆其类也,为血气俱虚之候。为少气,为忧烦,为痹痛,为拘挛,为麻木,为无汗,为脾寒少食,为胃寒多呕,为二便违和,为四肢厥冷。男子为伤精,女子为失血,为不孕,为经脉不调。凡脉见涩滞者,多由七情不遂,营卫耗伤,血无以充,气无以畅。其在上,则有上焦之不舒,在下则有下焦之不运,在表则有筋骨之疲劳,在里则有精神之短少,凡此总属阳虚。诸家言气多血少,岂以脉之不利,犹有气多者乎?

弦脉 按之不移,硬如弓弦。凡滑、大、坚搏之属,皆其类也。为阳中伏阴,为血气不和,为气逆,为邪胜,为肝强,为脾弱,为寒热,为痰饮,为宿食,为积聚,为胀满,为虚劳,为疼痛,为拘急,为疟痢,为疝痹,为胸胁痛。《疮疽论》曰:弦洪相搏,外紧内热,欲发疮疽也。弦从木化,气通乎肝,可以阴,亦可以阳。但其弦大兼滑者,便是阳邪;弦紧兼细者,便是阴邪。凡脏腑间胃气所及,则五脏俱安;肝邪所侵,则五脏俱病。何也?盖木之滋生在水,培养在土。若木气过强,则水因食耗,土为克伤,水耗则肾亏,土伤则胃损,肾为精血之本,胃为水谷之本,根本受伤,生气败矣,所以木不宜强也。矧人无胃气曰死,故脉见和缓者吉,指下弦强者凶。盖肝邪与胃气不和,缓与弦强相左,弦甚者土必败,诸病见此,总非佳兆。

芤脉 浮大中空,按如葱管。芤为阳脉,凡浮豁、弦洪之属,皆相类也,为孤阳脱阴之候。为失血脱血,为气无所归,为阳无所附,为阴虚发热,为头晕目眩,为惊悸怔忡,为喘急盗汗。芤虽阳脉,而阳实无根,总属大虚之候。

紧脉 急疾有力，坚搏抗指，有转索之状，凡弦、数之属，皆相类也。紧脉阴多阳少，乃阴邪激搏之候，主为痛为寒。紧数在表，为伤寒发热，为浑身筋骨疼痛，为头痛项强，为咳嗽鼻塞，为瘴为疟。沉紧在里，为心胁疼痛，为胸腹胀满，为中寒逆冷，为吐逆出食，为风痫反张，为痃癖，为泻痢，为阴疝。在妇人为气逆经滞，在小儿为惊风抽搐。

缓脉 和缓不紧也。缓脉有阴有阳，其义有三：凡从容和缓，浮沉得中者，此自平人之正脉；若缓而滑大者多实热，如《内经》所言者是也；缓而迟细者多虚寒，即诸家所言者是也。然实热者，必缓大有力，多为烦热，为口臭，为腹满，为痈疡，为二便不利，或伤寒温疟初愈，而其热未清者，多有此脉。若虚寒者，必缓而迟细，为阳虚，为畏寒，为气怯，为疼痛，为眩晕，为痹弱，为痿厥，为怔忡健忘，为食饮不化，为鹜溏飧泄，为精寒肾冷，为小便频数。女人为经迟血少，为失血下血。凡诸疮毒外证，及中风、产后，但得脉缓者皆易愈。

结脉 脉来忽止，止而复起，总谓之结。旧以数来一止为促，促者为热，为阳极；缓来一止为结，结者为寒，为阴极。通谓其为气为血，为食为痰，为积聚，为癥瘕，为七情郁结。浮结为寒邪在经，沉结为积聚在内，此固结、促之旧说矣。然以予之念，则促类数也，未必热；结类缓也，未必寒，但见中止者，总是结脉。多由血气渐衰，精力不继，所以断而复续，续而复断，常见久病者多有之，虚劳者多有之，或误用攻击消伐者亦有之。但缓而结者为阳虚，数而结者为阴虚。缓者犹可，数者更剧。此可以结之微甚，察元气之消长，最显最切者也。至如留滞郁结等病，本亦此脉之证应，然必其形强气实，而举按有力，此多因郁滞者也。又有无病而一生脉结者，此其素禀之异常，无足怪也。舍此之外，凡病有不退，而渐见脉结者，此必气血衰残，首尾不继之候，速宜培本，不得妄认为留滞。

伏脉 如有如无，附骨乃见。此阴阳潜伏，阻隔闭塞之候。或火闭而伏，或寒闭而伏，或气闭而伏。为痛极，为霍乱，为疝瘕，为闭结，为气逆，为食滞，为忿怒，为厥逆、水气。凡伏脉之见，虽与沉微、细、脱者相类，而实有不同也。盖脉之伏者，以其本有如无，而一时隐蔽不见耳。此有胸腹痛剧而伏者，有气逆于经脉道不通而伏者，有偶因气脱不相接续而伏者，然此必暴病暴逆者乃有之，调其气而脉自复矣。若此数种之外，有其积困延绵，脉本细微而渐至隐伏者，此自残灯将绝之兆，安得尚有所伏？常见庸人诊此，无论久暂虚实，动称伏脉，而破气导痰等剂，犹然任意，此恐其就道稽迟，而复行催牒（dié 叠：官司文书曰"牒"，文中犹言催命文书。指误认脉象及误治后，可促使病情恶化，催使患者速死，故曰"催牒"）耳。闻见略具，谅不至此。

虚脉 正气虚也，无力也，无神也。有阴有阳。浮而无力为血虚，沉而无力为气虚，数而无力为阴虚，迟而无力为阳虚。虽曰微濡迟涩之属，皆为虚类，然而无论诸脉，但见指下无神者，总是虚脉。《内经》曰：按之不鼓，诸阳皆然，即此谓也。故凡洪大无神者，即阴虚也；细小无神者，即阳虚也。阴虚则金水亏残，龙雷易炽，而五液神魂之病生焉。或盗汗遗精，或上下失血，或惊忡不宁，或咳喘劳热。阳虚则火土受伤，真气日损，而君相化源之病生焉。或头目昏眩，或膈塞胀满，或呕恶亡阳，或泻痢疼痛。救阴者，壮水之主；救阳者，益火之源。渐长则生，渐消则死，虚而不补，元气将何以复？此实死生之关也。医不识此，尚何望其他焉？

实脉 邪气实也，举按皆强，鼓动有力。实脉有阴有阳，凡弦、洪、紧、滑之属，皆相类也，为三焦壅滞之疾。表邪实者，浮大有力，以风寒暑湿外感于经，为伤寒瘴疟，为发热头痛、鼻塞头肿，为筋骨肢体酸疼、痈毒等证；里邪实者，沉实有力，因饮食七情内伤于脏，为胀满，为闭结，为癥瘕，为瘀血，为痰饮，为腹痛，为喘呕咳逆等证；火邪实者，洪滑有力，为诸实热等证；寒邪实者，沉弦有力，为诸痛滞等证。凡其在气在血，脉有兼见者，当以类求。然实脉有真假，真实者易和，假实者易误。故必问其所因，而兼察形证，必得其神，方是高手。

常变四

导读：此篇指出"持脉之道……必须先识脏脉，而后可以察病脉；先识常脉，而后可以察变脉"。即必须先明了正常人的脉象特点，然后才能诊察患病者的"邪变之脉"。知其常才能达其变，此"诊家大要"。

持脉之道，须明常变。凡众人之脉，有素大素小，素阴素阳者，此其赋自先天，各成一局也。邪变之脉，有倏(shū 梳：极快，忽然)缓倏疾，乍进乍退者，此其病之骤至，脉随气见也。故凡诊脉者，必须先识脏脉(脏脉，指"赋自先天"的"常脉"特点)，而后可以察病脉；先识常脉，而后可以察变脉。于常脉中可察人之器局(才识气度)寿夭，于变脉中可察人之疾病吉凶。诊家大要，当先识此。

四诊五

导读：此篇景岳首先肯定"凡诊病之法，固莫妙于脉……"但他话锋一转说："凡值疑似难明处，必须用四诊之法……"即必须四诊合参，全面、客观而认真地辨析病情，才能辨准脉象，避免误诊。若仅凭脉诊，难免误诊误治。"此义惟汪石山言之最详，并附于后卷。"

凡诊病之法，固莫妙于脉，然有病脉相符者，有脉病相左者，此中大有玄理。

故凡值疑似难明处，必须用四诊之法，详问其病由，兼辨其声色，但于本末先后中，正之以理，斯得其真。若不察此，而但谓一诊可凭，信手乱治，亦岂知脉证最多真假，见有不确，安能无误？且常诊者（意指有临床经验者），知之犹易；初诊者（指初步临床者），决之甚难，此四诊之所以不可忽也。故《难经》以切居四诊之末，其意深矣。陶节庵亦曰：问病以知其外，察脉以知其内，全在活法二字，乃临证切脉之要诀也。此义惟汪石山言之最详，并附于后卷（《脉神章》分为三卷，即上、中、下）。

独论六

导读：此篇景岳首先说："脉义之见于诸家者，六经有序也，藏象有位也，三部九候有则也。"若依此诊脉，难免"言此失彼"，不尽切合临床。"故善为脉者，贵在察神，不在察形。察形者，形千形万，不得其要；察神者，惟一惟精，独见其真也。""独之为义，有部位之独也，有脏气之独也，有脉体之独也。"三者之独，"贵在察神"，"亦总归于独小、独大、独疾、独迟之类"，此诊脉之诀窍。《诊家枢要·持脉手法》中说："其或一部之内，独大独小，偏迟偏疾，左右强弱之相反，四时男女之相背，皆病脉也。"再看下卷，有"滑氏脉义"之引录。总而言之，景岳博采众长，传承了滑氏之学术专长。景岳"独论"有难解之处，有待深入研究。在下编，确有不少名医脉案，平三部九候之"独脉"者辨证论治而取效，详见相关医案。

脉义之见于诸家者，六经有序也，藏象有位也，三部九候有则也，昭然若此，非不既详且备矣。及临证用之，则犹如望洋，莫测其孰为要津，孰为彼岸。予于初年，亦尝为此所迷者，盖屡屡矣。今而熟察其故，乃知临岐忘（通"亡"）羊，患在不得其独耳。兹姑以部位言之，则无不曰心肝肾居左之三部，肺脾命居右之三部，而按部以索脏，按脏以索病，咸谓病无遁情矣。故索部位者，审之寸，则似乎病在心肺也；审之关，则似乎病在肝脾也；审之尺，又似乎病在两肾也。既无无脉之部，又无无病之脉，而病果安在哉？孰是孰非，此难言也。再察其病情，则有如头痛者，一证耳，病本在上，两寸其应也。若以经脏言之，则少阳、阳明之痛，不应在两关乎？太阳之痛，不应在左尺乎？上下无分，此难言也。又如淋遗，一证耳，病本在下，尺中所主也。若气有不摄，病在右寸矣；神有不固，病有左寸矣，源流无辨，此难言也。诸如此类，百病皆然，使必欲以部位言，则上下相关，有不可泥也。使必欲以经脏言，则承制相移，有不可执也。言难尽意，绘难尽神，无弗然矣。是可见诸家之所胪列者，亦不过描摸影响，言此失彼，而十不得一，第觉其愈多愈繁，愈繁愈失，而迷津愈甚矣。故善为脉者，贵在察神，不在察形。

察形者,形千形万,不得其要;察神者,惟一惟精,独见其真也。

独之为义,有部位之独也,有脏气之独也,有脉体之独也。部位之独者,谓诸部无恙,惟此稍乖,乖处藏奸,此其独也。脏气之独者,不得以部位为拘也,如诸见洪者,皆是心脉;诸见弦者,皆是肝脉;肺之浮;脾之缓;肾之石。五脏之中,各有五脉,五脉互见,独乖者病,乖而强者,即本脏之有余;乖而弱者,即本脏之不足,此脏气之独也。脉体之独者,如经所云独小者病,独大者病,独疾者病,独迟者病,独热者病,独寒者病,独陷下者病,此脉体之独也。总此三者,独义见矣。夫既谓之独,何以有三?而不知三者之独,亦总归于独小、独大、独疾、独迟之类,但得其一,而即见病之本矣。故经曰:得一之精,以知死生。又曰:知其要者,一言而终,不知其要,则流散无穷。正此之谓也。

虽然,然独不易言也,亦不难言也。独之为德,为群疑之主也,为万象之源也。其体至圆,其用至活也。欲得之者,犹纵目于泰山之顶,则显者显,隐者隐,固若易中有难也;犹认针于沧海之中,则左之左,右之右,还觉难中有易也。然不有无岐之目,无二之心,诚不足以因彼之独,而成我之独也。故曰独不难知也,而惟恐知独者之难其人也。独自有真也,而又恐伪辩者假借以文其僻也。真独者,兼善成于独善;伪独者,毒已由于独人。独之于毒,音虽若同,而利害则天渊矣。故并及之,以识防于此。

上下来去至止又六

导读:此篇上下来去至止"六字者,深得诊家之要,乃滑伯仁所创言者"。景岳发挥滑氏"未尽其蕴"。凡此"六字"之义,极细极微,极难掌握!有志于此,潜心研究,应参考《素问·通评虚实论》相关内容。

上下来去至止,此六字者,深得诊家之要,乃滑伯仁所创言者。第滑氏之说,未尽其蕴,此中犹有精义,余并续而悉之。盖此六字之中,具有三候之法。如初诊之先,即当详审上下,上下之义,有升降焉,有阴阳焉,有藏象焉,有补泻焉。上下昭然,则证治条分而经济(疑当作"经纪",即法度、条理之意)自见,此初候之不可不明也。及诊治之后,即当详察来去,来去之义,或指下之和气未来,形证之乖气未去,此进退可别矣。或何者为邪气渐去,何者为生气渐来,此消长有征矣。来去若明,则吉凶可辨,而权衡在我,此中候之不可不察也。再统初中之全局,犹当详见至止。至止之义,即凡一举一动,当料其势所必至,一闻一见,当思其何所底止,知始知终,庶乎近神矣,此末候之不可不察也。凡此六字之义,其真诊家之纲领乎?故余续之如此,并附滑氏原论于后。滑氏曰:察脉须识上、下、来、去、至、止六字,不明此六字,则阴阳虚实不别也。上者为阳,来者为阳,至者为阳;下者为阴,去者为阴,止者为阴也。上者,自尺部上于寸口,阳生于阴也;下者,自寸口下于尺部,阴生于阳也。来者,自骨肉之分而出于皮肤之际,气之升也;去者,自皮肤之际而还于骨肉之分,气之降也。应曰至,息曰止也(以上"滑氏曰"之引文,录自《诊家枢要》之"持脉手法")。

胃气解七

导读:此篇论"胃气"的重要性。景岳说:"凡诊脉须知胃气。……胃气即元气也……正气也。"夫胃气、元气、正气之来,为"力和而缓",为"软滑徐和之象"。"若欲察病之进退吉凶者,但当以胃气为主。"

凡诊脉须知胃气,如经曰:人以水谷为本,故人绝水谷则死,脉无胃气亦死。又曰:脉弱以滑,是有胃气。又曰:邪气来也紧而疾,谷气来也徐而和。又曰:五味入口,藏于胃,以养五脏气。是以五脏六腑之气味,皆出于胃,而变见于气口。是可见谷气即胃气,胃气即元气也。夫元气之来,力和而缓;邪气之至,力强而峻。高阳生曰:"阿阿(柔软和缓的样子)软若春杨柳,此是脾家脉四季。"即胃气之谓也。故凡诊脉者,无论浮沉迟数,虽值诸病叠见,而但于邪脉中,得兼软滑徐和之象者,便是五脏中俱有胃气,病必无害也。何也? 盖胃气者,正气也;病气者,邪气也。夫邪正不两立,一胜则一负,凡邪气胜则正气败,正气至则邪气退矣。若欲察病之进退吉凶者,但当以胃气为主。

察之法,如今日尚和缓,明日更弦急,知邪气之愈进,邪愈进则病愈甚矣;今日甚弦急,明日稍和缓,知胃气之渐至,胃气至则病渐轻矣。即如顷刻之间,初急后缓者,胃气之来也;初缓后急者,胃气之去也。此察邪正进退之法也。至于死生之兆,亦惟以胃气为主。夫胃气中和,王(王,音义同旺)于四季,故春脉微弦而和缓,夏脉微钩而和缓,秋脉微毛而和缓,冬脉微石而和缓,此胃气之常,即平人之脉也。若脉无胃气,即名真脏。脉见真脏,何以当死? 盖人有元气,出自先天,即天气也,为精神之父。人有胃气,出乎后天,即地气也,为血气之母。其在后天,必本先天为主持;在先天,必赖后天为滋养。无所本者死,无所养者亦死。何从验之? 如但弦、但钩、但毛、但石之类,皆真脏也,此以孤脏之气独见,而胃气不能相反,故当死也。且脾胃属土,脉本和缓,土惟畏木,脉则弦强。凡脉见弦急者,此为土败木贼,大非佳兆。若弦急之微者,尚可救疗;弦急之甚者,胃气其穷矣。

真辨八

导读:此篇"真辨"论之中心要义是说,临证诸脉主病,既有其常,又有其变。故"凡诸脉中皆有疑似,皆有真辨"。厘清疑似,明辨真假,至关紧要。故对浮、沉、迟、数等诸脉,务必知其常而达其变也。

据脉法所言,凡浮为在表,沉为有里,数为多热,迟为多寒,弦强为实,微细为虚,是固然矣。然疑似中尤有真辨,此其关系非小,不可不察也。如浮虽属表,而凡阴虚血少,中气亏损者,必浮而无力,是浮不可以概言表;沉虽属里,而凡表邪初感之深者,寒束皮毛,脉不能达,其必沉紧,是沉不可以概言里;数为热,而真热者未必数,凡虚损之证,阴阳俱困,气血张皇(不安定也),虚甚者数必甚,是数不可以概言热;迟虽为寒,凡伤寒初退,余热未清,脉多迟滑,是迟不可以概言寒;弦强类实,而真阴胃气大亏,及阴阳关格等症,脉必豁大而弦健,是强不可以概言实;微细类虚,而凡痛极气闭,营卫壅滞不通者,脉必伏匿,是伏不可以概言虚。由此推之,则不止是也,凡诸脉中皆有疑似,皆有真辨。诊能及此,其必得鸢鱼之学(指洞明客观事物特性与规律的知识)者乎("乎"字作为文言虚词之语气词,用在句末,有四种用法:表示反诘、表示疑问、表示感叹语气、表示揣测语气。据本句前后文义分析,笔者认为属于"感叹语气")!不易言也,不易言也。

从舍辨九　共三条

导读:景岳说:"凡见脉证有不相合者,则必有一真一假隐乎其中矣。"对此必须进行"从舍辨",辨其脉与证何者为真、何者为假,然后从其真、舍其假,方为良医。

凡治病之法,有当舍证从脉者,有当舍脉从证者,何也?盖证有真假,脉亦有真假,凡见脉证有不相合者,则必有一真一假隐乎其中矣。故有以阳证见阴脉者,有以阴证见阳脉者,有以虚证见实脉者,有以实证见虚脉者,此阴彼阳,此虚彼实,将何从乎?病而遇此,最难下手,最易差错,不有真见,必致杀人。矧今人只知见在,不识隐微,凡遇证之实而脉之虚者,必直攻其证,而忘其脉之真虚也;或遇脉之弦大而证之虚者,亦必直攻其脉,而忘其证之无实也。此其故,正以似虚似实,疑本难明,当舍当从,孰知其要?医有迷途,莫此为甚,余尝熟察之矣。大都证实脉虚者,必其证为假实也;脉实证虚者,必其脉为假实也。何以见之?如外虽烦热,而脉见微弱者,必火虚也;腹虽胀满,而脉见微弱者,必胃虚也。虚火虚胀,其堪攻乎?此宜从脉之虚,不从证之实也。其有本无烦热,而脉见洪数者,非火邪也;本无胀滞,而脉见弦强者,非内实也。无热无胀,其堪泻乎?此宜从证之虚,不从脉之实也。凡此之类,但言假实,不言假虚,果何意也?盖实有假实,虚无假虚。假实者,病多变幻,此其所以有假也;假虚者,亏损既露,此其所以无假也。大凡脉证不合者,中必有奸,必先察其虚以求根本,庶乎无误,此诚不易之要法也。

一真实假虚之候，非曰必无，如寒邪内伤，或食停气滞，而心腹急痛，以致脉道沉伏，或促或结一证，此以邪闭经络而然，脉虽若虚，而必有痛胀等证可据者，是诚假虚之脉，本非虚也。又若四肢厥逆，或恶风怯寒，而脉见滑数一证，此由热极生寒，外虽若虚，而内有烦热便结等证可据者，是诚假虚之病，本非虚也。大抵假虚之证，只此二条，若有是实脉，而无是实证，即假实脉也；有是实证，而无是（以上连续用了四个"是"字。《说文解字》："是，直也。"会意之，故上文"是"乃表示判断）实脉，即假实证也。知假知真，即知所从舍矣。近见有治伤寒者，每以阴脉作伏脉，不知伏脉之体，虽细虽微，亦必隐隐有力，亦必明明有证，岂容任意胡猜，以草菅人命哉！仁者必不然也。

一又有从脉从证之法，乃以病有轻重为言也。如病本轻浅，别无危候者，但因见在以治其标，自无不可，此从证也。若病关脏气，稍见疑难，则必须详辨虚实，凭脉下药，方为切当。所以轻者从证，十惟一二；重者从脉，十当八九，此脉之关系非浅也。虽曰脉有真假，而实由人见之不真耳，脉亦何从假哉！

逆顺十 共五条

导读："逆顺"之要点，可以归纳如下：凡有余之病、暴病、新病等阳证者，忌见阴脉，宜见阳脉，以阳证见阴脉为逆，见阳脉为顺。反之，凡不足之病、久病等阴证者，忌见阳脉，宜见阴脉，以阴证见阳脉为逆，见阴脉为顺。总之，"凡脉证贵乎相合"，相合者为顺，不相合者为逆。又，凡元气虚败之证，救治得当，脉"渐复"者为顺，"暴出"者为逆也。

凡内出不足之证，忌见阳脉，如浮、洪、紧、数之类是也。外入有余之病，忌见阴脉，如沉、细、微、弱之类是也。如此之脉，最不易治。

一凡有余之病，脉宜有力有神，如微、涩、细、弱而不应手者，逆之兆也。凡不足之病，脉宜和缓柔软，若洪大搏击者，亦为逆也。

一凡暴病脉来浮、洪、数、实者为顺，久病脉来微、缓、软弱者为顺。若新病而沉、微、细、弱，久病而浮、洪、数、实者，皆为逆也。凡脉证贵乎相合，设若证有余而脉不足，脉有余而证不足，轻者亦必延绵，重者即危亡之兆。

一经曰：脉小以涩，谓之久病；脉浮而滑，谓之新病（《素问·平人气象论》作"脉小弱以涩，谓之久病；脉滑浮而疾者，谓之新病"）。故有余之病，忌见阴脉；不足之病，忌见阳脉。久病忌见数脉，新暴之病而见形脱脉脱者死。

一凡元气虚败之证，脉有微极欲绝者，若用回阳救本等药，脉气徐徐渐出渐复者，乃为佳兆；若陡（原作"陟"，据文义改）然暴出，忽如复元者，此假复也，必于周日之后，复脱如故，是必不治之证（《伤寒论》第 315 条曰："少阴病，下利，脉微者，与白通汤。利不止，厥逆无脉，干呕烦者，白通加猪胆汁汤主之。服汤，脉暴出者死，微续者生。"）这足以说明，张景岳对"元气虚败之证"的生死判断，就是对经典原文的诠释）。若全无渐复生意者，自不必治。若各部皆脱，而惟胃脉独存者，犹可冀其万一。

脉要歌十一　从《权舆》改正

导读：此篇"脉要歌"与此后之"宜忌歌""死脉歌"，皆为求以歌诀概括诸多病脉、宜忌脉及病危脉的要点。

脉有三部，部有三候，逐部先寻，次宜总究。左寸心经火位，脉宜流利洪强；左关肝胆，弦而且长；尺部膀胱，沉静弥良。右寸肺金之主，轻浮充畅为宗；脾胃居于关部，和缓胃气常充；右尺三焦连命，沉滑而实则隆。四时相代，脉状靡同。秋微毛而冬石，春则弦而夏洪。滑而微浮者肺恙，弦中兼细者脾殃。心病则血衰脉小，肝证则脉弦且长。大而兼紧，肾疾奚康？寸口多弦，头面何曾舒泰？关前若紧，胸中定是癥殃。急则风上攻而头痛，缓则皮顽痹而不昌。微是厥逆之阴，数为亏损之阳。滑则痰涎而胸膈气壅，涩缘血少而背膊疼伤。沉是背心之气，洪乃胸胁之妨。若夫关中，缓则饮食必少，滑实胃火煎熬，小弱胃寒逆冷，细微食少膨胀。卫之虚者涩候，气之滞者沉当。左关微涩兮血少，右关弦急兮过劳。洪实者血结之瘀，迟紧者脾冷之殃。至如尺内，洪大则阴虚可凭，或微或涩，便浊遗精。弦者腹痛，伏者食停。滑兮小腹急胀，妇则病在月经。涩兮呕逆翻（原作"番"，据文义改。翻，反也。翻胃，即反胃）胃，弦强阴疝血崩。紧兮小腹作痛，沉微必主腰疼。紧促形于寸，此气满于心胸；紧弦见于关，斯痛攻乎腹胁。两寸滑数兮，呕逆上奔；两关滑数兮，蛔虫内啮。心胸留饮，寸口沉潜；脐腹成癥，关中促结。左关弦紧兮，缘筋脉之拘挛；右关沉滑兮，因食积之作孽。

脉有浮沉迟数，诊有提纲大端。浮而无力为虚，有力为邪所搏。浮大伤风兮浮紧伤寒，浮数虚热兮浮缓风涩。沉缓滑大兮多热，沉迟紧细兮多寒。沉健（"健"字是否应引申为"有力"理解？即脉沉而有力）须知积滞，沉弦气病淹淹。沉迟有力，疼痛使然。迟弦数弦兮，疟寒疟热之辨；迟滑洪滑兮，胃冷胃温之愆。数而有痛，恐发疮疡；若兼洪滑，热甚宜凉。阴数阴虚必发热，阳数阳强多汗黄。

脉有七情之伤，而为九气之列。怒伤于肝者，其脉促而气上冲；惊伤于胆者，其气乱而脉动掣。过于喜者伤于心，故脉散而气缓；过于思者伤于脾，故脉短而气结。忧伤于肺兮，脉必涩而气沉；恐伤于肾兮，脉当沉而气怯。若脉促而人气消，因悲伤而心系挈（qiè 窃：用手提着之义，这符合"悲伤"者"心系"上提也）。

伤于寒者脉迟,其为人也气收;伤于热者脉数,其为人也气泄。

脉体须明,脉证须彻。浮为虚而表显,沉乃实而里决。滑是多痰,芤因失血。濡散总因虚而冷汗,弦紧其为寒而痛切。洪则躁烦,迟为冷别。缓则风而顽木,实则胀而秘结。涩兮血少而寒,长兮痫而又热。短小元阳必病,坚强患乎满急。伏因痛痹伏藏,细弱真元内伤。结促惟虚断续,代云变易不常。紧急或缘泻痢,紧弦癥痞相妨。数则心烦,大则病进。上盛则气高,下盛则气胀。大是血虚之候,细为气少之恙。浮洪则外证推测,沉弦为内疾斟量。阳芤兮吐衄立至,阴芤兮下血须防。盛滑则外疼可别,实紧则内痛多伤。弱小涩弦为久病,滑浮数疾是新殃。沉而弦紧,疝癖内痛;脉来缓滑,胃热宜凉。长而滑大者酒病,浮而缓豁者湿伤。坚而疾者为癫,迟而伏者必厥。洪大而疾则发狂,紧滑而细为呕哕。脉洪而疾兮,因热结以成痈;脉微而涩兮,必崩中而脱血。阴阳皆涩数,知溲屎之艰难;尺寸俱虚微,晓精血之耗竭。

脉见危机者死,只因指下无神。不问何候,有力为神。按之则隐,可见无根。盖元气之来,力和而缓;邪气之至,力强而峻。弹石硬来即去,解索散乱无绪,屋漏半日而落,雀啄三五而住,鱼翔似有如无,虾游进退难遇。更有鬼贼(木克土之意),虽如平类,土败于木,真弦可畏,是亦危机,因无胃气。诸逢此者,见几当避。

宜忌歌十二

伤寒病热兮,洪大易治而沉细难医;伤风咳嗽兮,浮濡可攻而沉牢当避。肿胀宜浮大,颠狂忌虚细。下血下痢兮,浮洪可恶;消渴消中兮,实大者利。霍乱喜浮大而畏微迟,头疼爱浮滑而嫌短涩。肠澼脏毒兮,不怕沉微;风痹足痿兮,偏嫌数急。身体中风,缓滑则生;腹心作痛,沉细则良。喘急浮洪者危,咳血沉弱者康。脉细软而不弦洪,知不死于中恶;脉微小而不数急,料无忧于金疮。吐血鼻衄兮,吾不喜其实大;跌扑损伤兮,吾则畏其坚强。痢疾身热而脉洪,其灾可恶;湿病体烦而脉细,此患难当。水泻脉大者可怪,亡血脉实者不祥。病在中兮脉虚为害,病在外兮脉涩为殃。腹中积久而脉虚者死,身表热甚而脉静者亡。

死脉歌十三　　出《权舆》

雀啄连来三五啄,屋漏半日一点落,鱼翔似有又如无,虾游静中忽一跃,弹石硬来寻即散,搭指散乱为解索。寄语医家仔细看,六脉一见休下药。

脉神章下

《难经》脉义

导读：景岳此篇选录了《难经》以论脉为主的《一难》《二难》《四难》《五难》《六难》《九难》《十四难》。其中《一难》确立了"独取寸口，以决五脏六腑死生吉凶之法"；《五难》曰"脉有轻重"，即切脉采取轻、中、重之法，以诊肺、心、脾、肝、肾之五部；《十四难》曰"人之有尺，譬如树之有根……脉有根本，人有元气，故知不死"，这一形象的比喻，说明患病后"下部有脉"对判断预后之意义。景岳选录的《难经》"7难"内容，只是节录，并非全文。

独取尺寸一

《一难》曰：十二经皆有动脉，独取寸口，以决五脏六腑死生吉凶之法，何谓也？然：寸口者，脉之大会，手太阴之脉动也。

《二难》曰：脉有尺寸，何谓也？（与《难经》原文校对，此后有"然：尺寸者，脉之大要会也"一句）从关至尺是尺内，阴之所治也；从关至鱼际是寸口内，阳之所治也。故分寸为尺，分尺为寸。

脉有轻重二

《五难》曰：脉有轻重，何谓也？然：初持脉，如三菽（"菽"字笔者在《诊家枢要·五脏平脉》有注释，此略而不注）之重，与皮毛相得者，肺部也。如六菽之重，与血脉相得者，心部也。如九菽之重，与肌肉相得者，脾部也。如十二菽之重，与筋平者，肝部也。按之至骨，举指来疾者，肾部也。故曰轻重也。

阴阳呼吸三

《四难》曰：脉有阴阳之法，何谓也？然：呼出心与肺，吸入肾与肝，呼吸之间，脾受谷味也，其脉在中。浮者阳也，沉者阴也，故曰阴阳也。心肺俱浮，何以别之？然：浮而大散者心也；浮而短涩者肺也。肾肝俱沉，何以别之？然：牢而长者肝也；按之濡、举指来实者肾也。脾者中州，故其脉在中。是阴阳之法也。

阴阳虚实四

《六难》曰：脉有阴盛阳虚，阳盛阴虚，何谓也？然：浮之损小，沉之实大，故曰阴盛阳虚；沉之损小，浮之实大，故曰阳盛阴虚。是阴阳虚实之意也。

脉分脏腑五

《九难》曰:何以别知脏腑之病耶?然:数者腑也,迟者脏也。数则为热,迟则为寒。诸阳为热,诸阴为寒。故以别知脏腑之病也。

根本枝叶六

《十四难》曰:上部有脉,下部无脉,其人当吐,不吐者死。上部无脉,下部有脉,虽困无能为害。所以然者,人之有尺,譬如树之有根,枝叶虽枯槁,根本将自生。脉有根本,人有元气,故知不死。

仲 景 脉 义

导读:此篇"仲景脉义",选录了《伤寒论》脉法与《金匮要略》脉法。

(1)《伤寒论》脉法:只选录了辨脉法与平脉法的部分内容。需要说明:明赵开美摹刻宋本《伤寒论》全书共十卷,分为二十二节。其第一卷有二节,即辨脉法第一、平脉法第二。现今各大中医院校之《伤寒论》读本,是节录的其中第二卷至第七卷的第五至第十四节,即辨太阳病至辨厥阴病等六经"病脉证并治",以及辨霍乱病、辨阴阳易差后劳复病之内容。

(2)《金匮要略》脉法:景岳只是选录了其第一篇"脏腑经络先后病"的第11、12、13等三条,第六篇"血痹虚劳病"的第3、7、8、9、11、12等六条。而对于医圣张仲景关于杂病诊断的很多经典脉法没有选录,可谓挂一漏万!没有通读过《金匮要略》者会误解说:医圣之书,不过如此,何谓经典!殊不知医圣之书,其论"伤寒"、诊"杂病",全部篇名皆曰"辨某某病脉证并治",都是辨病而首重于"脉","脉"与"证"并重而四诊合参以辨病论治也。举例如下:

第一篇第7条"师曰:寸口脉动者,因其王(音义同旺)时而动,假令肝王色青(脉弦),四时各随其色(脉)。肝色青而反色白(肺毛),非其时色脉,皆当病。"该条以天人相应的自然观,色与脉二诊合参,以辨人之健康与病态。其中真义,须读懂原文,联系实践,才能品味中医精华。

第六篇第4条曰:"男子面色薄(精气不充而少华)者,主渴及亡血,卒喘悸,脉浮者,里虚也。"该条望色、问症、切脉,三诊合参以诊虚劳病。可知浮脉并不专主表证,亦主里证,体内气血虚弱,则脉浮而按之少力。

第七篇第1条论咳唾脓血者曰:"脉数虚者为肺痿,数实者为肺痈。"临证之时,数脉多主热证,但数而虚(少力)者主虚热,数而实(有力)者主邪热。肺痿正虚为主,肺痈邪实为害,该条以数脉之虚与实分辨两病,言简意赅,何等明了！第七篇第3条曰："上气面浮肿，肩息，其脉浮大，不治，又加利尤甚。"该条脉症合参，以判断"不治"之死证。如此生死之际，"其脉浮大"，必按之空豁无根，甚至"散似杨花"之象。

第九篇第3条曰："胸痹之病，喘息咳唾，胸背痛，短气，寸口脉沉而迟，关上小紧数，栝蒌薤白白酒汤主之。"该条所言脉象，为心病心律失常之象。由此可知，若辨证准确，炙甘草汤治心律失常，栝蒌薤白白酒汤亦治心律失常。

第十四篇第10条曰："脉得诸沉，当责有水，身体肿重。水病脉出者，死。"此条应与《伤寒论》相参，其第315条曰："少阴病，下利，脉微者，与白通汤。利不止，厥逆无脉，干呕烦者，白通加猪胆汁汤主之。服药，脉暴出者死，微续者生。"以上两条互参可知，杂病（水气病周身浮肿）与热病之危候，服用急救药之后生与死的判断为：脉"暴出"（浮散无根）者，主死；"微续"（续者，接续也。指脉微欲绝而复生，为精气神恢复之兆）者，主生。

第十八篇第1条曰："诸浮数脉，应当发热，而反洒淅恶寒，若有痛处，当发其痛。"此条脉与症（周身振振发冷，局部疼痛）的特点可以判断："浮数脉"非外感表证，而是热毒聚于体表局部，正邪交争之脉象反应。

以上举例说明两点：一是质疑张景岳，既然选《金匮》脉法，却录之太少；二是指明医圣诊脉之要，必望、闻、问、切四诊相参，才能准确地识病辨证论治。欲知"仲景脉义"，须通读其全书，融会贯通，学以致用，方为良医。张景岳以下选录的仲景"辨脉法"、"平脉法"、《金匮》"脉法"，若不借助名家注解，很难读懂。读不懂者，不必勉强。

辨脉法七

问曰：脉有阴阳，何谓也？答曰：凡脉浮大数动滑，此名阳也；沉涩弱弦微，此名阴也。阴病见阳脉者生，阳病见阴脉者死。

寸口脉微，名曰阳不足，阴气上入阳中，则洒淅恶寒也。尺脉弱，名曰阴不足，阳气下陷入阴中，则发热也。阳脉浮、阴脉弱者，则血虚，血虚则筋急也。

其脉沉者，荣气之微也。其脉浮而汗出如流珠者，卫气之衰也。寸口脉浮为在表，沉为在里，数为在腑，迟为在脏。若脉浮大者，气实血虚也。

寸口脉浮而紧，浮则为风，紧则为寒，风则伤卫，寒则伤荣，荣卫俱病，骨节烦疼，当发其汗也。

夏月盛热，欲着复衣；冬月盛寒，欲裸其身。所以然者，阳微则恶寒，阴弱则发热。

寸口脉浮大,而医反下之,此为大逆。浮则无血,大则为寒,寒气相搏(宋版《伤寒论·辨脉法》"搏"作"抟"tuán 团。《管子·内业》房注:"抟,谓结聚也。"),则为肠鸣。医乃不知,而反饮冷水,令汗大出,水得寒气,冷必相搏,其人即饲(音义同"噎")。

诸脉浮数,当发热,而反洒淅恶寒,若有痛处,饮食如常者,当发其痈。脉数不时,则生恶疮也。

平脉法八

师曰:脉有三部,道之根源(《注解伤寒论·平脉法》作"子之所问,道之根源。脉有三部,尺寸及关"),荣卫流行,不失衡铨(称量轻重的器具。此处喻指正常的法度)。肾沉心洪,肺浮肝弦,此自经常,不失铢分。出入升降,刻漏(《注解伤寒论·平脉法》作"漏刻")周旋,水下二刻,一周循环,当复寸口,虚实见焉。变化相乘,阴阳相干。风则浮虚,寒则牢坚,沉潜水滀(chù 处:聚积,聚结),支饮急弦,动则为痛,数则热烦,设有不应,知变所缘。三部不同,病各异端,太过可怪,不及亦然。邪不空见,中必有奸,审察表里,三焦别焉。知其所舍,消息诊看,料度脏腑,独见若神。为子条记,传与贤人。

师曰:呼吸者,脉之头也。初持脉,来疾去迟,此出疾入迟,名曰内虚外实也。初持脉,来迟去疾,此出迟入疾,名曰内实外虚也。

师持脉,病人欠者,无病也。脉之呻者,病也。言迟者,风也。摇头言者,里痛也。行迟者,表强也。坐而伏者,短气也。坐而下一脚者,腰痛也。里实护腹,如怀卵物者,心痛也。

问曰:人病恐怖者,其脉何状?曰:脉形如循丝累累然,其面白脱色也。人愧者(《注解伤寒论·平脉法》于"人愧者"之前,有"问曰"两字),其脉何类?曰:脉浮而面色乍白乍赤也。

问曰:脉有残贼,何谓也?曰:脉有弦、紧、浮、滑、沉、涩,此六者名为残贼,能为诸脉作病也。

问曰:脉有灾怪,何谓也?曰:假令人病,脉得太阳,与形证相应,因为作汤,此还服汤如食顷,病人乃大吐,若下利,腹中痛。师曰:我前来不见此证,今乃变异,是名灾怪。又问曰:何缘作此吐利?答曰:或有旧时服药,今乃发作,故名灾怪耳。

肥人责浮(此四字前,《注解伤寒论·平脉法》有"师曰:脉"内容),瘦人责沉。肥人当沉今反浮,瘦人当浮今反沉,故责之。

寸脉下不至关为阳绝,尺脉上不至关为阴绝,此皆不治,决死也。若计其余命死生之期,期以月节(月令季节。成无己《伤寒论》注曰:"期以月节克之者,谓如阳绝死于春夏,阴绝死于秋冬。")克之也。

脉病人不病,号曰行尸,以无生(《注解伤寒论·平脉法》作"王")气,卒眩仆不识人者,短命则死。人病脉不病,名曰内虚,以无谷神,虽困无苦。

问曰:紧脉从何而来?曰:假令亡汗若吐,以肺里寒,故令脉紧也。假令咳者,坐饮冷水,故令脉紧也。假令下利,以胃中虚冷,故令脉紧也。

寸口脉缓而迟,缓则阳气长,其色鲜,其颜光,其声商,毛发长;迟则阴气盛,骨髓生,血满,肌肉紧薄鲜硬。阴阳相抱,营卫俱行,刚柔相搏,名曰强也。

寸口脉浮而大,浮为虚,大为实,在尺为关,在寸为格,关则不得小便,格则吐逆。

寸口脉弱而迟,弱者卫气微,迟者营中寒。营为血,血寒则发热;卫为气,气微者心内饥,饥而虚满,不能食也。

寸口脉弱而缓,弱者阳气不足,缓者胃气有余,噫而吞酸,食卒不下,气填于膈上也。

寸口脉微而涩,微者卫气不行,涩者营气不足。营卫不能相将,三焦无所仰,身体痹不仁。营气不足,则烦疼,口难言。卫气虚,则恶寒数欠。三焦不归其部,上焦不归者,噫而酢(酢,古醋字)吞;中焦不归者,不能消谷引食;下焦不归者,则遗溲。

寸口脉微而涩,微者卫气衰,涩者营气不足。卫气衰,面色黄,荣气不足,面色青。营为根,卫为叶,营卫俱微,则根叶枯槁,而寒栗、咳逆、吐("吐",《注解伤寒论·平脉法》作"唾")腥、吐涎沫也。

寸口脉微,尺脉紧,其人虚损多汗,知阴常在,绝不见阳也。

寸口诸微亡阳,诸濡亡血,诸弱发热,诸紧为寒。诸乘寒者则为厥,郁冒不仁,以胃无谷气,脾涩不通,口急不能言,战而栗也。

问曰:何以知乘腑?何以知乘脏?曰:诸阳浮数为乘腑,诸阴迟涩为乘脏。

《金匮》脉法九

问曰:寸口脉沉大而滑,沉则为实,滑则为气,实气相搏,气血入脏即死,入腑即愈,此谓卒厥(《脉经》卒厥下有"不识人"三字),何谓也?师曰:唇口青,身冷,为入脏,即死;身和,汗自出,为入腑,即愈。

问曰:脉脱入脏即死,入腑即愈,何谓也?师曰:非为一病,百病皆然。譬如浸淫疮,从口起流向四肢者可治,从四肢流来入口者不可治。病在外者可治,入里者即死。

五邪中人,各有法度,风中于前,寒中于暮,湿伤于下,雾伤于上,风令脉浮,寒令脉急,雾伤皮腠,湿流关节,食伤脾胃。极寒伤经,极热伤络。

夫男子平人,脉大为劳,极虚亦为劳。男子脉浮弱而涩,为无子,精气清冷。脉得诸芤动微紧,男子失精,女子梦交。

男子平人,脉虚弱细微者,喜盗汗也。脉沉小迟,名脱气,其人疾行则喘喝,手足逆寒,腹满,甚则溏泄,食不消化也。脉弦而大,弦则为减,大则为芤,减则为寒,芤则为虚,虚寒相搏,此名为革,妇人则半产、漏下,男子则亡血、失精。

滑氏脉义

导读:前第 1 辑专论滑寿《诊家枢要》一书。景岳亦重视滑氏脉义,故于此卷选录了滑氏论脉的三点内容:①“持脉之要有三,曰举,曰按,曰寻。……”②“明脉须辨表里虚实四字。……”③“有病之脉,则当求其神之有无”为要,以脉贵有神也。学习滑氏脉义,应通读《诊家枢要》之全书。

持脉十

凡诊脉,先须识时脉、胃脉与脏腑平脉,然后及于病脉。时脉谓春三月六部中俱带弦,夏三月俱带洪,秋三月俱带浮,冬三月俱带沉。胃脉谓中按得之,脉见和缓。凡人脏腑胃脉既平,又应时脉,乃无病者也,反此为病。

持脉之要有三,曰举,曰按,曰寻。轻手循之曰举,重手取之曰按,不轻不重,委曲求之曰寻。初持脉,轻手候之,脉见皮肤之间者,阳也,腑也,亦心肺之应也。重手得之,脉附于肉下者,阴也,脏也,亦肝肾之应也。不轻不重,中而取之,其脉应于血肉之间者,阴阳相适,中和之应,脾胃之候也。若委曲寻之而若隐若见,则阴阳伏匿之脉也。

表里虚实十一

明脉须辨表里虚实四字。表,阳也,腑也,凡六淫之邪袭于经络,而未入胃腑及脏者,皆属于表也。里,阴也,脏也,凡七情之气郁于心腹之内,不能散越,及饮食之伤留于腑脏之间,不能通泄,皆属于里也。虚者,元气之自虚,精神耗散,气力衰竭也。实者,邪气之实,由正气之本虚,邪得乘之,非元气之自实也。故虚者补其正气,实者泻其邪气。经曰:邪气盛则实,精气夺则虚。此大法也。

脉贵有神十二

东垣曰：不病之脉，不求其神而神无不在也。有病之脉，则当求其神之有无，谓如六数七极，热也，脉中有力，即有神矣，当泄其热；三迟二败，寒也，脉中有力，即有神矣，当去其寒。若数极迟败中不复有力，为无神也，将何所恃耶？苟不知此而泄之去之，神将何以依而为主？故经曰：脉者，血气之先；气血者，人之神也。善夫！

附：诸家脉义

导读：此篇"矫世惑脉辨"引录的是明代医家汪机（号石山居士）之文，旨在矫正世人就医之惑。汪氏论中所述辨脉之大义指出：临证病脉之象，有常、有变。常者，为六淫、七情之"脉病相应者为言也"。"若论其变，则有脉不应病，病不应脉，变出百端，而难一一尽凭乎脉者矣"。不知脉病相应者，良医可凭脉识病；脉病相左者，须四诊合参，方不致误。"奈何世人不明乎此，往往有病讳而不言，惟以诊脉而试医之能否……其余三事（望、闻、问），一切置而不讲，岂得谓知医乎？""夫《脉经》一书，拳拳示人以诊法，而开卷入首便言观形望色，彼此参伍以决死生，可见望闻问切，医之不可缺一也。……故专以切脉言病，必不能不致于误也。安得为医之良？""是以古人治病，不专于脉，而必兼于审证，良有以也。"汪氏此文后面所论，乃批驳了"世人又有以《太素脉》而言人贵贱穷通者"。总之，汪石山本篇以医圣张仲景原文为依据，并"遍考《素》《难》《脉经》"，充分论证了古人诊病时，绝非只凭诊脉便可知百病之情，而是四诊合参，且"以切居望闻问之后"。如此面向临床，尊重古圣先贤总结出的诊病基本方法，即"四诊合参"，才是全面了解病情必须遵循的准则，从而"矫正世人就医之惑"。这在当今仍有现实意义。

矫世惑脉辨十三　汪石山

夫脉者，本乎营与卫也，而营行脉之中，卫行于脉之外，苟脏腑和平，营卫调畅，则脉无形状之可议矣。或者六淫外袭，七情内伤，则脏腑不和，营卫乖谬，而二十四脉之名状，曾（据前后之文义，"曾"改为"层"字为准）出而叠见矣。是故风寒暑湿燥火，此六淫也，外伤六淫之脉，则浮为风，紧为寒，虚为暑，细为湿，数为燥，洪为火，此皆可以脉而别其外感之邪也。喜怒忧思悲恐惊者，此七情也，内伤七情之脉，喜则伤心而脉缓，怒则伤肝而脉急，恐则伤肾而脉沉，悲则气消而脉短，惊则气乱而脉动，此皆可以脉而辨其内伤之病也。然此特举其常，而以脉病相应者为言也。

若论其变，则有脉不应病，病不应脉，变出百端，而难一一尽凭乎脉者矣。

试举一二言之,如张仲景云:脉浮大,邪在表,为可汗。若脉浮大,心下硬,有热属脏者,攻之,不令发汗,此又非浮为表邪可汗之脉也。又云:促脉为阳盛,宜用葛根黄芩黄连汤。若脉促厥冷为虚脱,非灸非温不可,此又非促为阳盛之脉也。又曰:迟脉为寒,沉脉为里。若阳明脉迟,不恶寒,身体濈濈汗出,则用大承气,此又非诸迟为寒之脉矣。少阴病始得之,反发热而脉沉,宜麻黄细辛汤汗之,此又非沉为在里之脉矣。凡此皆脉难尽凭之明验也。若只凭脉而不问证,未免以寒为热,以表为里,以阴为阳,颠倒错乱,而夭人寿者多矣。是以古人治病,不专于脉,而必兼于审证,良有以也。

奈何世人不明乎此,往往有病讳而不言,惟以诊脉而试医之能否,脉之而所言偶中,便视为良医而倾心付托,其于病之根源,一无所告,药之宜否,亦无所审,惟束手听命于医,因循遂至于死,尚亦不悟,深可悲矣。彼庸俗之人,素不嗜学,固无足怪,奈近世士大夫家,亦未免狃(niǔ 纽:习惯,习以为常)于此习,是又大可笑也。夫定静安虑,格物致知,乃《大学》首章第一义,而虑者谓虑事精详,格物者谓穷致事物之理,致知者谓推极吾之所知。凡此数事,学者必当究心于此矣。先正又言,为人子者,不可不知医,病卧于床,委之庸医,比之不慈不孝。夫望闻问切,医家大节目也,苟于临病之际,惟以切而知之为能,其余三事,一切置而不讲,岂得谓知医乎?岂得为处事精详乎?岂得为穷致事物之理而推极吾之所知乎?

且医之良,亦不专于善诊一节,凡动静有常,举止不妄,存心忠厚,发言纯笃,察病详审,处方精专,兼此数者,庶可谓之良矣。虽据脉言证,或有少差,然一脉所主非一病,故所言未必尽中也。若以此而遂弃之,所谓以二卵而弃干城之将(语出《孔业子·居卫》,谓以小过而弃大材。干、城,指盾牌与城郭,可以用来捍御防卫),乌可与智者道哉? 姑以浮脉言之,《脉经》云:浮为风,为虚,为气,为呕,为厥,为痞,为胀,为满不食,为热,为内结等类,所主不下数十余病,假使诊得浮脉,彼将断其为何病耶? 苟不兼之以望闻问,而欲的知其为何病,吾为戞戞(jiájiá 频频:艰难貌)乎其难矣。古人以切居望闻问之后,则于望闻问之间,已得其病情矣,不过再诊其脉,看病应与不应也。若脉与病应,则吉而易医,脉与病反,则凶而难治,以脉参病,意盖如此,曷(hé 核:文言代词,表示疑问。怎么)以诊脉知病为贵哉? 夫《脉经》一书,拳拳示人以诊法,而开卷入首便言观形察色,彼此参伍以决死生,可见望闻问切,医之不可缺一也。噫! 世称善脉莫过叔和,尚有待于彼此参伍,况下于叔和者乎! 故专以切脉言病,必不能不致于误也。安得为医之良?

抑不特此，世人又有以《太素脉》而言人贵贱穷通者，此又妄之甚也。予尝考其义矣，夫太者，始也，初也，如太极、太乙之太；素者，质也，本也，如绘事后素（绘事，绘画之事。素，未染色的丝绸。后素，后于素也。此以素譬本质）之素，此盖言始初本质之脉也。此果何脉耶？则必指元气而言也。东垣曰：元气者，胃气之别名。胃气之脉，蔡西山所谓不长不短，不疏不数，不大不小，应手中和，意思欣欣，难以名状者是也。无病之人，皆得此脉，以此脉而察人之有病无病则可，以此脉而察人之富贵贫贱则不可。何也？胃气之脉，难以形容，莫能名状，将何以为贵贱穷通之诊乎？窃观其书，名虽太素，而其中论述，略无一言及于太素之义，所作歌括，率多俚语，全无理趣。原其初意，不过托此以为徼（yāo 腰：求，求取）利之媒，后世不察，遂相传习，莫有能辨其非者。又或为之语曰：太素云者，指贵贱穷通禀于有生之初而言也，然脉可以察而知之，非谓脉名太素也。予曰：固也，然则太素之所诊者，必不出于二十四脉之外矣。夫二十四脉皆主病，言一脉见则主一病，贫贱富贵何从而察之哉？假如浮脉，其诊为风，使太素家诊之，将言其为风耶？抑言其为贵贱穷通耶？二者不可得兼，若言其为风，则其所知亦不过病也；若遗其病而言其为贵贱穷通，则是近而病诸身者尚不能知，安得谓之太素？则远而违诸身者必不能知之也。盖贵贱穷通，身外之事，与身之血气了不相干，安得以脉而知之乎？况脉之变见无常，而天之寒暑不一，故四时各异其脉，必不能久而不变，是以今日诊得是脉，明日诊之而或非，春间诊得是脉，至夏按之而或否。彼太素者，以片时之寻按，而断一生之休咎，殆必无是理，然从使忆（通"臆"。猜度，猜测）则屡中，亦是捕风捉影，仿佛形容，安有一定之见哉？噫！以脉察病，尚不知病之的，而犹待乎望闻问，况能知其他乎！且脉兆于岐黄，演于秦越，而详于叔和，遍考《素》《难》《脉经》，并无一字言及此者，非隐之也，殆必有不可诬者耳。巢氏曰：太素者，善于相法，特假太素以神其术耳。诚哉言也，足以破天下后世之惑矣。又有善伺察者，以言话（音义通舔，意为诱取）人，阴得其实，故于诊按之际，肆言而为欺妄，是又下此一等，无足论也。

虽然，人禀天地之气以生，不能无清浊纯驳之殊。禀之清者，血气清而脉来亦清，清则脉形圆净，至数分明。吾诊乎此，但知其主富贵而已，若曰何年登科，何年升授，何年招财，何年得子，吾皆不得而知矣。禀之浊者，血气浊而脉来亦浊，浊则脉形不清，至数混乱。吾诊乎此，但知其主贫贱而已，若曰某时招悔，某时破财，某时损妻，某时克子，吾亦莫得而知矣。又有形浊而脉清者，此谓浊中之清；质清而脉浊者，此谓清中之浊。又有形不甚清，脉不甚浊，但浮沉各得其位，大小不失其等，亦主平稳而无大得丧也。其他言有所未尽，义有所未备，学者可以类推，是则吾之所谓知人者，实本于理而已矣，岂敢妄为之说以欺人哉？噫，予所以著为是论者，盖以世之有言太素脉者，靡不翕然称美，不惟不能以理析，又从而延誉于人，纵使其言有谬，又必阴与之委曲影射，此所谓误己而误人者也，果何益之有哉？又有迎医服药者，不惟不先言其所苦，甚至再三询叩，终于默默，至有隐疾而困医者，医固为其所困，不思身亦为医所困矣。此皆世之通患，人所共有，故予不得不详论之，以致夫丁宁之意，俾聋瞽（gǔ 鼓：瞎）者或有所开发焉。孟子曰：予岂好辨哉！予不得已也。

太素可采之句十四 吴崑

导读："太素"这个词很古老。《列子·天瑞》："太初者，气之始也；太始者，形之始也；太素者，质之始也。"太素脉法并非古老，其最早的著作和使用这种方法是从宋代开始的。太素脉方面的著述，在明代及其前后有之，李时珍《濒湖脉学》论"缓"脉就引用了张太素（是否有其人，说法不一）对缓脉的说解："如丝在经，不卷其轴，应指和缓，往来甚匀。"但要明确的是，太素脉法主要不是研究医疗诊法，而是用诊脉作为一种"占验"手段，以判断预言吉凶祸福。这本来与医学无关，但由于太素亦讲述"浮、沉、滑、涩"等脉象，以及从脉象研究人的"寿夭、强弱、清浊"等气质，因而有的中医学家的脉书也就参考、援引之了。总之，当今学者应了解之，不必重点研究之。"取其精华，去其糟粕"，这是现代人研究古人著述的基本准则。

太素之说，固为不经，然其间亦有可采者。如曰：脉形圆净，至数分明，谓之清；脉形散涩，至数模糊，谓之浊。质清脉清，富贵而多喜；质浊脉浊，贫贱而多忧。质清脉浊，此为清中之浊，外富贵而内贫贱，失意处多，得意处少也。质浊脉清，此谓浊中之清，外贫贱而内富贵，得意处多，失意处少也。若清不甚清，浊不甚浊，其得失相半，而无大得丧也。甚贵而寿，脉清而长；贫贱而夭，脉浊而促。清而促者，甚贵而夭；浊而长者，贫贱而寿。此皆太素可采之句也，然亦不能外乎风鉴（相术）。故业太素者，不必师太素，但师风鉴，风鉴精而太素之说自神矣。至其甚者，索隐行怪，无所不至，是又巫家之教耳。孔子曰：攻乎异端，斯害也已矣，正士岂为之？

太素大要十五 彭用光

论贵贱切脉之清浊，论穷通切脉之滑涩，论寿夭以浮沉，论时运以衰旺，论吉凶以缓急，亦皆仿佛《灵枢》虚实攻补，法天法地法人之奥旨。凡人两手清微如无脉者，此纯阴脉，主贵；有两手俱洪大者，此纯阳脉，主贵。

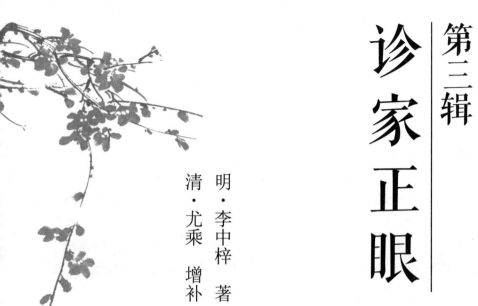

第三辑

诊家正眼

明·李中梓 著

清·尤乘 增补

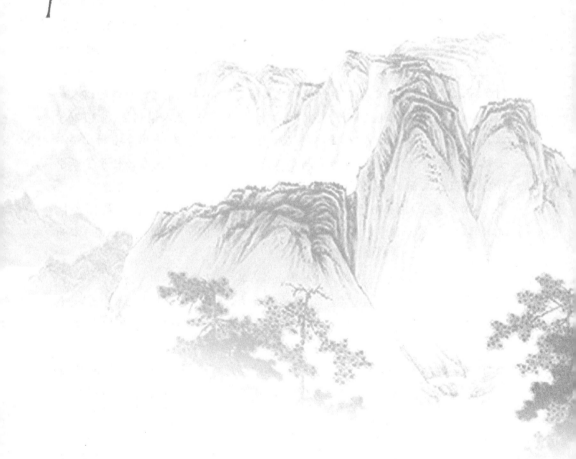

概　述

　　李中梓，字士材，又字念莪，别号尽凡居士，明代华亭(今上海松江)人。生于1588年(明万历十六年)，卒于1655年(清顺治十二年)，享年67岁。他父亲李尚衮，万历十七年(1589)中进士。李中梓12岁，童试冠军，由于后来考试成绩不理想，两次名列副榜。他因多病而研究医理，博览精通，具有卓识，善治奇症。《江南通志》称其"少年学博，习岐黄术，凡奇症遇，无不立愈"。可见他是学验俱优者。李中梓行医凡40年，深入研究古今医学著作，融会贯通诸说，去粗取精。李氏治学，无金元四大家之偏颇，其学说平正通达，示后学以康庄途径。

　　李中梓的学术经验，具体反映在他所著述的八种医书中。八种医书是《删补颐生微论》《雷公炮制药性解》《内经知要》《医宗必读》《本草通元》《病机沙篆》《伤寒括要》《诊家正眼》。此外，据文献记载，李中梓门人为他整理的著作还有10余种。历代名医都有不少门人弟子并形成独特的学派，这是中国医药学薪火相传的成功之路。李中梓学验俱富，医名远扬，故远近求学的门人弟子众多，且其学术成就是一传、再传及三传下去。诚如近人谢利恒《中国医学源流论》所说："明末诸家中，虽不特见而大体平正不颇者，当惟李士材。……士材之学，一传为沈朗仲，再传为马元仪，三传为尤在泾。"尤在泾传承了李中梓先师著述"言简义精"的特点，可谓"青出于蓝而胜于蓝"的后起之秀。

　　《诊家正眼》约成书于1642年，为李中梓晚年的脉学专著，门人尤乘增补。笔者辑注《诊家正眼》是以包来发主编的《李中梓医学全书·诊家正眼》本为底本。

　　《诊家正眼》分为上、下两卷。上卷46篇，其中32篇是李中梓著述，占多数；14篇是门人尤乘增补，占少数。每篇多是节录《内经》脉论片段，简要注解；尤乘增补内容简述了望、闻、问三诊及舌诊。李氏原著涉及中医脉学的基本知识、基本原理及其临床应用，详述了诊脉方法、脉诊注意事项、各部位脉诊原理，因人、因时而异的各种脉象原理，强调要注意结合患者的不同年龄、性别、体型、禀赋、动静等情况，以及五脏平脉、病脉、死脉及其区别等。其理论多以《内》《难》

之经文为依据,援引王叔和、李东垣、李时珍等多家论说,附加注文与按语。李氏阐述的见解,释疑解惑,简明扼要,令人了然于心。李氏明确指出,诊脉以有胃气和有神最为关键,此乃判断预后吉凶之本。书中对奇经八脉病变与脉诊的关系、妇女和小儿脉法,望、闻、问三诊与脉诊的关系等也进行了论述。尤乘增补内容价值不大,虽不是"画蛇添足",也不是"锦上添花"。其增补的脉诊以及望、闻、问内容,有的只是节录古人原文,未加注加按;有的所加注文,内容冗长,勉强读之,收获不大。再者,增补之内容,反而影响了原著的整体连贯性。对此如何对待呢?反复思考后处理的结果:删去"增补"的原文,但为了帮助读者对其有所了解,故于题目之下,都加了笔者之"导读"。笔者对本书上卷之李中梓原著32篇内容题目之下,都加上笔者之"导读"。

下卷乃辨论28种脉,学本《内》《难》、仲景之书,兼采名家之论,结合独自经验,潜心著述,发皇脉义而成。下卷以四言歌诀形式论述了二十八脉之每种脉的体象、主病或兼脉,每种脉之按语引申发挥脉理、脉法以及类脉如何鉴别等,并批驳高阳生《脉诀》之谬。最后附"脉法总论",认为脉象虽多,但可以表里阴阳气血虚实八脉为纲。《诊家正眼》词简意明,描述生动,辨析精详。清代《医宗金鉴》收录之,郭元峰的《脉如》亦有取材于本书者。本书文理通畅,切合实用,其二十八脉之"按"论述精细,优于李时珍《濒湖脉学》,为学习脉学首选读本,尤其宜于初学者学习。

下面简述"下卷"的编写体例与简要精彩片断。

1. 二十八脉排列顺序之规律　规律有三:①阴阳相反脉配对。如浮与沉、迟与数、滑与涩、虚与实、长与短、洪与微、紧与缓、革与牢等。②相关脉联排。如微、细、濡、弱、促、结、代。③特殊脉。如弦脉上接缓而相反,再上承紧而相类;动脉下接促而相类,但节律正常;最后散、芤、伏、疾各有特点,但伏类沉比之更沉,疾类数比之更数。

2. 诸脉之体象　脉之体有形,脉之象无形也。好的绘画作品贵在传神,人身之脉本来为活体,更应有神,故古圣良医皆强调"脉贵有神","有神则昌,无神则亡"。神者,不仅在脉之体,更在脉之象。明辨生灵之体与象,为良医审病辨证论治之功夫、之"看家"绝技,切切不可轻视。李中梓以"体象"二字论脉,真乃画龙点睛之笔,只有学验俱丰者,才能有如此提炼功夫。原文举例如下:

浮脉(阳)体象:"浮在皮毛,如水漂木,举之有余,按之不足。"

沉脉(阴)体象:"沉行筋骨,如水投石,按之有余,举之不足('足'改'见'字是否更切实?)。"

浮沉两脉相反而分明。

微脉（阴）体象："微脉极细,而又极软,似有若无,欲绝非绝。"

细脉（阴）体象："细直而软,累累萦萦,状如丝线,较显于微。"

濡脉（阴中之阳）体象："濡脉细软,悬于浮分,举之乃见,按之即空。"

弱脉（阴）体象："弱脉细小,见于沉分,举之则无,按之乃得。"

四脉相似而有别。

3. 诸脉之主病　某脉之寸口脉的寸、关、尺三部脉不同,则主病各异。例如:

浮脉主病："浮脉为阳,其病在表。寸浮伤风,头疼鼻塞。左关浮者,风在中焦;右关浮者,风痰在膈。尺部得之,下焦风热,小便不利,大便秘涩。"

微脉主病："微脉模糊,气血大衰。左寸惊怯,右寸气促。左关寒挛,右关胃冷。左尺得微,髓绝精枯;右尺得微,阳衰命绝。"

笔者临证多年,在反复体验、思考一个问题:如浮脉主表,风寒外感,岂能"寸浮"而关、尺不浮?微脉主"气血大衰",岂能心肺虚衰仅左寸脉微或右寸脉微,而关、尺不微?答案是:应参考上卷《七诊》之论,经曰"察九候七诊,独小者病,独大者病,独疾者病,独迟者病,独热者病,独寒者病,独陷下者病"。此言寸、关、尺之浮、中、沉的三部"九候之中有独见之脉,而与他部不同,即按其部而知其病之所在也"。尚须明确:"九候七诊"之独为相对而言,即表证之脉象寸关尺三部脉俱浮,但寸部更明显;正气虚衰之脉象,寸关尺三部脉俱微,而心之虚衰更甚者,故左寸脉更加微乎其微。如此微妙之脉,审辨之法,"虚静为保"也。应进一步明确:以独见之脉诊断疾病,必须脉证合参,以《七诊》后文曰:"形肉已脱,九候虽调犹死。七诊虽见,九候皆从者不死。"

4. 诸脉之兼脉　浮在表属阳脉,浮脉主表,"无力表虚,有力表实"。浮脉既主表证,又不专主于表,其兼脉不同,主病各异,如"浮紧风寒,浮迟中风,浮数风热,浮缓风湿,浮芤失血,浮短气病,浮洪虚热,浮虚暑惫,浮涩血伤,浮濡气败"。兼脉又可称之为复合脉。复合者,两种脉、三种脉、四种脉等两种及以上脉象同时兼见之脉也。李氏对有的脉列了兼脉,有的脉虽未列兼脉,但一脉之名即有兼脉之实,如"虚合四形,浮大迟软",即浮、大、迟、软四脉兼见为虚脉特点;"弱脉细小,见于沉分",即沉、细、软三脉兼见才谓之弱。

5. 诸脉纵横分析之"按"　二十八脉之体象、主病、兼脉三项的撰写,皆以简要的四字诀归纳。最后对诸脉之具体深入分析,则以一个"按"为题目。李中梓说:"脉之义幽而难明,非字字推敲,展转审辨,能无遗后学之疑惑哉?"

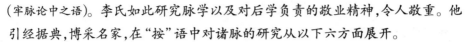

（牢脉论中之语）。李氏如此研究脉学以及对后学负责的敬业精神，令人敬重。他引经据典，博采名家，在"按"语中对诸脉的研究从以下六方面展开。

(1)对诸脉之体象、主病加以引申发挥。如浮脉之按："浮之为义，如木之浮水面也。浮脉法天，轻清在上之象，在卦为乾，在时为秋，在人为肺。《素问》曰：其气来毛而中央坚，两旁虚，此为太过，病在外。其气来毛而微，此为不及，病在中。又曰：太过则气逆而背痛，不及则喘，少气而咳，上气见血。又曰：肺脉厌厌聂聂，如落榆荚，曰肺平。肺脉不上不下，如循鸡羽，曰肺病。肺脉来如物之浮，如风吹毛，曰肺死。王叔和云举之有余，按之不足，最合浮脉之义。"又如牢脉之按："牢有二义，坚牢固实之义，又深居在内之义。故树木以根深为牢，盖深入于下者也。监狱以禁囚为牢，深藏于内者也。仲景曰寒则牢固，又有坚固之义也。沈氏曰：似沉似伏，牢之位也。实大弦长，牢之体也。牢脉所主之症，以其在沉分也，故悉属阴寒；以其形弦实也，故咸为坚积。若夫失血亡精之人，则内虚，而当得革脉，乃为正象；若反得牢脉，是脉与症相反，可以卜死期矣。"

(2)补述诸脉相类之脉。如浮脉之按："须知浮而盛大为洪，浮而软大为虚，浮而柔细为濡，浮而无根为散，浮而弦芤为革，浮而中空为芤，毫厘疑似之间，相去便已千里，可不细心体认哉？寸、关、尺俱浮，直上直下，或颠或痛，腰背强痛，不可俯仰，此督脉为病也。"又如数脉之按："数而弦急，则为紧脉。数而流利，则为滑脉。数而有止，则为促脉。数而过极，则为疾脉。数如豆粒，则为动脉。古人云：脉书不厌千回读，熟读深思理自知。只如相类之脉，非深思不能辨别，非熟读不能谙识也。"

(3)剖析古代医家对诸脉不当之论。如虚脉之按："伪诀(指《脉诀》)云寻之不足，举之有余，是浮脉而非虚脉矣。浮以有力得名，虚以无力取象。有余二字，安可施之虚脉乎？杨仁斋曰：状为柳絮，散漫而迟。滑氏曰：散大而耎。二家之言，俱是散脉而非虚脉矣。夫虚脉按之虽耎，犹可见也；散脉按之绝无，不可见也。"又如弱脉之按："伪诀乃借叔和之名以欺世者，而反以弱脉为轻手乃得，是明与叔和相戾！且是濡脉之形，而非弱脉之象矣。因知高阳生误以濡脉为弱，弱脉为濡，不意欲立言之人，而不加考据乃尔耶！再如芤脉之按："叔和云：芤脉浮大而耎，按之中央空，两边实。……伪诀云：两头有，中间无。以头字易《脉经》之边字，未明中候独空之旨，则是上下之脉划然中断，而成阴绝阳绝之诊矣。又云：寸芤积血在胸中，关里逢芤肠胃痛。是以芤为蓄血积聚之实脉，非失血虚家之空脉矣。以李时珍之博洽明通，亦祖述其言为主病之歌，岂非千虑之一失乎？"

说明一下:二十八脉之多数,李中梓对高阳生《脉诀》皆有批驳质疑之论,其他许多古代医家对《脉诀》持否定态度。

(4)诸脉应因人、因时、因病之不同而具体分析。例如,短脉之按:"李时珍曰:长脉属肝,宜于春;短脉属肺,宜于秋。但诊肺、肝,则长、短自见。故知非其时、非其部,即为病脉也。"濡脉之按:"浮主气分,浮举之而可得,气犹未败;沉主血分,沉按之而全无,血已伤残。在久病老年之人见之,尚未至于命绝,为其脉与症合也。若平人及少壮及暴病见之,名为无根之脉,去死不远矣。"紧脉之按:"中恶、祟乘之脉而得浮紧,谓邪方炽而脉无根也;咳嗽、虚损之脉而得沉紧,谓正已虚而邪已痼也。咸在不治之例。"

(5)诸脉分辨精确可指导立法、处方。沉脉之按:"夫肾之为脏,配坎应冬,万物蛰藏,阳气下陷,烈为雪霜,故其脉主沉阴而居里。若误与之汗,则如蛰虫出而见霜;误与之下,则如飞蛾入而见汤。此叔和入理之微言,后世之司南也。"以沉脉病邪深陷于里,不可"误与之汗……误与之下"法之义,概指不可单纯采用汗法、下法。少阴伤寒脉沉以麻黄附子细辛汤为主方,岂非汗法?寒疝之寒实内结证以大黄附子汤为主方,岂非下法?但前者为温散之法,后者为温下之方。

(6)诸病审脉应脉症合参之案例。例一:"燕都王湛六,以脾泄求治,神疲色瘁。诊得促脉,或十四五至得一止,或十七八至得一止。余谓其原医者曰:法在不治。而医者争之曰:此非代脉,不过促耳,何先生之轻命耶?余曰:是真元败坏,阴阳交穷,而促脉呈形,与稽留凝泣而见促者,不相侔(móu谋:相等)也。医者唯唯。居一月果殁(mò默:死)。"例二:"善化县黄桂岩,心疼夺食,脉三动一止,良久不能自还。施笠泽云:五脏之气不至,法当旦夕死。余曰:古人谓痛甚者脉多代。周梅屋云少得代脉者死,老得代脉者生。今桂岩春秋高矣,而胸腹负痛,虽有代脉,不足虑也。果越两旬而桂岩起矣。故医非博览,未易穷脉之变耳。"大略分辨之,患病得促脉者多阳证而病较轻,得代脉者多阴证而病较重。但涉及具体病人,二者皆有轻重之分。例如:促为急促,数时一止,多为邪实之象,如气、血、痰、食,或外感六淫,内伤七情,皆能阻过气机而见促脉,治之及时得当,预后良好。但久病真元衰惫证候,诊得促脉,不可轻视,以其生命堪忧也,例一即如此。再说代脉,"代为禅代(禅为佛教用语,李氏信佛,详见代脉之'按'。此外,古代帝王让位给别人,称为禅让),止有常数",主脏衰危候,但不尽然。如"怀胎三月,或七情太过,或跌打重伤"等病症,以及年高久病者,虽得代脉,不必过忧,诱因去除,病可减缓,例二即如此。总之,临证审脉,应结合辨证,四诊相参,方为周全。

最后为"脉法总论"。李中梓在"下卷"对28种脉之体象、主病、兼脉与按四项内容分别解说后，最后以"脉法总论"结尾。总论之内容有四：首先，对《内经》之所曰鼓、搏、竖、横、急、喘、躁、疏、格、关、溢、覆等12种奇怪难解之脉作了简要解释。由此可知，李氏研究《内经》的功夫深矣。第二，对仲景书所曰纵、横、逆、顺、反、覆、高、章、纲、惵、卑、损等12种生疏难解之脉作了简要的释疑解惑，真是难能可贵。由此可知，李氏研究医圣仲景之书亦功夫深矣。第三，对《内经》之《灵》《素》以论脉为主的段落作了节录，以强调古圣先祖审病重脉，明确"微妙在脉，不可不察"。最后的结语指出，临证诊脉"欲达变探微，非精研《灵》《素》，博综百家不可也"。

欲师《诊家正眼》之高明，请熟读精思其二十八脉原文。

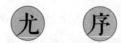

尤 序

天下操生杀之权者,惟君与相耳!乃权位而外,又有医士焉。人知君相不易为,不知医士尤不易为。盖君相之生杀人也,其道显而共闻;医士之生杀人也,其道微而难辨。其难辨者,何哉?脏腑在内,以三指测之,稍有谬误,生死攸分。故昌黎有云:善医者不视人之瘠肥,察其脉之病否而已。脉不病,虽瘠不害;脉病而肥者死也。西晋王叔和氏所著《脉经》,其理渊微,其文古奥,读者未必当下领会,以致六朝高阳生为诀(指《脉诀》)得以行于世,而实为大谬。士材李夫子,以良相之才,而屡困场屋,数奇未遇,旁通黄岐之学,遂登峰造极,足以继前贤而开后学,著为《正眼》一书,真暗室一灯,与叔和《脉经》并,不朽于霄垠间。孰谓良医之功不与良相等哉?向有原刻始于本朝庚寅,惜乎即罹散失越十年。予重加考订,付之剞劂(jījué 基厥:雕版;刻书),后复校《本草通玄》《病机沙篆》合为三书,行世已来将五十年,使遐陬(xiázōu 霞邹:遥远的角落、山脚)僻垠咸得私淑李夫子矣!奈其板将颓,且更思有未详,如四诊之类,僭(jiàn 建:超越本分)补无遗,重登梨枣,令四方君子读之,悟其理以大其用,而医士之不易为者,可共为焉,岂不甚快!

吴下门人尤乘拜题

董　序

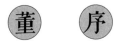

尝闻褚(zhǔ 煮：口袋)小者,不可以怀大;绠(gěng 梗)短者,不可以汲(jī级)深(绠短、汲深：吊桶的绳子很短,却要打很深的井里的水。比喻能力薄弱,任务重)。固知啬(sè 涩：吝啬;此指不通)于天者,不能丰于人也。天与人交受其极,而道济天下,则吾师李先生,真其人矣! 昔先文敏公,与吾师尊人震瀛先生,暨长公念山先生,两世年谱,且以大道,且晚就商于吾师,最称契密。廙也以故稔(rěn 忍：熟悉)生平甚悉,吾师以七步才(曹子建七步成诗,喻其才高),春秋(年龄)十二,辄童试冠军,观场(应考而未中)者九,副榜(备取)者再,而奇于遇(运道不好),遂隐居乐道,受记莂(bié 别：契约,合同)于尊宿,不复向人间染世膄(shòu 瘦：古同瘦)矣! 无奈证岐黄之微者,四十余年,著灵兰之典者,廿有余种,且名满天下,安得不屦满户外耶? 悲愿弘深,既嘘当世之枯,复振千秋之铎。嗟自六朝以至今日,脉义晦于高阳(即高阳生。撰《脉诀》),今古霾于幽谷,因撰脉书二卷,拨其雾罥(juàn 眷：挂;缠绕)藤窠(谓如迷雾罩住藤蔓窠中。比喻不容易看得清楚。罥,同"罩"),措之光天化日,在《内经》为印泥之契,在伪诀为顶门之针。命之曰《正眼》者,亦犹竺乾(印度之别称)氏之摩醯(xī 希：佛神名)眼开(眼开而放光的),着着用中,遂觉举世之肉眼皆偏耳! 是刻普通行使天下,后世有遵途之适,无亡羊之叹。轩岐已坠之统,一朝而续其神灯,则所怀者不已大,而所汲者不已深乎? 廙之立雪于师门也,裘葛甫更(裘,冬天穿的衣服;葛,夏天穿的衣服;甫,始也;更,改也),而聩(kuì 溃)聋(不聪明)差醒(初醒的意思),窃其余绪,以征诸指下,几于声应响而影随形也。不谓吾世而上池(出自"扁鹊饮上池水"之典故。见《史记·扁鹊仓公列传》)之水依然在也,而斟酌焉,而饱满焉,而分其润以润世焉,纵不能寿天下以绳先,聊且寿一方以寄志,而受光于正眼也宏矣。太史公曰：人之所病病疾多,医之所病病道少。兹且挟《正眼》为指南,上读三坟,下综百家,以疗道少之病。廙即啬于天乎,而习服众神,将与造物者衡矣! 斯初心慰矣!

门人董廙晋臣百拜撰

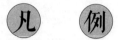

　　一《脉经》撰自叔和，歌诀（即指《脉诀》）伪于五代。俗工取其便利，不究原委，家传户诵，熟在口头，守而勿失，宁敢于悖《内经》，不敢于悖口诀。吾师是以辞而辟之，援据经旨，灿列图文，日月既已昭矣，爝（jué 爵：小火、火把）火其将熄乎！

　　一医者人之司命，脉者医之大业，此神圣之事，生死反掌之操者也。俗人不知，借此求食，佯为诊候，实盲无所知，不过枯守数方，徼（jiǎo 角）幸（侥幸）病之合方，未必方能合病也。或高乎此者，亦影响成说耳！吾师考据古今，衷极理奥，而皆本乎心得，妙有神遇，未抽之绪斯吐，有漏之义用补，故非勦（chāo 剿）袭（抄袭）之词，有异雷同之旨。

　　一玄黄犹可辨，似是渺难明。如缓与迟相类，而缓岂迟之谓？微与细同称，而微非细之形。一毫有误，千里全殊。俗工乃敢信口妄指，斯所不知，每念及此，可胜浩叹！是尤吾师之神测，独秘授及门者，兹乃不惜龙珠，为人拈出，千古上下厥功伟矣！

　　一天人同体，时日异候，理有予微，机尝先见。吾师考之六经，配以诸部，精推密察，溯往知来，未病而知其将病，已病而知其将瘥，斯真隔垣之视秦镜之悬也。

门人董廒晋臣氏百拜述

目 录

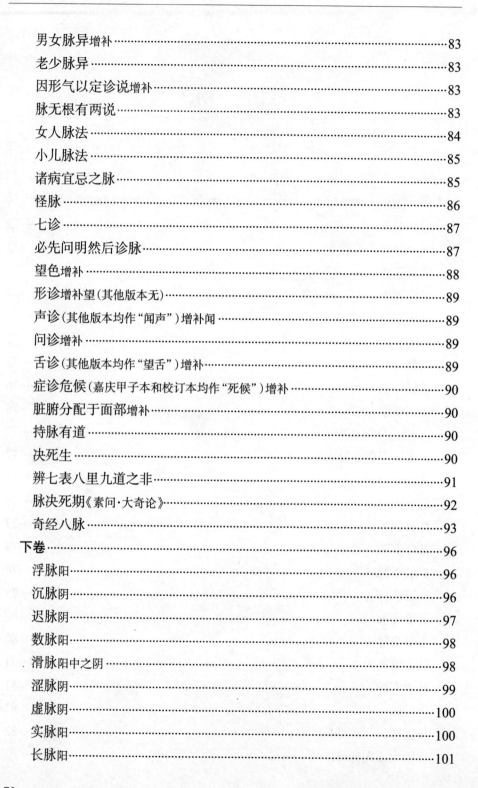

上 卷

脉 之 名 义

导读：本篇阐发"脉之名义"，其大意归纳如下：审病察脉，以决死生。脉为何？脉者，气血之先也。李东垣说："脉贵有神。"李中梓说："脉即神之别名。""然神依于气，气依于血，血资于谷，谷本于胃。"故经曰：有胃气则生，无胃气则死。李氏从脉→神→气→血→谷→胃等六字之关系，阐发了诊脉之为义，值得深思。

《内经》曰：人受气于谷，谷入于胃，以传于肺，五脏六腑，皆以受气。清者为营，浊者为卫；营行脉中，卫行脉外。此明胃气为脉道之根，脏腑之本，气血之所由出也。凡人之生，皆受气于谷，万物资生之本也。凡谷之入，必先至于胃，万物归土之义也。坤土（指脾胃）不敢自专，精微上输于肺，盖地道卑而上行也。肺为乾金，所受精微，下溉脏腑，盖天道下济而光明也。金土互输，地天交泰。清而上升者为营血，阴生于阳也；浊而下降者为卫气，阳根于阴也。营血为阴，故行脉中；卫气为阳，故行脉外也。

按：审病察脉，以决死生，非指下了然，将安所凭借乎？深慨世医不知脉为何物。若以为气乎，而气为卫，卫行脉外，则知非气矣；若以为血乎，而血为营，营行脉中，则知非血矣；若以为经隧乎，而经隧实繁，则知非经隧矣。然则脉果何物耶？余尝于此深思，久而始悟其微。古之"䘑"字，从血从辰，谓气血流行，各有分派而寻经络也。今之"脉"字，从肉从永，谓胃主肌肉，气血资生而永其天年也。夫人之生，惟是精与神而已。精气即血气，而神则难见也。人非是神，无以主宰血气，保合太和，流行三焦，灌溉百骸，故脉非他，即神之别名也。神超乎气血之先，为气血之根蒂，善乎！华元化曰：脉者，气血之先也。气血之先，非神而何？然神依于气，气依于血，血资于谷，谷本于胃，所以古之论脉者云：有胃气则生，无胃气则死。东垣亦曰脉贵有神，正指胃气言也。是知谷气充则血旺，血旺则气强，气强则神昌，神之昌与否，皆以脉为征兆。故脉也者，实气血之先也。先也者，主宰乎气血之神也。脉即神之别名，此千古未剖之疑义也，特表而出之。

气口独以为五脏主

导读：此篇论述气口、手太阴肺之动脉、五脏六腑三者间的关系。"气口即寸口也","寸口者,脉之大会,手太阴之动脉也"。"五脏六腑之气味,皆出于胃,变见于气口。"

黄帝问曰:气口何以独为五脏主? 岐伯曰:胃者,水谷之海,六腑之大源也。五味入口,藏于胃,以养五脏气。气口,太阴也。是以五脏六腑之气味,皆出于胃,变见于气口。气口者,六部之总称,非专指右关之前也。按《素问·经脉别论》云:食气入胃,经气归于肺。肺朝百脉,气归于权衡。权衡以平,气口成寸,以决死生。由是知气口即寸口也。曰变见者,饮食所变之精微,皆显见于手太阴之气口,而阴阳盛衰之象,莫不从此见矣。吴草庐曰:两手寸部俱名为气口,不仅言右寸肺脉为气口者也。

《难经》曰:十二经皆有动脉,独取寸口何谓也? 扁鹊曰:寸口者,脉之大会,手太阴之动脉也。肺为五脏六腑之华盖,位处至高,受百脉之朝会,布一身之阴阳,故经曰脏真高于肺,以行营卫阴阳者是也。是以十二经皆有动脉,独取肺家一经之动脉,可以见五脏六腑强弱吉凶之征兆也。

脉 辨 至 数

导读:此篇从脉的至数以分辨平人之脉、阳虚与热盛之脉与危重病人之脉。人之一呼一吸为一息,一息脉动四五至为平人之脉。若一息脉动二三至曰"少气",为阳气衰也。一息脉动六七至曰"病温""病风",为阳热之象也。一息脉动八至以上曰"死"。"脉绝不至曰死。乍疏乍数曰死。""脉涩曰痹"也。

《内经》曰:人一呼脉再动,一吸脉亦再动,呼吸定息脉五动,闰以太息,命曰平人。出气曰呼,入气曰吸。一呼一吸,谓之一息。动,至也。再动,再至也。常人之脉,一呼两至,一吸亦两至。呼吸定息,谓一息将尽,而换息未起之际,脉又一至,故曰五动。闰,余也,犹闰月之义。言平和之脉,若得五动,即太过矣;惟当太息之际,亦为平脉。何也? 凡人之呼吸,三息后必闰以一息之长,五息再闰,谓之太息。故曰"闰以太息",乃应历家三岁一闰、五岁再闰之数也。此即平人不病之常度。然则总计定息太息之间,大约一息脉当六至,故《五十营篇》曰呼吸定息,脉行六寸,乃合一至一寸也。呼吸脉行丈尺,凡昼夜五十度,合一万三千五百息,五十营气脉之数,以应周天二十八宿。人之经脉十二,左右相同,则为二十四脉。加以蹺脉二,任、督脉二,共二十八脉,周身十六丈二尺,以分昼夜也,是为常度。使五十营之数,常周备无失,则寿亦无穷,故得尽天地之寿矣。周行八百一十丈,昼夜五十营之总数也。一呼脉一动,一吸脉一动,曰少气。一呼一吸,脉各一动,则一息二至,减于常人之半,脉之迟者也。迟主阴寒,阳气衰微也,故曰少气。《十四难》谓之离经脉。一呼脉三动,一吸脉三动而躁,尺热,曰病温;尺不热,脉滑曰病风,脉涩曰痹。若不因定息太息,而呼吸各三动,是一息六至矣。《难经》亦曰离经。躁者,急疾之谓,阳盛阴衰,热之象也。尺热,言尺后近臂有热,则必通身皆热。脉来数躁,而身有热,故知其病温。数滑而尺不热,阳邪内盛,当病内风。若使外感于风,宁有尺不热之理乎? 滑,不涩也。涩,不滑也。滑为血实气壅，涩为气滞血少，故当病痹。一呼脉四动以上曰死。脉绝不至曰死。乍疏乍数曰死。一呼四动，则一息八至矣，而况以上乎！《难经》谓之夺精。四至曰脱精，五至曰死，六至曰命尽。是皆一呼四至以上也，故死。脉绝不至，则元气已竭。乍疏乍数，则阴阳败乱无主。三脉若见，不死安待！

日夜五十营

导读：此篇所谓"日夜五十营"之营者，运也。经脉运行于周身，一日一夜凡五十周，以营五脏之精气。诊脉"五十动（至）"，有无代（歇止）脉者，以及代脉之多少，可以测知脏腑之有病无病与病变的轻重。

《内经》曰：一日一夜五十营，以营五脏之精，不应数者，命曰狂生。营，运也。经脉运行于身，一日一夜凡五十周，以营五脏之精气。夫周身上下前后左右，凡二十八脉，其长十六丈二尺。人之宗气，积于胸中，主呼吸而行经隧。一呼气行三寸，一吸气行三寸，呼吸定息，气行六寸。以一息六寸推之，则一日一夜凡一万三千五百息，通计五十周于身，则脉行八百一十丈。其有太过不及而不应此数者，名曰狂生。狂者，妄也。言幸而生也。所谓五十营者，五脏皆受气，持其寸口，数其至也。五十营者，五脏所受之气也。持，诊也。但诊寸口而数其至，则脏腑之衰旺可知也。五十动而不一代者，五脏皆受气。代者，止而复来也。盖脏有所损，则气有所亏，故不能运行也。若五十动而无止者，则终无止矣，五脏之气皆足，和平之脉也。四十动而一代者，一脏无气。《难经》曰：吸者随阴入，呼者因阳出。今吸不能至肾，至肝而还，故知一脏无气者，肾气先尽也。然则五脏和者气脉长，五脏病者气脉短。观此一脏无气，必先乎肾，如下文所谓二脏、三脏、四脏、五脏者，皆当自远而近，以次而短，则由肾及肝，由肝及脾，由脾及心，由心及肺。凡病将危者，必气促似喘，仅呼吸于胸中数寸之间，盖其真阴绝于下，孤阳浮于上，此气短之极也。庸工于此而尚欲平之散之，未有不随扑而灭者，良可悲也！夫人之生死由乎气，气之聚散由乎阴，而残喘得以尚延者，赖一线之气未绝耳。此脏气之不可不察也如此。三十动而一代者，二脏无气；二十动一代者，三脏无气；十动一代者，四脏无气；不满十动一代者，五脏无气。予之短期，要在终始。予，犹与也。短期，死期也。言死期已近也。终始者，十二经各有绝气先见，是名为始也。详见《灵枢·经脉篇》。所谓五十动而不一代者，以为常也，以知五脏之期。予之短期者，乍数乍疏也。以为常者，无病之常脉也，因此可以知五脏之气。若欲决其死期，则在乍数乍疏也。不满十至而代，则乍数乍疏矣。非代脉之外，别有乍数乍疏也。

诊贵平旦

导读：诊脉"常以平旦"固然为宜，但不现实，很难做到。因为，患者常常是上午，或者下午，甚至晚上应诊看病。如此时间诊脉应注意：远道而来，或急切求诊者,或刚刚进食饮水者,都应劝其休息片刻,待心神安定、饮食消化之后,才能诊太过、不及之脉。

《内经》曰:诊法常以平旦,阴气未动,阳气未散,饮食未进,经脉未盛,络脉调匀,气血未乱,乃可诊有过之脉。平旦者,阴阳之交也。营卫之气,一昼夜五十周于身,昼则行阳,夜则行阴,迨至平旦,复会于寸口。斯时也,平旦初寤之时,阴气将退而未退,阳气将盛而未散,饮食未进,谷气未行,故经脉未盛,而络脉调匀,气血未至于扰乱,乃可诊有过之脉。有过,犹言有病也。若饮食入胃,则谷气流行,直行之经,往往强盛,而横行之络,气先至者强,气未至者弱,经络之脉不能调匀,则气血之盛衰,未可尽凭矣。

寸关尺之义增补

导读:此篇"寸关尺之义",以及本书后文凡言"增补"者,皆李中梓门人尤乘补入的内容。本篇引录《内经》及《难经》经文,加以注释与"按"语。旨在说明《内经》诊脉有两种诊法:一是全身诊法,即"经文明指人身上、中、下动脉各有所候,以诊诸脏之气,非独以寸口为言也。如仲景脉法,上取寸口,下取趺阳,正是此意。二是独取寸口之三部九候诊法。《难经》传承了《内经》独取寸口诊法",故"《难经》所云三部者寸关尺,九候者浮中沉,乃只以寸口分三部九候之诊,后世言脉者皆宗之,号为捷法,不无背谬经旨乎"?"《内经》之旨,精奥渊微,非神圣不能穷其理,故扁鹊(指《难经》)以寸、关、尺配上、中、下,犹未尽然也"。笔者认为,我们应全面去研究《内》《难》诊法,为了"便捷"而独取寸口,又不能放弃全身诊法,以弥补"独取寸口"之不足。本篇后文又转录滑伯仁之说三段,并加上注释。此节全部内容较多,读者知其要点可也。

三焦分配三部

导读:此篇"三焦分配三部",将古代先贤岐伯、扁鹊、华佗对三焦之义的论述,加以发挥性的理解。

岐伯曰:寸以候上焦,关以候中焦,尺以候下焦。扁鹊曰:三焦者,元气之别使也,主通行于三气,经历于五脏六腑。华元化曰:三焦者,人身三元之气也,总领五脏六腑、营卫经络、内外左右上下之气也。

按:三说而细绎之,乃知脉本身中之元神,和会后天谷气,以周流于一身者也。盖元神附于肾间之动气,出于下焦,合水谷之精气,谓之营气;升于中焦,合水谷之悍气,谓之卫气;升于上焦,营行脉中,卫行脉外,其宗气积于胸中,名曰气海。故三焦者,统领周身之气,而分隶于胸膈腹,即分配于寸关尺,灼然无可疑者。乃伯仁亦承讹袭舛,而谓右尺云"手心主,三焦脉所出",何其不稽于古,不衷于理耶?

重 轻 审 察

导读:此篇"重轻审察"引录扁鹊曰:"初持脉,如三菽之重……如六菽之重……如九菽之重……如十二菽之重……按之至骨……"即诊脉由轻至重逐渐加力,以测肺、心、脾、肝、肾五部。《诊家枢要·五脏平脉》,有如上"因指下轻重以定五脏法",且论述的更具体,应互参。李中梓于小字注文对先贤之论有总结性见解。他说:"由是推之,不独以左右六部分候脏腑,即指下轻重之间,便可测何经受病矣。"

扁鹊曰:初持脉,如三菽(shū叔:豆类的总称)之重,与皮毛相得者,肺部也;如六菽之重,与血脉相得者,心部也;如九菽之重,与肌肉相得者,脾部也;如十二菽之重,与筋平者,肝部也;按之至骨,举指来疾者,肾部也。由是推之,不独以左右六部分候脏腑,即指下轻重之间,便可测何经受病矣。粗工不察于此,而专分六部,则脉中之微妙,岂在是可尽其蕴耶!

阴 阳 辨 别

导读:本篇岐伯之曰,是以外与内、背与腹、六腑与五脏之相对应,论阴与阳之辨别。扁鹊之曰,是以呼吸之间,辨别心肺为阳,肝肾为阴,脾在中,是阴阳之法也,且论五脏之脉的特点。总之,阴阳是一个相对的概念,是一个讨论万事万物之言简意赅的代名词。

岐伯曰:言人之阴阳,则外为阳,内为阴;言人身之阴阳,则背为阳,腹为阴;言人身脏腑中阴阳,则脏为阴,腑为阳,肝、心、脾、肺、肾五脏为阴;胆、胃、大小肠、三焦、膀胱六腑为阳。故背为阳,阳中之阳,心也;阳中之阴,肺也。腹为阴,阴中之阴,肾也;阴中之阳,肝也;阴中之至阴,脾也。此言阴阳表里,内外雌雄相输应也。心肺皆居上而属阳,但心位乎南,故为阳中之阳;肺位乎西,故为阳中之阴也。肾肝皆处乎下而属阴,但肾位乎北,故为阴中之阴;肝位乎东,故为阴中之阳也。脾土位卑为阴,且为孤脏而居乎内,又不主时令,而寄旺于四季之末,故为阴中之至阴也。

扁鹊曰:呼出心与肺,吸入肾与肝,呼吸之间,脾受谷气也,其脉在中。浮者阳也,沉者阴也。心肺俱浮,何以别之?然,浮而大散者,心也;浮而短涩者,肺也。肾肝俱沉,何以别之?然,牢而长者,肝也;举之濡,按之来实者,肾也。脾主中州,故其脉在中,是阴阳之法也。呼出者,阳也,故心肺之脉皆浮也。心为阳中之阳,故浮而且大且散也;肺为阳中之阴,故浮而兼短涩也。吸入者,阴也,故肾肝之脉皆沉也。肾为阴中之阴,故沉而且实也;肝为阴中之阳,故沉而兼长也。脾为中州,故不浮不沉,而脉在中也。

《内经》分配脏腑定位增补(其他各版本均无)

导读:此篇乃引自《内经》,加以注解及长篇之"按",后又附列图表,申明"乃余所自悟而自制"。如此长文,笔者勉强读完,认为价值不大。

政运有不应之脉增补

导读:此篇以运气学说论脉之应与不应。笔者对运气学说缺乏研究,不作评论。

人迎气口增补

导读:此篇增补"人迎气口",对其有价值内容节录如下:"寸口者,即气口也,手太阴肺脉也,故主在中之病。人迎脉在结喉两旁一寸五分,阳明胃脉也,故主在外之病。盖太阴行气于三阴,阳明行气于三阳;诊三阳之气于人迎,诊三阴之气于寸口。……《脉经》以左(寸口脉)为人迎,右(寸口脉)为气口,竟置阳明胃脉于乌有,大非经旨。……上古诊法有三:一取三部九候以诊通身之脉;一取太阴(寸口脉)阳明(人迎脉)以诊阴(三阴)阳(三阳)之脉;一取左右气口(独取寸口)以诊脏腑(五脏六腑)之气。"

脉分四时六气

导读:此篇将一年4时(季)12个节气分为6个时间段,不同季节之气候不同,影响人身,脉象会表现微细之区别。

十二月大寒至二月春分,为初之气,厥阴风木主令。经曰:厥阴之至其脉弦。春分至小满,为二之气,少阴君火主令。经曰:少阴之至其脉钩。小满至六月大暑,为三之气,少阳相火主令。经曰:少阳之至大而浮。大暑至八月秋分,为四之气,太阴湿土主令。经曰:太阴之至其脉沉。秋分至十月小雪,为五之气,阳明燥金主令。经曰:阳明之至短而涩。小雪至十二月大寒,为六之气,太阳寒水主令。经曰:太阳之至大而长。

脉 分 四 方

导读:此篇内容简短,言简意赅。指出东南西北四方之地气候不同,其一年四时之候为春、夏、秋、冬，如此常年不同之气候影响当地居民，则表现民脉多缓、多软、多劲、多石之不同。但不同地域，其地理有高低燥湿之不同，其居民体质亦有所不同，故同一地域之居民的脉象也不尽相同。因此，认识事物，既要掌握其一般规律，又要研究其特殊情况。

东极之地，四时皆春，其气暄和，民脉多缓。

南极之地，四时皆夏，其气蒸炎，民脉多软。

西极之地，四时皆秋，其气清肃，民脉多劲。

北极之地，四时皆冬，其气凛冽(liè 列：寒冷)，民脉多石。

东南卑湿，其脉软缓，居于高巅，亦西北也。西北高燥，其脉刚劲，居于污泽，亦东南也。南人北脉，取气必刚；北人南脉，取气必柔。东西不齐，可以类剖。

脉 分 五 脏

导读：此篇只一句话15个字，明确五脏之主脉为："肝脉弦，心脉钩，脾脉代，肺脉毛，肾脉石。"这应与下列之五脏平脉、五脉病脉、五脏死脉、五脏真脉、脉以胃气为本、脉贵有神等六篇合而读之，前后贯通，系统掌握，则中医诊脉之要点、之精髓，了然于心也。所谓知其要者，一言而中；不知其要，迷惑茫然矣！
说明：读过《内经》者可知，以下所述六七节之文，皆源本《内经》而融会贯通之，非学验俱丰者，不可为也。

肝脉弦，心脉钩，脾脉代，肺脉毛，肾脉石。

五 脏 平 脉

导读：此篇节录《内经》原文，论述"五脏平脉"，即平常健康之人五脏脉象的不同特点。所加小字注文，简明扼要。为了帮助读者了解《内经》对五脏平脉、五脏病脉、五脏死脉之系统论述，选录其原文出处，即《素问·平人气象论》如下：

"夫平心脉来，累累如连珠，如循琅玕，曰心平，夏以胃气为本。病心脉来，喘喘连属，其中微曲，曰心病。死心脉来，前曲后居，如操带钩，曰心死。

平肺脉来，厌厌聂聂，如落榆荚，曰肺平，秋以胃气为本。病肺脉来，不上不下，如循鸡羽，曰肺病。死肺脉来，如物之浮，如风吹毛，曰肺死。

平肝脉来，奕弱招招，如揭长竿末梢，曰肝平，春以胃气为本。病肝脉来，盈实而滑，如循长竿，曰肝病。死肝脉来，急益劲，如新张弓弦，曰肝死。

平脾脉来，和柔相离，如鸡践地，曰脾平，长夏以胃气为本。病脾脉来，实而盈数,如鸡举足,曰脾病。死脾脉来,锐坚如乌之喙,如鸟之距,如屋之漏,如水之流,曰脾死。

平肾脉来,喘喘累累如钩,按之而坚,曰肾平,冬以胃气为本。病肾脉来,如引葛,按之益坚,曰肾病。死肾脉来,发如夺索,辟辟如弹石,曰肾死。”

本节以日常生活中人们比较熟悉的事物作比喻,说明五脏的平脉、病脉、死脉,同时指出五脏平、病、死脉的区别,关键在于胃气的多少、有无,其中心思想是强调“人以胃气为本”的重要意义。

肝脉来耎(同软)弱招招,如揭长竿末梢,曰肝平。招招,犹迢迢也。揭,高举也。高揭长竿,梢必和缓,乃弦长而兼和缓柔软之象也。

心脉来累累如连珠,如循琅玕(lánggān 郎干:像珠子的美石),曰心平。连珠、琅玕,皆状其盛满流行,而无太过不及之弊也。

脾脉来和柔相离,如鸡践地,曰脾平。和柔者,悠悠扬扬也！相离者,不模糊也。如鸡践地,喻其缓而不迫,胃气之妙也。

肺脉来厌厌聂聂,如落榆荚,曰肺平。厌厌聂聂,涩之象也。如落榆荚,毛之象也。轻浮和缓,为和平之象。

肾脉来喘喘累累如钩,按之而坚,曰肾平。喘喘、累累、如钩,此三者,皆心脉之阳也;而济之以沉石,则阴阳和平也。

五 脏 病 脉

导读:此篇“五脏病脉”之大字正文,为节录《素问·平人气象论》也。李中梓小字注文,如上“五脏平脉”一样,简明扼要,为读者解疑释惑。

肝脉来盈实而滑,如循长竿,曰肝病。盈实而滑,弦之太过也。长竿无梢,则失其和缓之意,此弦多胃少,故肝病。

心脉来喘喘连属,其中微曲,曰心病。喘喘连属,急数之象。其中微曲,则尚未至于全曲,钩多胃少之象也。

脾脉来实而盈数,如鸡举足,曰脾病。实而盈数,如鸡之举足,虽不能如践地之和,亦不至如鸟距之疾,弱多胃少之象也。

肺脉来不上不下,如循鸡羽,曰肺病。不上不下,涩之象也。如循鸡羽,浮之象也。毛多胃少,肺金之病将见也。

肾脉来如引葛,按之益坚,曰肾病。引葛者,牵连引蔓之象也。按之益坚,则石多胃少,肾病将见也。

五 脏 死 脉

导读：此篇"五脏死脉"之大字正文，亦源自《素问·平人气象论》。小字注文如同"五脏平脉""五脏病脉"，皆李中梓简明扼要之解释。李氏对《内经》有深入研究，有《内经知要》之专著。李中梓的著作与许多名医之著作一样，学本秦汉经典，密切联系临床，而李氏著作最大的特点是"简明扼要"。名师出高徒，李中梓的弟子很多，他的弟子之一马俶的弟子尤在泾（学医于马俶，马俶曾受业于李中梓）就传承了师爷的著述特点——少而精，简明扼要也。

肝脉来急益劲，如新张弓弦，曰肝死。曰劲曰急，强急不和，比之新张弓弦，绝无胃气矣，安得不死？

心脉来前曲后居，如操带钩，曰心死。前曲者，轻举而坚大也；后居者，重按而牢实也。操带钩者，状其弹指之象也。但钩无胃者，其死必矣。

脾脉来锐坚如乌之喙，如鸟之距，如屋之漏，如水之流，曰脾死。乌喙者，状其硬也。鸟距者，状其急也。屋漏者，乱也。水流者，散也。冲和之气全无，中州之官已绝矣。

肺脉来如物之浮，如风吹毛，曰肺死。如物之浮，则无根矣。如风吹毛，则散乱矣。但毛无胃，则肺气绝矣。

肾脉来发如夺索，辟辟如弹石，曰肾死。索而曰夺。则互引而疾急矣。石而曰弹，则坚劲而无伦矣。但石无胃，故曰肾死。

按：《难经·十五难》与《内经》不同，或《内经》有而《难经》缺，或《难经》有而《内经》无。然《难经》本以《内经》为宗，不知何以异同乃尔？学者惟当以《内经》为主，无多歧之惑也。

五 脏 真 脉

导读：此篇"五脏真脉"，节录于《素问·玉机真脏论》。其原文曰："真肝脉至，中外急，如循刀刃责责然，如按琴瑟弦，色青白不泽，毛折，乃死。真心脉至，坚而搏，如循薏苡子累累然，色赤黑不泽，毛折，乃死。真肺脉至，大而虚，如以毛羽中人肤，色白赤不泽，毛折，乃死。真肾脉至，搏而绝，如指弹石辟辟然，色黑黄不泽，毛折，乃死。真脾脉至，弱而乍数乍疏，色黄青不泽，毛折，乃死。诸真脏脉见者，皆死不治也。"

真脉，真脏脉也，即死脉也。文有异同，义无差别，总之不见胃气之脉，乃名真脏脉。

真肝脉至，中外急，如循刀刃责责然；如按琴瑟弦。

真心脉至，坚而搏，如循薏苡子累累然。

真脾脉至,弱而乍数乍疏。

真肺脉至,大而虚,如毛羽中人肤。

真肾脉至,搏而绝,如弹石状辟辟然。

按(原本无。此据嘉庆甲子本补):凡持真脏脉者,肝至悬绝,十八日死;心至悬绝,九日死;肺至悬绝,十二日死;肾至悬绝,七日死;脾至悬绝,四日死。

脉以胃气为本

导读:此篇之内容,是对上述五脏平脉、五脏病脉、五脏死脉之不同脉象特点的简要总结。这些不同的脉象特点,皆是以形象的比喻,使抽象的脉理、玄妙的脉象,不再抽象、不再玄妙,使精微难辨的脉理与脉象变得现实而逼真!学者深思善悟,心领神会,则了然于胸矣。明确一下,节录的内容源自《素问·平人气象论》。其原文曰:"平人之常气禀于胃,胃者平人之常气也,人无胃气曰逆,逆者死。

春胃微弦曰平,弦多胃少曰肝病,但弦无胃曰死,胃而有毛曰秋病,毛甚曰今病。脏真散于肝,肝藏筋膜之气也。夏胃微钩曰平,钩多胃少曰心病,但钩无胃曰死,胃而有石曰冬病,石甚曰今病。脏真通于心,心藏血脉之气也。长夏胃微耎弱曰平,弱多胃少曰脾病,但代无胃曰死,耎弱有石曰冬病,弱甚曰今病。脏真濡于脾,脾藏肌肉之气也。秋胃微毛曰平,毛多胃少曰肺病,但毛无胃曰死,毛而有弦曰春病,弦甚曰今病。脏真高于肺,以行荣卫阴阳也。冬胃微石曰平,石多胃少曰肾病,但石无胃曰死,石而有钩曰夏病,钩甚曰今病。"

春胃微弦曰平,弦多胃少曰肝病,但弦无胃曰死。

夏胃微钩曰平,钩多胃少曰心病,但钩无胃曰死。

长夏胃微耎弱曰平,弱多胃少曰脾病,但弱无胃曰死。

秋胃微毛曰平,毛多胃少曰肺病,但毛无胃曰死。

冬胃微石曰平,石多胃少曰肾病,但石无胃曰死。

蔡氏曰:不大不小,不长不短,不滑不涩,不浮不沉,不疾不迟,应手中和,意思欣欣,难以名状者,胃气脉也。

脉 贵 有 神

导读:此篇为承接上篇之文,进一步说明"脉以胃气为本"。本者,"当求其神";神者,即胃气也。故"脉贵有神"与"脉以胃气为本",语言不同,其意义无异也。临证诊脉当首辨有神与无神,亦即有无胃气。《素问·八正神明论》曰:

"血气者,人之神。"由此可知,神之载体为人的气血,诊脉即诊断脉中气血之盛(有力)与衰(无力),以审察神之存与亡,病之轻与重也。

东垣曰:有病之脉,当求其神。如六数七极,热也,脉中有力,即有神矣,为泄其热。三迟二败,寒也,脉中有力,即有神矣,为去其寒。若数极、迟败,脉中不复有力,为无神也,而遽泄之去之,神将何依耶? 故经曰:脉者,气血之先;气血者,人之神也(以上内容,与《诊家正眼·脉贵有神》之文字类同)。按王宗正曰:诊脉之法,当从心肺俱浮,肾肝俱沉,脾在中州。即王氏之言,而知东垣所谓"脉中有力"之中,盖指中央戊己土,正在中候也。胃气未散,虽数不至于极,迟不至于败,尚可图也。故东垣之所谓有神,即《内经》之所谓有胃气也。

神 门 脉

导读:此篇所论"神门脉"为三部九候诊法诊脉部位之一,即手少阴心经神门处动脉,位于掌后锐骨端陷中的动脉处。《素问·至真要大论》曰:"神门绝,死不治。"王冰注:"神门,真心脉气。"但李中梓说"谓为心脉者误矣","两手尺中,乃神门脉也"。

两手尺中,乃神门脉也。王叔和云:神门诀断,两在关后;人无二脉,病死不救。详考其论肾之虚实,俱于尺中神门以后验之。盖水为天一之元,万物赖以资始者也。故神门脉绝,先天之根本既绝,决无回生之日也。而《脉诀》谓为心脉者误矣。彼因心经有穴名神门,正在掌后锐骨之端,故错认耳。殊不知心在上焦,岂有候于尺中之理乎?

反 关 脉

导读:此篇所论"反关脉",即寸口脉"不正行于关上,故曰反关"。此桡动脉(寸口脉)循行之反常的生理现象,临床诊脉并非少见。诊脉之时,若两手寸口脉明显不一样,一手脉特别细弱,甚至无脉者,就要寻按寸口脉反面,若反面(或侧面)有脉明显搏动,为反关脉也。当今冠脉造影或支架手术,需要从桡动脉介入而损伤之,亦可致寸口脉极弱或全无者。李中梓说反关脉"左手得之主贵,右手得之主富……"岂有此理?

脉不行于寸口,由列缺络入臂后,手阳明大肠经也。以其不正行于关上,故曰"反关"。必反其手而诊之,乃可见也。左手得之主贵,右手得之主富,左右俱反富而且贵,男女皆然。(校订本无)

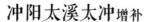

冲阳太溪太冲 增补

导读： 此篇所述冲阳(一日跌阳)为胃脉，太溪为肾脉，太冲为肝脉。临证凡病势危重者，"当诊冲阳以验其胃气之有无"；"候太溪以验其肾气之有无"；"诊病人太冲脉有无，可以决死生"。

男女脉异 增补

导读： 尤乘此篇增补的内容抽象，笔者读后不太理解。

老 少 脉 异

导读： 此篇所论言辞中肯，为阅历之谈。唯首句"老弱之人，脉宜缓弱"，其缓弱之中，常带微弦之象，用现代医学的话来说，年长都有点"动脉硬化"了。

老弱之人，脉宜缓弱；若过旺者，病也。少壮之人，脉宜充实；若过弱者，病也。然又有说焉，老人脉旺而非躁者，此天禀之厚，引年(引，拉、伸之义，引申为长。引年，即年长岁数大者)之叟也，名曰寿脉；若脉躁疾，有表无里，则为孤阳，其死近矣。壮者脉细而和缓，三部同等，此天禀之静，清逸之士也，名曰阴脉；若细小劲直，前后不等，可以决死期矣。

因形气以定诊说 增补

导读： 此篇为增补的尤乘之论，有的表述笔者见解不同。其说："肥盛之人，气居于表，六脉常带浮洪；瘦小之人，气敛于中，六脉常带沉数。"临证审察，肥盛之人，肌肉丰厚，脉行于内，故其脉多沉(《金匮要略》第五篇第7条曰"盛人脉涩小"，即肥盛之人，由于湿盛阳衰之体质，常为脉沉涩细小)；瘦小之人，肌肉单薄，脉行于外，故其脉多浮。

脉无根有两说

导读： 此篇所述脉无根两说，甚是。其比喻形象，言辞恳切，为临证之真言秘诀。经曰："治病必求于本。"本者，根也。临证病情复杂，虚实疑似之间，辨别之法，诊脉之要有二：寸、关、尺三部"若尺部无神，则无根矣"；浮、中、沉三部"若沉候不应，则无根矣"。

以寸、关、尺三部言之，尺为根，关为干，寸为枝叶。若尺部无神，则无根矣。以浮、中、沉三候言之，沉候为根，中候为干，浮候为枝叶。若沉候不应，则无根矣。

女人脉法

导读：此篇之论，先引录先圣后贤之说，后述李中梓个人见解，皆宝贵经验，值得重视。男女诊脉之法本无大异，但女人天职有生儿育女之责，故有别于男子者，有经、带、胎、产之殊。此节论女人"妊子"与怀娠是男是女，以及怀子"欲生"之时，皆可以脉诊断。还有，妇人"居经"（月事三月一下）、"无子"与"绝产"以及"新产伤阴，出血不止"之危症者，其脉象皆有特异表现，但应脉证合参为要。

古代之医诊断疾病及妇人特殊情况（月经、怀孕、生子），全是依赖"四诊"，诊脉必不可少，细心研究，积累了经验，加以总结，传于后世。当今科技发达，现代理化检查日益先进，医者诊断疾病及妇人特殊情况，依赖之。当今之医，应审时度势，衷中参西，以利于病人。但应坚信：现代再先进，也不能代替古人经验之精华。

阴搏阳别，**谓之有子**。谓尺中之阴脉搏大，与寸部之阳部迥别者，乃有子也。阴虚阳搏，**谓之崩**。阴虚，血衰于下，则阳火上亢矣。血为火迫，不得而安其位，乃为崩漏之疾。手少阴脉动甚者，妊子也。手少阴者，心脉也。动甚者，形如豆粒，急数有力也。心主血，血旺乃成胎。心脉动甚，血旺之象，故当妊子。

滑伯仁曰：三部脉浮沉正等，无他病而不月者，为有妊也。得太阴脉为男，得太阳脉为女。太阴脉沉，太阳脉浮。左疾为男，右疾为女。左右俱疾，为生二子。尺脉左大为男，右大为女。左右俱大，产二子。

左手沉实为男，右手浮大为女。左右手俱沉实，猥（wěi 委：多）生二男；左右手俱浮大，猥生二女。

左右尺俱浮，为产二男；不尔，则女作男生。谓一男一女之胎，女胎死而男胎生。左右尺俱沉，为产二女，不尔，则男作女生。

妇人阴阳俱盛，曰双躯。言左右两尺部俱大而有力也。若少阴微紧者，血积凝浊，经养不周，胎则偏夭，其一独死，其一独生。不去其死，害母失胎。

何以知怀子之且生也？岐伯曰：身有病而无邪脉也。有病，如腹痛拘急之类。无邪脉，谓无病脉也。妇人欲生，其脉离经，夜半觉，日中则生也。离经者，谓离于经常之脉，如昨小今大，昨涩今滑，昨浮今沉之类。夜半觉，日中生子者，子午相冲也。

妇人经断有躯，其脉弦者，后必血下，不成胎也。弦者，肝脉也。肝主疏泄。今见弦，则肝脉太过，不能藏血也。

妇人尺脉微迟，为居经，月事三月一下。微迟者，虚寒之脉也。居经，犹云停经也。三月一下，为血不足也。

妇人尺脉微弱而涩,少腹冷,恶寒,年少得之为无子,年大得之为绝产。

新产伤阴,出血不止,尺脉不能上关者,死。

小 儿 脉 法

导读:此篇"小儿脉法"之论,非寸口脉诊法,乃重点论述"小儿五岁以下"之"虎口"风关、气关、命关三关望色诊病之要,以及"五岁以上,以一指取寸、关、尺三部"诊法。此外,还讲了"半岁以下,于额前眉端发际之间,以名、中、食三指"触诊以断病之独到经验。

小儿五岁以下,未可诊寸、关、尺,惟看男左女右虎口。

食指第一节寅位,为风关,脉见易治;第二节卯位,为气关,脉见为病深;第三节辰位,为命关,脉见为命危。

紫脉为热,红脉伤寒,青脉惊风,白脉疳疾。黄脉隐隐,为常候也。黑脉者多危。脉纹入掌为内钩,纹弯里为风寒,纹弯外为食积。

五岁以上,以一指取寸、关、尺三部,六至为和平,七八至为热,四五至为寒。

半岁以下,于额前眉端发际之间,以名、中、食三指候之。儿头在左,举右手候;儿头在右,举左手候。食指近发为上,名指近眉为下,中指为中。三指俱热,外感于风,鼻塞咳嗽。三指俱冷,外感于寒,内伤饮食,发热吐泻。食、中二指热,主上热下冷。名、中二指热,主夹惊。食指热,主食滞。

诸病宜忌之脉

导读:此篇简要论述了31种病证的宜忌之脉。宜者,脉证适宜也,顺也;忌者,脉证违忌也,逆也。例如:①"伤寒,未汗宜阳脉,忌阴脉。"阳脉者,浮紧、浮数之脉,此正气抗邪向外之象;阴脉者,沉迟、沉细之脉,此正气虚馁,无力抗邪之象。②"已发汗宜阴脉,忌阳脉。"发汗而祛邪于外,营卫趋于和谐,正气恢复,脉象正常者,即"宜阴脉"之义也;所谓"忌阳脉"者,虽"已发汗",但外邪未去,正气仍在抗邪之象。③"头痛,宜浮滑,忌短涩。"头痛有外感、内伤之因,有新发、久病之异。头痛外感新发,脉"宜浮滑"者,病趋于外,宜治也;脉"忌短涩"者,病陷于内,难治也。其他"诸病宜忌之脉",皆可以意推之,不可死于句下,师其大意可也。

伤寒　未汗宜阳脉,忌阴脉。已汗宜阴脉,忌阳脉。

头痛　宜浮滑,忌短涩。

心痛　宜浮滑,忌短涩。

中风　宜浮迟,忌急数。

咳嗽　宜浮濡,忌沉伏。

喘急　宜浮滑,忌短涩。

水肿　宜浮大,忌沉细。

虚劳　宜微弱,忌洪数。

吐血　宜沉小,忌实大。

衄血　宜沉细,忌浮大。

脱血　宜阴脉,忌阳脉。

瘀瘵　宜㐸缓,忌细数。

消渴　宜数大,忌虚小。

腹胀　宜浮大,忌沉小。

肠澼　宜沉小,忌数大。即痢疾。

下利　宜沉细,忌浮大。同泄泻。

霍乱　忌微迟,宜浮洪。(其他三版本均作"宜浮大,忌微迟")

癥瘕　宜沉实,忌虚弱。

痞满　宜浮大,忌沉小。

痿痹　忌紧急,宜虚濡。(其他三版本均作"宜虚濡,忌紧急")

癫痫狂　宜实大,忌沉细。

堕伤　宜紧急,忌弱小。

金疮　宜微细,忌紧数。

中恶　宜紧细,忌浮大。

痈疽　宜微缓,忌滑数。

中毒　宜洪大,忌微细。

新产　宜沉滑,忌弦紧。

带下　宜虚迟而滑,忌疾急。

崩漏　宜微弱,忌实大。

䘌(nì 逆:指虫咬的病)蚀　宜虚小,忌紧急。

腹痛　宜沉细,忌弦长。

怪　　脉

导读:此篇所论怪脉者,绝非常见之病脉,而是病情垂危,奄奄一息,精神离散,生命欲绝之奇异脉象,皆西医学所谓"严重心律失常"也。所述"雀啄、屋漏、弹石、解索、虾游、鱼翔、釜沸"等七者,皆源于生活观察之形象比喻,使病危临终之"怪脉"了然指下,应争分夺秒抢救之。面对危急重症、久病痼疾,不明其死,焉知其生?不明生死,焉为良医?良医诊脉,生死可断矣。

雀啄　连三五至而歇,歇而再至,如雀啄食,脾绝也。

屋漏　良久一至,屋漏滴水之状,胃绝也。

弹石　从骨间劈劈而至,如指弹石,肾绝也。

解索　散乱如解绳索,精血竭绝也。

虾游　沉时忽一浮,如虾游然,静中一动,神魂绝也。

鱼翔　浮时忽一沉,譬鱼翔之似有似无,命绝也。

釜沸　如釜中水,火燃而沸,有出无入,阴阳气绝也。

七　诊

导读:此篇所论"七诊"者,即"独小者病,独大者病,独疾者病,独迟者病,独热者病,独寒者病,独陷下者病"。"此言九候之中有(七诊)独见之脉,而与他部不同,即按其部而知其病之所在也。"九候者,寸、关、尺之浮、中、沉,三三为九也。如此九候之七诊(种)独见脉象,乃诊脉之秘诀,宝贵之经验。张景岳《脉神章·通一子脉义》有"独论"之发挥。但"七诊"应参合望、闻、问三诊以及四季之令等综合分析,才更有临床实际价值。

岐伯曰:察九候七诊,九候注见前。独小者病,独大者病,独疾者病,独迟者病,独热者病,独寒者病,独陷下者病。此言九候之中有独见之脉,而与他部不同,即按其部而知其病之所在也。七者之中,既言独疾则主热矣,既言独迟则主寒矣,而又言独寒、独热者,何也?必于阴部得沉微迟涩之脉,故又言独寒也,必于阳部得洪实滑数之脉,故又言独热也。独陷下者,沉伏而不起者也。形肉已脱,九候虽调犹死。形肉脱去者,大肉尽去也。脾主肌肉,为五脏之本,未有脾气脱而能生者。虽九候之中无独见之七诊,然终不免于死亡矣。七诊虽见,九候皆从者不死。从,顺也。谓脉顺四时之令,合五脏之常,及与病症为顺也。既得顺候,虽有独大、独小等,不至于死也。

必先问明然后诊脉

导读:此篇所论,为先圣后贤之论,确然乃警世良言,可以发愚蒙之聋聩也。病人、医者,皆应以此为戒,即病人不可欲试医者本领,惟伸手就诊;医者不可自许为诊脉高手,唯强为揣摩。病人、医者均应明白,"古之神圣,未尝不以望、闻、问、切四者互相参考,审察病情",始为周全。即必须先望气色、次闻音声,再问病源,最后诊其脉状,才合乎诊察先后之序,自然之理。然临证诊病,确有"病家亦欲试其本领,遂绝口不言,惟伸手就诊"。如此者如何对待? 高手可为之也。有所谓"不用病家开口,(切脉)便知病情根源"者,实则病家不开口,三诊(望、闻、切)在其中。此"望而知之谓之神,闻而知之谓之圣……切脉而知之谓之巧"(《难经·六十一难》)之功夫,如此可知其寒、热、虚、实之大概,再有目的地探问其病源,此不失为善诊之良医也。

《素问·征四失篇》曰:诊病不问其始,忧患饮食之失节,起居之过度,或伤于毒,不先言此,卒持气口,妄言作名,为粗所穷,何病能中? 此言不问其症之所由起,先与切脉,未免模糊揣度,必不能切中病情者矣。

《素问·疏五过篇》云:凡未诊病者,必问尝贵后贱,虽不中邪,病从内生,名曰脱营;尝富后贫,名曰失精。脱营、失精,皆阴气亏损也。贵者忽贱,富者忽贫,未免抑郁而不舒,气滞则血滞,久则新者不生,滞者成疾,故言脱、言失者矣。

按:古之神圣,未尝不以望、闻、问、切四者互相参考,审察病情。然必先望其气色,次则闻其音声,次则问其病源,次则诊其脉状,此先后之次第也。近世医者,既自附于知脉("附于知脉"四字,在经纶堂本、千顷堂本均作"能于诊脉"),而病家亦欲试其本领,遂绝口不言,惟伸手就诊,而医者即强为揣摩。若揣摩偶合,则信为神手;而揣摩不合,则薄为愚昧。噫嘻! 此《内经》所谓"妄言作名,为粗所穷",如是而欲拯危起殆,何异欲其入室而反闭门耶! 王海藏云:病人拱默,惟令切脉,试其知否。夫热则脉数,寒则脉迟,实则有力,虚则无力,可以脉知也。若得病之由,及所伤之物,岂能以脉知哉! 故医者不可不问其由,病者不可不说其故。苏东坡云:我有病状,必尽告医者,使其胸中了然,然后诊脉,则疑似不能惑也。我求愈疾而已,岂以困医为事哉! 若二公之言,可以发愚蒙之聋聩矣。

望色增补

导读:此篇"望色(增补)"及以下"形诊、声诊、问诊、舌诊、症诊危候、脏腑分配于面部"等七篇,皆李氏门人尤乘"增补"内容(皆删之,这在本书"编写说明"已明确)。其目的为补出望、闻、问三诊之意。此节望色,乃学宗《内》《难》、仲景之面部气色与五官(口、舌、鼻、眼、耳)的望诊,以辨身体之是否健康,五脏六腑精气之盛衰,病情之轻重,生命之存亡。篇幅较长,欲求秦汉经典之真经,历代医家之经验,还是阅读原著为好。

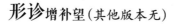

形诊增补望（其他版本无）

导读：尤乘增补"形诊"内容，或源自经典，或为独撰。经文与独撰混杂，不可取也。且引文有断章取义之嫌，独撰有语义不确之疑。如此之义增补于此，虽有精华可参者，但与其尊师李氏简明严谨之文，不能相提并论。

声诊（其他版本均作"闻声"）增补闻

导读：尤乘增补"声诊"内容，笔者评价与上文"形诊"同。

问诊增补

导读：尤乘增补"问诊"内容，比较具体详细，但不如前面"必先问明然后诊脉"之论更突出重点，也不如张景岳之"十问歌"（当今教材选录）更为简明。笔者临证几十年，凡初诊病人，必先问明（记录）姓名、性别、年龄、就诊时间，小学生问学校名称，大学生问所学专业，成人问工作单位、职业等，最好问清电话，便于联系。上述一般情况，有的与所患之病有关。问诊要有针对性，应询问三个过程：发病过程（发病之始因与病情发展、变化之过程）、检查过程（就诊之前中医四诊情况与现代理化检查结果）、治疗过程（中医与西医既往治疗方法、疗效如何等）。一般病人都要问一问吃、喝、拉（大便）、撒（小便）、睡，五者正常，生病无忧，何者异常，重点调治。必须要问的是病人因何就诊，当前最突出最主要的病情为何？时间多久？围绕主诉进行详细四诊，做相关理化检查，辨病与辨证相结合，审明病机，治病求本，或急者先治，或标本兼顾，据证立法，依法选方，精确用药。开方之后，还应告之注意事项，饮食起居宜忌。复诊病人，先问明用药效果如何？是守方，是更方，因病情而定，总以达到最佳疗效，病人满意为目标。

舌诊（其他版本均作"望舌"）增补

导读：尤乘增补"舌诊"内容简单，挂一漏万也。诊脉望舌是中医学区别于现代西医学最为突出的两大特色。脉诊详于《内》《难》与仲圣之书，舌诊详于明清医家之著作。师法先圣后贤舌、脉诊法之经验与理论，用于临床，对于确定病人寒、热、虚、实之性质至关紧要，再与问诊、闻诊及望面部气色、腹诊等其他方面综合分析，则病人之病因、病性、病位、病势与病情之新久、轻重、预后等，了然于心，然后治之，或侧重治因，或重点治本，或急者先治（抓主症），有的放矢，治之有方（向），其疗效在预料之中矣。

症诊危候（嘉庆甲子本和校订本均作"死候"）增补

导读：尤乘增补"症诊危候"，简要列举了濒临死亡之危候。

脏腑分配于面部增补

导读：尤乘增补"脏腑分配于面部"之内容，学本《内经》，论述内在"脏腑分配于面部"之各部。

持 脉 有 道

导读：此篇所论"持脉有道"，为李中梓承接上篇"必先问明然后诊脉"之诊脉守则，即《内经》讲的八个字——"持脉有道，虚静为保"。"持脉"，即诊脉、切脉之时；"有道"，即必须遵守的原则；"虚静"，即只有平心静气，精神专一于脉，才能诊察脉之精微变化；"为保"，即只有如上之精诚诊脉，才能不失病情之真象，才能深得脉中之巧。《难经》曰："……切脉而知之谓之巧。"只有、必须如上切脉，才能体会、体现诊脉之技巧。否则，不遵守持脉之道，怎能得脉诊之真谛呢？

《素问·脉要精微论》曰：持脉有道，虚静为保。切脉之道，贵于精诚，嫌其扰乱，故必心虚而无他想，身静而不言动，然后可以察脉之微而不失病情也。保者，不失也。若躁动不安，瞻视不定，轻言谈笑，乱说是非，不惟不能得脉中之巧，适足为旁观者鄙且笑也。

决 死 生

导读：此篇节录部分经文，以论危重病人可"决死生"的几种脉象特点。李中梓小字注文阐发经典，解疑释惑，令人了然于心。

黄帝曰：决死生奈何？岐伯曰：形盛脉细，少气不足以息者危。身形肥盛，而脉形细弱，且少气而不足以呼吸，则外有余而内不足，枝叶盛而根本拔也，故曰少气不足以息者危。形瘦脉大，胸中多气者死。身形瘦削，而脉形洪大，且胸中多气者，阴不足而阳有余也。孤阳不生，故知必死。形气相得者生。形盛者脉亦盛，形小者脉亦小，则形与脉相得矣。相得者，相合也。参伍不调者病。参伍者，数日也（参伍者，非"数日"之义，而是指脉律快慢不一、脉力强弱不匀，即心率不是有规律的正常跳动。心房颤动常见"参伍不调"的脉象。"参伍"者，即三五。"参伍不调"一词始见于《素问·三部九候论》，曰："形气相得者生，参伍不调者病"）。言其至数不匀，往来无常度，故知必病。三部九候皆相失者死。皆相失者，如应浮而沉，应小而大，违四时之度，失五脏之常者矣。上下左右之脉相应如参春（chōng 充：捣）者病甚。上下左右相失不可数者死。上下左右，即两手之三部九候也：参春者，实大有力，如杵之春，故曰病甚。若失其常度，至于急数而不可数，即八九至之绝脉也，安得不死？中部之候相减者死。众部虽调，而中部独不及者，为根本败坏，安得生乎？

辨七表八里九道之非

导读：此篇以先圣后贤（谢缙翁、吴草庐、戴同父、李时珍、滑伯仁）之脉论，分辨高阳生《脉诀》"七表八里九道之非"。"《脉诀》窃叔和之名，而立七表、八里、九道，为世大惑"，以其"穿凿矣"。高阳生《脉诀》，笔者未读过，不大了解，但古代医家脉学的著作，多是对《脉诀》持否定态度，言其粗俗不经也。

谢缙翁曰：《脉经》论脉二十四种，初无表里九道之目。其言芤脉为阴，《脉诀》乃以芤为七表之阳。仲景辨脉云：浮、大、动、数、滑，阳也；沉、涩、弱、弦、微，阴也。《脉诀》九道以动为阴，七表以弦为阳。似此之类颇多。

吴草庐曰：脉之浮沉、虚实、紧缓、数迟、滑涩、长短之相反配匹，自不容易，况有难辨。如洪散俱大而洪有力，微细俱小而微无力；芤类浮而边有中无，伏类沉而边无中有；似豆粒而摇摇不定者动也，似鼓皮之如如不动者革也；俱对待也。又有促、结、代皆有止之脉，促疾、结缓，故为可对，代则无对。总二十七脉，不止于七表、八里、九道二十四脉也。

戴同父曰：脉不可以表里定名也。轩岐、越人、叔和皆不言表里，《脉诀》窃叔和之名，而立七表、八里、九道，为世大惑。脉之变化，从阴阳生，但可以阴阳对待而言，各从其类，岂可以一浮二芤为定序，而分七八九名之乎？庐山刘立云以浮、沉、迟、数为纲而教学者，虽似为捷径，然必博而反约，乃能入妙，若以此为足，亦自画矣。

李时珍曰：《脉经》论脉只有二十四种，无长、短二脉。《脉诀》之歌亦止二十四种，增长、短而去数、散，皆非也。《素》《难》仲景论脉，止别阴阳，初无定数。如《素问》之鼓搏喘横，仲景之惵（dié 碟）卑高章刚损（参见后"脉法总论"，作者有较详细的解释）纵横逆顺之类是也。后世失传，无所依准，因立名为之指归耳。今之学者，按图索骥，犹若望洋，而况举其全旨乎？此草庐公之独得要领也。

滑伯仁曰：脉之阴阳、表里，俱以对待而言。高阳生之七表、八里、九道，盖穿凿矣。求脉之明，反为脉之晦。

脉决死期《素问·大奇论》

导读：此篇节录《素问·大奇论》所载 14 种预判死期的奇特脉象，加以精确注释，释疑解惑。李中梓对经文言简意赅之脉象比喻，解说得透彻明白，令人赞叹！中华文化源远流长，秦汉及之前的文化，后人难解。贤明者对其释疑解惑，功莫大焉。李中梓就是这样的功臣。

脉至浮合，浮合如数，一息十至以上，是经气予（《说文解字》："予，推予也。"予义为给予。据前后文义，"予"可理解为造成，导致。下文有 12 句用"予"，义同）不足也，微见，九十日死。浮合者，如浮萍之合，有表而无里也。如数者，似数而非数热之阳脉也，是经气衰极耳。微见者，初见也。初见此脉，便可决于九十日而死。时季改易，天道更而人气从之也。十至当作七至。若果十至，则为绝脉，死在旦夕，岂待九十日哉？故知错误无疑矣。

脉至如火薪然，是心精之予夺也，草干而死。脉如火热，是洪大之极也。但见本脏之脉，无胃气以和之，则知心精之已夺矣。夏乃火令，犹未遽绝；至秋深而草干阳消之候，其死期必矣。

脉至如散叶，是肝气予虚也，木叶落而死。如散叶者，浮漂无根也。肝木大虚，违其沉弦之常矣。秋风动而木叶黄落，金旺则木绝，故死。

脉至如省客，省客者，脉塞而鼓，是肾气予（予原作"之"，依《素问·大奇论》改）不足也，悬去枣华（古代"华"同"花"。故小字注文谓"枣花"）而死。省者，禁也，故天子以禁中为省中。塞者，沉而不利也。鼓者，搏而有力也。伏藏于内而鼓搏，正如禁宾客而不独知于内而恣肆也，故曰如省客也，是肾气阴寒不安之状也。枣花去，则当长夏也。土旺水涸，肾虚者不能支也。

脉至如丸泥，是胃精予不足也，榆荚落而死。丸泥者，弹丸也。滑动有力，冲和之气荡然矣。春深而榆荚始落，木令方张，弱土必绝。

脉至如横格，是胆气予不足也，禾熟而死。横格者，如横木之格也。且长且坚，东方之真脏脉见矣。禾熟于秋，金令乘权，木安得不败？

脉至如弦缕，是胞精予不足也。病善言，下霜而死，不言可治。弦缕者，如弦之急，如缕之细也。胞者，心也，心包络也。言者，心声也。火过极而神明无以自持，则多言不寐也。夫脉细则反其洪大之常，善言则丧其神明之守，方霜下而水帝司权，火当绝矣。

脉至如交漆，交漆者，左右傍至也，微见三十日死。交漆者，泻漆也。左右傍至者，或左或右，不由正道也。微见此脉，以一月为期，必不禄矣。

脉至如涌泉，浮鼓肌中，太阳气予不足也；少气，味韭英而死。涌泉者，如泉之涌，浮鼓于肌肉之上，而乖违乎就下之常，膀胱衰弱，阴精不能上奉，故少气耳。韭英新发，木帝司命,则水官谢事矣。

脉至如颓土之状,按之不得,是肌气予不足也,五色先见黑,白垒发而死。虚大无根,按之即不可得见,颓土之状也。肌气,即脾气,脾主肌肉也。黑为水色,土虚而无所畏,反来乘之矣。垒即蔂也,蓬蔂有多类,而白者崔于春,当木旺之时,土安得而不败?

脉至如悬雍,悬雍者,浮揣切之益大,是十二俞之予不足也,水凝而死。悬雍者,喉间下垂之肉也。浮揣之益大,即知重按之而必空矣。浮短者,孤阳亢极之象也。十二俞,即十二经之系也。水凝冰结,阴盛之时,而孤阳有不绝者乎?

脉至如偃刀,偃刀者,浮之小急,按之坚大急,五脏菀热,寒热独并于肾也,其人不得坐,立春而死。浮之小急,如刀口也。按之坚大急,即刀背也。菀者,积结也。五脏结热,故发寒热也,阳旺则阴消,故独并于肾也。腰者,肾之府,肾虚则不能起坐。迨立春而阳气用事,阴日以衰,安得不死也?

脉至如丸滑不直手,不直手者,按之不可得也,是大肠气予不足也,枣叶生而死。如丸者,短而滑也。短而无根,按之不得也,大肠之金气伤也。枣叶初生,新夏火旺,衰金从此逝矣。

脉至如华者,令人善恐,不欲坐卧,行立常听,是小肠气予不足也,季秋而死。华者,草木之花也,在枝叶而不在根株,乃轻浮而虚也。小肠气通于心,善恐、不欲坐卧者,心神怯而不宁也。行立常听者,恐惧多而生疑也。丙火墓于戌,故当九月季秋死。

奇 经 八 脉

导读:此篇李中梓综述《内》《难》之经文与王叔和、张洁古、李时珍等诸家之言,论述了奇经八脉之寸口脉象、身体循行路线、生理功能、病变证候。其中,以时珍所言较为系统而便于学习掌握。最后张紫阳所云为"丹经"之论,过于玄妙,有待研究。

督脉 尺寸中央俱浮,直上直下。

按:洁古云:督者,都也,为阳脉之都纲。其脉起于下极之俞,并于脊里,上至巅,极于上齿缝中龈交穴。其为病也,主外感风寒之邪。《内经》以为实则脊强,虚则头重。王叔和以为腰背强痛,不得俯仰,大人颠病,小儿风痫。尺寸中央三部皆浮,且直上直下,为弦长之象,故主外邪。

任脉 寸口脉紧细实长至关。又曰,寸口边丸丸(有的版本作"脉如丸")。

按:任脉起于中极之下,循腹上喉,至于龈交,极于目下承泣穴,为阴脉之统会。其为病也,男子内结七疝,女子带下瘕聚。王叔和亦以为少腹绕脐引阴中痛。又曰:寸口丸丸主腹中有气如指上抢心,俯仰拘急。紧细实长者,中寒而气结也。

寸口丸丸,即动脉也。状如豆粒,厥厥摇动,故主气上冲心。

冲脉 尺寸中央俱牢,直上直下。

按:冲脉起于气街(在少腹毛中两旁各二寸),侠脐左右上行,至胸中而散,为十二经之根本,故称经脉之海,亦称血海。《灵枢》曰:冲脉血盛,则渗灌皮肤,生毫毛。女子数脱血,不营其口唇,故髭须不生。宦者去其宗筋,伤其冲脉,故须亦不生。越人曰:冲脉为病,逆气而里急。或作躁热,皆冲脉逆也。宜补中益气汤加知、柏。王叔和曰:冲、督用事,则十二经不复朝于寸口,其人苦恍惚狂痴。又曰:冲脉与督脉无异,但督脉浮而冲脉沉耳。

阳跷脉 寸部左右弹。

按:阳跷脉起于跟中,上外踝,循胁上肩,夹口吻,至目,极于耳后风池穴。越人曰:阳跷为病,阴缓而阳急。王叔和注云:当从外踝以上急,内踝以上缓。又曰:寸口前部左右弹者,阳跷也,苦腰背痛,颠痫僵仆,恶风偏枯,𤺋(𤺋音顽,麻木也)痹体强。左右弹,即紧脉之象。

阴跷脉 尺部左右弹。

按:阴跷脉起于跟,上内踝,循阴,自胸至咽,极于目内眦睛明穴。越人曰:阴跷为病,阳缓阴急。王叔和注曰:当从内踝以上急,外踝以上缓。又曰:寸口脉后部左右弹者,阴跷也,苦颠痫寒热,皮肤淫痹,少腹痛,里急,腰及髋窌下连阴痛,男子阴疝,女人漏下。张洁古曰:跷者,跷疾也。二跷之脉起于足,使人跷捷也。阳跷在肌肉之上,阳脉所行,通贯六腑,主持诸表。阴跷在肌肉之下,阴脉所行,通贯五脏,主持诸里。(髋音宽,窌音料)

带脉 关部左右弹。

按:带脉起于季胁,围身一周,如束带然。越人曰:带之为病,腹满,腰溶溶(溶溶,缓纵之貌)如坐水中。《明堂》曰:女人少腹痛,里急瘛疭,月事不调,赤白带下。杨氏曰:带脉总束诸脉,使不妄行,如人束带而前垂。此脉若固,则无带下、漏经之症矣。(瘛音炽,疭音纵)

阴维脉 尺外斜上至寸。

按:阴维脉起于诸阴之交,发于内踝上五寸(内踝上五寸筑宾穴也),循股、入小腹,循胁上胸,至顶前而终。叔和云:苦颠痫僵仆失音,肌肉痹痒,汗出恶风,身洗洗然也。又曰:阴维脉沉大而实,主胸中痛,胁下满,心痛。脉如贯珠者,男子胁下实,腰中痛,女子阴中痛,如有疮。

阳维脉 尺内斜上至寸。

按:阳维脉起于诸阳之会,发于足外踝下一寸五分,循膝,上髀厌,抵少腹,循头入耳,至本神而止。叔和曰:苦肌肉痹痒,皮肤痛,下部不仁,汗出而寒,颠仆羊鸣,手足相引,甚者不能言。洁古曰:卫为阳,主表。阳维受邪,为病在表,故作寒热。营为阴,主里。阴维受邪,为病在里,故苦心痛。阴阳相维,则营卫和谐;营卫不谐,则怅然失志,不能自收持矣。(𤄃音皮。外踝下一寸五分申脉穴)

李时珍曰:人身有经脉络脉,直行曰经,旁行曰络。经凡十二,手之三阴三阳,足之三阴三阳是也。络凡十五,乃十二经各有一别络,而脾又有一大络,并任、督二络,为十五也。共二十七气(凡经十二,每经各有一别络,而脾又有一大络,并任、督二络,共二十七气),相随上下,如泉之流,不得休息。阴脉营于五脏,阳脉营于六腑,阴阳相贯,如环无端。其流溢之气,入于奇经,转相灌溉。奇经之八脉,不拘制于十二正经,无表里配合,故谓之奇。盖正经犹沟渠,奇经犹河泽;正经之脉隆盛,则溢于奇经。故秦越人比之天雨沟渠溢满,滂沛河泽。此《灵》《素》未发之旨也。又曰:阳维起于诸阳之会,由外踝而上行于卫分;阴维起于诸阴之交,由内踝而上行于营分;所以为一身之纲维也。阳跷起于跟中,循外踝上行于身之左右;阴跷起于跟中,循内踝上行于身之左右。所以使机关之跷捷也。督脉起于会阴,循背而行于身之后,为阳脉之总督,故曰阳脉之海。任脉起于会阴,循腹而行于身之前,为阴脉之承任,故曰阴脉之海。冲脉起于会阴,夹脐而行,直冲于上,为诸脉之冲要,故曰十二经脉之海。带脉则横围于腰,状如束带,所以总约诸脉者也。是故阳维主一身之表,阴维主一身之里,以乾坤言也;阳跷主一身左右之阳,阴跷主一身左右之阴,以东西言也;督脉主身后之阳,任、冲主身前之阴,以南北言也;带脉横束诸脉,以六合言也。故医而知此八脉,则十二经十五络之大旨得矣。

张紫阳云:冲脉在风府穴下,督脉在脐后,任脉在脐前,带脉在腰,阴跷脉在尾闾前、阴囊下,阳跷脉在尾闾后二节,阴维脉在顶前一寸三分,阳维脉在顶后一寸三分。凡人有此八脉,俱属阴神,闭而不开,惟神仙以阳气冲开,故能得道。八脉者,先天大道之根,一炁(qì 气,同"气")之祖,采之惟在阴跷为先,此脉才动,诸脉皆通。阴跷一脉,散在丹经,其名颇多,曰天根,曰死户,曰复命关,曰生死根。有神主之,名曰桃康,上通泥丸,下彻涌泉,倘能知此,使真气聚散皆从此关窍,则天门常开,地户永闭,尻脉周流于一身,和气自然上朝,阳长阴消,水中火发,雪里花开,身体轻健,容衰返壮,昏昏默默,如醉如痴。要知西南之乡,在坤地尾闾之前,膀胱之后,小肠之下,灵龟之上,乃天地日逐所生。炁根,产铅之处也。此丹经之秘要,长生之妙道也。

下　卷

叔和《脉经》止论二十四种,若夫长、短二脉,缺而不载;牢、革二脉,混而不分;更有七至名极,即为疾脉,是指下恒见者,又何可废乎? 共得二十八脉,缕析而详为之辨,稍挟疑溷(hùn 混:溷浊)者,悉简其讹(é 娥:错误);从来晦蚀之义,今始得而昭明。然皆考据典章,衷极理要,终不敢以凭臆之说,罔乱千秋也。

浮脉阳

体象　浮在皮毛,如水漂木,举之有余,按之不足。

主病　浮脉为阳,其病在表。寸浮伤风,头疼鼻塞。左关浮者,风在中焦;右关浮者,风痰在膈。尺部得之,下焦风热,小便不利,大便秘涩。

兼脉　无力表虚,有力表实。浮紧风寒,浮迟中风,浮数风热,浮缓风湿,浮芤失血,浮短气病,浮洪虚热,浮虚暑惫,浮涩血伤,浮濡气败。

按:浮之为义,如木之浮水面也。浮脉法天,轻清在上之象,在卦为乾,在时为秋,在人为肺。《素问》曰:其气来毛而中央坚,两旁虚,此为太过,病在外。其气来毛而微,此为不及,病在中。又曰:太过则气逆而背痛,不及则喘,少气而咳,上气见血。又曰:肺脉厌厌聂聂,如落榆荚,曰肺平。肺脉不上不下,如循鸡羽,曰肺病。肺脉来如物之浮,如风吹毛,曰肺死。王叔和云举之有余,按之不足,最合浮脉之义。黎氏以为如捻葱叶,则溷于芤脉矣。崔氏云有表无里,有上无下,则脱然无根,又溷于散脉矣。伪诀云寻之如太过,是中候盛满,与浮之名义有何干涉乎? 须知浮而盛大为洪,浮而软大为虚,浮而柔细为濡,浮而无根为散,浮而弦芤为革,浮而中空为芤。毫厘疑似之间,相去便已千里,可不细心体认哉? 寸、关、尺俱浮,直上直下,或颠或痫,腰背强痛,不可俯仰,此督脉为病也。夫肺脏职秋金,天地之气,至秋而降,且金性重而下沉,何以与浮脉相应耶? 不知肺金虽沉,然所主者实阳气也,况处于至高,为五脏六腑之华盖,轻清之用,与乾天合德,故与浮脉相应耳。

沉脉阴

体象　沉行筋骨,如水投石,按之有余,举之不足。

主病　沉脉为阴,其病在里。寸沉短气,胸痛引胁,或为痰饮,或水与血。

关主中寒,因而痛结,或为满闷,吞酸筋急。尺主背痛,亦主腰膝,阴下湿痒,淋浊痢泄。

兼脉 无力里虚,有力里实。沉迟痼冷,沉数内热,沉滑痰饮,沉涩血结,沉弱虚衰,沉牢坚积,沉紧冷疼,沉缓寒湿。

按:沉之为义,如石之沉于水底也。沉脉法地,重浊在下之象,在卦为坎,在时为冬,在人为肾。黄帝曰:冬脉如营,何如而营?岐伯曰:冬脉,肾也,北方之水也,万物所以含藏,其气来沉以奭(奭与软为古今异体字),故曰营。其气如弹石者,此为太过,病在外,令人解(xiè 械)㑊(yì 亦。解㑊,古病名。指困倦、懈怠等症)脊脉痛而少气,不欲言。其虚如数者,此谓不及,病在中,令人心悬如饥,眇(miǎo 妙:位于侧腹部,相当于第十二肋软骨下方、髂嵴上方的软组织部分)中清,脊中痛,少腹痛,小便黄赤。又曰:脉来喘喘累累如钩,按之而坚,曰肾平。冬以胃气为本。脉如引葛(即葛藤),按之益坚,曰肾病。脉来发如夺索,辟辟如弹石,曰肾死。杨氏曰:如绵裹砂,内刚外柔。审度名义,颇不相戾。伪诀妄云缓度三关,状如烂绵,则是弱脉而非沉脉矣。若缓度三关,尤不可晓。沉而细奭为弱脉,沉而弦劲为牢脉,沉而着骨为伏脉。刚柔浅深之间,宜熟玩而深思也。

夫肾之为脏,配坎应冬,万物蛰藏,阳气下陷,烈为雪霜,故其脉主沉阴而居里。若误与之汗,则如蛰虫出而见霜;误与之下,则如飞蛾入而见汤。此叔和入理之微言,后世之司(嘉庆甲子本和校订本均作“指”)南也。

迟脉阴

体象 迟脉属阴,象为不及,往来迟慢,三至一息。

主病 迟脉主脏,其病为寒。寸迟上寒,心痛停凝。关迟中寒,癥结挛筋。尺迟火衰,溲便不禁,或病腰足,疝痛牵阴。

兼脉 有力积冷,无力虚寒。浮迟表冷,沉迟里寒,迟涩血少,迟缓湿寒,迟滑胀满,迟微难安。

按:迟之为义,迟滞而不能中和也。脉以一息四至为和平,若一息三至,则迟而不及矣。阴性多滞,故阴寒之症,脉必见迟也。譬如太阳隶于南陆,则火度而行数;隶于北陆,则水度而行迟。即此可以征阴阳迟速之故矣。伪诀云重手乃得,是沉脉而非迟矣。又云状且难,是啬脉(啬 sè,疑为濇脉之误。濇乃涩之异体字。以古之无“啬脉”)而非迟矣。一息三至,甚为分明,而误云隐隐,是微脉而非迟矣。迟而不流利,则为涩脉;迟而有歇止,则为结脉;迟而浮大且软,则为虚脉。至于缓脉,绝不相类。夫缓以脉形之宽缓得名,迟以至数之不及为义,故缓脉四至,宽缓和平,迟脉三至,迟滞不前,然则二脉各别,又安足溷哉? 以李濒湖之通达,亦云小快于迟(《脉经》:"缓脉,去来小驶于迟。")作缓持,以至数论缓脉,是千虑之一失也。

王叔和曰:一呼一至曰离经,二呼一至曰夺精,三呼一至曰死,四呼一至曰命绝,此损之脉也。一损损于皮毛,二损损于血脉,三损损于肌肉,四损损于筋,五损损于骨。是知脉之至数愈迟,则症之阴寒益甚矣。

数脉阳

体象　数脉属阳,象为太过,一息六至,往来越度。

主病　数脉主腑,其病为热。寸数喘咳,口疮肺痈。关数胃热,邪火上攻。尺数相火,遗浊淋癃。

兼脉　有力实火,无力虚火。浮数表热,沉数里热;阳数君火,阴数相火;右数火亢,左数阴戕。

按:数之为义,躁急而不能中和也。一呼脉再动,气行三寸,一吸脉再动,气行三寸,呼吸定息,气行六寸。一昼一夜,凡一万三千五百息,当五十周于身,脉行八百一十丈,此经脉周流恒常之揆度也。若一息六至,岂非越其常度耶? 火性急速,故阳盛之症,脉来必数也。伪诀云七表、八里,而独遗数脉,只歌于心脏,此其过非浅鲜也。数而弦急,则为紧脉。数而流利,则为滑脉。数而有止,则为促脉。数而过极,则为疾脉。数如豆粒,则为动脉。古人云:脉书不厌千回读,熟读深思理自知(苏东坡有诗曰:"旧书不厌百回读,熟读深思子自知。""旧书"指的是经典)。只如相类之脉,非深思不能辨别,非熟读不能谙识也。王叔和云:一呼再至曰平,三至曰离经,四至曰夺精,五至曰死,六至曰命尽,此至之脉也。乃知脉形愈数,则受症愈热矣。肺部见之,为金家贼脉;秋月逢之,为克令凶征也。

滑脉阳中之阴

体象　滑脉替替,往来流利,盘珠之形,荷露之义。

主病　滑脉为阳,多主痰液。寸滑咳嗽,胸满吐逆。关滑胃热,壅气伤食。尺滑病淋,或为痢积;男子溺血,妇人经郁。

兼脉　浮滑风痰,沉滑痰食。滑数痰火,滑短气塞。滑而浮大,尿则阴痛。滑而浮散,中风瘫缓(《说文解字》:缓义为松缓。现今称为"瘫痪"。一字之差,轻重之分)。滑而冲和,娠孕可决。

按:滑之为义,往来流利而不涩滞也。阴气有余,故脉来流利如水。夫脉者,血之府也。血盛则脉滑,故肾脉宜之。张仲景以翕奄沉为滑,而人莫能解。盖翕者,浮也;奄者,忽也;谓忽焉而沉,摩写往来流利之状,极为曲至也。伪诀云:按之即伏,三关如珠,不进不退。与滑之名义,殊属支离。曰伏,曰不进不退,尤为怪诞。王叔和以关滑为胃家有热,伪诀以关滑为胃家有寒,叔和以尺滑为下焦蓄血,伪诀以尺滑为脐下如冰,何相反悖谬一至此乎?又考叔和云与数相似,则滑必兼数,而李时珍以滑为阴气有余,是何其不合耶?或当以浮沉尺寸为辨耳。滑脉为阳中之阴,以其形兼数也,故为阳;以其形如水也,故为阳中之阴。大抵兼浮者毗(pí 皮:邻近、连接)于阳,兼沉者毗于阴,是以或热或寒,古无定称也。衡之以浮沉,辨之以尺寸,庶无误耳。

涩脉阴

体象 涩脉蹇滞,如刀刮竹,迟细而短,三象俱足。

主病 涩为血少,亦主精伤。寸涩心痛,或为怔忡。关涩阴虚,因而中热;右关土虚,左关胁胀。尺涩遗淋,血痢可决。孕为胎病,无孕血竭。

兼脉 涩而坚大,为有实热。涩而虚软,虚火炎灼。

按:涩者,不流利、不爽快之义也。《内经》曰参伍不调,谓之凝滞而至数不和匀也。《脉诀》以轻刀刮竹为喻者,刀刮竹则阻滞而不滑也。通真子以如雨沾沙为喻者,谓雨沾金石,则滑而流利;雨沾沙土,则涩而不流也。李时珍以病蚕食叶为喻者,谓其迟慢而艰难也。伪诀云指之(嘉庆甲子本和校订本均作"下")寻之似有,举之全无,则是微脉而非涩脉也。王叔和谓其一止复来,亦有疵病。盖涩脉往来迟难,有类乎止,而实非止也。又曰:细而迟,往来难。且涩者,乃浮分多而沉分少,有类乎散而实非散也。须知极软似有若无为微脉,浮而且细且耍为濡脉,沉而且细且耍为弱脉,三者之脉,皆指下模糊而不清爽,有似乎涩而确有分别也。肺之为脏,气多血少,故右寸见之,为合度之诊。肾之为脏,专司精血,故左尺见之,为虚残之候。不问男妇,凡尺中沉涩者,必艰于嗣,正血少精伤之症也。如怀子而得涩脉,则血不足以养胎。如无孕而得涩脉,将有阴衰髓竭之忧。

大抵一切世间之物,濡润则必滑,枯槁则必涩。故滑为痰饮,涩主阴衰,理有固然,无足疑者。

虚脉阴

体象　虚合四形,浮大迟耎,及乎寻按,几不可见。

主病　虚主血虚,又主伤暑。左寸心亏,惊悸怔忡;右寸肺亏,自汗气怯。左关肝伤,血不营筋;右关脾寒,食不消化。左尺水衰,腰膝痿痹;右尺火衰,寒症蜂起。

按:虚之为义,中空不足之象也,专以耎而无力得名也。叔和云:虚脉迟大而耎,按之豁豁然空。此言最为合义。虽不言浮字,而曰按之豁豁然空,则浮字之义已包含具足矣。崔紫虚以为形大力薄,其虚可知,但欠迟字之义耳。伪诀云寻之不足,举之有余,是浮脉而非虚脉矣。浮以有力得名,虚以无力取象。有余二字,安可施之虚脉乎?杨仁斋曰:状为柳絮,散漫而迟。滑氏曰:散大而耎。二家之言,俱是散脉而非虚脉矣。夫虚脉按之虽耎,犹可见也;散脉按之绝无,不可见也。虚之异于濡者,虚则迟大而无力,濡则细小而无力也。虚之异于芤者,虚则愈按而愈软,芤则重按而仍见也。王叔和曰血虚脉虚,而独不言气虚者,何也?气为阳,主浮分;血为阴,主沉分。今浮分大而沉分空,故独主血虚耳。

夫虚脉兼迟,迟为寒象,大凡症之虚极者必挟寒,理势然也。故虚脉行指下,则益火之原,以消阴翳,可划然决矣。更有浮取之而且大且软,重按之而豁然似无,此名内真寒,外假热,古人以附子理中汤冰冷与服,治以内真寒而外假热之剂也。

实脉阳

体象　实脉有力,长大而坚,应指愊愊(bì壁:《说文解字》曰"诚志也"。愊义心志至诚),三候皆然。

主病　血实脉实,火热壅结。左寸心劳,舌强气涌;右寸肺病,呕逆咽疼。左关见实,肝火胁痛;右关见实,中满气疼。左尺见实,便闭腹疼;右尺见实,相火亢逆。

兼脉　实而且紧,寒积稽留。实而且滑,痰凝为祟。

按:实之为义,邪气盛满,坚劲有余之象也。既大矣而且兼长,既长大矣而且有力,既长大有力矣,而且浮、中、沉三候皆然,则诸阳之象,莫不毕备焉。见此脉者,必有大邪大热,大积大聚,故王叔和《脉经》云:实脉浮沉皆得,脉大而长微弦,应指愊愊然。又曰:血实脉实。又曰:脉实者,水谷为病。又曰:气来实强,是谓太过。由是测之,则但主实热,不主虚寒,较若列眉(明白)矣。故叔和有尺实则小便难之说。乃伪诀谬以尺实为小便不禁,奈何与叔和适相反耶?又妄谓如绳应指来,则是紧脉之形,而非实脉之象矣。夫紧脉之与实脉,虽相类而实相悬。盖紧脉弦急如切绳,而左右弹人手;实脉则且大且长,三候皆有力也。紧脉者热为寒束,故其象绷急而不宽舒;实脉者邪为火迫,故其象坚满而不和柔。以症合之,以理察之,便昭然于心目之间,而不可混淆矣。

又按:张洁古惑于伪诀实主虚寒之说,而遂以姜、附施治,此甚不可为训也。或实脉而兼紧者,庶乎相当;苟非紧象,而大温之剂施予大热之人,其不立毙者几希矣! 以洁古之智,当必是兼紧之治无疑耳。

长脉阳

体象　长脉迢迢,首尾俱端,直上直下,如循长竿。

主病　长主有余,气逆火盛。左寸见长,君火为病;右寸见长,满逆为定。左关见长,木实之殃;右关见长,土郁胀闷。左尺见长,奔豚冲竞(其他版本均作"兢");右尺见长,相火专令。

按:长之为义,首尾相称,往来端直也。在时为春,在卦为震,在人为肝。肝主春生之令,天地之气至此而发舒,脉象应之,故得长也。《内经》曰:长则气治。李月池曰:心脉长者,神强气壮;肾脉长者,蒂固根深。皆言平脉也。如上文主病云云,皆言病脉也。《内经》曰:肝脉来软弱招招,如揭长竿末梢,曰肝平。肝脉来盈实而滑,如循长竿,曰肝病。故知长而和缓,即合春生之气,而为健旺之征;长而硬满,即属火亢之形,而为疾病之应也。旧说过于本位,名为长脉,久久审度,而知其必不然也。寸而上过,则为溢脉,寸而下过,则为关脉;关而上过,即属寸脉,关而下过,即属尺脉;尺而上过,即属关脉,尺而下过,即属覆脉。由是察之,然则过于本位,理之所必无,而义之所不合也。惟其状如长竿,则直上直下,首尾相应,非若他脉之上下参差,首尾不匀者也。凡实、牢、弦、紧,皆兼长脉,故古人称长主有余之疾,非无本之说也。

短脉阴

体象　短脉涩小,首尾俱俯,中间突起,不能满部。

主病　短主不及,为气虚症。短居左寸,心神不定;短见右寸,肺虚头痛。短在左关,肝气有伤;短在右关,膈间为殃。左尺见短,少腹必疼;右尺见短,真火不隆。

按:短之为象,两头沉下,而中间独浮也。在时为秋,在人为肺。肺应秋金,天地之气至是而收敛,人身一小天地,故畜缩之象相应,而短脉见也。《内经》曰:短则气病。盖以气属阳,主乎充沛,若短脉独见,气衰之确兆也。然肺为主气之脏,偏与短脉相应,则又何以说也?《素问》曰肺之平脉,厌厌聂聂,如落榆荚,则短中自有和缓之象,气仍治也。若短而沉且涩,而谓气不病可乎?高阳生以短脉为中间有,两头无,为不及本位。尝衷之以至理,而知其说不能无弊也。盖脉以贯通为义,一息不运,则机缄(jiān 艰:封,闭)穷,一毫不续,则穹垠(yín 银:边,界限)判,岂有断绝不通之理哉?假使上不贯通,则为阳绝,下不贯通,则为阴绝,俱为必死之脉矣。戴同父亦悟及此,而云短脉只宜见于尺寸,若关中见短,是上不通寸,下不通尺,为阴阳绝脉而必死。据同父之说,极为有见。然尺与寸可短,依然落于阴绝阳绝矣,非两头断绝也。特两头俯而沉下,中间突而浮起,仍自贯通者也。叔和云:应指而回,不能满部。亦非短脉之合论也。

李时珍曰:长脉属肝,宜于春;短脉属肺,宜于秋。但诊肺、肝,则长、短自见。故知非其时、非其部,即为病脉也。

洪脉阳

体象 洪脉极大,状如洪水,来盛去衰,滔滔满指。

主病 洪为盛满,气壅火亢。左寸洪大,心烦舌破;右寸洪大,胸满气逆。左关见洪,肝木太过;右关见洪,脾土胀热。左尺洪大,水枯便难;右尺洪大,龙火燔灼。

按:洪脉,即大脉也。如尧时洪水之洪,喻其盛满之象。在卦为离,在时为夏,在人为心。时当朱("朱"疑为"长"之误)夏,天地之气酣满畅遂,脉者气之先声,故应之以洪。洪者,大也,以水喻也。又曰钩者,以木喻也。夏木繁滋,枝叶敷布,重而下垂,故如钩也。钩即是洪,名异实同。《素问》以洪脉为来盛去衰,颇有微旨。大抵洪脉,只是根脚阔大,却非坚硬;若使大而坚硬,则为实脉而非洪脉矣。《内经》谓大则病进,亦以其气方张也。黄帝问曰:夏脉如钩,何如而钩?岐伯曰:夏脉心也,南方火也,万物所以盛长也。其气来盛去衰,故曰钩。反此者病。黄帝曰:何如而反?岐伯曰:其气来盛去亦盛,此谓太过,病在外;其气来不盛去反盛,此谓不及,病在中。太过则令人身热而肤痛,为浸淫;不及则令人烦心,上见咳唾,下为气泄。王叔和云:夏脉洪大而散,名曰平脉。反得沉濡而滑者,是肾之乘心,水之克火,为贼邪,死不治。反得大而缓者,是脾之乘心,子之扶母,为实邪,虽病自愈。反得弦细而长者,是肝之乘心,母之归子,为虚邪,虽病易治。反得浮涩而短者,是肺之乘心,金之凌火,为微邪,虽病即瘥。凡失血、

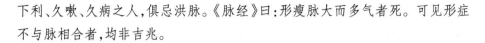

下利、久嗽、久病之人，俱忌洪脉。《脉经》曰：形瘦脉大而多气者死。可见形症不与脉相合者，均非吉兆。

微脉 阴

体象 微脉极细，而又极耍，似有若无，欲绝非绝。

主病 微脉模糊，气血大衰。左寸惊怯，右寸气促。左关寒挛，右关胃冷。左尺得微，髓绝精枯；右尺得微，阳衰命绝。

按：微之为言，若有若无也。其象极细极软，古人以尘与微并称，便可想见其细软之极矣。张仲景曰瞥瞥（piē 撇：很快）如羹上肥，状其软而无力也。萦萦（yíng 营：缠绕）如蛛丝，状其细而难见也。所以古人有言曰：似有若无，欲绝非绝。惟斯八字，可为微脉传神。若诊者心神浮越，未能虚静，而卒然持之，竟不得而见也。世俗未察微脉之义，每见脉之细者，辄以微细并称，是何其言之不审耶？轻按之而如无，故曰阳气衰；重按之而欲绝，故曰阴气竭。长病得之，多不可救者，谓正气将次灭绝也；卒病得之，犹或可生者，谓邪气不至深重也。李时珍曰：微主久虚血弱之病，阳微则恶寒，阴微则发热，自非峻补，难可回春。高阳生曰：虚中日久为崩带，漏下多时骨亦枯。尚未足以概微之主病也。

算数者以十微为一忽，十忽为一丝，十丝为一毫，十毫为一厘。由是推之，则一厘之少，分而为万，方始名微，则微之渺小难见，盖可知矣。

细脉 阴

体象 细直而软，累累萦萦，状如丝线，较显于微。

主病 细主气衰，诸虚劳损。细居左寸，怔忡不寐；细在右寸，呕吐气怯。细入左关，肝阴枯竭；细入右关，胃虚胀满。左尺若细，泄痢遗精；右尺若细，下元冷惫。

按：细之为义，小也，细也，状如丝也。微脉则模糊而难见，细脉则显明而易见，故细比于微稍稍较大也。伪诀乃云极细，则是微脉而非细脉矣。王启玄曰：状如莠蓬。善摩其柔细之态也。王叔和《脉经》云：细为血少气衰，有此症则顺，无此症则逆。故吐利、失血，得沉细者生。忧劳过度之人，脉亦多细，为自戕其气血也。春夏之令，少壮之人，俱忌细脉，谓其不与时合，不与形合也。秋冬之际，老弱之人，不在禁忌之例。

大抵细脉、微脉，俱为阳气衰残之候。《内经》曰：气主煦之。非行温补，何以复其散失之元乎？尝见虚损之人，脉已细而身常热，医者不究其元，而以凉剂投之,何异于恶醉而强酒？遂使真阳散败,饮食不进,上呕下泄,是速之使毙耳。《素问》曰:壮火食气,少火生气。人非少火,无以运行三焦,熟腐水谷。未彻乎此者,安足以操司命之权哉？然虚劳之脉,细数不可并见,并见者必死。细则气衰,数则血败,气血交穷,短期将至,虽和缓投治,亦无回生之日矣。

濡脉 阴中之阳

体象　濡脉细软,悬于浮分,举之乃见,按之即空。

主病　濡主阴虚,髓绝精伤。左寸见濡,健忘惊悸;右寸见濡,腠虚自汗。左关逢之,血不营筋;右关逢之,脾虚湿侵。左尺得濡,精血枯损;右尺得之,火败命垂(其他版本均作"乖")。

按:濡之为名,即软之义也。必在浮候见其细软;若中候沉候,不可得而见也。王叔和比之帛浮水面,李时珍比之水上浮沤,皆曲状其随手而没之象也。《脉经》言轻手相得,按之无有。伪诀反言按之似有举还无。悖戾(lì 例:不顺从)一至此耶！且按之则似有,举之则全无,是弱脉而非濡脉矣。濡脉之浮软,与虚脉相类,但虚脉形大,而濡脉形小也。濡脉之细小,与弱脉相类,但弱在沉分,而濡在浮分也。濡脉之无根,与散脉相类,但散脉从浮大而渐至于沉绝,濡脉从浮小而渐至于不见也。从大而至无者,为全凶之象;从小而之无者,为吉凶相半也。

浮主气分,浮举之而可得,气犹未败;沉主血分,沉按之而全无,血已伤残。在久病老年之人见之,尚未至于命绝,为其脉与症合也。若平人及少壮及暴病见之,名为无根之脉,去死不远矣。

弱脉 阴

体象　弱脉细小,见于沉分,举之则无,按之乃得。

主病　弱为阳陷,真气衰弱。左寸心虚,惊悸健忘;右寸肺虚,自汗短气。左关木枯,必苦挛急;右关土寒,水谷之疴。左尺弱形,涸流可征;右尺若见,阳陷可验。

按:弱之为义,沉而细小之候也。叔和《脉经》云:弱脉极耎而沉细,按之乃得,举手无有。何其彰明详尽也。伪诀乃借叔和之名以欺世者,而反以弱脉为轻手乃得,是明与叔和相戾！且是濡脉之形,而非弱脉之象矣。因知高阳生误以濡脉为弱,弱脉为濡,不意欲立言之人,而不加考据乃尔耶！即黎氏浮沤之喻,亦误以濡脉为弱脉矣。夫浮以候阳,阳主气分;浮取之而如无,则阳气衰微,确然可据。夫阳气者,所以卫外而为固者也,亦所以运行三焦,熟腐五谷者也。

弱脉呈形,而阴霾已极,自非见睍(xiàn 现:小视貌),而阳何以复耶?《素问》曰:脉弱以滑,是有胃气;脉弱以涩,是为久病。愚谓弱堪重按,阴犹未绝;若兼涩象,则气血交败,生理灭绝矣。仲景云:阳陷入阴,当恶寒发热。久病及衰年见之,犹可维援;新病及少壮得之,必死安待? 柳氏曰:气虚则脉弱。寸弱阳虚,尺弱阴虚,关弱胃虚。

紧脉阴中之阳

体象 紧脉有力,左右弹人,如绞转索,如切紧绳。

主病 紧主寒邪,亦主诸痛。左寸逢紧,心满急痛;右寸逢紧,伤寒喘嗽。左关、人迎,浮紧伤寒;右关、气口,沉紧伤食。左尺见之,脐下痛极;右尺见之,奔豚疝疾。

兼脉 浮紧伤寒,沉紧伤食。急而紧者,是为遁尸。数而紧者,当主鬼击(嘉庆甲子本和校订本均作"祟")。

按:紧者,绷急而兼绞转之形也。古称热则筋纵,寒则筋急。此惟热郁于内,而寒束于外,故紧急绞转之象,征见于脉耳。《素问》曰:往来有力,左右弹人手。则刚劲之概可鞠(疑"鞠"为"掬"字之误)。夫寒者,北方刚劲肃杀之气,故紧急中复兼左右弹手之象耳。仲景曰如转索无常。叔和曰数如切绳。丹溪曰如纫箪(diàn 甸)线(细竹条片)。譬如以二股三股纠合为绳,必旋转而绞,乃紧而成绳耳。可见紧之为义,不独纵有挺急,抑且横有转侧也。苟非横有转侧,则《内经》之左右弹人,仲景之转索,丹溪之纫线,叔和之切绳,将何所取义乎? 高阳生伪诀未察诸家之说,而妄云寥寥入尺来,不知于紧之义何居乎?! 盖紧之挺急而劲,与弦相类,但比之于弦,更有加于挺劲之异,及转如绳线之状也。

中恶、祟乘之脉而得浮紧,谓邪方炽而脉无根也;咳嗽、虚损之脉而得沉紧,谓正已虚而邪已痼也。咸在不治之例。

缓脉阴

体象 缓脉四至,来往和匀,微风轻飐,初春杨柳。

兼脉主病 缓为胃气,不主于病。取其兼见,方可断症。浮缓风伤,沉缓寒湿。缓大风虚,缓细湿痹。缓涩脾薄,缓弱气虚。左寸涩缓,少阴血虚;右寸浮缓,风邪所居。左关浮缓,肝风内鼓;右关沉缓,土弱湿侵。左尺缓涩,精宫不及;右尺缓细,真阳衰极。

按:缓脉以宽舒和缓为义,与紧脉正相反也。在卦为坤,在五行为土,在时令为四季之末,在人身为足太阴脾。若阳寸阴尺,上下同等,浮大而耎,无有偏胜者,和平之脉也。故曰缓而和匀,不浮不沉,不大不小,不疾不徐,意气欣欣,悠攸(疑"攸"为"悠"字之误)扬扬,难以名状者,此真胃气脉也。又云土为万物之母,中气调和,则百疾不生。又一切脉中皆须挟缓,谓之胃气;但得本脏之脉,无胃气以和之,则真脏脉见,与之短期。又曰有胃气则生,无胃气则死。缓之于脉大矣哉! 是故缓脉不主疾病,惟考其兼见之脉,乃可断其为病耳。岐伯曰:脾者土也,孤脏以灌四旁者也。善者不可见,恶者可见。其来如水之流,此为太过,病在外;如乌之喙,此谓不及,病在中。太过则令人四肢沉重;不及则令人九窍壅塞不通。王叔和《脉经》云:脾旺之时,其脉大,阿阿而缓,名曰平脉。反得弦细而长者,是肝之乘脾,木之克土,为贼邪,死不治。反得浮涩而短,是肺之乘脾,子之扶母,为实邪,虽病自愈。反得洪大而散者,是心之乘脾,母之归子,为虚邪,虽病易治。反得沉濡而滑者,是肾之乘脾,水之凌土,为微邪,虽病即瘥。高阳生伪诀以缓脉主脾热、口臭、反胃、齿痛、梦鬼诸症,出自杜撰,与缓脉无涉也。

弦脉阳中之阴

体象　弦如琴弦,轻虚而滑,端直以长,指下挺然。

主病　弦为肝风,主痛主疟,主痰主饮。弦在左寸,心中必痛;弦在右寸,胸及头疼。左关弦弓(嘉庆甲子本和校订本均作"见"),痰疟癥瘕;右关弦见,胃寒膈痛。左尺逢弦,饮在下焦;右尺逢弦,足挛疝痛。

兼脉　浮弦支饮,沉弦悬饮。弦数多热,弦迟多寒。弦大主虚,弦细拘急。阳弦头痛,阴弦腹痛。单弦饮癖,双弦寒痼。

按:弦之为义,如琴弦之挺直而略带长也。在八卦为震,在五行为木,在四时为春,在五脏为肝。经曰:少阳之气温和软弱,故脉为弦。岐伯曰:春脉肝也,东方木也,万物之所以始生也。故其气来濡弱,轻虚而滑,端直以长,故曰弦。反此者病。其气来实而强,此为太过,病在外;其气来不实而微,此为不及,病在中。太过则令人善怒,忽忽眩冒而巅疾;不及则令人胸胁痛引背,两胁胀满。又曰:肝脉来濡弱迢迢,如揭长竿末梢,曰肝平。又曰:肝脉来盈实而滑,如循长竿,曰肝病。肝脉来急而益劲,如张弓弦,曰肝死。弦脉与长脉,皆主春令,但弦为初春之象,阳中之阴,天气犹寒,故如琴弦之端直而挺然,稍带一分之紧急也;长为暮春之象,纯属于阳,绝无寒意,故如木干之迢直以长,纯是发生之气象也。戴同父云:弦而耎,其病轻;弦而硬,其病重。深契《内经》之旨。两关俱弦,谓之双弦,若不能食,为木来克土,土已负也,必不可治。《素问》云端直以长;叔和云如张弓弦;巢氏云按之不移,察察如按琴瑟弦;戴同父云从中直过,挺然指下。诸家之论弦脉,可谓深切著明矣。高阳生乃言时时带数,又言脉紧状绳牵,则是紧脉之象,安在其弦脉之义哉?

动脉阳

体象　动无头尾,其动如豆,厥厥动摇,必兼滑数。

主病　动脉主痛,亦主于惊。左寸得动,惊悸可断;右寸得动,自汗无疑。左关若动,惊及拘挛;右关若动,心脾疼痛。左尺见之,亡精为病;右尺见之,龙火奋迅。

按:动之为义,以厥厥动摇,急数有力得名也。两头俯下,中间突起,极与短脉相类;但短脉为阴,不数不硬不滑也。关前为阳,关后为阴。故仲景云:阳动则汗出。分明指左寸属心,汗为心之液,右寸属肺,主皮毛而司腠理,故汗出也。又曰:阴动则发热。分明指左尺见动,为肾水之不足,右尺见动,谓相火虚炎,故发热也。因是而知旧说言动脉只见于关上者,非也。且《素问》曰:妇人手少阴心脉动甚者,为妊子也。然则手少阴明隶于左寸矣,而谓独见于关可乎? 成无己曰:阴阳相搏,则虚者动,故阳虚则阳动,阴虚则阴动。以关前为阳,主汗出,关后为阴,主发热,岂不精妥! 而庞安常强为之说,云:关前三分为阳,关后三分为阴,正当关位,半阴半阳,故动随虚见。是亦泥动脉只见于关之说也。高阳生伪诀云:寻之似有,举之还无。是弱脉而非动脉矣。又曰:不离其处,不往不来,三关沉沉。含糊谬妄,无一字与动脉合义矣。詹氏曰:如钩如毛。则混于浮大之脉,尤堪捧腹。

促脉阳

体象　促为急促,数时一止,如趋而厥,进则必死。

主病　促因火亢,亦因物停。左寸见促,心火炎炎;右寸见促,肺鸣咯咯。促见左关,血滞为殃;促后(疑"后"字为"见")右关,脾宫食滞。左尺逢之,遗滑堪忧;右尺逢之,灼热为定。

按:促之为义,于急促之中时见一歇止,为阳盛之象也。黎氏曰:如蹶之趣,徐疾不常。深得其义。王叔和云:促脉来去数,时一止复来。亦颇明快。夫人身之气血,贯注于经脉之间者,刻刻流行,绵绵不息,凡一昼夜当五十营,不应数者,名曰狂生。其应于脉之至数者,如鼓应桴,罔或有忒(tè 特:差错)也。脏气乖违,则稽留凝泣,阻其运行之机,因而歇止者,其症为轻。若真元衰惫,则阳弛阴涸,失其揆度之常,因而歇止者,其症为重。然促脉之故,得于脏气乖违者,十之六七;得于真元衰惫者,十之二三。或因气滞,或因血凝,或因痰停,或因食壅,或外因六气,或内因七情,皆能阻遏其运行之机,故虽当往来急数之时,忽见一止耳。如止数渐稀,则为病瘥;止数渐增,则为病剧。伪诀但言并居寸口,已非促脉之义;且不言时止,尤为瞆瞆矣。

燕都王湛六,以脾泄求治,神疲色瘁。诊得促脉,或十四五至得一止,或十七八至得一止。余谓其原医者曰:法在不治。而医者争之曰:此非代脉,不过促耳,何先生之轻命耶? 余曰:是真元败坏,阴阳交穷,而促脉呈形,与稽留凝泣而见促者,不相侔(móu 谋:相等)也。医者唯唯。居一月果殁(mò 默:死)。

结　脉

体象　结为凝结,缓时一止,徐行而怠,颇得其旨。

主病　结属阴寒,亦因凝积。左寸心寒,疼痛可决;右寸肺虚,气寒凝结。左关结见,疝瘕必现;右关结形,痰滞食停。左尺结见,痿躄之疴;右尺见结,阴寒为楚。

按:结之为义,结而不散,迟滞中时见一止也。古人譬之徐行而怠,偶羁一步,可为结脉传神。大凡热则流行,寒则停滞,理势然也。夫阴寒之中,且挟凝结,喻如隆冬天气严肃,流水冰坚也。少火衰弱,中气虚寒,失其乾健之运,则气血痰食互相纠缠,运行之机缄不利,故脉应之而成结也。越人云:结甚则积甚,结微则气微。浮结者外有痛积,伏结者内有积聚。故知结而有力者,方为积聚;结而无力者,是真气衰弱,违其运化之常,惟一味温补为正治也。仲景云:累累如循长竿,曰阴结;蔼蔼如车盖,曰阳结。王叔和云:如麻子动摇,旋引旋收,聚散不常,曰结,主死。夫是三者,虽同名为结,而义实有别。浮分得之为阳结;沉分得之为阴结;止数频多,参伍不调,为不治之症。由斯测之,则结之主症,未可以一端尽也。伪诀云:或来或去,聚而却还。律以缓时一止之义,几同寐语矣。

代脉阴

体象　代为禅代,止有常数,不能自还,良久复动。

主病　代主脏衰,危恶之候。脾土败坏,吐利为咎,中寒不食,腹疼难救。两动一止,三四日死;四动一止,六七日死。次第推求,不失经旨。

按:代者,禅代之义也。如四时之禅代,不愆其期也。结、促之止,止无常数;代脉之止,止有常数。结、促之止,一止即来;代脉之止,良久方还。《内经》以代脉一见,为脏气衰微,脾气脱绝之诊也。惟伤寒心悸,怀胎三月,或七情太过,或跌打重伤,及风家痛症,俱不忌代脉,未可断其必死耳。滑伯仁曰:无病而羸瘦脉代者,危候也;有病而气血乍损,只为病脉。此伯仁为暴病者言也。若久病得代脉而冀其回春者,万不得一也。《内经》曰:代则气衰。又曰:代散者死。夫代脉见而脾土衰,散脉见而肾水绝,二脉交见,虽在神圣,亦且望而却走矣。大抵脉来一息五至,则肺心脾肝肾五脏之气皆足也。故五十动而不一止者,合大衍之数,谓之平脉。反此,则止乃见焉。肾气不能至,则四十动一止;肝气不能至,则三十动一止;脾气不能至,则二十动一止;心气不能至,则十动一至;肺气不能至,则四五动一止。戴同父云:三部九候,每候必满五十动,出自《难经》。而伪诀五脏歌中,皆以四十五动为准,乖于经旨。伪诀又云:四十一止一脏绝,却后四年多殁命。荒疵越理,莫此为甚。夫人岂有一脏既绝,尚活四年之理哉!

历考《内经》,而知代脉之义,别自有说。如《宣明五气篇》曰脾脉代。《邪气脏腑病形篇》云黄者其脉代。皆言脏气之常候,非谓代为止也。《平人气象论》曰长夏胃微软弱曰平,但代无胃曰死者,盖言无胃气而死,亦非以代为止也。如云五十动而不一代者,是乃至数之代也。若脉平匀而忽强忽弱者,乃形体之代,即《平人气象论》所言者是也。若脾旺四季,而随时更代者,乃气候之代,即《宣明五气》等篇所云者是也。脉无定候,更变不常,则均谓之代,各因其变而察其情,庶足以穷其妙耳。

善化县黄桂岩,心疼夺食,脉三动一止,良久不能自还。施笠泽云:五脏之气不至,法当旦夕死。余曰:古人谓痛甚者脉多代。周梅屋云少得代脉者死,老得代脉者生。今桂岩春秋高矣,而胸腹负(负,即遭受)痛,虽有代脉,不足虑也。果越两旬而桂岩起矣。故医非博览,未易穷脉之变耳!

革脉阳中之阴

体象 革大弦急,浮取即得,按之乃空,浑如鼓革。

主病 革主表寒,亦属中虚。左寸之革,心血虚痛;右寸之革,金衰气壅。左关遇之,疝瘕为祟;右关遇之,土虚为疼。左尺之革,精空可必;右尺之革,殒命为忧。女人得之,半产漏下。

按:革者,皮革之象也。表邪有余,而内则不足也。恰如鼓皮,外则绷急,内则空虚也。浮举之而弦大,非绷急之象乎?沉按之而豁然,非中空之象乎?惟表有寒邪,故弦急之象见焉;惟中亏气血,故空虚之象显焉。仲景曰:革脉弦而芤,弦则为寒,芤则为虚,虚寒相搏,此名为革。男子亡血失精,女人半产漏下。王叔和云:三部脉革,长病得之死,卒病得之生。李时珍云:此芤、弦二脉相合,故均主失血之候。诸家脉书皆以为即牢脉也,故或有革无牢,或有牢无革,溷淆莫辨,不知革浮牢沉,革虚牢实,形与症皆异也。《甲乙经》云:浑浑革至如涌泉,病进而色弊,绵绵其去如弦绝者死。谓脉来浑浊革变,急如泉涌,出而不返也。观其曰涌泉,则浮取之不止于弦大,而且数且搏且滑矣;曰弦绝,则重按之不止于豁然,而且绝无根蒂矣,故曰死也。王觊以为溢脉者,自寸而上贯于鱼际,直冲而上,如水之沸而盈溢也,与革脉奚涉乎? 丹溪曰如按鼓皮。其于中空外急之义,最为亲切之喻。

牢脉阴中之阳

体象　牢在沉分,大而弦实,浮中二候,了不可得。

主病　牢主坚积,病在乎内。左寸之牢,伏梁为病;右寸之牢,息贲可定。左关见牢,肝家血积;右关见牢,阴寒痃癖。左尺牢形,奔豚为患;右尺牢形,疝瘕痛甚。

按:牢有二义,坚牢固实之义,又深居在内之义。故树木以根深为牢,盖深入于下者也。监狱以禁囚为牢,深藏于内者也。仲景曰寒则牢固,又有坚固之义也。沈氏曰:似沉似伏,牢之位也;实大弦长,牢之体也。牢脉所主之症,以其在沉分也,故悉属阴寒;以其形弦实也,故咸为坚积。若夫失血亡精之人,则内虚,而当得革脉,乃为正象;若反得牢脉,是脉与疟(疑"疟"应为"病")相反,可以卜死期矣。伪诀云:寻之则无,按之则有。但依稀仿佛,却不言实大弦长之形象,是沉脉而非牢脉矣。又曰:脉入皮肤辨息难。更以牢为死亡之脉矣,其谬可胜言哉! 叔和《脉经》云:牢脉似沉似伏,实大而长,微弦。可谓明尽其状。至伏脉虽重按之亦不可见,必推筋至骨,乃见其形,而牢脉既实大弦长,才重按之,便满指有力矣,又何以谓之似伏乎? 脉之义幽而难明,非字字推敲,展转审辨,能无遗后学之疑惑哉?

散　脉

体象　散脉浮乱,有表无里,中候渐空,按则绝矣。

主病　散为本伤,见则危殆。左寸见散,怔忡不寐;右寸见散,自汗淋漓。左关之散,当有溢饮;右关之散,胀满蛊疾。左尺见散,北方水竭;右尺得之,阳消命绝。

按：散有二义，自有渐无之象，亦散乱不整之象也。当浮候之，俨然大而成其为脉也；及中候之，顿觉无力而减其十之七八矣；至沉候之，杳(yǎo咬，无影无声)然不可得而见矣。渐重渐无，渐轻渐有。明乎此八字，而散字之义得，散脉之形确著矣。故叔和云：散脉大而散，有表无里。字字斟酌，毫不苟且者也。崔氏云：涣漫不收。盖涣漫即浮大之义，而不收即无根之义，虽得其大意，而未能言之凿凿也。柳氏云：无统纪，无拘束，至数不齐，或来多去少，或去多来少，涣散不收，如杨花散漫之象。夫杨花散漫，即轻飘而无根之说也。其言至数不齐，多少不一，则散乱而不整齐严肃之象也。此又补叔和未备之旨，深得散脉神者也。戴同父云：心脉浮大而散，肺脉短涩而散，皆平脉也。心脉猝散而怔忡，肺脉猝散为汗出，肝脉猝散为溢饮，脾脉猝散为胕肿皆病脉也。肾脉猝散，诸病脉见散，皆死脉也。古人以代、散为必死者，盖散为肾败之征，代为脾绝之候也。肾脉本沉，而散脉按之不可得见，是先天资始之根本绝也。脾脉主信，而代脉歇至不愆其期，是后天资生之根本绝也。故二脉独见，均为危殆之候；而二脉交见，尤为必死之符。

芤脉阳中之阴

体象 芤乃草名，绝类慈葱，浮沉俱有，中候独空。

主病 芤脉中空，故主失血。左寸呈芤，心主丧血；右寸呈芤，相傅阴伤。芤入左关，肝血不藏；芤现右关，脾血不摄。左尺如芤，便红为咎；右尺如芤，火炎精漏。

按：芤之为义，两边俱有，中央独空之象也。芤乃草名，其状与葱无以异也。假令以指候葱，浮候之着上面之葱皮，中候之正当葱之空处，沉候之又着下面之葱皮，以是审察，则芤脉之名象，昭然于心目之间，确乎无可疑矣。刘三点云：芤脉何似？绝类慈葱，指下成窟，有边无中。叔和云：芤脉浮大而软，按之中央空，两边实。二家之言，其于芤脉已无遗蕴矣。戴同父云：营行脉中，脉以血为形。芤脉中空，脱血之象也。伪诀云：两头有，中间无。以头字易《脉经》之边字，未明中候独空之旨，则是上下之脉划然中断，而成阴绝阳绝之诊矣。又云：寸芤积血在胸中，关里逢芤肠胃痈。是以芤为蓄血积聚之实脉，非失血虚家之空脉矣。以李时珍之博洽明通，亦祖述其言为主病之歌，岂非千虑之一失乎？！伪诀又云：芤主淋沥，气入小肠。与失血之候，有何干涉？种种邪讹，误人不小，不得不详为之辨也。即叔和《脉经》云：三部脉芤，长病得之生，卒病得之死。然暴失血者脉多芤，而卒病得之死可乎？其言亦不能无疵也。至刘肖斋所引诸家论芤脉者,多出附会,不可尽信。

伏脉阴

体象 伏为隐伏,更下于沉,推筋著骨,始得其形。

主病 伏脉为阴,受病入深。伏犯左寸,血郁之症;伏居右寸,气郁之疴。左关值伏,肝血在腹;右关值伏,寒凝水谷。左尺伏见,疝瘕可验;右尺伏藏,少火消亡。

按:伏之为义,隐伏而不见之谓也。浮、中二候,绝无影响,虽至沉候,亦不可见,必推筋至骨,方始得见耳。故其主病,多在沉阴之分,隐深之处,非轻浅之剂所能破其藩垣也。在《伤寒论》中,以一手脉伏为单伏,两手脉伏曰双伏,不可以阳症见阴脉为例也。火邪内郁,不得发越,乃阳极似阴,故脉伏者必有大汗而解,正如久旱将雨,必先六合阴晦,一回雨后,庶物咸苏也。又有阴症伤寒,先有伏阴在内,而外复感寒邪,阴气壮盛,阳气衰微,四肢厥逆,六脉沉伏,须投姜、附及灸关元,阳乃复回,脉乃复出也。若太溪、冲阳皆无脉者,则必死无疑。刘玄宾云:伏脉不可发汗,为其非表脉也,亦为其将自有汗也。乃伪诀云徐徐发汗,而洁古欲以附子细辛麻黄汤发之,皆非伏脉所宜也。伪诀论形象则妄曰:寻之似有,定息全无。是于中候见形矣,在伏之名义何居乎?

疾脉阳

体象 疾为急疾,数之至极,七至八至,脉流薄疾。

主病 疾为阳极,阴气欲竭。脉号离经,虚魂将绝,渐进渐疾,旦夕殒灭。左寸居疾,弗戢(jí 集:收敛)自焚;右寸居疾,金被火乘。左关疾也,肝阴已绝;右关疾也,脾阴消竭。左尺疾兮,涸(hé 貉)辙(zhé 蛰:出自成语"涸辙之鲋"。见《庄子·外物》。喻处于困境,急待援助)难濡;右尺疾兮,赫(hè 贺)曦(xī 西:光明盛大貌)过极。

按:六至以上,脉有两称,或名曰疾,或名曰极,总是急速之形,数之甚者也。是惟伤寒热极,方见此脉,非他疾所恒有也。若劳瘵虚惫之人,亦或见之,则阴髓下竭,阳光上亢,有日无月,可与之决短期矣。阴阳易病者,脉常七八至,号为离经,是已登死籍者也。至夫孕妇将产,亦得离经之脉,此又非以七八至得名。如昨浮今沉,昨大今小,昨迟今数,昨滑今涩,但离于平素经常之脉,即名为离经矣。大都一息四至,则一昼一夜约一万三千五百息,通计之当五十周于身,而脉行八百一十丈,此人身经脉流行之常度也。若一呼四至,则一日一夜周于身者当一百营,而脉遂行一千六百余丈矣。必至喘促声嘶,仅呼吸于胸中数寸之间,而不能达于根蒂,真阴极于下,孤阳亢于上,而气之短已极矣。夫人之生死由于气,气之聚散由乎血,凡残喘之尚延者,只凭此一线之气未绝耳。一息八至之候,则气已欲脱,而犹冀以草木生之,何怪乎不相及也!

脉 法 总 论

脉状颇多,未可以二十八字尽之也。然于表里、阴阳、气血、虚实之义,已能括其纲要矣。如《内经》之所曰鼓者,且浮且大也。曰搏者,且大且强也。曰竖者,实之别名也。曰横者,洪之别名也。曰急者,紧之别名也。曰喘者,且浮且数也。曰躁者,且浮且疾也。曰疏者,且迟且软也。曰格者,人迎倍大也。曰关者,气口倍大也。此二脉者,后世不能深维《内经》之旨,而误作病名,不知病因脉而得名也。曰溢者,自寸口上越鱼际,气有余也。曰覆者,自尺部下达臂间,血有余也。

如仲景论脉,曰纵者,水乘火,金乘木也。曰横者,火乘水,木乘金也。曰逆者,水乘金,火乘木也。曰顺者,金乘水,木乘火也。曰反者,来微去大,病在里也。曰覆者,头小本大,病在表也。曰高者,卫气盛也,阳脉强也。曰章者,营气盛也,阴脉强也。曰纲者,高章相搏也。曰惵者,卫气弱也,阳脉衰也。曰卑者,营气弱也,阴脉衰也。曰损者,惵卑相搏也。

《内经》十二,仲景十二,凡得二十四脉,未尝非辨证之旨诀,而世皆置若罔闻,则有愁(同惭)于司命之职矣。虽二十八脉亦已含藏诸义,然不详于二十四字之义,又安能入二十八字之奥哉?而犹不止此也。阴阳不可不分而剖,色脉不可不合而稽,尺肤(诊尺肤最早见于《灵枢·论疾诊尺》篇。其部位在肘关节下至手腕之皮肤的诊察,以了解全身病情)不可不详而考,主病不可不谙(ān 安:熟悉)而识,四者得(以下四段论"四者"之详),而持脉之道思过半矣。

《脉要精微论》云:微妙在脉,不可不察。察之有纪,从阴阳始。始之有经,从五行生。生之有度,四时为宜。彼春之暖,为夏之暑。彼秋之忿,为冬之怒。四变之动,脉与之上下。是以圣人持脉之道,先后阴阳而持之。若阳动阴静,阳刚阴柔,阳升阴降,阳前阴后,阳上阴下,阳左阴右,数者为阳,迟者为阴,表者为阳,里者为阴,至者为阳,去者为阴,进者为阳,退者为阴,其恒经也。或阴盛之极,反得阳象,或阳亢之极,反得阴征,或阳穷而阴乘之,或阴穷而阳乘之,随症更迁,与时变易,此阴阳之不可不分而剖也。岐伯曰:察脉动静,以视精明,察五色,观五脏有余不足,六腑强弱,形之盛衰,以此参伍,决死生之分。又曰:形气

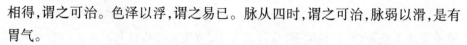

相得,谓之可治。色泽以浮,谓之易已。脉从四时,谓之可治,脉弱以滑,是有胃气。

《灵枢》曰:色脉与尺,如鼓桴相应,青者脉弦,赤者脉钩,黄者脉代,白者脉毛,黑者脉石。见其色而不得其脉,反得相胜之脉,则死矣;得相生之脉,则病已矣。又曰:精明五色者,气之华也。赤欲如白裹朱,不欲如赭;白欲如鹅羽,不欲如盐;青欲如苍璧,不欲如蓝;黄欲如罗裹雄黄,不欲如黄土;黑欲如重漆色,不欲如地苍。此色脉之不可不合而稽也。

《灵枢》曰:审尺之缓急大小滑涩,肉之坚脆,而病形定矣。目窠微肿,颈脉动,时咳,按之手足窅(yǎo咬:形容深)而不起,风水肤胀也。尺肤滑而淖(nào闹:形容湿润)泽者,风也。尺肉弱者,解㑊(xièyì谢易:是"懈惰"或"懈怠"的音转)安卧;脱肉者,寒热不治。尺肤涩者,风痹也。尺肤粗如枯鱼之鳞者,伤饮也。尺肤热甚,脉盛躁者,病温也。脉盛而滑者,病且出也。尺肤寒,脉小者,泄而少气。尺肤炬然,寒热也。肘所独热者,腰以上热;手所独热者,腰以下热。肘后粗以下三四寸热者,肠中有虫。掌中热者,腹热;掌中寒者,腹寒。鱼上有青脉者,胃中寒。尺炬然热,人迎大,当夺血。尺坚大,脉小,少气,悗(màn闷:烦闷)有加,立死。又曰:脉急者尺肤亦急,脉缓者尺肤亦缓,脉小者尺肤亦减而少气,脉大者尺肤亦贲而起,脉滑者尺肤亦滑,脉涩者尺肤亦涩。此尺肤之不可不详而考也。

《脉要精微论》曰:长则气治,短则气病,数则烦心,大则病进,上盛则气高,下盛则气胀,代则气衰,细则气少,涩则心痛。浑浑革至如涌泉,病进而色弊,绵绵其去如弦绝者死。《平人气象论》曰:脉短者头疼,脉长者足胫痛,脉促上击者肩背痛。脉沉而坚者病在中,脉浮而盛者病在外。脉沉而弱,寒热及疝瘕,少腹痛。脉沉而横,胁下有积,腹中有横积痛。脉沉而喘曰寒热。脉盛滑坚者病在外,脉小实而坚者病在内。小弱以涩,谓之久病;浮滑而疾,谓之新病。脉急者,疝瘕少腹痛。脉滑曰风,脉涩曰痹。缓而滑曰热中;盛而紧曰胀。臂多青脉曰脱血。尺脉缓涩,谓之解㑊安卧。脉盛谓之脱血。尺涩脉滑,谓之多汗;尺寒脉细,谓之后泄;尺脉粗常热者,谓之热中。此主病之不可不谙而识也。

如上所述,不过大略耳。若欲达变探微,非精研《灵》《素》,博综百家不可也。许胤(yìn印)宗曰:脉之候幽而难明,吾意所解,口莫能宣也。口且莫能宣,而笔又乌能写乎?博极而心灵自启,思深而神鬼将通(校订本作"神明自通")则三指有隔垣之照,二竖(指病魔。见《左传·成公十年》)无膏肓之遁(即"遁")矣。

附录　审(脉)象论

导读：《审(脉)象论》一文录自李中梓《删补颐生微论·卷之一·审象论第六》。该文简明扼要地论述了八点内容：一是相类之脉；二是相反之脉；三是复合之脉；四是五脏六腑之平脉。接着论述四时六气之脉(时令者，四时之变，脉与之应也)、五运之脉(夫按政运者，所以明不应之脉)、病危之脉(真脏者，所以明不治之脉)以及七绝脉。这后四点内容，前二点内容抽象难解，后二点与《诊家正眼》之相关内容相类，故将这四点删去。节录前四点于下。

夫证之不齐，难以枚举，而尽欲以指下得其情，则戛戛(jiá 颊：戛戛，形容困难)乎难之矣。先哲有言曰：脉有神机，微而莫显，胸中了了，指下难明。况胸中昧昧，而思指下全生，庸可几乎(庸，岂、怎么。几，苗头。此句大意：怎么可知其神机呢)？脉固不象，不能比类以晰其似，对比以别其殊，辨兼至以定名，察平脉以昭治，分六气以测证，按运政以观应，审真脏以知亡，则咭哗虽勤，而临视莫适，轻言谈笑，乱说是非，御人口给，言不由衷。试一思之，真堪愧绝。余是以不揣鄙陋，略陈概云。

比类者，所以明相类之脉。洪与虚，皆浮也，浮而有力为洪，浮而无力为虚。沉与伏皆沉也，伏脉行于筋间，必推筋至骨乃可见也。数与紧皆急也，数脉以六至得名，紧则不必六至，惟弦急而左右弹，状如切紧绳也。迟与缓皆慢也，迟则三至，极其迟慢；缓则四至，徐而不迫。实与牢皆兼弦大实长之四脉也，实则浮中沉三取皆然，牢则但于沉候取也。洪与实皆有力也，洪则重按少衰，实则按之亦盛也。革与牢皆大而弦也，革则浮取而得，牢则沉取而见也。濡与弱皆细小也，濡在浮分，重按即不见也；弱主沉分，轻取不可见也。细与微皆无力也，细则指下分明，微则似有若无，模糊难见矣。短与动皆无头尾，短为阴脉，其来迟滞；动则阳脉，其来滑数。促结涩代皆有止者也，数时一止为促；缓时一止为结；往来迟滞，似止非止为涩；动而中止，不能自还，止有定数为代。

对比者，所以明相反之脉。浮沉者，脉之升降也。迟数者，脉之急慢也。滑涩者，脉之通滞也。虚实者，脉之刚柔也。长短者，脉之盈缩也。洪微者，脉之盛衰也。紧缓者，脉之张弛也。促结者，脉之阴阳也。濡弱者，脉之穷于进退者也。芤弦者，脉之见于盛衰者也。经曰：前大后小，前小后大，来疾去除，来徐去疾，去不盛来反盛，去盛来不盛，乍大乍小，乍长乍短，乍数乍疏，是又二脉之偶见者也。

兼至者，合众脉以成一脉也。浮而细且软为濡；沉而细且软为弱；浮而极细极软,似有若无为微;浮而且大且弦且长之合为革;沉而且大且弦且长之合为牢;且大且长,浮中沉皆有力为实。

平脉者,各部之本脉也。足厥阴肝,沉而弦长;足少阴肾,沉实而滑;足太阴脾,中和而缓;足少阳胆,弦大而浮;足阳明胃,浮长而涩;足太阳膀胱,洪滑而长;手少阴心,洪大而散;手太阴肺,浮涩而短;手厥阴心胞络,浮大而散;手少阳三焦,洪大而急;手阳明大肠,浮短而滑;手太阳小肠,洪大而紧。

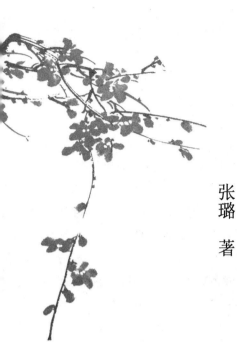

第四辑

诊宗三昧

张璐 著

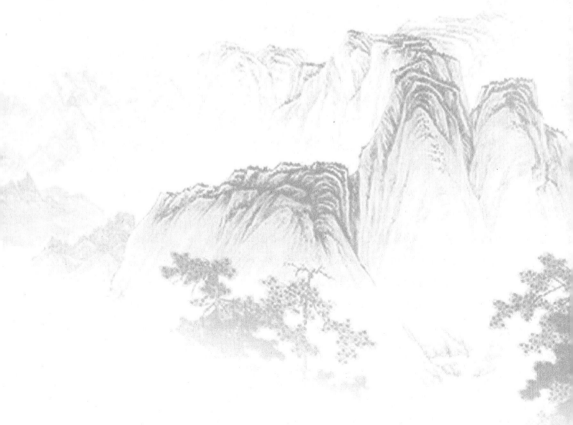

概　述

　　张璐,字路玉,号石顽老人,清代吴江(今属江苏)人(《清史稿》作江南长洲人)。生于1617年(明万历四十五年),卒于1698年(清康熙三十七年),享年81岁。张氏少而颖悟,博学儒业,文思敏捷,诗宗晚唐。本欲攻举子业,步入仕途,然时值明末,朝纲混乱,国势倾危,自叹生遭世变,颠沛流离,乏经国济世之路,遂弃绝科举,29岁时专心"性命之学",读书精博,上自轩辕、岐伯,下迄后代,凡医药书籍,无不搜览。明亡后,清军南下,人民逃难,流离困苦。张璐避乱于吴县西南太湖洞庭山中十余年,精研医药,并著医书。清代顺治已亥(1659年),才返回乡里行医。张氏医名甚重,被誉为"国手"。与喻嘉言、吴谦并称为清初医学三大家。

　　张氏著作颇多,有《伤寒缵论》《伤寒绪论》《张氏医通》《本经逢原》《诊宗三昧》《千金方衍义》《伤寒舌鉴》《伤寒兼证析义》等。张璐的学术成就主要有三:第一,研究杂病学贯古今,博采众长,活学活用,精心著作,"岁逾五甲,稿凡十易",终于在八旬晚年撰集成《张氏医通》。这是一部以杂病为主的综合性医书,对后世影响深远。第二,研究伤寒可谓承前启后者,对于促进清代温病学的发展作出了历史性的贡献。第三,研究本草学,"疏本经之大义,采诸家治法",著成《本经逢原》,此为实用药物学专著。

　　《诊宗三昧》成书于1689年,为张璐晚年脉学专著,由其子张登集录而成。"三昧",为佛教名词,指止息杂虑,使头脑保持不昏沉、不散乱的状态。张氏有"吾当以三昧也,涤除尘见"之说,可见《诊宗三昧》的著述,乃殚精竭虑、鞠躬尽瘁、除弊匡正之作。《诊宗三昧》仅一卷,分为12篇,依次论述"宗旨、医学、色脉、脉位、脉象、经络、师传三十二则、口问十二则、逆顺、异脉、妇人、婴儿"等许多脉学专题,既论及脉学之基本理论,又深入求索了尚须澄清的脉法问题。其论述的重点是"师传三十二则",此乃具体讨论浮、沉、迟、数、虚、实等32种脉之脉象、类脉、主病、机理及判断病情预后等。再就是"口问十二则",此乃以问答的方式对三焦命门、神门脉、冲阳太溪脉、反关脉、人迎气口脉、诊脉之初按久按不同说、病同脉异与病异脉同问题、从脉不从证与从证不从脉问题,以及《内经》仲景所论及的特殊脉问题、辨声色法,对脉沉因温补转剧等进行了讨论。总之,《诊宗三昧》是一部源自实践,理论升华之作。但论述缺乏严谨,此是否与晚年精力不及,儿子整理有关呢?

本辑《诊宗三昧》之底本录自张民庆、王兴华、刘华东主编的《张璐医学全书》(胡国臣总主编的《明清名医全书大成》之一)。笔者请打字师打字后,逐字逐句连同标点符号认真校对,发现本书与前三辑之原文相比,存在两个问题:一是发现有错字;二是标点符号用之不当处较多。笔者对上述问题做了认真修改。虽然尽心,但校改、附注的内容,难免有不足、不当之处,诚请明哲批评指正。

笔者读过《诊宗三昧》后,认为本书学术价值可分三类:有的较高;有的一般;有的值得商榷。本书重点可读的是:脉象、师传三十二则、口问十二则之问初诊久按不同说与问辨声色法、逆顺等,其他内容浏览之可也。

《诊宗三昧》存在的最大问题有二:一是有的文字叙述不太流畅,读起来有点别扭,甚至读不懂;二是书中引录了许多《内经》及仲景书原文,有明引、有暗引,多未加解释,且有的引文"断章取义",这些问题给阅读本书带来困难,特别是对《内经》及仲景书缺乏研究者,难度更大了! 究其问题的原因:本书为张璐晚年之作,由于力不从心,多为口述而经后人、门人弟子整理,整理者缺乏水平也。鉴于上述问题,笔者在本书正文的括号内加了许多注文,以利于本书的可读性。

序

　　夫人身尤天地也。天地失和，则宇宙为殃。人身失和，则四体为病。所以主之者，在天地惟君，人身惟心，故心为君主。君失其治，则宇宙灾困；心失其养，则四体疾疢。其弭灾困，惟相之调和燮理。治疾疢，亦惟医之调和燮理。故曰：不为良相，即为良医。然相失政则残民，医误治则残命。相之与医，岂易言哉？盖天地之九州，人身为九窍；天地之九野，人身为九脏。又石为之骨，土为之肉，江河为血液，草木为毫发，道路为脉络。风为气，雨为汗，雷为声。凡此则人身无不合於天地者。天地有灾，莫不载闻道路。人身有疾，莫不见诸脉络。故治疾犹要於测脉也。予当治邑江城，署多奇疾，遭识张路玉先生。其查脉辨证，辅虚祛实，应如鼓桴。因问之曰：人身脉络众多，取病何独决两腕？云：两寸为心肺之关隘，一身之所主。尤君相之都邑，天下之总会。故天下灾无不肇於都邑，一身病无不形於两腕也。人之六脉，犹廷之六部，天下刑赏与罚，莫不由此。然其昂藏磊落，风论卓绝，迥越常识。其能运天时于指掌，决生死于须臾，又非泛泛可及知。无经天纬地之才者，不可与言医也。以之为良相，又谁曰不可？后以脉学一书索序，曰《诊宗三昧》。予虽不知医，观其论天地阴阳之常变，山川草木之脉理，灵机独发，无不贯通造化。予所云为良相，信然。时因取召赴都，碌碌未遑诺就。今于职务瘁劳，嗽疾复生。思良医不可得，因述数语，邮寄以志仰云。

康熙己巳即墨通家弟郭琇撰

目　录

宗　旨

导读：此篇首先讨论中医学之"宗旨"。内容不足500言，似有佛学理念，如"地水火风""地狱""种子""法门"等语。笔者反复阅读，有的读不通，有的读不懂，只能师其大意。文中指出："当世之名于医者，有三种大病：一种……株守家传……一种……徒务博览……一种欺世盗名……"如此为医者，或凭经验，或空谈理论，或务在行骗，当今也不乏其例。张氏鞭挞的"三种大病"，有的见于医圣之书"原序"，曰："观今之医，不念思求经旨，以演其所知；各承家技，终始顺旧。省疾问病，务在口给，相对斯须，便处汤药。按寸不及尺，握手不及足；人迎、趺阳，三部不参；动数发息，不满五十。短期未知决诊，九候曾无仿佛；明堂阙庭，尽不见察，所谓窥管而已。夫欲视死别生，实为难矣！"何谓医道"宗旨"？此篇最后破题说："若能顿然超悟，立正宗风，何虑不直接南阳先师一脉乎？"中医学精华之源本，根植于秦汉经典之中。欲为良医者，理当以此为宗也。研究脉学一隅亦如此。

石顽老人跌坐绳床，有弟子进问医学宗旨。老人慨然叹曰：崇古圣人立一善政，后世辄（zhé 哲：总是，就）增一害民之事。只今伪君子之风，良由文字；夭生民之患，咎始神丹。吾尝纵观万类，无物不有成败之机。人禀造化之灵，不能超乎万类，地水火风，常交战于一体，虽有志者，不无疾疢（chèn 趁：《广韵》曰："疢，病也。"）之厄。一有小剧，即从事于医药。往往贪生失生，深可哀悯，逮如愚下无知，罔悟前车已覆之鉴。缘是不得正命者，日以继踵，若夫未达不敢尝者，自古及今，能几人哉？当世之名于医者，有三种大病：一种借世医之名，绝志圣学，株守家传，恣行削伐，不顾本元，斯皆未闻大道之故。一种弃儒业医，徒务博览，不卒师传，专事温补，极诋苦寒，斯皆不达权变之故。一种欺世盗名，借口给之便佞（nìng 泞：善辩，巧言谄媚），赖声气之交通，高车衒（xuàn 眩：为炫之异体字。夸耀）术，曲体趋时，日杀无辜，以充食客之肠；竭厥心力，以博妻孥（nú 奴：儿子）之笑。斯皆地狱种子，沉沦业识之故。此三种病，非药可除。吾今伏医王力，运六通智，开个教外别传，普救夭札底微妙法门。汝等若有疑团，向前执问，但需迅扫胸中积染，向白地上从新点出个指下工夫。若能顿然超悟，立正宗风，何虑不直接南阳先师一脉乎？

医　学

导读：此篇承接上篇，进一步讨论"中医学"之本源，并对后世医家之著述进行评述。张璐本书效法《内经》，各篇之文多以问与答开展讨论。此篇开头说："或问医药之书，汗牛充栋，当以何者为先？答曰：……有志之士，务在先明《灵枢》《素问》《伤寒论》《金匮要略》四经，为医门之正眼法藏。……直待胸中学识坚固，随意综览诸家，无往非受其益。"篇中评述了金元"四大家"之学及明清数家脉学专著，指出高阳生《脉诀》虽"易于习诵"，但为"俚语"之编，不可取也。但是，对其他各家脉家专著，评价其"皆刻舟求剑，按图索骥之说"，这有失公允。此前第三辑《诊家正眼》（即张璐所谓《士材正眼》），即非如张璐所说。张氏老矣！才高气傲，自抬身价，有失谦虚。

　　或问医药之书，汗牛充栋，当以何者为先？答曰：医林著作日繁，葛藤益甚，而识见愈卑。总皆窃取狐涎，搜罗剩语，从无片言发自己灵者。吾故曰：教外别传，不欲汝等堕诸坑堑也。近来留心斯道者，纷如泥沙。求其具凤根者，卒不可得。是不得不稍借文字，以为接引之阶梯。但此夺权造化，负荷非轻。即有真心向道，以天下生民为己任者，入门宗派不慎，未免流入异端。向后虽遇明师检点，头绪决不能清。头绪不清，审证必不能确，审证不确，下手亦无辣气，安望其有转日回天之绩乎？有志之士，务在先明《灵枢》《素问》《伤寒论》《金匮要略》四经，为医门之正法眼藏。然皆义深辞简，质奥难明。读者不可随人作解，以障己之悟门。或遇不能透脱处，撞着银山铁壁相似，于挨拶（zā 匝：逼迫）不入处，忽地顶门迸裂，自然洞若观火。然后看古人注释，却不仍其纰缪（pī miù 批谬：错误）。直待胸中学识坚固，随意综览诸家，无往非受其益。即如刘张李朱，世推四大家，观其立言之旨，各执一偏。河间之学，悉从岐伯病机十九条入首，故其立方，一于治热。戴人专于拨乱除邪上起见，故汗吐下法，信手合辙。要知二子道行西北，地气使然之故，不可强也。东垣志在培土以发育万物，故常从事乎升阳。丹溪全以清理形气为本，故独长于湿热。二子之道，虽皆行于东南，然一当颠沛，一当安和。补泻升沉之理，不可不随时迁变也。在学识粗浅者，不能委悉其全，即当因材教诲，指与个捷径功夫，一般到家。惟脉学之言，自古至今，曾无一家可宗者。某不自揣，窃谓颇得其髓，惜不能力正习俗之讹，咸归先圣一脉，是不能无愧于心。或云：夫子之道，昭乎日月，而尚有不辨明暗者，何也？曰：是某之机缘不契，亦众生之机缘不契也。教乘所谓时节因缘，非可强也。吾闻佛法无边，能度一切有情，而不能化导无缘。岂区区智力，能充物法界，使悉归心至教乎？今观游时师之门者，一皆羊质虎皮。问其所学，无非伪诀药性等书。家弦户诵，不过如斯。今古相仍，莫知其谬。盖伪诀出自高阳生。昔戴起宗尝著刊误以辟其妄。而聋聩之师，尤视以为资生至宝者，以其编成俚语，易于习诵也。《药性赋》不知出自何人,乃诬妄东垣所著,尤为发指。吾愿祖龙有知,凡有二书处,请用从火,造福无涯矣。至于王氏脉经,杨(原误作"全")氏《太素》,多拾经语。溷厕杂毒于中。偶一展卷,不无金屑人眼之憾。他如《紫虚四诊》《丹溪指掌》《撄宁枢要》《濒湖脉学》《士材正眼》等,靡不称誉于时。要皆刻舟求剑,按图索骥之说。迨夫得心应手之妙,如风中鸟迹,水上月痕,苟非智慧辨材,乌能测识其微于一毫端上哉?只今诸方云集,向某问个脉法大义,吾当以三昧水涤除尘见。显示个头头是道底活法悟门,不涉纤微陈迹,便可言下荐机。学者毋以余言为尚异也。要知冰即是水,别传之义,原不外乎轩岐、仲景祖祖相承之心印。但较当世所言七表八里之法,趋舍殊途。宗旨迥乎角立耳。

色　脉

导读:此篇讨论"色脉"二者的关系。张璐说:"夫色者神气之所以,脉者血气之所凭。是以能合色脉,万举万全。"具体论之,脉之"始从中焦,循肺一经,而之三部。由中达外,为身中第一处动脉,较诸他处不同。……有形之脉,乃水谷之精所布……是无形之气所激"而动。再深入分析,请与再下篇"脉象"合参。此篇将察五色与辨形质相结合,以论述五脏之病变。此篇还上承"宗旨"所述医者"三种大病",论及"病家亦有三般过差:……"

或问人身四肢百骸,脏腑经络诸病,皆取决于三部。究竟脉属何类?动是何气?而诊之之法,一如古圣所言否?答言:脉本营气所主,为气血之源,故能出入脏腑,交通经络,行于肯綮(qìng 庆:相结合的地方)之间,随气上下鼓动。其指下发现之端,或清或浊,或小或大,或偏小偏大。虽言秉赋不同,实由性灵所发,非可一途而取。纵古圣曲为摩写形象,以推阴阳寒热之机,然亦不过立法大义。明眼之士,贵在圆机活泼。比类而推,何难见垣一方人。盖脉之显著虽微,而所关最巨。其受气在混沌未分之先,流行在胚胎方结之际。天地万物,靡不皆然。如璇玑(xuánjī 旋机:古代测天文的仪器)玉衡,江海潮汐,此天地脉运之常也。白虹贯日,洪水滔天,此天地脉络之病也。穷冬闪电,九夏雹冰,此天地气交之乱也。天愁雨血,地震生毛,此天地非常之变也。至于夏暑冬寒,南暄北冽,乃天地阴阳之偏。人在气交之中,脉象岂能无异?时值天地之变,诊切安得不殊?试观草木无心,其皮干茎叶,皆有脉络贯通,以行津液。顽石无知,亦中怀脉理,以通山泽之气,适当亢火熯(hàn 旱:《说文解字》:"熯,干貌。"熯是干燥的样子)阴霖,严寒酷暑,则木石皆为变色,况于人乎?姑以脉之常度言之:其始从中焦,循肺一经,而之三部。由中达外,为身中第一处动脉,较诸他处不同。古人虽有浮沉滑涩等辨论之法，然究其源，有形之脉，乃水谷之精所布，禀乎地也；其鼓运之象，是无形之气所激，禀乎天也；而交通天地之气，和合阴阳生生不息之机，此则禀乎气交也。况此气血之属，原不可以方圆端倪。即如人之面目，虽五官无异，及细察之千万人中，从未有一雷同者。《经脉别论》云：诊脉之道，观人勇怯，骨肉皮肤，能知其情，以为诊法。故上古使僦贷（指租贷）季，理色脉而通神明。夫色者神气之所以，脉者血气之所凭。是以能合色脉，万举万全。得其旨，则心目昭如日月。洵非下士可得而拟议焉。《阴阳应象论》：善诊者，察色按脉，先别阴阳。审清浊，而知部分；视喘息、听声音，而知病所苦；观权衡规矩，而知病所主；按尺寸浮沉滑涩（《素问·阴阳应象大论》于"尺寸"后有"观"字），而知病所生。以治则不失矣（《阴阳应象大论》这最后一句为："以治无过，以诊则不失矣。"）。此即能合色脉，万举万全之互辞。然其所重，尤在适其性情。故诊不知五过四失，终未免为粗工也。迩（ěr 尔：近）来病家亦有三般过差：一者匿其病情，令猜以验医之工拙；一者有隐蔽难言之病，则巧为饰词，以瞒医师；一者未脉先告以故，使医溺于成说，略不加详，虽老成名宿，未免反费推敲。多有自认错谬，喻之不省者。苟非默运内照，鲜不因误至误也。坐次一人问言：夫子每云，能合色脉，万举万全。设或深闺窈窕，密护屏帷，不能望见颜色，又当何如？曰：是何言之不聪也。尼父有云：举一隅，不以三隅反。但须验其手腕色泽之苍白肥瘠，已见一斑。至若肌之滑涩，理之疏密，肉之坚软，筋之粗细，骨之大小，爪之刚柔，指之肥瘦，掌之厚薄，尺之寒热，及乎动静之安危，气息之微盛。更合之以脉，参之以证，则气血之虚实，情性之刚柔，形体之劳逸，服食之精粗，病苦之逆顺，皆了然心目矣。复问五色之应五脏，愚所共知。余皆学人未谙，愿卒闻之，以启蒙昧。曰：某所谓色脉者，仓公五色诊也。乃玉机不刊之秘，知者绝罕。其间奥妙，全在资禀色泽，以参脉证。如影随形，守一勿失。《灵枢》所谓粗守形、上守神者，即此义也。夫神者色也，形者质也。假令黄属脾胃。若黄而肥盛，胃中有痰湿也；黄而枯癯，胃中有火也；黄而色淡，胃气本虚也；黄而色黯，津液久耗也。黄为中央之色，其虚实寒热之机，又当以饮食便溺消息之。色白属肺。白而淖泽，肺胃之充也；肥白而按之绵软，气虚有痰也；白而消瘦，爪甲鲜赤，气虚有火也；白而夭然不泽，爪甲色淡，肺胃虚寒也；白而微青，或臂多青脉，气虚不能统血也；若兼爪甲色青，则为阴寒之证矣；白为气虚之象，纵有失血发热，皆为虚火，断无实热之理。苍黑属肝与肾。苍而理粗，筋骨劳动也；苍而枯槁，营血之涸也；黑而肥泽，骨髓之充也；黑而瘦削，阴火内戕也；苍黑为下焦气旺，虽犯客寒，亦必蕴为邪热，绝无虚寒之候也。赤属心，主三焦。深赤色坚,素禀多火也;赤而胭坚,营血之充也;微赤而鲜,气虚有火也;赤而索泽,血虚火旺也;赤为火炎之色,只虑津枯血竭,亦无虚寒之患。大抵火形人,从未有肥盛多湿者,即有痰嗽,亦燥气耳。若夫肌之滑涩,以征津液之盛衰;理之疏密,以征营卫之强弱。肉之坚软,以征胃气之虚实。筋之粗细,以征肝血之充馁。骨之大小,以征肾气之勇怯。爪之刚柔,以征胆液之淳清。指之肥瘦,以征经气之荣枯。掌之厚薄,以征脏气之丰歉。尺之寒热,以征表里之阴阳。论疾诊尺云:尺肤热甚,脉盛躁者,病温也。其脉盛而滑者,病且出也。尺肤寒,其脉小者,泄少气。斯皆千古秘密,一旦豁然,询是临机应用,信手拈来。头头是道底第一义,稔须着眼。

脉 位

导读:此篇论"脉位"有深度、有广度。摘要如下:脉位者,以寸口诊察脏腑病变之部位也。"五脏六腑,凡十二经,两(手)寸关尺,皆手太阴之一脉也。分其部位,以候他脏之气耳。""要知两手三部,咸非脏腑定位,不过假道以行诸经之气耳。"换句话说:"两手六部,皆肺之经脉,特取以候五脏六腑之气耳,非五脏六腑所居之处也。"《素问·调经论》曰:"人之所有者,血与气耳。"气为血之帅,血为气之母,气血互根,相随而行,流遍周身,以维持着生生不息之生命。一旦某脏某腑有病,影响于气血,变见于气口(寸口),则脉之体象为之变,审其变化,便可测知某脏之病变也。或有疑问:两手六部,为何专主某脏或某腑?此古圣先人所定,以"《内经》所指脏腑部位,乃是因五行之气而推……"

或问古人以三部分别脏腑,而大小二肠之脉,或隶之于两寸,或隶之于两尺。未审孰是孰非,愿示一定之理,以解学人之惑。答曰:皆是也,皆非也,似是而非者也。缘经无显论,所以拟议无凭。要知两手三部,咸非脏腑定位,不过假道以行诸经之气耳。观《灵枢》经脉,虽各有起止,各有支别,而实一气相通,故特借手太阴一经之动脉,以候五脏六腑十二经之有余不足。其经虽属于肺,实为胃气所主。以脏腑诸气,靡不本之于胃也。《五脏别论》云:气口何以独为五脏主?胃者水谷之海,六腑之大源也。五味入口,藏于胃,以养五脏气。气口亦太阴也。是以五脏六腑之气味,皆出于胃,变见于气口。《经脉别论》云:食气入胃,经气归于肺。肺朝百脉,气归于权衡。权衡以平,气口成寸,以决死生。《营卫生会》云:人食气于谷,谷入于胃,以传于肺。五脏六腑,皆以受气。其清者为营,浊者为卫。营行脉中,卫行脉外。即此三段经文,可以默识其微矣。或言两手六部,既非脏腑脉位,何《脉要精微论》中有逐部推之之法耶?曰:此即所谓假道以行诸经之气耳。吴草庐曰：医者以寸关尺辄名之曰，此心脉，此肺脉，此脾脉，此肝脉，此肾脉者，非也。五脏六腑，凡十二经，两寸关尺，皆手太阴之一脉也。分其部位，以候他脏之气耳。脉行始于肺，终于肝，而复会于肺。肺为出气之门户，故名气口，而为六脉之大会，以占一身焉。李濒湖曰：两手六部，皆肺之经脉，特取以候五脏六腑之气耳，非五脏六腑所居之处也。即《内经》所指脏腑部位，乃是因五行之气而推。火旺于南，故心居左寸；木旺于东，故肝居左关；金旺于西，故肺居右寸；土旺于中，而寄位西南，故脾胃居于右关；水旺于北，故居两尺。人面南，司天地之化，则左尺为东北也。东北为天地始生之界。人在胎息之中，则两肾先生。以故肾曰先天，在五行则天一生水。水性东行，膀胱为水注之器。肾司北方之令，又居下部，则其气化从此而推也，宜矣。然肾本有二，同居七节左右。右者独非肾乎？独不主精气乎？独不司闭蛰封藏之令乎？盖人身同乎造物，凡呼吸运动，禀乎乾健。脏腑躯壳，合于坤舆。以分野言，则肾当箕尾燕冀之界。其地风高土厚，水都潜行地中，结成煤火，以司腐熟之权。人应其气，则三焦之火从此交通。况三焦鼎峙两肾之间，以应地运而右转。是虽右尺偏属相火，为生人生物之源，因有命门之号。其实两肾皆有水火，原无分于彼此。以故岐伯于寸关二部，俱分左右。尺独不分者，一皆主乎肾也。肾为先天一气之始。故首言尺内两傍，则季胁也。尺外以候肾，尺里以候腹。腹者，大小二肠在其中矣，膀胱亦在其中矣。以经气言之，平居无病之时，则二肠之气，未尝不随经而之寸口也。以病脉言之，则二肠司传化之任，病则气化不顺，而为留滞，又必验之于尺矣。曷观长沙论中，凡正阳明腑证，必尺中有力，方用承气。此非尺里以候腹之一验乎？吾故曰：皆是也，皆非也，似是而非者也。盖尺外者，尺脉之前半部也；尺里者，尺脉之后半部也。前以候阳，后以候阴。人身背为阳，肾附于背，故外以候肾；腹为阴，故里以候腹也。东方生木，本应肝而藏于左，故借左关以候肝胆之气。土居中位而旺于四季，独以长夏湿土气蒸之时，为之正令。故经以之分隶右关。所谓中附上：左外以候肝，内以候鬲（lì 隶：古今炊具，形状像鼎而足部中空。现代书籍皆改用"膈"）；右外以候胃，内以候脾。鬲者，鬲膜之谓。中焦所主，胆在中矣。中附上者，附尺之上而居于中，即关脉也。肝为阴中之阳脏，亦附近于背。故借左关之外以候肝，内以候鬲。右关之前以候胃，后以候脾。脾胃皆中州之官。以脏腑言，则胃为阳，脾为阴，故外以候胃，内以候脾也。火生于木而应乎心，合乎脉，谓之牡脏。牡者阳也。左为阳，寸为阳中之阳，故宜候之左寸。金生于土而应乎肺，与胃一气贯通，而主西方金气，故经以之候于右寸。所云上附上：右外以候肺，内以候胸中。左外以候心，内以候膻中。膻中者,心主之宫城,胞络之别名。胸中者,鬲膜之上皆是也。上附上者,言上而又上,则寸口也。五脏之位,唯肺最高。故右寸之前以候肺,后以候胸中。心为虚灵之脏,而为君主之火,性喜上炎,又喜附木而燔。然其行令,皆属胞络。故左寸之前以候心,后以候膻中之气也。详本篇六部,但言五脏,不及六腑,而独不遗其胃者,以经络五脏,皆禀气于胃,五脏之本也。脏气不能自至于手太阴,必因胃气乃至手太阴也。原夫两手六部,虽皆肺经之一脉,而胃气实为之总司。足阳明一经,与诸经经气交贯,为后天气血之本源。即先天之气,亦必从此而化。每见阴虚血耗之人,日服六味四物,不得阳生之力,则阴无由而长也。或问六部皆属肺经,皆主胃气,以推脏腑之病,敬闻命矣。而《灵枢》十二经,独以人迎寸口言者,何也?曰:此辨别脏腑诸经之盛衰,及外内诸邪之纲主也。夫寸口既是气口,又谓脉口,以配人迎。昔人所谓关前一分,人命之主,即此脉也。复问其后诸经之脉,又以三倍再倍一倍言者,此又何耶?曰:三阴三阳之谓也。逆其旨,则手足太阴谓之三阴。故盛者寸口大三倍于人迎。手足少阴谓之二阴,故盛者寸口大再倍于人迎。手足厥阴谓之一阴,故盛者寸口大一倍于人迎。而阳经则不然,其手足阳明谓之二阳,以二经所主津液最盛,故盛者人迎大三倍。手足太阳谓之三阳,以二经所主津液差少,故盛者人迎只大再倍。手足少阳谓之一阳,以二经所主津液最少,故盛者人迎仅大一倍也。或言人迎主表,气口主里,此言人迎主腑,气口主脏者,何也?盖人迎主表,气口主里,是主邪气而言。人迎盛坚者伤于寒,气口盛坚者伤于食也。此言人迎主腑,气口主腑,是指经气而言,原未尝指脏腑也。以人迎主在津血,津血灌注六腑,而偏丽于左。气口主在神气,神气钟于五脏,而偏丽于右。此阴阳血气流行之道。以上下言之,则寸为阳,尺为阴。以左右言之,则人迎为阳,气口为阴。须知人之血气,与流水无异。水性东行,若得风涌,即随之而逝,不可拘于南北也。人身经脉营运亦然。虽血喜归肝,气喜行脾,而有左右之属。若得其火,即随之而上炎;得其风,而随之而外扰。变幻之机,靡(mí 米:无,没有)所不至,岂复拘于部分哉?

脉 象

导读:如果读者对上述"宗旨""医学""色脉""脉位"四个专篇有些内容读之难以理解,不必死抠,粗读浏览,师其大意可也。但是,对于此"脉象"专题,必须细心阅读,反复思考,悟透真谛。不可粗略读过,应求理解。为何?张璐先生学验俱厚,老到功夫,此文可见一斑。老子《道德经》有"大器晚成"之言,真乃切身阅历之语!张氏此文,即"大器晚成"之真实写照。此文开篇"或问……

答曰：……欲识五脏诸病，须明五脏脉形"。下文所论内容，不仅论脉"形"，并且论脉象，形之与象，即论述了五脏平脉、病脉之脉体与脉神的形象。用李中梓《诊家正眼》的话说，即诸脉不同之"体象"也。此文详细解说了五脏平脉之象(肝弦、心钩、肺毛、脾缓、肾石)、病脉之象、死脉之象之后总结说："可知五脉之中，必得缓滑之象，乃为胃气，方为平脉。则胃气之验，不独在于右关也。……但当察其五脉之中，偏少冲和之气，即是病脉。或反见他脏之脉，是本脏气衰，他脏之气乘之也。"读罢深思，笔者颇受启发，读者同仁如何？下文接着举了一个例子，即认识脉之"体象"，如同认识一个"人"，在于识其"声形笑貌……"紧接下文，又列举了"……非特富贵之脉证，与贫贱悬殊，即形体之肥瘠，亦是不同"。还有，地域不同，脉证亦有所不同。最后结语指出：临证"察脉审证用药"，务须平心静气，精神专一。"当知医门学问，原无深奥难明处，但得悉其要领，活法推求"，便可思之过半矣。说明一下：张氏此篇本一气呵成，并未分段，笔者欲使读者学之分明，适当划分了段落。

或问：人身脉位，即无一定之法，但以指下几微之象，推原脏腑诸病，益切茫无畔岸。愿得显示至教，开我迷云。答曰：汝等今日各从何来？或言某从西南平陆而来，或言某从西北渡水而来，或言某于东南仄径遇师于不期之中。因谕之曰：良由汝等识吾居处，得吾形神，故不拘所从，皆可邂逅(xièhòu 谢后：没约会而遇到)。否则觌(dí 敌：相见)面错过矣。故欲识五脏诸病，须明五脏脉形。

假如肝得乙木春升之令而生，其脉若草木初生，指下软弱招招，故谓之弦。然必和滑而缓，是为胃气，为肝之平脉。若弦实而滑，如循长杆，弦多胃少之脉也。若弦而急强，按之益劲，但弦无胃气也。加以发热，指下洪盛，则木槁火炎而自焚矣。所谓火生于木，焚木者，原不出乎火也。若微弦而浮，或略带数，又为甲木之象矣。若弦脉见于人迎，肝气自旺也。设反见于气口，又为土败木贼之兆。或左关虽弦，而指下小弱不振，是土衰木萎之象，法当培土荣木。设投伐肝之剂，则脾土愈困矣。若弦见于一二部，或一手偏弦，尤为可治。若六脉皆弦，而少神气，为邪气混一不分之兆。《灵枢》有云：人迎与寸口气大小等者，病难已(《灵枢·五色》曰："切其脉口，滑小紧以沉者，病益甚，在中；人迎气大紧以浮者，其病益甚，在外。其脉口浮滑者，病日进；人迎沉而滑者，病日损。其脉口滑以沉者，病日进，在内；其人迎脉滑盛以浮者，其病日进，在外。脉之浮沉及人迎与寸口气小大等者，病难已。病之在脏，沉而大者，易已，小为逆；病在腑，浮而大者，其病易已。人迎盛坚者，伤于寒；气口盛坚者，伤于食。"通过以上引录可知，经文乃论述脉口，即寸口脉与人迎，即足阳明胃经之人迎脉的关系。张璐断章取义,又不加注释,读者很难读懂)。气者,脉气也。凡脉得纯脏之气(指真脏脉,即脉无和缓之胃气。经曰"但弦无胃曰死"),左右六部皆然者,俱不治也。或肝病证剧,六部绝无弦脉,是脉不应病,亦不可治。举此以为诸脉之例,不独肝脏为然也。

心属丙丁而应乎夏,其脉若火之燃薪,指下累累,微曲而濡,故谓之钩。然必虚滑流利,是为胃气,为心之平脉。若喷(zé责:鸟鸣声;喷喘者,喘而有声,如哮喘也)喘连属,其中微曲,钩多胃少之脉也。若瞥瞥(piē撇)虚大,前曲后居,但钩无胃气也。若虚大浮洪,或微带数,又为丙火之象。故钩脉见于左寸,包络之火自旺也。或并见于右寸,火乘金位之兆。设关之外微曲,又为中宫有物阻碍之兆也。

脾为己土而应于四季,虽禀中央己土,常兼四气之化而生长万物,故其脉最和缓。指下纤徐而不疾不迟,故谓之缓。然于和缓之中,又当求其软滑,是谓胃气,为脾之平脉。若缓弱无力,指下如循烂绵(mián棉:烂绵,指脉象软弱似丝绵状),缓多胃少之脉也。若缓而不能自还,代阴无胃气也。若脉虽徐缓而按之盈实,是胃中宿滞蕴热。若缓而涩滞,指下模糊,按之不前,胃中寒食固结,气道阻塞之故耳。若缓而加之以浮,又为风乘戊土之象矣。设或诸部皆缓,而关部独盛,中宫湿热也。诸部皆缓,寸口独滑,鬲上有痰气也。诸部皆缓,两尺独显弦状,岂非肝肾虚寒,不能生土之候乎?

肺本辛金而应秋气。虽主收敛,而合于皮毛,是以不能沉实,但得浮弱之象于皮毛间。指下轻虚,而重按不散,故谓之毛。然必浮弱而滑,是为胃气,为肺之平脉。若但浮不滑,指下涩涩然如循鸡羽,毛多胃少之脉也。昔人以浮涩而短,为肺脏平脉,意谓多气少血,脉不能滑,不知独受营气之先,营行脉中之第一关隘,若肺不伤燥,必无短涩之理。即感秋燥之气,亦肺病耳;非肺气之本燥也。若浮而无力,按之如风吹毛,但毛无胃气也。加以关尺细数,喘嗽失血,阴虚阳扰,虽神丹不能复图也。若毛而微涩,又为庚金气予不足之象矣。若诸部皆毛,寸口独不毛者,阳虚浊阴用事,兼挟痰气于上也。诸部不毛,气口独毛者,胃虚不能纳食,及为泄泻之征也。

肾主癸水而应乎冬。脉得收藏之令,而见于筋骨之间。按之沉实,而举指流利,谓之曰石。然必沉濡而滑,是谓胃气,乃肾之平脉。若指下形如引葛,按之益坚,石多胃少之脉也。若弦细而劲如循刀刃,按之搏指,但石无胃气也。若按之虽石,举之浮紧,又为太阳壬水受邪之象矣。若诸脉不石,左寸独石者,水气凌心之象。右关独石者,沉寒伤胃之象也。

可知五脉之中，必得缓滑之象，乃为胃气，方为平脉。则胃气之验，不独在于右关也。况《内经》所言：四时之脉，亦不出乎弦钩毛石。是知五脏之气，不出五行；四时之气，亦不出于五行。故其论脉，总不出五行之外也。但当察其五脉之中，偏少冲和之气，即是病脉。或反见他脏之脉，是本脏气衰，他脏之气乘之也。

每见医守六部之绳墨，以求脏腑之虚实者，是欲候其人，不识声形笑貌，但认其居处之地也。若得其声形笑貌，虽遇之于殊方逆旅，暗室隔垣，未尝错认以为他人也。尤之此经之脉见于他部，未尝错认以为他经之病也。至于临病察脉，全在活法推求。

如诊富贵人之脉，与贫贱者之脉，迥乎不侔（móu 牟：相等，齐）。贵显之脉，常清虚流利。富厚之脉，常和滑有神。贱者之脉，常浊壅多滞。贫者之脉，常蹇涩少神，加以劳勘则粗硬倍常。至若尝富贵而后贫贱，则营卫枯槁，血气不调，脉必不能流利和滑，久按索然。且富贵之证治，与贫贱之证治，亦截然两途。富贵之人，恒劳心肾，精血内戕，病脉多虚，总有表里客邪，不胜大汗大下，全以顾虑元气为主，略兼合营调胃足矣。一切苦寒伤气，皆在切禁。贫贱之人，藜藿充肠，风霜切体，内外未尝温养，筋骸素惯疲劳，脏腑经脉，一皆坚固。即有病苦忧劳，不能便伤神志，一以攻发为主，若参芪桂附等药，咸非是辈所宜。惟尝贵后贱，尝富后贫之人，素享丰腴（yú 史：肥，胖），不安粗粝（lì 历：粗糙的米），病则中气先郁。非但药之难应，参芪或不能支，反增郁悒（yì 邑：愁闷，不安）之患，在所必至。

非特富贵之脉证，与贫贱悬殊，即形体之肥瘠，亦是不同。肥盛之人，肌肉丰厚，胃气沉潜。纵受风寒，未得即见表脉，但须辨其声音涕唾，便知有何客邪。设鼻塞声重涕唾稠粘，风寒所伤也。若虽鼻塞声重，而屡咳痰不即应，极力咯之，乃得一线粘痰，甚则咽腭肿胀者，乃风热也。此是肥人外感第一关键。以肥人肌气充盛，风邪急切难入，因其内多痰湿，故伤热最易。惟是酒客湿热，渐渍于肉理，风邪易伤者有之。否则形盛气虚，色白肉松，肌腠不实之故。不可以此胶执也。瘦人肌肉浅薄，胃气外泄，即发热头痛，脉来浮数，多属于火。但以头之时痛时止，热之忽重忽轻，又为阴虚火扰之候也。惟发热头痛，无问昼夜，不分重轻，人迎浮盛者，方是外感之病。亦有表邪兼挟内火者，虽发热头痛，不分昼夜轻重，而烦渴躁扰，卧寐不宁，皆邪火烁阴之候，虽宜辛凉发散，又当顾虑其阴。独形瘦气虚，颜白唇鲜，卫气不固者，最易伤风，却无内火之患矣。

矧（shěn 审：况，况且）吾江南之人，元气最薄，脉多不实，且偏属东方，木火最盛,治之稍过,不无热去寒起之虑。而膏粱之人,豢养柔脆,调适尤难。故善治大江以南病者,不难遍行宇内也。但要识其所禀之刚柔,情性之缓急耳。西北之人,惯拒风寒,素食煤火,外内坚固,所以脉多沉实。一切表里诸邪,不伤则已,伤之必重。非大汗大下,峻用重剂,不能克应。滇粤之人,恒受瘴热,惯食槟榔,表里疏豁,所以脉多微数,按之少实,纵有风寒,只宜清解,不得轻用发散。以表药性皆上升横散,触动瘴气,发热漫无止期,不至津枯血竭不已也。经云:西北之气,散而寒之;东南之气,收而温之。所谓同病异治也。是以他方之人,必问方隅水土。

旁观者以为应酬套语,曷(hé 核:文言代词,表示疑问。在此为"怎么")知其为察脉审证用药之大纲? 故操司命之权者,务宜外息诸缘,内心无惴(zhuì 坠:忧愁,恐惧。笔者认为,"务宜……无惴"一句之大意是说:医者在"察脉审证"之时,必须平心静气,即《内经》讲的"持脉有道,虚静为保",精神专注于指下,才能诊察太过不及之脉与精微变化之象也),向生死机关下个竿头进步工夫,自然不落时人圈缋(huì 音义同"绘",即画也)。当知医门学问,原无深奥难明处,但得悉其要领,活法推求,便可一肩担荷。又何必搜罗百氏,博览群书,开凿寻文解义之端,愈滋多歧之惑哉?

经　　络

导读:此篇论述了十二经(经者,经脉之常度也)、十五络(络者,经脉之联属也)、奇经八脉(冲脉、督脉、任脉、阳维脉、阴维脉、阳跷脉、阴跷脉、带脉)之不同循行路线、联属关系及病变特点。欲研究经、络与奇经八脉及其相互关系,可着重阅读此篇。

或问奇经诸脉,何以异于十二经,而以奇字目之? 答曰:夫十二经者,经脉之常度也。其源各从脏腑而发。虽有枝别,其实一气贯通,曾无间断。其经皆直行上下,故谓之经。十五络者,经脉之联属也。其端各从经脉而发,头绪散漫不一,非若经脉之如环无端也。以其斜行左右,遂名曰络。奇经为诸经之别贯,经经自为起止,各司前后上下之阴阳血气,不主一脏一腑,随邪气之满溢而为病。故脉之发现诸部皆乖(不和谐)戾(lì 栗:不顺从)不和,是古圣以奇字称之。非若经气之常升,络气之常降也。所以者何? 盖缘经起中焦,恒随营气下行极而上,故其诊在寸。络起下焦,恒附营气上行极而下,故其诊在尺。虽经有明论,而世罕究其旨者。通评虚实论云:经络皆实,寸脉急而尺缓。言经中所受之邪,既随经而盛于上。络气虽实,当无下陷之邪,则尺部不为之热满矣。次云络气不足,经气有余。脉口热满,尺部寒涩。有余则热满,是指邪气而言,非经气之充实也。不足则寒涩,络气本虚之验也。又云:经虚络满者,尺部热满,脉口寒涩。络满亦指邪气。以经中之邪陷于络,故尺部为之热满也。按《金匮》云:极寒伤经,极热伤络。盖经受寒邪而发热,络受热邪而传次溢入于奇经矣。然经络之脉,虽各有疆界,各有司属,各有交会,而实混然一区,全在大气鼓运,营血灌注,方无偏盛竭绝之虞。经云:气主煦之,血主濡之。又言邪在气,气为是动。邪在血,血为所生病。是以十二经脉,各以分隶气血之所属也。其经络二字,方书中靡不并举,曷知络脉皆不离本经之部分。虽十二经外别有阴络、阳络、脾之大络三种,而为病亦不殊本经之血气也。盖络脉之病,虽略亚于本经,然邪伏幽隐,气难升散,不似经脉之循经上下,易于开发也。而奇经又为十二经之约束,若脏气安和,经脉调畅,八脉之形,无从而见也。即经络受邪,不至满溢,与奇经亦无预也。惟是经络之邪热满,势必溢入于奇经。所以越人有沟渠满溢,诸经不能复拘之喻。试推伤寒之邪,皆从阳维而传次三阳,从阴维而传次三阴,未尝循十二经次第也。或有脏气内结,邪气外溢,竟从奇经受病者有之。复问八脉之形象与病苦,可得闻乎? 答曰:在经有也。吾尝考诸经中,言冲脉直上直下而中央牢,病苦逆气里急。督脉直上直下而中央浮,病苦脊强,不得俯仰。任脉横寸口边,丸丸紧细而长,病苦少腹切痛,男子内结七疝,女子带下瘕聚。阳维尺外斜上至寸而浮,病苦寒热,溶溶不能自收持。阴维尺内斜上至寸而沉,病苦心痛,怅然失志。阳跷寸口左右弹,浮而细绵绵,病苦阴缓而阳急。阴跷尺内左右弹,沉而细绵绵,病苦阳缓而阴急。带脉中部左右弹而横滑,病苦腹痛,腰溶溶若坐水中。《内经》所言奇经之脉象如是。凡遇五痫七疝,颈痉背强,发歇不时,外内无定之证;刚劲不伦,殊异寻常之脉,便于奇经中求之。或问奇经之奇字,昔人咸以奇偶之奇为训,未审孰是。因语之曰:读书须要自立主见,切勿浮游游地随人脚跟。设泥昔人奇偶之说,不当有阴阳维跷之配偶也。坐客皆举手称善,请著玉版,以为奇恒之别鉴。

师传三十二则

　　导读:张璐"师传三十二则",乃论述脉象32种,其解析诸脉之每一种的大体内容归纳如下:

　　首先论述脉之"体象"特点。

　　第二,辨别相类之脉。

　　第三,引录《伤寒论》《金匮要略》及《内经》等有关某种脉证之原文大意,综合研究,引申发挥,可见张璐对仲景书之重视与用功之深入。但要说明,其引录有的不全,有断章取义之弊;有的解说不妥,有误导读者之虞。笔者不揣浅陋,为了读者着想,在括号内加了"附注"以补述原文,或简释其义,以补张璐之不足。但避免扩大篇幅,并未全部引录加以"附注"。还需要说明,张璐引录的仲景书等原文,既有明引,又有暗引,由于引文不十分准确,校对时也不能加上引号。由于对引文未作解释,因此对仲景书原文不熟悉、不理解者,势必在阅读中遇到困难。

第四,有的脉论,引述了医家之见解。

第五,有些内容之论述缺乏严谨,语义不明,模糊不清。个别脉论,如"清脉""浊脉"抽象难测,有待研究。

总之,张璐脉论"三十二则",与前三辑脉论相较,不如滑寿之论简明扼要,重点突出;不如张景岳之论才华横溢,文笔犀利;更不如李中梓之论严谨简约,文采诱人。

但必须指出,张璐"师传三十二则"并非一无是处,其中有的脉论内容,确有价值,为其多年临证经验之升华的杰作。其"弦脉"论就是学验俱丰的结晶,引录如下:"历诊诸病之脉,属邪盛而见弦者,十常二三;属正虚而见弦者,十常六七。其于他脉之中,兼见弦象者,尤复不少。……迨夫伤寒坏病,弦脉居多;虚劳内伤,弦常过半……他如病疟寒饮,一切杂病,皆有弦脉。……但以弦少弦多,以证胃气之强弱;弦实弦虚,以证邪气之虚实;浮弦沉弦,以证表里之阴阳;寸弦尺弦,以证病气之升沉。无论所患何证,兼见何脉,但以和缓有神,不乏胃气,咸为可治。"读了张璐先生弦脉论既有同感,又得到升华。笔者临证几十年,对弦脉之病,也有点体会,如凡是高血压患者,其脉必弦,但弦脉不一定都是高血压。凡以心脑血管病为主者,多以弦脉为特点或兼弦。

特别提示:下述"师传三十二则",屡次论及"人迎"脉与"气口"脉,读者很可能不明其为何义,请参见后文"口问十二则"之"问人迎气口脉"。

或问诊切之法,何者为宗? 答曰:诊切之法,心空为宗。得其旨,言下可了。不得其旨,虽遍读五车,转增障碍,只如日月,岂不净耶? 而盲者不见,是盲者过,非日月咎。客云:若而则古人历陈某脉某病,凿凿诸例,将有适于用乎? 无适于用乎? 答曰:大似向泥人祈祷,有时灵应,有时不灵应。客云:法法纰缪(pīmiù 批谬:错误),安得涤除玄览,参五色之诊乎? 答曰:除却胸中落索,空空地向己灵上究去。了得浮脉之义,便了得沉脉之义。触类旁通,诸脉皆了无余蕴矣。夫脉学者,大医王之心印。非大智慧,大辨才,难以语此。吾尝疾首生民,不闻炎黄之垂诲,永违仲景之至言,逮后唐处士《千金方》,直接长沙一脉,又以立法险峻,不易跻(jī 绛:登,上升)攀,乃至造诣日卑,风斯日下。今我不惜广长,开陈圣教,为众生运无尽灯。譬诸一灯燃百千灯,冥者皆明,明终无尽。庶不没宿昔先师垂诲,吾当逐一为汝陈之。

【浮】浮脉者,下指即显浮象,按之稍减而不空,举之泛泛而流利。不似虚脉之按之不振,芤脉之寻之中空,濡脉之绵软无力也。浮为经络肌表之应,良由邪袭三阳经中,鼓搏脉气于外,所以应指浮满。在暴病得之,皆为合脉,然必人迎浮盛,乃为确候。若气口反盛,又为痰气逆满之征。否则其人平素右手偏旺之故。有始病不浮,病久而脉反浮者,此中气亏乏,不能内守,反见虚痞之兆。若浮而按之渐衰,不能无假象发现之虞。伤寒以尺寸俱浮,为太阳受病。故凡浮脉主病,皆属于表,但须指下有力,即属有余客邪。其太阳本经风寒营卫之辨,全以浮缓浮紧分别而为处治。其有寸关俱浮,尺中迟弱者,南阳谓之阳浮阴弱,营气不足,血少之故(从"其有……之故"等27字,涉及《伤寒论》两个条文:第12条曰:"太阳中风,阳浮而阴弱……桂枝汤主之。"所谓"阳浮而阴弱"以浮沉言,非以寸尺言,在第95条解释其病机为"荣弱卫强"。第50条曰:"脉浮紧者,法当身疼痛,宜以汗解之。假令尺中迟者,不可发汗。何以知然?以荣气不足,血少故也。"张氏将两条不同原文的脉象之病机混为一谈,是否欠妥?)。见太阳一经,咸以浮为本脉,一部不逮(dài 待:到,及),虚实悬殊。亦有六脉浮迟,而表热里寒,下利清谷者。虽始病有热,可验太阳,其治与少阴之虚阳发露不异。又有下后仍浮,或兼促兼弦兼紧兼数之类,总由表邪未尽,乃有结胸、咽痛、胁急、头痛之变端。详结胸、脏结及痞之证,皆为下早,表邪内陷所致。究其脉虽变异,必有一部见浮。死生虚实之机,在关上沉细紧小之甚与不甚耳。惟阳明腑脏腑("脏腑"二字疑为衍文)热攻脾,脉虽浮大,心下反硬者,急需下之,所谓从证不从脉也。其在三阴,都无浮脉。惟阴尽复阳,厥愈足温而脉浮者,皆为愈证。故太阴例有手足温,身体重而脉浮者。少阴例有阳微阴浮者。厥阴例有脉浮为欲愈,不浮为未愈者。须知阳病浮迟兼见里证,合从阴治。阴病脉浮,证显阳回,合从阳治。几微消息,当不越于圣度也。近世陶尚文浮中沉三法,举世共推。虽卓立己见,究其所云,不论脉之浮沉迟数,但以按之无力,重按全无者,便是阴证。曷知按之无力者,乃虚散之脉,与浮何预哉?逮夫杂证之脉浮者,皆为风象,如类中、风痹之脉浮,喘咳、痞满之脉浮,烦瞑、衄血之脉浮,风水、皮水之脉浮,消瘅、便血之脉浮,泄泻、脓血之脉浮。如上种种,或与证相符,或与证乖互,咸可治疗。虽《内经》有肠澼下白沫,脉沉则生,脉浮则死之例,然风木乘脾之证,初起多有浮脉,可用升散而愈者,当知阴病见阳脉者生。非若沉细虚微之反见狂妄躁渴,难于图治也。

【沉】沉脉者,轻取不应,重按乃得,举指减小,更按益力。纵之不即应指,不似实脉之举指逼逼,伏脉之匿于筋下也。沉为脏腑筋骨之应。盖缘阳气式微,不能统运营气于表。脉显阴象而沉者,则按久愈微。若阳气郁伏,不能浮应卫气于外,脉反伏匿而沉者,则按久不衰。阴阳寒热之机,在乎纤微之辨。伤寒以尺寸俱沉为少阴受病,故于沉脉之中辨别阴阳,为第一关捩(liè 列:扭转)。若始病不发热,无头痛,而手足厥冷脉沉者,此直中阴经之寒证也。若先曾发热头痛,烦扰不宁,至五七日后,而变手足厥冷,躁不得寐而脉沉者,此厥深热深,阳邪陷阴之热证也。亦有始本阳邪,因汗下太过,而脉变沉迟,此热去寒起之虚证也。有太阳证下早,胸膈痞硬,而关上小细沉紧者,此表邪内陷,阳分之结胸也。若能食自利,乃阳邪下陷,阴分之脏结矣。有少阴病自利清水,口干腹胀,不大便而脉沉者,此热邪陷于少阴也。有少阴病始得之,反发热脉沉者,麻黄附子细辛汤温之,是少阴而兼太阳,即所谓之两感也。此与病发热头痛,脉反沉,身体痛,当温之,宜四逆汤之法,似是而实不同也。有寸关俱浮,而尺中沉迟者,此阳证夹阴之脉也。若沉而实大数盛,动滑有力,皆为阳邪内伏。沉而迟细微弱,弦涩少力,皆属阴寒无疑。有冬时伏邪,发于春夏,烦热躁渴,而反脉沉,足冷,此少阴无气,毒邪不能发出阳分,下虚死证也。凡伤寒温热,时疫感冒,得汗后脉沉,皆为愈证,非阳病阴脉之比。有内外有热,而脉沉伏,不数不洪,指下涩小急疾,无论伤寒杂病,发于何时,皆为伏热。不可以其脉之沉伏,而误认阴寒也。至如肠澼自利而脉沉,寒疝积瘕而脉沉,历节痛痹而脉沉,伏痰留饮而脉沉,石水正水而脉沉,胸腹结痛而脉沉,霍乱呕吐而脉沉,郁结气滞而脉沉,咸为应病之脉。若反浮大虚涩,或虽沉而弦细坚疾,为胃气告匮,未可轻许以治也。

【迟】迟脉者,呼吸定息,不及四至,而举按皆迟。不似涩脉之参伍不调,缓脉之去来徐缓也。迟为阳气不显,营气自(疑"自"为"不"字之误)和之象。故昔人皆以隶之虚寒。而人迎主寒湿外袭,气口主积冷内滞。又以浮迟为表寒,沉迟为里寒,迟涩为血病,迟滑为气病。此论固是,然多有热邪内结,寒气外郁,而见气口迟滑作胀者,讵(jù 巨:岂,怎)可以脉迟概谓之寒,而不究其滑涩之象,虚实之异哉?详仲景有阳明病脉迟,微恶寒而汗出多者,为表未解(《伤寒论》第 208 条曰:"阳明病,脉迟,虽汗出,不恶寒者……此外欲解,可攻里也。……若汗多,微发热恶寒者,外未解也……"这条经文较长,是辨论阳明病可攻与不可攻。节录的内容与张氏所述内容十分相似,细心的读者会发现,张氏所述少了两个关键字,即"发热",只有具备"发热恶寒",不论其或微或甚,才是太阳病表证。否则,张氏所述,不可认定"为表未解")。脉迟头眩腹满者,不可下。有阳明病脉迟有力,汗出不恶寒,身重喘满,潮热便硬,手足濈然汗出者,为外欲解,可攻其里。又太阳病脉浮,因误下而变迟,膈内拒痛者为结胸。若此皆热邪内结之明验也。当知迟脉虽现表证,亦属脏气不充,不能统摄百骸,所以邪气留连不解。即有腹满而头眩脉迟,阳分之患未除,禁不可下,直待里证悉具,然后下之。圣法昭然,岂不详审慎重乎? 迟为阳气失职,胸中大气不能敷布之候。详迟为在脏一语,可不顾虑脏气之病乎?

【数】数脉者,呼吸定息六至以上,而应指急数。不似滑脉之往来流利,动脉之厥厥动摇,疾脉之过于急疾也。数为阳盛阴亏,热邪流薄于经络之象,所以脉道数盛。火性善动而躁急,故伤寒以烦躁脉数者为传,脉静者为不传,有火无火之分也(《伤寒论》第4条曰:"伤寒一日,太阳受之,脉若静者,为不传;颇欲吐,若躁烦,脉数急者,为传也。"张氏所述"火性……之分也"一段文字与大论第4条内容相似。可知张氏乃变通发挥之也。此后许多内容与《伤寒论》《金匮要略》原文相似)。即经尽欲解,而脉浮数,按之不芤,其人不虚,不战汗出而解,则知数而按之芤者,皆为虚矣。又阳明例云:病人脉数,数为热,当消谷引食,而反吐者,以发汗,令阳气微,膈内虚,脉乃数也。数为客热,不能消谷,胃中虚冷,故吐也。又胃反而寸口脉微数者,为胸中冷。又脉阳紧阴数为欲吐,阳浮阴数亦吐。胃反脉数,中气大虚,而见假数之象也。人见脉数,悉以为热,不知亦有胃虚,及阴盛拒阳者。若数而浮大,按之无力,寸口脉细者,虚也。经曰:脉至而从,按之不鼓,诸阳皆然。病热而脉数,按之不鼓甚者,乃阴盛拒阳于外而致病,非热也。形证似寒,按之鼓击于指下者,乃阳盛拒阴而生病,非寒也。丹溪云:脉数盛大,按之而涩,外有热证者,名曰中(平声)寒。盖寒留血脉,外证热而脉亦数也。凡乍病脉数,而按之缓者为邪退。久病脉数,为阴虚之象。瘦人多火,其阴本虚。若形充色泽之人脉数,皆痰湿郁滞,经络不畅而蕴热。其可责之于阴乎? 若无故脉数,必生痈疽(《金匮要略》第十八篇第1条曰:"诸浮数脉,应当发热,而反洒淅恶寒,若有痛处,当发其痈。")。如数实而吐臭痰者为肺痈,数虚而咳涎沫者为肺痿(《金匮要略》第七篇第1条曰:"……脉数虚者为肺痿,数实者为肺痈。"第12条曰:"咳而胸满,振寒脉数,咽干不渴,时出浊唾腥臭,久久吐脓如米粥者,为肺痈,桔梗汤主之。")。又历考数脉诸例,有云数则烦心者,有云滑数心下结热者,皆包络火旺而乘君主之位也。有云细数阴虚者,水不制火,真阴亏损也。有云数为在腑者,阳邪干阳,脏气无预("预"字有二义:一是预先,事前;二是加入到里边去。从此句前后之义分析,为后者之义)也。有云数则为寒者,少火气衰,壮火食气也。大抵虚劳失血,喘嗽上气,多有数脉。但以数大软弱者为阳虚,细小弦数者为阴虚。非若伤寒衄血之脉浮大,为邪伏于经,合用发汗之比。诸凡失血,脉见细小微数无力者为顺;脉数有热及实大弦劲急疾者为逆。若乍疏乍数,无问何病,皆不治也。

【滑】滑脉者,举之浮紧(脉之紧与弦相似,滑与数相近,言"滑脉者,举之浮紧"不妥),按之滑实。不似实脉之逼逼应指,紧脉之往来劲急,动脉之见于一部,疾脉之过于急疾也。仲景云:翕奄沉,名曰滑。滑者紧之浮名也。言忽浮忽沉,形容流利之状,无以过之。滑为多血少气之脉。而昔人又以滑大无力,为内伤元气。曷(hé 河:文言代词,表示疑问。怎么,何时)知滑脉虽有浮沉之分,却无无力之象?盖血由气生,若果气虚,则鼓动之力先微,脉何由而滑耶?惟是气虚不能统摄阴火,而血热脉滑者有之。尝考诸《内经》,有脉滑曰病风,缓而滑曰热中,脉浮而滑曰新病,脉盛滑坚者曰病在外,脉弱以滑是为胃气。滑者阴气有余也,则知滑脉之病,无虚寒之理。他如伤寒温热时行等病,总以浮滑而濡者为可治。故先师论脉,首言大浮数动滑为阳(《伤寒论·辨脉法》首条:"问曰:脉有阴阳,何谓也?答曰:凡脉大、浮、数、动、滑,此名阳也。脉沉、涩、弱、弦、微,此名阴也。凡阴病见阳脉者生,阳病见阴脉者死。"),而杂病以人迎浮滑为风痰,缓滑为中风。气口缓滑为热中,滑数为宿食。尺中弦滑,为下焦蓄血。又呕吐而寸口迟滑,为胸中实;下利而关上迟滑,为下未尽。厥逆而脉滑,为里有实。详此则滑脉之病,可不言而喻。即经有滑者阴气有余一语,是指阴邪搏阳而言。岂以阴气有余,多汗身寒之病,便可目为血多?又以滑大之脉,牵合无力,而为内伤元气乎?平人肢体丰盛,而按之绵软,六脉软滑。此痰湿渐渍于中外,终日劳役,不知倦怠,若安息则重着酸疼矣。夫脉之滑而不甚有力者,皆浮滑、缓滑、濡滑、微滑之类,终非无力之比。滑为血实气壅之脉,悉属有余。妇人身有病而脉和滑者为孕,临产脉滑疾者曰离经。若滑而急强,劈劈如弹石,谓之肾绝。滑不直手,按之不可得,为大肠气予不足。以其绝无和缓胃气,故经予之短期。

【涩】涩脉者,指下涩滞不前,《内经》谓之参伍不调(《素问·三部九候论》有"参伍不调者死"之句,但与涩脉无必然之联系。参伍:三五,指脉象或三或五,错杂不调。如此特点,与西医学所说的"房颤律"十分类似。换句话说,诊脉三五不调者,可测知为"房颤"之病变)。叔和喻以轻刀刮竹,通真子譬之如雨沾沙,长沙又以泻漆之绝。比拟虽殊,其义则一。不似迟脉之指下迟缓,缓脉之脉象纡徐,濡脉之来去绵软也。良由津血亏少,不能濡润经络,所以涩涩不调。故经有脉涩曰痹,寸口诸涩亡血,涩则心痛,尺热脉涩为解㑊(xièyì 卸义:出自《素问》,是一种症状。解㑊是"懈惰""懈怠"的音转),种种皆阴血消亡,阳气有余,而为身热无汗之病。亦有痰食胶固中外,脉道阻滞,而见涩数模糊者,阴受水谷之害也。《金匮》云:寸口脉浮大,按之反涩,尺中亦微而涩,知有宿食。有发热头痛,而见浮涩数盛者,阳中雾露之气也。雾伤皮腠,湿流关节,总皆脉涩,但兼浮数沉细之不同也。有伤寒阳明腑实,不大便而脉涩,温病大热而脉涩,吐下微喘而脉涩,水肿腹大而脉涩,消瘅大渴而脉涩,痰证喘满而脉涩,病在外而脉涩,妇人怀孕而脉涩,皆证脉相反之候。间有因胎病而脉涩者,然在二三月时有之,若四月胎息成形之后,必无虚涩之理。平人无故脉涩,为贫窘之兆。尺中蹇涩则艰于嗣。《金匮》云:男子脉浮弱而涩则无子,精气清冷(《金匮要略·血痹虚劳病脉证并治》第 7 条曰:"男子脉浮弱而涩,为无子,精气清冷。"脉浮弱而涩,是指浮取软弱而沉取涩滞)。其有脉塞而鼓如省客,左右旁至如交漆,按之不得如颓土,皆乖戾不和,殊异寻常之脉,故《素问》列之大奇。

【虚】虚脉者,指下虚大而软,如循鸡羽之状,中取重按,皆弱而少力,久按仍不乏根。不似芤脉之豁然中空,按久渐出;涩脉之软弱无力,举指即来;散脉之散漫无根,重按久按,绝不可得也。虚为营血不调之候。叔和以迟大而软为虚,每见气虚喘乏,往往有脉大而数者。且言血虚脉虚,独不详仲景脉虚身热,得之伤暑。东垣气口脉大而虚者,为内伤于气。若虚大而时显一涩,为内伤于血。凡血虚之病,非显涩弱,则弦细芤迟。如伤暑脉虚为气虚,弦细芤迟为血虚。虚劳脉极虚芤迟,或尺中微细小者,为亡血失精。男子平人脉虚弱微细者,善盗汗出,则气血之分了然矣。慎斋有云:脉洪大而虚者防作泻。可知虚脉多脾家气分之病,大则气虚不敛之故。经云:脉气上虚尺虚,是谓重虚。病在中,脉虚难治。仲景有脉虚者不可吐,腹满脉虚复厥者不可下,脉阴阳俱虚,热不止者死。可见病实脉虚,皆不易治。盖虚即是毛,毛为肺之平脉。若极虚而微,如风吹毛之状,极虚而数,瞥瞥如羹上肥者,皆为肺绝之兆也。惟癫疾之脉虚为可治者,以其神出舍空,可行峻补。若实大为顽痰固结,搜涤不应,所以为难耳。

【实】实脉者,重浊滑盛,相应如参舂(chōng 充:舂米),而按之实坚。不似紧脉之迸急不和,滑脉之往来流利,洪脉之来盛去衰也。实为中外壅满之象。经云:邪气盛则实,非正气本充之谓。即此一语,可为实脉之总归。夫脉既实矣,谅虚证之必无也;证既实矣,谅假象之必无也。但以热邪亢极而暴绝者有之。其为病也,实在表则头痛身热,实在里则膜胀腹满。大而实者,热由中发;细而实者,积自内生。在伤寒阳明病,不大便而脉实则宜下。下后脉实大,或暴微欲绝,热不止者死。厥阴病,下利脉实者,下之死。病脉之逆,从可见矣。盖实即是石。石为肾之平脉,若石坚太过,辟辟如弹石状,为肾绝之兆矣。其消瘅、鼓胀、坚积等病,皆以脉实为可治。若泄而脱血,及新产骤虚,久病虚赢,而得实大之脉,良不易治也。

【弦】弦脉者,端直以长,举之应指,按之不移。不似紧脉之状如转索,革脉之劲如弓弦也。弦为风木主令之脉,故凡病脉弦,皆阳中伏阴之象。虚证误用寒凉,两尺脉必变弦。胃虚冷食停滞,气口多见弦脉。伤寒以尺寸俱弦,为少阳受病。少阳为枢,为阴阳之交界。如弦而兼浮兼细,为少阳之本脉;弦而兼数兼缓,即有入腑、传阴之两途。若弦而兼之以沉涩微弱(弦脉端直以长,如按琴弦,缺乏和缓之胃气。而微脉似有似无,弱脉沉细少力。弦脉与微、弱相反,岂能相兼而见呢?),得不谓之阴乎? 经言寸口脉弦者,胁下拘急而痛,令人啬啬恶寒(《金匮要略》第十篇第5条曰:"寸口脉弦者,即胁下拘急而痛,其人啬啬恶寒也。")。又伤寒脉弦细,头痛发热者,属少阳(《伤寒论》第265条曰:"伤寒,脉弦细,头痛发热者,属少阳。……"伤寒,泛指感受外邪,若脉浮、头痛、发热等,则为太阳病。今"脉弦细,头痛发热者,属少阳",以"脉弦细"为少阳病主脉也。说明:下文不少内容为《伤寒论》《金匮要略》原文之"翻版",不一一说明。但必须说明,张氏弦脉论有许多真知灼见,经验之谈,值得学习)。此阳弦头痛也,痛必见于太阳。阳脉涩,阴脉弦,法当腹中急痛,此阴弦腹痛也。痛必见于少腹,皆少阳部分耳。少阳病欲吐不吐,始得之,手足寒,脉弦迟者,此胸中实,当吐之。若膈上有寒饮干呕者,不可吐,急温之。详此,又不当以兼沉兼涩概谓之阴。弦迟为胸中实也,审证合脉,活法在人,贵在心手之灵活耳。历诊诸病之脉,属邪盛而见弦者,十常二三;属正虚而见弦者,十常六七。其于他脉之中,兼见弦象者,尤复不少。在伤寒表邪全盛之时,中有一部见弦,或兼迟兼涩,便是夹阴之候,客邪虽盛,急需温散,汗下猛剂咸非所宜,即非时感冒,亦宜体此。至于素有动气怔忡,寒疝脚气,种种宿病,而挟外感之邪,于浮紧数大之中,委曲搜求,弦象必隐于内。多有表邪脉紧,于紧脉之中,按之渐渐减小,纵之不甚鼓指,便当弦脉例治。于浮脉之中,按之敛直;滑脉之中,按之搏指,并当弦脉类看。于沉脉之中,按之引引;涩脉之中,按之切切,皆阴邪内伏,阳气消沉,不能调和百脉,而显弦直之状,良非客邪紧盛之兆。迨夫伤寒坏病,弦脉居多;虚劳内伤,弦常过半,所以南阳为六残贼之首推也。他如病疟寒饮,一切杂病,皆有弦脉。按《金匮》云:疟脉自弦,弦数多热,弦迟多寒。弦小坚(《金匮要略》疟病篇第1条此句为"紧"字)者下之差,弦迟者可温之,弦紧者可发汗针灸也,浮大者可吐之,弦数者风发也,以饮食消息主之。饮脉皆弦,双弦者寒也,偏弦者饮也。弦数者有寒饮,沉弦者悬饮内痛。他如腹痛鼓胀,胃反胸痹,癥瘕畜血,中喝伤风,霍乱滞下,中气郁结,寒热痞满等病,种种皆有弦脉。总由中气少权,土败木贼所致。但以弦少弦多,以证胃气之强弱;弦实弦虚,以证邪气之虚实;浮弦沉弦,以证表里之阴阳;寸弦尺弦,以证病气之升沉。无论所患何证,兼见何脉,但以和缓有神,不乏胃气,咸为可治。若弦而劲细,如循刀刃;弦而强直,如新张弓弦,如循长竿,如按横格,皆但弦无胃气也。所以虚劳之脉,多寸口数大,尺中弦细搏指者,皆为损脉,庐扁("扁"指战国时期神医扁鹊,"庐"指何人? 不明)复生奚(xī息:文言代词,表示疑问,如什么)益哉?

【缓】缓脉者,从容和缓,不疾不徐,似迟而实未为迟。不似濡脉之指下绵软,虚脉之瞥瞥虚大,微脉之微细而濡,弱脉之细软无力也。仲景云:阳脉浮大而濡,阴脉浮大而濡。阴脉与阳脉同等者,名曰缓也。伤寒以尺寸俱微缓者,为厥阴受病。厥阴为阴尽复阳之界,故凡病后得之,咸为相宜。其太阳病,发热头痛,自汗脉浮缓者,为风伤卫证。以其自汗体疏,脉自不能紧盛也。缓为脾家之本脉,然必和缓有神,为脾气之充。若缓甚而弱,为脾气不足。缓而滑利,则胃气冲和。昔人以浮缓为伤风,沉缓为寒湿,缓大为风虚,缓细为痹湿。又以浮缓为风中于阳,沉缓为湿中于阴。盖湿脉自缓,得风以播之,则兼浮缓;寒以束之,则兼沉缓。若中于阴,则沉细微缓。以厥阴内藏风木之气,故脉虽沉,而有微缓之象也(厥阴风木内应于肝,肝脉微弦曰平脉,何以言"微缓"? 或理解为肝脉微弦而和缓也)。

【洪】洪脉者,既大且数(李中梓说"洪脉极大,状如洪水,来盛去衰,滔滔满指"),指下累累如连珠,如循琅玕,而按之稍缓。不似实脉之举按逼逼,滑脉之软滑流利,大脉之大而且长也。昔人以洪为夏脉,《内经》以钩为夏脉,遂有钩即是洪之说。以其数大而濡,按之指下委曲旁出,故可谓之曰钩。火性虚炎,所以来盛去衰,按之不实。然痰食瘀积阻碍脉道,关部常屈曲而出。此与夏脉微钩,似同而实不类也。洪为火气燔灼之候。仲景有服桂枝汤,大汗出,大烦渴不解(《伤寒论》第26条曰:"服桂枝汤,大汗出后,大烦渴不解,脉洪大者,白虎加人参汤主之。"笔者曾独立思考后认为,该方证本为温病,详见《经方新论》。这与张璐先生认定"脉洪为温病"的见解,可谓神灵相通也。引申一下:温热病气分热盛发热者,脉必"洪大""且数",若杂病内热壅实,可见"洪大",但不一定数。由此可知,前言"洪脉者,既大且数",是专指温病气分热盛者)。脉洪为温病,温病乃冬时伏气所发,发于春者为温病,发于夏者为热病。其邪伏藏于内而发出于表,脉多浮洪而混混不清,每多盛于右手。亦有动滑不常者,越人所谓行在诸经,不知何经之动也。当此不行内夺,反与解表,不至热交营度不已也(温病、热病法当清泄里热,不可反与"发表"。下一句读之不明何意? 恐为传抄之误)。若温热时行,证显烦渴昏热,脉反沉细小弱者,阳病阴脉也。有阳热亢极,而足冷尺弱者,为下虚之证,皆不可治。又屡下而热势不解,脉洪不减,谓之坏病,多不可救。洪为阳气满溢,阴气垂绝之脉,故蔼蔼如车盖者为阳结。脉浮而洪,身汗如油为肺绝。即杂病脉洪,皆火气亢甚之兆。若病后久虚,虚劳失血,泄泻脱元,而见洪盛之脉,又非所宜。惟悯(哀怜,或忧愁)独下贱(指劳苦患者),脉多洪实,又不当以实热论也。

【微】微脉者,似有若无,欲绝非绝,而按之稍有模糊之状。不似弱脉之小弱分明,细脉之纤细有力也。微为阳气衰微之脉。经言寸口诸微亡阳。言诸微者,则轻取之微,重按之微,气口之微,尺中之微,皆属气虚。故所见诸证,在上则为恶寒多汗少气之患,在下则有失精脱泻少食之虞,总之与血无预。所以萦萦(yíng 营:缠绕)如蜘蛛丝者,仲景谓阳气之衰。尝见中风卒倒而脉微,暑风卒倒而脉微,皆为虚风之象,其脉多兼沉缓。若中寒卒倒而脉微,为阴邪暴逆,所以微细欲绝也。而伤寒尺寸俱微缓,为厥阴受病。病邪传至此经,不特正气之虚,邪亦向衰之际,是以俱虚。不似少阴之脉微细,但欲寐耳。详二经之脉,同一微也,而有阴尽复阳,阳去入阴之异。即太阳经病之脉微,而有发热恶寒,热多寒少,脉微为无阳者(《伤寒论》第27条曰:"太阳病,发热恶寒,热多寒少,脉微弱者,此无阳也,不可发汗,宜桂枝二越婢一汤。"所述"发热恶寒,热多寒少"为温病卫分证特点,宜辛凉解表法,"桂枝二越婢一汤"正是如此方法。文中"脉微……发汗"12字属倒装文法,为插入内容。详解见《伤寒杂病论研究大成》)。有面有热色,邪未欲解而脉微者;有阴阳俱停,邪气不传而脉反微者。若以微为虚象,不行攻发,何以通邪气之滞耶? 必热除身安而脉微,方可为欲愈之机。若太阳证具,而见足冷尺微,又为下焦虚寒之验,可不建其中气,而行正发汗之例乎?

【紧】紧脉者,状如转索,按之虽实而不坚。不似弦脉之端直如弦,牢、革之强直搏指也。紧为诸寒收引之象,亦有热因寒束,而烦热拘急疼痛者,如太阳寒伤营证是也。然必人迎浮紧,乃为表证之确候。若气口紧坚,又为内伤饮食之兆。《金匮》所谓脉紧头痛,风寒腹中有宿食也(《金匮要略》第十篇第25条曰:"脉紧如转索无常者,有宿食也。"第26条曰:"脉紧头痛,风寒,腹中有宿食不化也。"这两条论食积而类伤寒的脉症)。仲景又云:曾为人所难,紧脉从何而来？假令亡汗若吐，以肺里寒，故令脉紧也。假令咳者，坐饮冷水，故令脉紧也。假令下利，以胃中寒冷，故令脉紧也。详此三下转语，可谓曲尽紧脉为病之变端。而少阴经中，又有病人脉阴阳俱紧，反汗出者，亡阳也。此属少阴，法当咽痛而复吐利，是谓紧反入里之征验。又少阴病，脉紧，至七八日，（自）下利，脉暴微，手足反温，脉紧反去，为欲解也，虽烦，下利必自愈。此即紧去人安之互辞，辨不可下脉证中。则（注：锦章书局本作"又"）有脉来阴阳俱紧，恶寒发热，则脉欲厥。厥者，脉初来大，渐渐小，更来渐渐大，是其候也。此亦紧反入里之互辞。因误下而阳邪内陷，欲出不出，有似厥逆进退之象，故言欲厥。脉虽变而紧状依然，非营卫离散，乍大乍小之比。而脉法中，复有寸口脉微，尺脉紧，其人虚损多汗。知阴常在，绝不见阳之例。可见紧之所在，皆阳气不到之处，故有是象。夫脉按之紧如弦，直上下行者，痉。若浮坚（"坚"字难解，疑"紧"之误）者为阴（疑为阳字）痉，总皆经脉拘急，故有此象。若脉至如转索，而强急不和，是但紧无胃气也，岂堪尚引日乎？

【弱】弱脉者，沉细而软，按之乃得，举之如无。不似微脉之按之欲绝，濡脉之按之若无，细脉之浮沉皆细也。若为阳气衰微之候。夫浮以候阳，今浮取如无，阳衰之明验也。故伤寒首言弱为阴脉，即阳经见之，亦属阳气之衰。经言寸口脉弱而迟，虚满不能食。寸口脉弱而缓，食卒不下，气填膈上。上二条，一属胃寒，一属脾虚，故皆主乎饮食。又形作伤寒，其脉不弦紧而弱（《伤寒论》第113条曰："形作伤寒，其脉不弦紧而弱，弦者必渴。被火，必谵语。弱者发热脉浮，解之当汗出愈。"此条曰"弱"非虚损之弱脉，而是相对"弦紧"有力之脉而言。整体综合分析，是"温病之似伤寒者也"。详见《伤寒杂病论研究大成》）。太阳中暍，身热疼重而脉微弱。可见脉弱无阳，必无实热之理。只宜辨析真阳之虚，与胃气之虚，及夏月伤冷水，水行皮中所致耳。在阴经见之，虽为合脉，然阳气衰微已极，非峻温峻补，良难春回寒谷也。惟血痹虚劳，久嗽失血，新产及老人久虚，脉宜微弱，然必弱而和滑，可卜胃气之未艾（ài 爱：止，绝）。若少壮暴病而见脉弱，咸非所宜。即血证虚证，脉弱而兼之以涩，为气血交败，其能荣爨（cuàn 窜：灶）下之薪乎？

【长】长脉者，指下迢迢而过于本位，三部举按皆然。不似大脉之举之盛大，按之少力也。伤寒以尺寸俱长，为阳明受病。《内经》又以长则气治，为胃家之平脉。胃为水谷之海，其经多气多血，故显有余之象。然必长而和缓，方为无病之脉。若长而浮盛，又为经邪方盛之兆。亦有病邪向愈而脉长者。仲景云：太阴中风，四肢烦疼，阳脉微，阴脉涩而长者，为欲愈。盖风本阳邪，因土虚木乘，陷于太阴之经,而长脉见于微涩之中,疼热发于诸阳之本,询为欲愈之征,殊非病进之谓。且有阴气不充,而脉反上盛者,经言寸口脉中手长者,曰足胫痛是也。此与秦越人遂上鱼为溢,遂入尺为覆,及上部有脉,下部无脉,关格吐逆,不得小便,同脉异证,不可与尺寸俱长之脉,比例而推也。

【短】短脉者,尺寸俱短,而不及本位。不似小脉之三部皆小弱不振,伏脉之一部独伏匿不前也。经云:短则气病。良由胃气厄塞,不能条畅百脉,或因痰气食积,阻碍气道,所以脉见短涩促结之状。亦有阳气不充而脉短者,经谓寸口脉中手短者,曰头痛是也。仲景云:汗多重发汗,亡阳谵语,脉短者死,脉自和者不死。又少阴脉不至,肾气绝,为尸厥。伤寒六七日,大下后,寸脉沉而迟,手足厥冷,下部脉不至,咽喉不利,唾脓血者难治(《伤寒论》第357条曰:"伤寒六七日……唾脓血,泄利不止者,为难治,麻黄升麻汤主之。")。戴同父云:短脉只当责之于尺寸。若关中见短,是上不通寸为阳绝,下不通尺为阴绝矣。曷知关部从无见短之理。昔人有以六部分隶而言者,殊失短脉之义。

【大】大脉者,应指满溢,倍于寻常。不似长脉之但长不大,洪脉之既大且数也。大脉有虚实阴阳之异。经云:大则病进(《伤寒论》第180条曰:"阳明之为病,胃家实是也。"第186条曰:"伤寒三日,阳明脉大。"病邪在经,脉洪大偏浮;病邪入腑,脉大而沉实),是指实大而言。仲景以大则为虚者,乃盛大少力之谓。然又有下利脉大者为未止,是又以积滞未尽而言,非大则为虚之谓也。有六脉俱大者,阴不足,阳有余也。有偏大于左者,邪盛于经也。偏大于右者,热盛于内也。亦有诸脉皆小,中有一部独大者;诸脉皆大,中有一部独小者。便以其部,断其病之虚实。且有素禀六阳,或一手偏旺偏衰者,又不当以病论也。凡大而数盛有力,皆为实热。如人迎气(注:底校本同,疑"气"为衍文)大紧以浮者,其病益甚在外,气口微大,名曰平人。其脉大坚以涩者胀。乳子(指产妇)中风热,喘鸣肩息者,脉实大而缓则生,急则死。乳子,是指产后以乳哺子而言,非婴儿也。产后脉宜悬小,最忌实大。今证见喘鸣肩息,为邪气暴逆。又须实大而缓,方与证合。若实大急强,为邪盛正衰,去生远矣。此与乳子而病热,脉弦小,手足温则生,似乎相左,而实互相发明也。伤寒热病,谵语烦渴,脉来实大,虽剧可治。得汗后热不止,脉反实大躁急者死。温病大热不得汗,脉大数急强者死,细小虚涩者亦死。厥阴病下利脉大者虚也,以其强下之也。阴证反大发热,脉虚大无力,乃脉证之变。内证元气不足,发热脉大而虚,为脉证之常。虚劳脉大,为血虚气盛。《金匮》云:男子平人,脉大为劳。气有余便是火也(此句于此,与前后文不相联属)。所以瘦人胸中多气而脉大,病久气衰而脉大,总为阴阳离绝之候。孰谓（注：底本作"为"，据锦章书局本改）大属有余，而可恣行攻伐哉？若脉见乍大乍小，为元神无主，随邪气之鼓动，可不慎而漫投汤液耶？

【小】小脉者，三部皆小，而指下显然（《金匮要略》第五篇第7条曰："盛人脉涩小，短气，自汗出，历节痛……"盛人：指体形肥胖湿盛之人。脉涩小：《脉经》说："涩脉，细而迟，往来难"；小脉，即细脉之类。细与粗相对，大跟小相对，常"细小"并称）。不似微脉之微弱依稀，细脉之微细如发，弱脉之软弱不前，短脉之首尾不及也。夫脉之小弱，虽为元气不足，若小而按之不衰，久按有力，又为实热固结之象。总由正气不充，不能鼓搏热势于外，所以隐隐略见滑热之状于内也。设小而证见热邪亢盛，则为证脉相反之兆。亦有平人六脉皆阴，或一手偏小者。若因病而脉损小，又当随所见部分而为调适机用，不可不治也。假令小弱见于人迎，卫气衰也；见于气口，肺胃弱也；见于寸口，阳不足也；见于尺内，阴不足也。凡病后脉见小弱，正气虽虚，邪气亦退，故为向愈。设小而兼之以滑实伏匿，得非实热内蕴之征乎？经云：切其脉滑小紧以沉者，病益甚在中。又云：温病大热，而脉反细小，手足逆者死。乳子而病热，脉悬小，手足温则生，寒则死。此条与乳子中风热互发。言脉虽实大，不至急强；脉虽悬小，四肢不逆，可卜胃气之未艾。若脉失冲和，阳竭四末，神丹奚济？非特主产后而言，即妊娠亦不出于是也。婴儿病赤瓣飧泄，脉小手足寒，难已。脉小手足温，泄易已。腹痛，脉细小而迟者易治，坚大而急者难治。洞泄食不化，脉微小流连者生，坚急者死。谛观诸义，则病脉之逆从，可默悟矣。而显微又言，前大后小，则头痛目眩；前小后大，则胸满短气，即仲景来微去大之变辞，虚中挟实之旨，和盘托出矣。

【芤】芤脉者，浮大弦软，按之中空，中按虽不应指，细推仍有根气，纵指却显弦大，按之减小中空。不似虚脉之瞥瞥虚大，按之豁然无力也。芤为血虚不能濡气，故虚大如芤，然其中必显弦象。刘三点以为绝类慈葱，殊失弦大而按之减小中空之义。盖虚则阳气失职，芤则经络中空。所以有虚濡（虚脉与濡脉之大小不同，连用不妥。下文即论濡脉特点。李中梓解说更明确："濡脉细软，悬于浮分，举之乃见，按之中空"）无力，弦大中空之义。仲景云：脉弦而大，弦则为减，大则为芤，减则为寒，芤则为虚，虚寒相搏，此名为革（《金匮要略》第六篇第12条曰："脉弦而大……为革。妇人则半产、漏下，男子则亡血、失精。"该条论精血亏损，阴损及阳的脉象。验之临床，芤脉见于急性失血；革脉见于虚劳久病）。革则胃气告匮，而弦强搏指，按之无根，非芤脉中空之比。按太阳病有脉浮而紧，按之反芤，本虚战汗而解者。暑病有弦细芤迟，血分受伤者，芤为失血之本脉。经云：脉至如搏，血温身热者死。详"如搏"二字，即是弦大而按之则减也。又云:脉来悬钩浮为常脉。言浮而中空,按之旁至,似乎微曲之状,虽有瘀积阻滞,而指下柔和,是知尚有胃气,故为失血之常脉。若弦强搏指,而血温身热,为真阴槁竭,必死何疑? 凡血虚脉芤,而有一部独弦,或带结促涩滞者,此为阳气不到,中挟阴邪之兆,是即瘀血所结处也。所以芤脉须辨一部两部,或一手两手,而与攻补,方为合法。

【濡】濡脉者,虚软少力,应指虚细,如絮浮水面,轻手乍来,重手乍去。不似虚脉之虚大无力,微脉之微细如丝,弱脉之沉细软弱也。濡为胃气不充之象,故内伤虚劳,泄泻少食,自汗喘乏,精伤痿弱之人,脉虽濡软乏力,尤堪峻补峻温。不似阴虚脱血,纯见细数弦强,欲求濡弱,绝不可得也。盖濡脉之浮软,与虚脉相类,但虚则浮大,而濡则小弱也。濡脉之细小,与弱脉相类,但弱在沉分,而濡在浮分也。濡脉之软弱,与微脉相类,但微则欲绝,而濡则力微也。濡脉之无力,与散脉相类,但散则从大而按之则无,濡则从小而渐至无力也。夫从小而渐至无力,气虽不充,血尤未败;从大而按之即无,则气无所统,血已伤残,阴阳离散,将何所恃而可望其生乎? 以此言之,则濡之与散,不啻(chì 斥:但,只。不啻:不异于,如同)霄壤矣。

【动】动脉者,厥厥动摇,指下滑数如珠,见于关上。不似滑脉之诸部皆滑数流利也。动为阴阳相搏之候。阳动则汗出,阴动则发热,是指人迎气口而言。然多有阴虚发热之脉,动于尺内;阳虚自汗之脉,动于寸口者。所谓虚者则动,邪之所凑,其气必虚。《金匮》有云:脉动而弱,动则为惊,弱则为悸(《金匮要略》第十六篇第1条曰:"寸口脉动而弱,动即为惊,弱则为悸。"所谓脉"动"为急促搏击动摇,是寸口脉之寸、关、尺三部脉皆动,非仅"见于关上";脉"弱"乃沉细少力之象。寸口脉动而弱之"而"字在此句是选择连词,可译作"或者",即"动"与"弱"非并见的脉象。成因不同:惊自外来,惊则气乱,故脉动不宁;悸自内生,虚不养心,故脉弱少力)。因其虚而旺气乘之。唯伤寒以大浮数动滑为阳,是专主邪热相搏而言,非虚劳体痛,便溺崩淋脉动之比。而妇人尺脉动甚,为有子之象。经云:阴搏阳别,谓之有子。又云:妇人手少阴脉动甚者,妊子也。以肾藏精,心主血,故二处脉动,皆为有子。辨之之法,昔人皆以左大顺男、右大顺女为言。然妊娠之脉,往往有素禀一手偏大偏小者,莫若以寸动为男,尺动为女,最为有据。

【伏】伏脉者,隐于筋下,轻取不得,重按涩难,委曲求之,附着于骨,而有三部皆伏,一部独伏之异。不似短脉之尺寸短缩而中部显然,沉脉之三部皆沉而按之即得也。伏脉之病,最为叵(pǒ:不可)测。长沙有趺阳脉不出,脾不上下,身冷肤硬;少阴脉不至,令身不仁,此为尸厥等例。详伏为阴阳潜伏之候,有邪伏幽隐而脉伏不出者,虽与短脉之象有别,而气血涩滞之义则一。故关格吐逆,不得小便之脉,非偏大倍常,即偏小隐伏。越人所谓上部有脉,下部无脉是也。凡气郁血竭久痛,及疝瘕留饮,水气宿食,霍乱吐利等脉,每多沉伏,皆经脉阻滞,营卫不通之故。所以妊娠恶阻,常有伏匿之脉,此又脉证之变耳。在伤寒失于表散,邪气不得发越,而六脉俱伏者,急宜发汗,而脉自复。刘元宾曰:伏脉不可发汗,谓其非表脉也。而洁古又言:当以麻黄附子细辛汤发之。临病适宜,各有权度,不可执一。若六七日烦扰不宁,邪正交并而脉伏者,又为战汗之兆,如久旱将雨,六合阴晦,雨过庶物皆苏也。不可以伏为阴脉,误投辛热,顷刻昆仑飞焰矣。

【细】细脉者,往来如发,而指下显然。不似微脉之微弱模糊也。细为阳气衰弱之候。伤寒以尺寸俱沉细,为太阴受病。太阴职司敷化之权,今为热邪所传,营行之气,不能条畅百脉,所以尺寸皆沉细。不独太阴为然,即少阴之脉,亦多沉细。故仲景有少阴病脉沉细数,不可发汗之禁。此皆外阴内阳,非若严冬卒中暴寒,盛夏暑风卒倒,内外皆阴之比。《内经》细脉诸条,如细则少气;脉来细而附骨者,积也;尺寒脉细,谓之后泄;头痛脉细而缓,为中湿。种种皆阴邪之证验。所以胃虚少食,冷涩泛逆,便泄腹痛,湿痹脚软,自汗失精,皆有细脉。但以兼浮兼沉,在尺在寸,分别而为裁决。如平人脉来细弱,皆忧思过度,内戕真元所致。若形盛脉细,少气不足以息,及病热脉细,神昏不能自持,皆脉不应病之候,不可以寻常虚("虚"疑为"脉"之误)细论也。

【疾】疾脉者,呼吸之间,脉七八至,虽急疾而不实大。不似洪脉之既大且数,却无躁急之形也。疾脉有阴阳寒热真假之异。如疾而按之益坚,乃亢阳无制,真阴垂绝之候。若疾而按之不鼓,又为阴邪暴虐,虚阳发露之征。尝考先辈治按(疑"按"为"例"字之误),有伤寒面赤目赤,烦渴引饮而不能咽,东垣以姜、附、人参汗之而愈。又伤寒蓄热内盛,阳厥极深,脉疾至七八至以上,人皆误认阴毒,守真以黄连解毒治之而安。斯皆证治之明验也。凡温病大热躁渴,初时脉小,至五六日后,脉来躁急,大颧发赤者死,谓其阴绝也。躁急皆为火象。《内经》有云:其有躁者在手,言手少阴、厥阴二经,俱属于火。阴毒身如被杖,六脉沉细而疾,灸之不温者死,谓其阳绝也。然亦有热毒入于阴分而为阴毒者,脉必疾盛有力。不似阴寒之毒,虽疾而弦细乏力也。虚劳喘促声嘶,脉来数疾无伦,名曰行尸。《金匮》谓之厥阳独行(《金匮要略》第一篇第10条"问曰:经云'厥阳独行',何谓也? 师曰:此为有阳无阴,故称厥阳"。下文张璐注解切实)。此真阴竭于下,孤阳亢于上也。惟疾而不躁,按之稍缓,方为热证之正脉。脉法所谓疾而洪大苦烦满,疾而沉细腹中痛,疾而不大不小,虽困可治。其有大小者,难治也。至若脉至如喘,脉至如数,得之暴厥暴惊者,待其气复自平。迨夫脉至浮合,浮合如数,一息十至以上,较之六数七疾八极更甚,得非虚阳外骛(wù 务:乱跑)之兆乎?

【牢】牢脉者,弦大而长,举之减小,按之实强,如弦缕之状。不似实脉之滑实流利,伏脉之匿伏涩难,革脉之按之中空也。叔微云:牢则病气牢固。在虚证绝无此脉。惟湿痉拘急,寒疝暴逆,坚积内伏,乃有是脉。历考诸方,不出辛热开结,甘温助阳之治,庶(庶字难解,是否为代词"孰"字之误?孰:什么?哪个?谁?)有克敌之功?虽然,固垒在前,攻守非细。设更加之以食填中土,大气不得流转,变故在于须臾,可不为之密查乎?若以牢为内实,不问所以,而妄行迅扫,能无实实虚虚之咎哉?大抵牢为坚积内着,胃气竭绝,故诸家以为危殆之象云。

【革】革脉者,弦大而数(以"数"脉释革似乎不妥),浮取强直,重按中空,如鼓皮之状。不似紧脉之按之劈劈,弦脉之按之不移,牢脉之按之益坚也。撄宁生曰:革乃变革之象。虽失常度,而按之中空,未为真脏。故仲景厥阴例中,有下利肠鸣脉浮革者,主以当归四逆汤。得非风行木末,扰动根株之候乎?又云:妇人则半产漏下,男子则亡血失精(《伤寒论》厥阴病篇无"下利肠鸣脉浮革"之句。第351条曰:"手足厥寒,脉细欲绝者,当归四逆汤主之。"其"革"字见于《金匮要略》第六篇第12条,曰:"脉弦而大,弦则为减,大则为芤,减则为寒,芤则为虚,虚寒相搏,此名为革。妇人则半产、漏下,男子则亡血、失精。"该条以弦减与大芤并举以释革脉)。《金匮》半产漏下,主以旋覆花汤。得非血室伤愈,中有瘀结未尽之治乎?其男子亡血失精,独无主治,云歧(疑"歧"字为"峻"之误)补以十全大补,得非极劳伤精,填补其空之谓乎?是以长沙直以寒虚相搏例之。惟其寒,故柔和之气失焉;惟其虚,故中空之象见焉。岂以革浮属表,不顾肾气之内恙乎?

【促】促脉者,往来数疾中忽一止复来。不似结脉之迟缓,中有止歇也。促为阳邪内陷之象。经云:寸口脉中手上击者,曰肩背痛。观"上击"二字,则脉来搏指,热盛于经之义,朗然心目矣。而仲景太阳例,有下之后脉促胸满者,有下之利遂不止而脉促者,有下之脉促不结胸者,有脉促手足厥冷者。上四条,一为表邪未尽,一为并入阳明,一为邪去欲解,一为传次厥阴。总以促为阳盛,里不服邪之明验。虽证见厥逆,祇(zhī 肢:恭敬之义,是否改用"只"字为妥?)

宜用灸以通阳，不宜四逆以回阳，明非虚寒之理，具见言外。所以温热发斑，瘀血发狂，及痰食凝滞，暴怒气逆，皆令脉促。设中虚无凝，必无歇止之脉也。

【结】结脉者，指下迟缓中频见歇止，而少顷复来。不似代脉之动止不能自还也（结脉与代脉，皆脉来缓慢，二者之别：结脉缓中时见一止复来，止无定数，即无规律的歇止；代脉亦是缓中时见一止复动，止有定数，即有规律的歇止。心电图特点：结脉与代脉，心脏听诊都是室性期前收缩，切脉皆是间歇，但结脉之歇止没有规律；代脉之歇止有规律。二者病情比较：结脉较轻，代脉较重）。结为阴邪固结之象。越人云：结甚则积甚，结微则气微。言结而少力，为正气本衰，虽有积聚，脉结亦不甚也。而仲景有伤寒汗下不解，脉结代，心动悸者；有太阳病身黄，脉沉结，少腹硬满，小便不利，为无血者，一为津衰邪结，一为热结膀胱，皆虚中挟邪之候。凡寒饮死血，吐利腹痛，癫痫虫积等气郁不调之病，多有结脉。暴见即宜辛温扶正，略兼散结开痰，脉结自退。常见二三十至内有一至接续不上，每次皆然，而指下虚微，不似结促之状，此元气骤脱之故，峻用温补自复。如补益不应，终见危迫。若久病见此，尤非合脉。夫脉之歇止不常，须详指下有力无力，结之频与不频。若十余至或二三十至一歇，而纵指续续，重按频见，前后至数不齐者，皆经脉窒碍，阴阳偏阻所致。盖阳盛则促，阴盛则结，所以仲景皆为病脉。

【代】代脉者，动而中止，不能自还，因而复动，名曰代阴。不似促、结之虽见歇止，而复来有力也。代为元气不续之象。经云：代则气衰。在病后见之，未为死候。若气血骤损，元神不续，或七情太过，或颠仆重伤，或风家痛家，脉见止代，只为病脉。伤寒家有心悸脉代者；腹痛心疼，有结涩止代不匀者。凡有痛之脉止歇，乃气血阻滞而然，不可以为准则也。若不因病而脉见止代，是一脏无气，他脏代之，真危亡之兆也。即因病脉代，亦须至数不匀者，尤或可生。若不满数至一代，每次皆如数而止，此必难治。经谓五十动不一代者，以为常也。以知五脏之期，予之短期者，乍疏乍数也。又云：数动一代者，病在阳之脉也，此则阳气竭尽无余之脉耳。所以或如雀啄，或如屋漏，或如弦绝，皆真代脉，见之生理绝矣。惟妊娠恶阻，呕逆最剧者，恒见代脉，谷入既少，气血尽并于胎息，是以脉气不能接续，然在二三月时有之。至若四月胎已成形，当无歇止之脉矣。

【散】散脉者，举之浮散，按之则无，去来不明，漫无根蒂。不似虚脉之重按虽虚，而不至于散漫也。散为元气离散之象，故伤寒咳逆上气，其脉散者死，谓其形损故也。可知散脉为必死之候，然形象不一，或如吹毛，或如散叶，或如悬雍，或如羹上肥，或如火薪燃，皆真散脉，见之必死。非虚大之比。经曰：代、散则死。若病后大邪去，而热退身安，泄利止而浆粥入胃，或有可生者，又不当一概论也。古人以代、散为必死者，盖散为肾败之应，代为脾绝之兆。肾脉本沉，而散脉按之不可得见，是先天资始之根本绝也。脾脉主信，而代脉去来必衍其期，是后天资生之根本绝也。故二脉独见，均为危亡之候。而二脉交见，尤为必死之征。（"散脉"与之前"代脉"，皆为病情危重之脉象，预后不良。据笔者临床经验，心血管中老年患者，代脉表现的并不多见，凡冠状动脉粥样硬化性心脏病，以及其他心脏病患者，凡表现为室性期前收缩而形成二联律、三联律等规律性室性期前收缩，皆表现为"代脉"。治之确实较难，若非元气衰竭，治之得当，还可恢复正常心律。而"散脉"，非垂危病人，不可见也。若真为散脉，古人判断"见之必死"。但仲景书凡曰"死"证，乃指病情危重者，抢救及时，方法得当，尚有起死回生之望。仲景凡曰"不治"者，才为必死不可救治者也。）

【清】清脉者，轻清缓滑，流利有神，似小弱而非微细之形。不似虚脉之不胜寻按，微脉之软弱依稀，缓脉之阿阿迟纵，弱脉之沉细软弱也。清为气血平调之候。经云：受气者清。平人脉清虚和缓，生无险阻之虞。如左手清虚和缓，定主清贵仁慈；若清虚流利者，有刚决权变也；清虚中有一种弦小坚实，其人必机械峻刻。右手脉清虚和缓，定然富厚安闲；若清虚流利，则富而好礼；清虚中有种枯涩少神，其人虽丰，目下必不适意。寸口清虚，洵为名裔，又主聪慧。尺脉清虚，端获良嗣，亦为寿征。若寸关俱清，而尺中蹇涩，或偏小偏大，皆主晚景不丰，及艰子嗣。似清虚而按之滑盛者，此清中带浊，外廉内贪之应也。若有病而脉清楚，虽剧无害。清虚少神，即宜温补以助真元。若其人脉素清虚，虽有客邪壮热，脉亦不能鼓盛，不可以为证实脉虚，而失于攻发也（清脉与下文浊脉之主病，近乎玄学。笔者思考再三，十分质疑：是主观臆测，玄虚之谈，还是临床经验之谈，理论创见？我倾向前者。清脉、浊脉之说，本书第二辑张景岳《脉神章》之下卷的最后有相关内容，笔者也有评论，可参考）。

【浊】浊脉者，重浊洪盛，腾涌满指，浮沉滑实有力。不似洪脉之按之软阔，实脉之举之减小，滑脉之往来流利，紧脉之转索无常也。浊为禀赋昏浊之象。经云：受谷者浊。平人脉重浊洪盛，垂老不得安闲。如左手重浊，定属污下；右手重浊，可卜庸愚。寸口重浊，家世卑微；尺脉重浊，子姓卤莽。若重浊中有种滑利之象，家道富饶；浊而兼得蹇涩之状，或偏盛偏衰，不享安康，又主夭枉；似重浊而按之和缓，此浊中兼清，外圆内方之应也。大约力役劳积之人，动彻劳其筋骨，脉之重浊，势所必然。至于市井之徒，拱手曳裾（yèjū 业据。曳：拖，拉，牵引；裾：衣服的大襟），脉之重浊者，此非天性使然欤（yú 余：文言助词。此表示疑问语气)? 若平素不甚重浊,因病鼓盛者,急宜攻发以开泄其邪。若平昔重浊,因病而得蹇涩之脉,此气血凝滞,痰涎胶固之兆,不当以平时涩浊论也。

口问十二则

导读:"口问十二则"乃上承前述"师传三十二则"之论脉,进一步讨论特列脉象,如三焦命门脉、神门脉、冲阳与太溪穴、反关脉、人迎与气口脉、初诊与久按不同脉《内经》阴阳脉以及脉与病的关系、脉与证的关系等10问,最后两问,是讨论脉诊与望、闻、问三诊的关系。

问三焦命门脉

导读:关于三焦、命门之说,历来有争议,各抒己见,《难经》以及名家赵献可、张景岳等都有详细论述。这第1问内容不能"破学人之惑"。

门人问曰:读师传诸义,发智慧光,如大火聚,扫却胸中无限阴霾矣。但某等根器疏陋,尚有积疑未泮(pàn 判:分散)。如三焦命门,各有歧说,未获定鉴,愿师垂海真铨,以破学人之惑。答曰:夫所谓命门者,即三焦真火之别名也。以其职司腐熟之令,故谓之焦。经谓中精之府,言其所主精气也。又云:上焦如雾,中焦如沤,下焦如渎者,言其气化之象也。岐伯曰:寸以射上焦,关以射中焦,尺以射下焦,此言三焦之脉位也。射者,自下而射于上。其脉即分属寸关尺。凡鼓动之机,靡不本诸三焦。则知六部之中,部部不离三焦之气也。三焦为真火之源,故有命门之号。《难经》独以右尺当之,而脉诀复有男女左右之分。男以精气为主,故右尺为命门;女以精血为主,故左尺为命门。是命门之诊,尤重在乎尺内也。三焦鼎峙两肾之间,为水中之火,既济阴阳。赵氏所谓天非此火不能生物,人非此火不能有生,为性命之主宰,故曰命门。越人谓其有名无形者,以火即气。气本无形,非若精津血液之各有其质也。然以气化为无形则可,以三焦为无形则不可。《灵枢·本脏》云:肾应骨,密理厚皮者,三焦膀胱厚;粗理薄皮者,三焦膀胱薄;疏腠理者,三焦膀胱急;毫毛美而粗者,三焦膀胱直;稀毫毛者,三焦膀胱结也。详此明言厚薄急结之状,讵可谓之无形乎?

问神门脉

导读:此篇讨论"神门脉"之义。答曰:"神门之脉有二。如前所言,神门即是命门,命门即是三焦,属于七节之上,故于尺中求之,以尺为六脉之根也。"如此之说,神门、命门、三焦之三者是名不同而实则一。笔者难以苟同。第二说"是指心经动脉而言。……其穴在掌后兑骨之端"。此为通常解说。

复问神门为心经之动脉,而王氏又云:神门决断,两在关后者,是指尺中肾脉而言。其故何也？答曰：神门之脉有二。如前所言，神门即是命门，命门即是三焦，属于七节之上，故于尺中求之，以尺为六脉之根也。越人云：人之有尺，譬如树之有根。水为天一之元，先天之命根也。若肾脉独败，是无根矣。此与诸脉之重按有力为有根，脉象迥异，而为肾气之所司则一也。如虚浮无根，是有表无里，孤阳岂能独存乎？若尺内重按无根，不独先天肾水之竭，亦为后天不足之征。仲景所谓营气不足，血少故也。脉微所云（四字成文，与前后文读不通？），是指心经动脉而言。按气交变论中，岁水太过一节，内有神门绝者死不治，言水盛而火绝也。其穴在掌后兑骨之端（指神门，为手少阴心经之穴），即如人迎与寸口并称，皆主关前一分而言。其穴在喉之两旁（指人迎穴），乃足阳明之动脉，能于是处求诸经之盛衰乎？可知神门二说，各有主见，各有至理。不可附会牵合而致疑殆也。

问冲阳太溪脉

导读：此篇讨论"冲阳、太溪脉"之义。所谓"冲阳、太溪，皆足之动脉"，此通常之说。又解释说"脉法以寸口、跌阳、少阴（指太溪脉）三者并列而论，是即寸、关、尺三部之别号"，此概念混乱，反生疑惑。

问冲阳、太溪（跌阳脉又称冲阳脉，切脉部位之一，位于足背胫前动脉搏动处，属足阳明胃经的经脉。太溪穴是人体穴位之一，是足少阴原穴，其位于足内侧，内踝后方与跟骨筋腱之间凹陷处），皆足之动脉，每见时师求之于垂毙之时，验乎不验乎？答曰：是即仲景跌阳、少阴也。尝闻气口成寸，以决死生，未尝决之于二处也。仲景以此本属胃与肾脉。虽变其名，仍当气口尺中诊之。脉法以寸口、跌阳、少阴三者并列而论，是即寸、关、尺三部之别号，但未明言其故耳。喻嘉言释仲景《平脉》首条云，条中明说三部，即后面跌阳、少阴，俱指关、尺而言，然何以只言跌阳、少阴。盖两寸主乎上焦，营卫之所司，不能偏于轻重，故言寸口。两关主乎中焦，脾胃之所司，宜重在右，故言跌阳。两尺主乎下焦，宜重在左，故言少阴。此先得我心之所同然。况两处动脉，仅可求其绝与不绝。断不能推原某脉主某病也。设闺中、处子，而欲按其足上之脉，殊为未便。

问反关脉

导读：此篇讨论"反关脉"之义。反关之脉，即"脉位之异"。张璐却说其反关之因，"皆由脉道阻碍，故易位而见"。此为臆测之见。之后张氏历数造成反关脉之因："有胎息中惊恐颠仆……有襁褓束缚致损……有动时跌仆动经……有龋龊瘕积……有大惊丧志……"以笔者之见，上述之成因，几乎皆臆测猜想，不合乎事实。笔者认为，反关脉之成因，无非先天生理"脉位之异"。张氏下文历数反关脉之五六种不同表现,皆经验之谈,可信。笔者临证几十年,患者中百分之一二为反关脉。反关脉常见两种现象:一是寸口脉绝无,而见于反关脉;一是寸口脉可见,但微细如丝,而反关脉较明显。需要说明,社会在发展,科学在进步,近年来对冠心病脉络瘀阻者,盛行从寸口脉介入造影检查或手术支架,之后造成少数患者寸口脉隐而不见的情况,不可不知。

昔人所云反关之脉,但言脉位之异,未审所见之脉,与平常之人可例推乎?抑别有所异乎?答曰:凡脉之反关者,皆由脉道阻碍,故易位而见,自不能条畅如平常之脉也。其反关之因,各有不同,而反关之状,亦自不一。有胎息中惊恐颠仆而反关者;有襁褓束缚致损而反关者;有幼时跌仆动经而反关者;有龆龀(tiáo chèn 条衬:儿童换牙)疳积,伐肝太过,目连劄(zhā 渣:为"扎"之异体字)而左手偏小,有似反关者;有大惊丧志,死绝复苏而反关者;有一手反关者,有两手反关者;有从关斜走至寸而反关者;有反于内侧,近太陵而上者;有六部原有如丝,而阳溪、列缺,别有一脉大于正位者;有平时正取侧取俱无,覆手取之而得者;有因病而正取无脉,覆手诊之乃得者。总皆阴阳伏匿之象。有伤寒欲作战汗,脉浮而误认反关者。大抵反关之脉,沉细不及,十常八九;坚强太过者,十无二三。欲求适中之道,卒不易得也。亦有诸部皆细小不振,中有一粒如珠者,此经脉阻结于其处之状,故其脉较平人细小者,为反关之常,较平人反大者绝少。不可以为指下变异,谓之怪脉也。凡遇反关殊异平常之脉,须细讯。其较之平时稍大,即为邪盛;比之平时愈小,即为气衰。更以所见诸证参之。

问人迎气口脉

导读:此篇讨论"人迎、气口脉"之义。人迎与气口之义有两说:一是源自《内经》,曰"寸口主中,人迎主外"。所谓"寸口者,即气口也,手太阴肺脉也,故主在中之病;人迎脉在结喉两旁一寸五分,阳明胃脉也,故主在外之病"。一是源自《脉经》,曰以"左为人迎,右为气口"。即寸口脉之左手关前曰人迎,右手关前曰气口。欲求两说之详,参见《诊家正眼》相关内容。张璐本篇所论述的人迎、气口脉之义,与以上两说有所不同。

门人问曰:人迎主表,气口主里,东垣《内外伤辨》言之详矣。而盛启东又以新病之死生,系乎右手之关脉;宿病之死生,主乎左手之关尺。斯意某所未达,愿闻其义云何?答言:病有新久,证有逆顺。新病谷气犹存,胃脉自应和缓。即或因邪鼓大,因虚减小,然须至数分明,按之有力,不至浊乱,再参语言清爽,饮食知味,胃气无伤,虽剧可治。如脉至浊乱,至数不明,神昏语错,病气不安,此为神识无主,苟非大邪瞑眩,岂宜见此?经云:脉浮而滑,谓之新病;脉小以涩,谓之久病。故新病而一时形脱者死，不语者亦死。口开眼合，手撒喘汗遗尿者，俱不可治。新病虽各部脉脱，中部独存者，是为胃气(尚存)，治之必愈。久病而左手关尺软弱，按之有神，可卜精血之未艾，他部虽危，治之可生。若尺中弦紧急数，按之搏指，或细小脱绝者，法在不治。盖缘病久胃气向衰，又当求其尺脉，为先天之根气也。启东又云：诊得浮脉，要尺内有力，为先天肾水可恃，发表无虞。诊得沉脉，要右关有力，为后天脾胃可凭，攻下无虞。此与前说互相发明，言虽异而理不殊也。

问初诊久按不同说

导读：此篇讨论"初诊、久按不同说"。对初诊、久按之数种不同脉象作了脉理分析、所主病证的判断以及预后之推测。并指出诊脉应脉证合参，以利诊病的准确性。张璐本篇为功夫老到，久经临床的经验之谈，应认真学习，学以致用，以提高脉诊水平。提醒读者，欲分辨病情之初诊与久按的不同脉象，必须平心静气，专注于脉一二分钟，否则，草率诊之，岂能诊初诊、久按不同之脉呢？

问：脉有下指浮大，按久索然者；有下指濡软，按久搏指者；有下指微弦，久按和缓者，何也？答曰：夫诊客邪暴病，应指浮象可证；若切虚羸久病，当以根气为本。如下指浮大，按久索然者，正气大虚之象，无问暴病久病，虽证显灼热烦扰，皆正衰不能自主，随虚阳发露于外也。下指濡软，久按搏指者，里病表和之象，非脏气受伤，则(据第五辑《重订诊家直诀》转录的本篇对校"则"为"即"字)坚积内伏，不可以脉沉误认为虚寒也。下指微弦，按久和缓者，久病向安之象，气血虽殆，而脏气未败也。然多有证变多端，而脉见小弱，指下微和，似有可愈之机者，此元气与病气俱脱，反无病象发现，乃脉不应病之候，非小则病退之比。大抵病人之脉，初下指虽见乏力，或弦细不和，按至十余至渐和者，必能收功。若下指似和，按久微涩不能应指，或渐觉弦硬者，必难取效。设病虽牵缠而饮食渐进，便溺自调，又为胃气渐复之兆。经云：安谷者胃。浆粥入胃，则虚者活，此其候也。

问病同脉异病异治同

导读：此篇讨论"病同脉异、病异治同"之义。回答分析了四种病证，即病同而脉异者、病异而脉同者、病同而治异者、病异而治同者。读之思考再三的结果是：张璐解说，有的有一定道理，有的论述不清，有的值得质疑。笔者有如下总结：病同脉异而病机证候不同者，治亦不同，即"同病异治"也；病异脉同而病机证候相同者，治亦相同，即"异病同治"也。抓其要点，即《内经》反复强调的一句话——"治病必求于本"。本者，病机(病性、病位、病势之二三点的总和)也，证候(病情本质所体现的四诊表现)也。病之根本不同，脉象必然不同，治之自然也就不同。反之，数种病之某个阶段病机证候相同，脉象必然相同，治之自然相同。故《内经》曰："微妙在脉，不可不察。"

问：有病同而脉异，病异而脉同，病同而治异，病异而治同，何也？答曰：夫所谓病同而脉异者，人在气交之中，所谓六淫七情，八风九气，一时之病，大率相类，故所见之证，亦多相类。而人之所禀，各有偏旺偏衰之不同，且有内戕神志，外役肢体，种种悬殊，脉象岂能如一？如失血证，脉有浮大而芤者，有小弱而数者，伤胃及脏之不同也；气虚证有气口虚大而涩者，有气口细小而弱者，劳伤脱泻之不同也。病异而脉同者，内伤夹外感，阳证夹阴寒，虚中有实结，新邪挟旧邪，表里交错，为患不一。而脉之所见不离阴阳寒热虚实之机，其细微见证，安得尽显于指下哉？如太阳中风、瘫痪不仁，脉皆浮缓，一为暴感之邪，一为久虚之病（暴病外感与久病内虚，脉象岂能"皆浮缓"？必有不同）；虚劳骨蒸，病疟寒热，关尺皆弦紧，一为肾脏阳虚，一为少阳邪盛，可不互参脉证，一概混治乎？病同而治异者，风气之病，时气之病，疟利之病，内伤虚劳之病，初起见证，往往相似（四种病证之病因病机不同，其各自证候必有不同），而人之所禀，各有贞脆，且有多火多痰多气，平时之资质既殊，病中之调治自异。如《金匮》之短气有微饮者，从小便去之，苓桂术甘汤主之，肾气丸亦主之。消渴小便不利，蒲灰散主之，滑石白鱼散、茯苓戎盐汤并主之。若治病不求其本，不问脉证之真象假象，但见病医病，殊失逆从反正之旨矣。病异而治同者，所见之证虽异，总不外乎邪正之虚实。如伤寒尺中脉迟之营气不足，阳邪内陷之腹中疗痛，虚劳里急之悸衄失精，并宜小建中汤；伏气郁发之热病，太阳中热之暍病，并宜白虎汤；寒疝之腹急胁急，产后之腹中疗痛，并宜当归生姜羊肉汤。岂以一方主治一病，而不达权变之用哉？

问从脉不从证从证不从脉

导读：此篇讨论"从脉不从证、从证不从脉"之义同上篇一样，旨在强调治病求本的法则，并指出暴实、暴虚及久病正虚之治疗大法，最后讲到高官显贵患病后诊治的问题。

问：古人治例，有从证不从脉，从脉不从证，一病而治各不同，或愈或不愈者，其故何也？答曰：此节庵先生以南阳治例，下一注脚也，惜乎有所未尽耳。盖从证从脉，各有其方。如脉浮为表，治宜汗之，然亦有宜下者。仲景云：脉浮而大，心下反硬，有热属脏者攻之，不令发汗。脉沉为里，治宜下之，然亦有宜汗者。如少阴病始得之，反发热，脉沉者，麻黄附子细辛汤汗之。脉促为阳盛，当用葛芩清之。若脉促厥冷，非灸百会以通其阳不可，此非促为阳盛也。脉迟为寒，当用姜附温之。若阳明病脉迟,不恶寒,身体濈然汗出,则用大承气,又非迟为阴寒也。此皆不从脉之治,以其证急也(当温之脉迟,必迟而无力,阳虚气乏不能鼓动之象;应攻之脉迟,必迟缓有力,为邪热壅实,正气不虚,奋起抗邪之象,其"证急"因邪气盛也)。又如表证汗之,乃常法也。仲景云:病发热头痛,脉反沉,身体痛,当温之,宜四逆汤。里证下之,亦其常也。日晡发热者属阳明,脉浮虚者宜发汗,用桂枝汤(表里兼病者,宜先解表后治里。若阳明胃家实为重且急,宜先救急治其里,不可拘泥先表后里之法)。结胸证具,当与陷胸下之。脉浮大者不可下,当与桂枝人参汤温之。身体疼痛,当以麻桂汗之,然尺中脉迟者不可汗,当与小建中汤和之。此皆不从证治,以其脉虚也。一病而治各不同,或愈或不愈者,良由不明受病之故。尝考《内经》,多有同一见证,而所受之经各别,所见之脉迥殊,其可执一例治乎?况医有工拙,病有标本。假令正气有权之人,无论治本治标,但得药方(注:底校本同,疑"方"字为"力")开发病气,元神自复。若正气本虚之人,反现假证假脉,而与苦寒伐根之药,变证莫测矣。故凡治邪气暴虐,正气骤脱之病,制方宜猛。盖暴邪势在急迫,骤虚法当峻补。若虚邪久淹,羸弱久困之病,不但制方宜缓,稍关物议("议"疑为"异"字之误)之味,咸须远之。是以巨室贵显之家,一有危疑之证,则遍邀名下相商,补泻杂陈之际,不可独出己见,而违众处方,即不获已,亦须平淡为主。倘病在危逆,慎勿贪功奏技,以招铄(shuò 硕:销毁,消损)金之谤也(以上自"是以巨室贵显之家……谤也"之内容大意是说:高官显贵得了危急疑难之病,请了几位名医会诊,意见不一,真正明医也难施展医术,不得已之时,只可明哲保身,委曲求全,如此这般,难免延误病情!)。

问《内经》脉有阴阳说

导读:张璐本篇所论,读之后不明何意?而读了《黄帝内经素问校释》(人民卫生出版社,1982年)、《素问·阴阳别论》之后,才基本明白。《阴阳别论》之主要内容,乃论述脉象与四时的相互关系以及某些脉象的主病和预后;某些经脉的病理表现及其传变与预后。阴阳说贯穿于《黄帝内经》全书之中,《素问》以阴阳作为篇名的就有连续三篇,即《阴阳应象大论》《阴阳离合论》《阴阳别论》。欲求《内经》阴阳之真谛,还得潜心读经典。

客问:《内经·阴阳别论》所言二阳之病发心脾,三阳为病发寒热,一阳发病少气诸例,俱论脉法之阴阳。王太仆误作经脉注解。观其提纲,悉从脉有阴阳一句而来。次言知阳者知阴,知阴者知阳。凡阳有五,五五二十五阳,即仲景大浮数动滑为阳,以五脏之脉,各有大浮数动滑,是为五五二十五阳也。不言五五二十五阴者,先言知阳者知阴,则沉涩弱弦微之阴,可不言而喻也。答曰:读书虽要认定提纲,一气贯彻,然中间转折,尤宜活看,不可执着。盖脉有阴阳句,岐伯原是答黄帝人有四经十二从等问。所言凡阳有五,五五二十五阳,是言五脏之阳气,应时鼓动于脉,五五相乘,为二十五阳。与《玉机真脏》之故病有五,五五二十五变,异名同类。夫脉法之阴阳,原不离乎经脉之阴阳。况下文所言,三阳在头,三阴在手,得非明言经脉阴阳之确据乎? 若以脉有阴阳,为通篇之提纲,皆附会于脉,未免支离牵强,殊失先圣立言之旨矣。曷知《阴阳别论》,原从《阴阳应象》《阴阳离合》,鱼贯而下,皆论经脉之阴阳,又为提纲中之挈领。可不体会其全,妄讥先辈乎?

问高章纲慄卑损诸脉

导读:此篇所问"高、章、纲、慄、卑、损"六脉,见于《伤寒论·平脉法》,原文中本有解说,但论述抽象,颇难理解。张璐此论,虽详加解释,"为之饶舌",笔者读过之后,仍觉玄乎,颇难理解。李中梓《诊家正眼·脉法总论》论及六脉,言简意赅,引述如下:"曰高者,卫气盛也,阳脉强也。曰章者,营气盛也,阴脉强也。曰纲者,高章相搏也。曰慄者,卫气弱也,阳脉衰也。曰卑者,营气弱也,阴脉衰也。曰损者,慄卑相搏也。"

旅泊苕溪,偶检嘉言先生仲景脉法解,坐有同人谓石顽曰:夫脉之显著共闻者,尚且指下难明,况乎险奥幽微,人所共昧。如高、章、纲、慄、卑、损之脉,既非恒有之象,何长沙博采古训,以眩耳目,喻子曲为释辞,以夸博识乎? 答曰:此古圣至微至显之之诀,不能晦藏于密,一时为之阐发,岂故为诡异以欺后世耶? 其所谓纲者,诸邪有余之纲领;损者,诸虚积渐之损伤。恐人难以领悟,乃以高章慄卑四字,体贴营卫之盛衰。虽六者并举,而其所主,实在纲损二脉也。以其辞简义深,未由窥测。喻子独出内照,发明其义,惜乎但知高章为高章取象,慄卑为慄卑措辞,不知高章为纲脉之纪,慄卑为损脉之基耳。盖高者,自尺内上溢于寸,指下涌涌,既浮且大,而按之不衰。以卫出下焦,行胃上口,至手太阴,故寸口盛满,因以高字名之。章者,自筋骨外显于关,应指逼逼,既动且滑,而按之益坚。以营出中焦,亦并胃口而出上焦,故寸关实满,因以章字目之。纲者,高章兼该之象,故为相搏,搏则邪正交攻,脉来数盛,直以纲字揭之。慄者,寸口微滑,而按之软弱,举指督督,似数而仍力微。以卫气主表,表虚不能胜邪,故有似乎心中怵惕之状,因以慄字喻之。卑者,诸脉皆不应指,常兼沉涩之形,而按之隐隐,似伏而且涩难。以营气主里,里虚则阳气不振,故脉不显。有似姜妇(注:底校本同,疑为"婢")之卑屑不能自主,故以卑字譬之。损者,慄卑交参之谓,故为相搏,搏则邪正俱殆,脉转衰微,直以损字呼之。而损脉之下,复有迟缓沉三者,言阿阿徐缓,而按之沉实,为营卫俱和,阴阳相抱之象,不过借此以显高章等脉。大都高章纲慄卑损之脉,皆从六残贼来。其浮滑之脉,气多上升而至于高;弦紧之脉,邪必外盛而至于章;沉涩之脉,阳常内陷而至于卑。非阴寒脉沉,不传他经之比。反此六者,能为诸脉作病,故谓残贼。纵邪气盛满,而汗下克削太过,皆能致虚。虚则脉来慄慄,按之力微,逮所必至。至于高章相搏,未有不数盛者;慄卑相搏,未有不弦劲者。所以沉伏之中,尺内时见弦细搏指,则为损脉来至,必难治也。详高慄之脉往往见于寸口,章脉每多显于趺阳,卑脉恒于少阴见之。然慄卑之脉,寸口趺阳未尝不有也。高章之脉,尺内少阴,从未一见耳。观后寸口、趺阳、少阴诸条,皆言高章慄卑之病。其阴阳死生之大端,端不出大浮数动滑为阳、沉涩弱弦微为阴之总纲。以其非专言伤寒脉法,故长沙另辑《平脉法》篇,隶诸辨脉法下。由是昔余诠释缵论,略未之及。兹因同人下问,不觉为之饶舌。

问辨声色法

导读:此篇讨论"辨声色法"。《难经·六十一难》曰:"望而知之谓之神,闻而知之谓之圣,问而知之谓之工,切脉而知之谓之巧。"此说之要义是说,四诊各有专长,不可偏废。于切诊之前,"声色之辨……先见于耳目",望气色、闻声音之后,继之以问诊,最后切其脉。读者注意,在特殊情况下,若切脉在先之时,虽然不问病候,但必须有意识地望诊与闻诊,如此则三诊在其中矣。张璐此篇对望诊、闻诊作了简要论述,经验诚为宝贵,应重点掌握。

或问:医以声色之辨,为神圣妙用。而审切反居其次,何也? 答曰:夫色者神之华,声者气之发。神气为生阳之证验。在诊察之际,不待问而阴阳虚实之机,先见于耳目间矣。予于《伤寒绪论》,言之颇详,姑以大略陈之。色贵明润,不欲沉夭。凡暴感客邪之色,不妨昏浊壅滞;病久气虚,只宜瘦削清癯。若病邪方锐,而清白少神,虚羸久困,而妩媚鲜泽,咸非正色。五色之中,青黑黯惨,无论病之新久,总属阳气不振。惟黄色见于面目,而不至索泽者(索者,讨取或空之意。此句大意:面色黄而气色润泽尚可者),皆为向愈之候。若眼胞上下如烟煤者,寒痰也;眼黑颊赤者,热痰也;眼黑而行步艰难呻吟者,痰饮入骨也;眼黑而面带土色,四肢痿痹,屈伸不便者,风痰也。病人见黄色光泽者,为有胃气,不死。干黄者,为津液之槁,多凶;目睛黄者,非瘅即衄;目黄大烦为病进。平人黑气起于口鼻耳目者危;若赤色见于两颧,黑气出于神庭,乃大气入于心肾,暴亡之兆也。至于声者,虽出肺胃,实发丹田。其轻清重浊,虽由基始,要以不异平时为吉。如病剧而声音清朗如常者,形病气不病也。始病即气壅声浊者,邪干清道也。病未久而语声不续者,其人中气本虚也。脉之呻者,病也。言迟者,风也。多言者,火之用事也。声如从室中言者,中气之湿也。言而微,终日乃复言者,正气之夺也。衣被不敛,言语善恶,不避亲疏者,神明之乱也。出言懒怯,先重后轻者,内伤元气也。出言壮厉,先轻后重者,外感客邪也。攒眉(攒 cuán:聚。攒眉即皱眉)呻吟者,头痛也。噫气以手抚心者,中脘痛也。呻吟不能转身,坐而下一脚者,腰痛也。摇头以手扪腮者,齿颊痛也。呻吟不能行步者,腰脚痛也。诊时吁气者,郁结也。摇头言者,里痛也。形羸声哑者劳瘵,咽中有肺花疮也。暴哑者,风痰伏火,或怒喊哀号所致也。言语謇涩者,风痰也。诊时独言独语,不知首尾者,思虑伤神也。伤寒坏病,声哑,唇口有疮者,狐蜮也。平人无寒热,短气不足以息者,痰火也(《金匮要略》第九篇第 2 条曰:"平人无寒热,短气不足以息者,实也。"此将"实"字改为"痰火",虽然实证明确具体了,但"痰火"不能概括其他实证)。声色之诊最繁,无庸琐述,以混耳目。

问脉沉因温补转剧

导读:此篇讨论案例的目的,在于强调临证必须"四诊合参",审察病机明晰后,才能处方用药。"设不察所苦,但以脉沉,求其病之所属,失之远矣"。换句话说:临证之时,只凭脉诊,舍弃望、闻、问三诊,难免致误,此失之于偏见。以上"口问十二则"之前十则皆讨论脉诊,最后两文则是强调临床诊病,必须"四诊合参",综合分析,审因求本,所处方药,有的放矢,才是辨证论治之正轨。

综上"口问十二则"可知,学习中医必须深究脉学。但是,为了从不同角度全面了解病情信息,必须望、闻、问、切四诊合参。时代发展到了今天,应与时俱进,中西汇通,适当结合各种"理化检测",综合分析,才能更加精准地掌握病情,治病求本。不可只是追求脉诊,忽略其他。

门人问曰:尝闻肥人之脉宜沉,肾肝之脉宜沉,冬月之脉宜沉。于此有人,年盛体丰,冬时腰痛不能转侧,怯然少气,足膝常逆。证脉皆寒,与肾气丸不应,转增寒热喘满,何也? 答曰:不在证治也。夫肥人之脉沉者,湿伤血脉也;腰痛不能转侧者,湿滞经络也;怯然少气者,湿干肺胃也;足膝常逆者,湿遏阳气,不能旁达四末也。法当损气以助流动之势,则痛者止而逆者温。反与滋腻养营之药,则痰湿愈壅,经络不能条畅,而寒热喘满,势所必至也。昔有朔客,初至吴会,相邀诊视,时当夏月,裸坐盘飧,倍于常人,而形伟气壮,热汗淋漓于头项间,诊时不言所以,切其六部沉实,不似有病之脉,惟两寸略显微数之象,但切其左,则以右掌抵额;切其右,则易左掌抵额。知为肥盛多湿,夏暑久在舟中,时火鼓激其痰于上,而为眩晕也。询之果然,因与导痰清湿而安。设不察所苦,但以脉沉,求其病之所属,失之远矣。医之手眼,可不临机活泼乎?

逆　顺

导读:此篇讨论"逆顺"之义。张璐本篇开头说:"诊切之要,逆顺为宝。"何谓逆顺?他接着说:"若逆顺不明,阴阳虚实死生不别也。故南阳先师,首言伤寒阴病见阳脉者生,阳病见阴脉者死。即此一语,可以推卒病之逆顺,亦可广诸病之死生。"所谓"南阳先师首言",见于《伤寒论·辨脉法》之首,"问曰:脉有阴阳,何谓也?答曰:凡脉大、浮、数、动、滑,此名阳也;脉沉、涩、弱、弦、微,此名阴也。凡阴病见阳脉者生,阳病见阴脉者死。"此平脉预测病情生死之大纲,亦即辨别逆顺之要点也。笔者将大纲要点衍义如下:临证之时,凡阴病见阴脉、阳病见阳脉者,脉证相符,病情稳定。若阴病见阳脉,阳病见阴脉,为脉证不符,必病情多变或病情危重。知此纲要者,一言而终;不知其要,临证疑点重重。张氏于本篇,以详尽的例证数千言,列举了诸病逆顺之变,其论述的先后顺序是:首先是伤寒、温热、时疫之急性病,继则详列内科杂病,继则简述痈疽、金疮病,末尾是妇人妊娠、临月、新产、带下、崩漏之病。最后结语说:"咸以病脉相符为顺,病脉相反为逆。"此句至关紧要,这是对全篇之简要总结,示人以辨生死"逆顺"之大法、之活法。善学者应举一反三,"闻一知十","类推"可也。此文是张璐先生多年丰富经验之总结,值得一读。

诊切之要,逆顺为宝。若逆顺不明,阴阳虚实死生不别也。故南阳先师,首言伤寒阴病见阳脉者生,阳病见阴脉者死。即此一语,可以推卒病之逆顺,亦可广诸病之死生。一着先机,至微至显。奈何先辈专守王氏之绳墨,不达至圣之璇玑(xuánjī 旋机:古代天文仪器)。以至脉学之言,愈阐愈昧。求脉之道,愈趋愈蹶(jué 厥:跌倒)。良由不解活法推源之故。因是辑逆顺诸例,庶学者披卷晓然。虽以死生并列,而逆证尤不可忽。

如伤寒未得汗,脉浮大为阳,易已;沉小为阴,难已。伤寒已得汗,脉沉小安静为顺;浮大躁疾者逆。然多有发热头痛,而足冷阳缩,尺中迟弱,可用建中和之者。亦有得汗不解,脉浮而大,心下反硬,合("合"疑为"可"字,才语义通顺)用承气攻之者。更有阴尽复阳,厥愈足温,而脉续浮者,苟非深入南阳之室,恶能及此?迨夫温病热病,热邪亢盛虽同,绝无浮紧之脉。观《内经》所云,热病已得汗而脉尚盛躁,此阴脉之极也,死。热病脉尚盛躁而不得汗者,此阳脉之极也,死;脉盛躁,得汗静者,生。他如温病穰穰(ráng 瓤:丰盛,此指热盛)大热,脉数盛者生，细小者死。热病汗下后，脉不衰，反躁疾，名阴阳交者死。历参温热诸病，总以数盛有力为顺，细小无力为逆。得汗后，脉不衰，反盛躁，尤逆也。至于时行疫疠，天行大头，咸以脉数盛滑利为顺，沉细虚涩为逆。然湿土之邪内伏，每多左手弦小，右手数盛者，总以辛凉内夺为顺，辛热外散为逆。当知温热时疫，皆热邪内蕴而发，若与表散，如炉冶得鼓铸之力耳（温热内蕴，只宜清透，不可温散。温散则如火上浇油也。以"桂枝下咽，阳盛则毙"）。然疫疠虽多人迎不振，设加之以下利足冷，又未可轻许以治也。故昔人有阴阳俱紧，头痛身热，而下利足冷者死，谓其下虚也。至若温毒发斑、谵语发狂等证，总以脉实便秘为可治，脉虚便滑者难治。若斑色紫黑如果实靥（yè 谒：酒窝儿，指斑形内陷），虽便秘能食，便通即随之而逝矣。其狂妄躁渴，昏不知人，下后加呃逆者，此阳去入阴，终不可救。卒中风口噤，脉缓弱为顺，急实大数者逆。中风不仁，痿躄不遂，脉虚濡缓为顺，坚急疾者逆。中风遗尿盗汗，脉缓弱为顺，数盛者逆。

　　中风便溺阻涩，脉滑实为顺，虚涩者逆。中寒卒倒，脉沉伏为顺，虚大者逆。中暑自汗喘乏，腹满遗尿，脉虚弱为顺，躁疾者逆。暑风卒倒，脉微弱为顺，散大者逆。大抵卒中天地之气，无论中风中寒，中暑中暍，总以细小流连为顺，数实坚大为逆；散大涩艰，尤非所宜。不独六淫为然，即气厥痰厥，食痰蛔厥，不外乎此。盖卒中暴厥，皆真阳素亏，故脉皆宜小弱，不宜数盛。中恶腹满，则宜紧细微滑，不宜虚大急数。中百药毒，则宜浮大数疾，不宜微细虚涩。详中风中暑，一切暴中，俱有喘乏遗尿，如中风中寒，则为肾气之绝；中暑中暍，则为热伤气化；痰食等厥，又为气道壅遏所致。死生顺逆悬殊，可不辨而混治乎？凡内伤劳倦，气口虚大者为气虚，弦细或涩者为血虚，若躁疾坚搏，大汗出，发热不止者死。以里虚，不宜复见表气开泄也。内伤饮食，脉来滑盛有力者，为宿食停胃；涩浮模糊者，为寒冷伤脾，非温消不能克应。霍乱脉伏，为冷食停滞，胃气不行，不可便断为逆；搏大者逆，既吐且利，不宜复见实大也。霍乱止而脉代，为元气暴虚，不能接续，不可便断为逆。厥冷迟微者逆，阳气本虚，加以暴脱，非温补不能救疗。噎膈呕吐，脉浮滑大便润者顺，痰气阻逆，胃气未艾也；弦数紧涩，涎如鸡清，大便燥结者逆，气血枯竭，痰火郁结也。腹胀，关部浮大有力为顺，虚小无神者逆。水肿，脉浮大软弱为顺，涩细虚小者逆，又沉细滑利者，虽危可治，虚小散涩者不治。鼓胀，滑实流利为顺，虚微短涩者逆。肿胀之脉，虽有浮沉之不同，总以软滑为顺，短涩为逆。咳嗽，浮软和滑者易已，沉细数坚者难已。久嗽缓弱为顺，弦急实大者逆。劳嗽骨蒸，虚小缓弱为顺，坚大涩数者逆，弦细数疾者尤逆。上气喘嗽，脉虚宁宁伏匿为顺，坚强搏指者逆，加泻尤甚。上气喘息低昂，脉浮滑,手足温为顺,脉短涩,四肢寒者逆,上气脉数者死,谓其形损故也。历陈上气喘嗽诸例,皆以软弱缓滑为顺,涩数坚大者逆。盖缓滑为胃气尚存,坚涩则胃气告匮之脉也。肺痿,脉虚数为顺,短涩者逆;数大实者,亦不易治。肺痈初起,微数为顺,洪大者逆;已溃,缓滑为顺,短涩者逆。气病而见短涩之脉,气血交败,安可望其生乎?吐血衄血下血,芤而小弱为顺,弦急实大者逆。汗出若衄,沉滑细小为顺,实大坚疾者逆。吐血,沉小为顺,坚强者逆。吐血而咳逆上气,芤软为顺,细数者逆,弦劲者亦为不治。阴血既亡,阳无所附,故脉来芤软,若细数则阴虚火炎,加以身热不得卧,不久必死,弦劲为胃气之竭,亦无生理。蓄血,脉弦大可攻为顺,沉涩者逆。从高顿仆,内有血积,腹胀满,脉坚强可攻为顺,小弱者逆。金创出血太多,虚微细小为顺,数盛急实者逆。破伤,发热头痛,浮大滑为顺,沉小涩者逆。肠澼下白沫,脉沉则生,脉浮则死。肠澼下脓血,沉小留连者生,数疾坚大身热者死。久利,沉细和滑为顺,浮大弦急者逆,虽沉细小弱,按之无神者不治。肠澼下利,《内经》虽言脉浮身热者死,然初病而兼表邪,常有发热脉浮,可用建中而愈者,非利久虚阳发露,反见脉浮身热,口噤不食之比。泄泻,脉微小为顺,急疾大数者逆。肠澼泄泻,为肠胃受病,不当复见疾大数坚之脉也。小便淋秘,脉滑疾者易已,涩小者难已。消瘅脉实大,病久可治;脉悬小坚,病久不可治。消渴,脉数大软滑为顺,细小浮短者逆,又沉小滑为顺,实大坚者逆。头痛目痛,卒视无所见者死,清阳失守,邪火僭逆于上也,其脉浮滑为风痰上盛,可治;短涩为血虚火逆,不治。心腹痛,痛不得息,脉沉细迟小为顺,弦长坚实者逆。癥瘕脉沉实者可治,虚弱者死。疝瘕脉弦者生,虚疾者死。心腹积聚,脉实强和滑为顺,虚弱沉涩者逆。癫疾,脉搏大滑,久自已;小坚急,死不治,又癫疾脉虚滑为顺,涩小者逆。狂疾,脉大实为顺,沉涩者逆。痿痹,脉虚涩为顺,紧急者逆。虫蚀阴肛,虚小为顺,坚急者逆。

痈疽初起,脉微数缓滑为顺,沉涩坚劲者逆;未溃,洪大为顺,虚涩者逆;溃后,虚迟为顺,数实者逆。肠痈,软滑微数为顺,沉细虚涩者逆。病疮,脉弦强小急,腰脊强,瘛疭,皆不可治。溃后被风,多此痉病,脉浮弦为阳,沉紧为阴,若牢细坚劲者不治。

妊娠,脉宜和滑流利,忌虚涩不调。临月,脉宜滑数离经,忌虚迟小弱,牢革尤非所宜。新产,脉宜缓弱,忌弦紧。带下,脉宜小弱,忌急疾。崩漏,脉宜微弱,忌实大。乳子而病热,脉悬小,手足温则生,寒则死。凡崩漏胎产久病,脉以迟小缓滑为顺,急疾大数者逆。

以上诸例,或采经论,或摭(zhí 职:摘取)明言。咸以病脉相符为顺,病脉相反为逆。举此为例，余可类推。颖悟之士，自能闻一知十，无烦予之屑屑也。

异 脉

导读： 此篇讨论《素问·大奇论》之内容以及"六绝"脉、"七诊"脉。具体解析的"异脉"，为"不与寻常诸脉相类"之脉。其解析的诸种"异常"脉与病症，读后有的可以理解，有的抽象难解。究此缘由，乃对古人语言不明，或临证见识不够。不解者，不必强求，随着学识日进，或可解之。此篇与前篇"逆顺"前后"贯彻"，前篇值得细研，此篇浏览可也。

异脉者，乖戾（lì 隶：不顺之义）不和，索然无气，不与寻常诸脉相类。《内经·大奇论》（《素问·大奇论》着重从脉象的变化论述某些疾病的机转及其预后，因所论都是较少见的奇病，故篇名"大奇论"。主要内容有：一是疝、瘕、肠澼、偏枯、暴厥等病的机转及其预后；二是心、肝、肾、胃、胆、肠、大肠、小肠、十二经等精气不足的情况及各自的死期。张璐本篇即讨论《大奇论》之内容，最后还讨论了"六绝"脉、"七诊"脉）贯列诸脉，摹写最微。苟非逐一稽研，乌能心领神会（笔者读了本篇之后，未能"心领神会"。《诊家正眼》上卷之《脉决死期》一篇，即节录《大奇论》之内容，并加以解说，读之后却比较明白）？ 如心脉满大，痫瘛筋挛。肝脉小急，痫瘛筋挛。二条见证皆同，而脉象迥异，受病各别。其同病异治等法，良有见乎此也。若肝脉惊暴，有所惊骇，脉不至，若暗，皆惊气失常，所以肝脉驰骤，气平自已，毋治也。肾脉小急、肝脉小急、心脉小急，不鼓，皆为瘕。言诸经之脉，皆有小急，但以按之不鼓者为瘕。若纵之鼓指，又为火伏之象，非瘕也。肾肝并沉为石水，并浮为风水，并虚为死，并小弦欲惊。并者，六位皆然，非见一二部也。水脉当沉，以风势鼓激则浮。浮则重按不乏，虚则按之即空。以水气内蓄，不当并见虚脉，故死。并小弦欲惊者，以少阳生气，为阴邪所埋，故惕惕如惊，而非实惊也。肾脉大急沉，肝脉大急沉，皆为疝；心脉搏滑急为心疝；肺脉沉搏为肺疝；疝脉无不弦急者。观下文三阳急为瘕，三阴急为疝，则疝瘕之阴阳辨治，可了然矣。二阴急为痫厥，厥属肾，而痫属心包也。二阳急为惊，闻水音则惕然而惊也。脾脉外鼓沉为肠澼，久自已。肝脉小缓为肠澼，易治。肾脉小搏沉为肠澼下血，血温身热者死。心肝病亦下血，二脏同病者可治，其脉小沉涩为肠澼，其身热者死，热见七日者死。肠澼之脉，总以缓小为易治，坚搏为难治。外鼓沉者，言虽浮大而根气不乏也。小搏沉者，阴邪内注而脉显阴象，不当复见虚阳外扰也。心肝二脏，水火同气，故同病者易治。脾肾同病，为土崩水竭，故死不治。胃脉沉鼓涩，胃外鼓大；心脉小坚急，皆鬲。偏枯，男子发左，女子发右,不喑,舌转可治。三十日起,其从者喑。三岁起,年不满二十者,三岁死。言胃脉重按则涩,浮取则大,阴血受伤而阳气失守也。心脉小坚急,阴邪盛而上侮君主也。胃气既伤,血脉又病,故心下痞羸,而半体偏枯也。偏枯以男子发左,女子发右为逆,然虽逆而非不治也。如不喑舌转,非脏受病。见证虽逆,治亦易起。若喑不能言,肾气内亏,证虽不逆,治亦难痊。若年不满二十,气血方盛之时,而见偏废之疾,此根气之夭,不出三年必死也。脉至而搏,血衄身热者死。脉来悬钩浮为常脉。血衄身热而脉来搏指,虚阳外脱,阴血内亡,安得不死?脉来悬钩浮,言浮丽中空之状,隐然言外。脉至如喘,名暴厥。暴厥者,不知与人言。言暴逆气浮,故脉喘喘乏力,肾气不能下守可知。脉至如数,使人暴惊,三四日自已。言暴惊气乱,故脉至如数,而实未常数,故不须治。

　　脉至浮合,浮合如数。言一息十至以上,如浮波之合,后至凌前。虚疾而动无常候,是经气予("予"字即授与之义)不足也。脉至如火薪然,言浮数而散,瞥瞥如羹上肥,是心精之予夺也。脉至如散叶,言飘忽无根,是肝气予虚也。脉至如省客,省客者,言如省间之客,乍见欲言而迟疑不吐,故以脉塞而鼓四字体贴之,是肾气予不足也。脉至如丸泥,言指下动滑如循薏苡子,是胃精之不足也。脉至如横格,言坚强如横木之拒于指下,是胆气予不足也。脉至如弦缕,言弦急而强,如转索之状,是胞精予不足也。脉至如交漆,交漆者,左右傍至也。言指下艰涩不前,重按则不由正道而出,或前大后细与绵绵如泻漆之绝互发。脉至如涌泉,言寸口洪盛,如泉出穴之涌,而按之散漫,浮鼓肌中,太阳气予不足也。脉至如颓土之状,言涩大模糊,如雨中颓土,按之不得,是肌气予不足也。脉至如悬雍,悬雍者,浮揣切之益大,重按即无,故以腭间下垂之肉喻之,是十二俞之予不足也。脉至如偃刀,偃刀者,浮之小急,按之坚大急,五脏郁热,寒热独并于肾也。脉至如丸,滑不直手,按之不可得,是大肠气予不足也。脉至如华者,言如花之虚浮,令人善恐,不欲坐卧,行立常听,是小肠气予不足也。如上诸脉,古圣目之大奇,洵非寻常可拟。余尝反复互参,始得其旨。前九条,咸以脉证异同,究其病之所属。如脾脉外鼓沉,及胃脉沉鼓涩,胃外鼓大之脉皆仿佛,而为病迥殊。后十四条,又以指下乖异,辨诸经之气予不足,而悉予之短期。近世但知弹石、解索、雀啄、屋漏、鱼翔、虾游,谓之六绝(《诊家正眼》上卷有"怪脉"专论,即前述六绝之脉再加"釜沸",且有脉象特点之解释)。若浮合等脉,真脏七诊,茫然不知何义,而漫治取谤者有之。多有病本濒危,药之不应,而显绝脉绝证。如病人身热脉大,服药后,忽然微细欲绝,厥冷下利,呃逆不止者死,脉转躁疾亦死。病人厥逆下利,脉微欲绝,服药后,脉暴出者死,与厥逆下利,本不能食,今骤能食,为除中者死,同义。又脉来忽沉忽浮,乍疏乍数,来去无次,皆不可治。经谓不大不小,病尤可治。其有大小者,为难治也。真脏者,独弦、独钩、独毛、独石、独代,而指下坚强,绝无和缓之象,脏气病气,打成一片,故曰真脏,见之必死。七诊者,独小、独大、独疾、独迟,诸部皆然,非一部两部见病脉也。独热者,尺炬然热;独寒者,尺肤寒是也;独陷下者,诸部皆陷伏不应也(《诊家正眼》上卷有"七诊"专论)。真脏悉为死候,七诊尤为病脉,其所重全在胃气。胃主肌肉,故言形肉已脱,九候虽调尤死。七诊虽见,九候皆从者不死。胃为五脏之本也,若有七诊之病,其脉候亦败者死矣。前篇囊(tuó 佗:一种口袋)次逆顺,此篇专辑异脉,欲人贯彻其旨,庶无轻诺许治之失。

妇　人

导读:此篇着重讲述了妇人妊娠的脉象特点、不正常胎孕的脉证情况,以及妇人特点、产后问题等。讲述得虽详细具体,但要点难掌握,且鬼胎、夜叉胎等论述,是确实经验,还是过于玄乎呢? 尚待研究。

问:妇人脉法,与男子何异? 答曰:女子二七天癸通,月事以时下。故其所重,全在冲任。冲任为精血之海,其脉常随肝肾而行,故以左尺为命门。《阴阳应象论》云:阴阳者,血气之男女也。左右者,阴阳之道路也。盖天道左旋而主阳气,地道右转而主阴血,阴常从阳,为阳之守,故左尺反有命门之号。然阴禀多暴,脉多随气上章,阴性多郁,脉亦随气内慄。古人虽有女子右脉常盛,及女脉在关下之说,要非定论,其病惟经候胎产,异于男子,他无所殊也。若肾脉微涩,或左手关后尺内脉浮,或肝脉沉而急,或尺脉滑而断绝不匀,皆经闭不调之候。如体弱之妇,脉常微弱,但尺内按之不绝,便是有子;月断呕逆不食,六脉不病,亦为有子。所以然者,体弱而脉难显也。《脉经》曰:妇人脉三部浮沉正等,按之不绝,无他病而不月者,妊子也。尺数而旺者亦然。经曰:何以知怀子之且生? 身有病而无邪脉也。又云:阴搏阳别,谓之有子。言尺内阴脉搏指与寸口阳脉迥别,其中有阳象也,阴阳相鹁(bó 脖:鹁鸪是鸟名。用于此费解,疑为"搏"字之误),故能有子。阴虚阳搏谓之崩,言尺内虚大弦数,皆内崩而血下。若消瘦喘息,月事不来者,二阳之病发心脾也。妇人不月,脉来滑疾,重手按之散者,胎以三月也。和滑而代者,此二月余之胎息也。重手按之,滑疾而不散者,五月也。妊娠四月,欲知男女法,古人悉以左尺滑大为男,右尺滑大为女,两尺俱滑大为双胎。然往往有左寸动滑为男者,以经行血泻,阴常不满,故尺常不足,不可执于尺内滑大方为胎脉之例。经云:妇人手少阴脉动甚者,妊子也。寸为阳位,故见动滑,则为血充而显阳象。左叶熊罴(此句"叶"字等难解,疑文字有误),右应鸾凤之兆,可预卜而无疑也。凡妇人经水三月不来,诊其脉两寸浮大,两关滑利,两尺滑实而带数,此胎脉也。若有形而不动,或当脐下翕翕微动,如抱瓮之状,按之冰冷,又两尺乍大乍小,乍有乍无,或浮或沉,或动或止,早暮不同者,乃鬼胎也,须连视二三日乃见。宜补气活血,温养脾胃,则水行经自通矣。若脉来疾如风雨乱点,忽然而去,久之复来如初者,是夜叉胎也。亦有左关之脉,指下见两歧而产夜叉者,总与平常之脉不类也。妊娠脉弱,防其胎堕,以气血无养也,急宜补养。若弦急亦堕,是火盛也。孕妇脉沉细弦急,憎寒壮热,唇口俱青黑,是胎气损也。当问胎动否,若不动,反觉上抢心闷绝,按之冰冷者,当作死胎治之。妇人经断有躯("躯"字可能指身孕),其脉弦者,后必大下,不成胎也。然有因病脉弦,又当保胎为务,气旺则弦自退矣。妇人尺脉微迟为居经,月事三月一下,血气不足故也。妇人尺脉微弱而涩,少腹恶寒,年少得之为无子,年大得之为绝孕。若因病而脉涩者,孕多难保。凡妊娠外感风邪,脉宜缓滑流利,最忌虚涩躁急,虚涩则不固,躁急则热盛伤胎,多难治也。胎前下利,脉宜滑小,不宜洪数,洪数则防其胎堕,堕后七日多凶。治疗之法,攻积必死,兜涩亦死,急宜伏龙肝汤,煎温养脾胃药,多有生者。凡妊娠之脉,宜实大有力,忌沉细弦急虚涩。半产漏下,宜细小流连,忌急实断绝不匀。临产宜滑数离经,忌虚迟弦细短涩。产后宜沉小微弱,忌急实洪数不调。新产伤阴,出血不止,尺脉不能上关者死。新产中风热病,脉宜浮弱和缓,忌小急悬绝。崩漏不止,脉宜细小芤迟,忌虚涩数实。凡诊妇人室女伤寒热病,须问经事若何;产后须问恶露多少,及少腹中有无结块,此大法也。

婴　儿

导读:此篇讨论"婴儿诊法",即婴幼儿1~3岁,看指纹;"至三岁以上,乃一指按三关"。三关者,乃寸口脉之"寸关尺三部也"。此篇先论"看虎口三关纹色"诊病法,即"以食指络脉形色之彰于外者察之"。其"黄色隐隐,或淡红隐隐,为常候",否则,便是病变之色。后文论述三岁以上者,用一指按寸口脉以诊断幼儿常见病。

问:婴儿三岁以下,看虎口三关纹色,其义云何? 答曰:婴儿气血未盛,经脉未充,无以辨其脉象(笔者得意研究生班光国独立临证10余年,重视脉诊,诊小儿病有自己的体会。他说:临床对于小儿病,不论年龄均可切脉辨证,只是脉短用一二指切之),故以食指络脉形色之彰于外者察之。其络即三部之所发。其色以紫为风热,红为伤寒,青为惊恐,白为疳积。惟黄色隐隐,或淡红隐隐,为常候。至见黑色,危矣。若虎口三关多乱纹,为内钓。腹痛气不和,脉乱身热不食,食即吐而上唇有珠状者,为变蒸也。其间纹色,在风关为轻,气关为重,命关尤重也。此言次指上三关近虎口一节为风关,中节为气关,爪甲上节为命关。然纹直而细者,为虚寒少气,多难愈。粗而色显者,为邪干正气,多易治。纹中有断续如流珠形者,为有宿食。其纹自外向里者为风寒,自内向外者为食积也。岐伯曰:阴络之色应其经,阳络之色变无常,随四时而行也。寒多则凝泣,凝泣则青黑;热多则淖泽,淖泽则黄赤。此皆常也(《素问·经络论》有一段对话:"黄帝问曰:夫络脉之见也,其五色各异,青黄赤白黑不同,其故何也? 岐伯对曰:经有常色而络无常变也。帝曰:经之常色何如? 岐伯曰:心赤,肺白,肝青,脾黄,肾黑,皆亦应其经脉之色也。帝曰:络之阴阳,亦应其经乎? 岐伯曰:阴络之色应其经,阳络之色变无常,随四时而行也。寒多则凝泣,凝泣则青黑;热多则淖泽,淖泽则黄赤。此皆常色,谓之无病。五色具见者,谓之寒热。帝曰:善。"以上引录可知,张璐乃节录经文,读者需要了解原文出处及其本义,才能正确理解)。至三岁以上,乃一指按三关,此言寸关尺三部也。其脉常以六至为则,添则为热,减则为寒。浮弦为乳痫,弦紧为风痫,虚涩为慢惊,沉弦为腹痛,弦实为气不和,牢实为便秘,沉细为冷乳不消,沉滑为宿食不化。或小或涩,或沉或细,皆为宿食停滞。浮大为伤风,伏结为物聚,弦细为疳劳,沉数为骨蒸有热也。婴儿病赤瓣飧泄,脉小手足寒,难已;脉小手足温,泄易已。小儿见其腮赤目赤,呵欠烦(注:底本作"顿",据锦章书局本改)闷,乍凉乍热,或四末独冷,鼓栗恶寒,面赤气涌,涕泪交至,及耳后有红丝纹缕,脉来数盛者,皆是痘疹之候。汤药之所当忌者最多,慎勿漫投以贻其咎也。

第五辑

重订诊家直诀

清·周学海 著

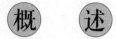

概　述

　　周学海,字澄之(潜初、健之),安徽建德人。据《散原精舍文集》卷六《浙江候补道周君墓志铭》记载,其生于1856年(清咸丰六年),卒于1906年(清光绪三十二年),享年50岁。周学海出身官宦门第,生而好学,自幼入塾,沉酣经史词章之学。因才华出众,光绪乙酉(1885年)应试拔萃,戊子(1888年)参加乡试取中,壬辰(1892年)通过殿试,赐进士。先后就任内阁中书、浙江候补知府、江南扬州府粮捕、河务水利同知等,诰授通议大夫三品衔。

　　中年以后,因积劳多病而发奋专攻医学,从《黄帝内经》着手,日夜研求,继而遍阅《伤寒论》《脉经》《神农本草经》《备急千金要方》等名著,博览群籍,饶有心得,且独立思考,实事求是,精益求精,尤信服清代名医张璐、叶桂两家,证治每取张璐之说,并结合自己的临证体会,学验俱丰。周氏为官公务繁忙,但随身携带医书,点校评注。每到一处,凡遇求诊之人,不论僚友抑或百姓,莫不有求必应,应手辄验,遇疑难病证,辄有奇效,故一时颂声著于长江南北。由于周氏声名昭著,而成为清代名医中寥寥几人载入《清史列传》者之一。

　　周学海积大半生精力,辑名家之书,扬众医之长,抒个人之见,历三十年而《周氏医学丛书》(包括:《内经评文》《伤寒补例》《形色外诊简摩》《读医随笔》,周氏《脉学四书》及《重订诊家直诀》等)终得大成。其学术成就主要有四:评注阐发《黄帝内经》,一也;拾遗发明《伤寒论》,二也;发挥形色外诊,三也;汇通阐发经典及多家脉学,四也。周氏终因呕心沥血,心力交瘁,积劳成疾,未及周甲而与世长辞,惜哉!周氏一生淡于名利,虽承官宦贵显之后,而仍布衣蔬食,生活简朴,唯尽心竭力潜心医学,其刻苦钻研之精神,非一般读书人所能及,真乃学者之楷模!

　　周氏对先前自著脉学4种(《脉义简摩》《脉简补义》《诊家直诀》《辨脉平脉章句》),"撮其要者,简之又简,别为此编,名曰《重订诊家直诀》"。此书以胡国臣总主编的《周学海医学全书》为底本。《重订诊家直诀》分卷上、卷下两卷,共22篇,内容近2万言。卷上5篇,首论"指法总义",次论24脉"会通",接着3篇,先论"八法总义",再对"位数形势"与"微甚兼独"之八法纲脉具体解析,前后 5 篇,内容贯通,彼此互为一体,颇多创新见解,非传统之常谈者也。卷下 17 篇之价值不如上篇,多是对先圣后贤所述之某些生僻内容(后世医家论之较少,当今医者更知之甚少者),特立专题分篇解析。《重订诊家直诀》的临床价值,笔者以为可分为三类:一类为启发后学颇有价值之论,如《初诊久按不同》《单诊总按不同》等篇;一类为落后于时代之论,如《辨止》(心律失常)等篇;一类为理论抽象者,读之有理,实践颇难,此等内容占的篇数多。这些内容有一定深度,属于边缘性有争议的话题,看之难懂,浏览一下,知其大概可也。欲知《重订诊家直诀》22 篇之价值大小,先读以下各篇笔者"导读",便可了解其大概。

序

医有四科:曰脉,曰证,曰药,曰方。知脉而后知证,知药而后能方,故脉尤汲汲(jí 级:急切的样子)也。拙著《脉义简摩》《脉简补义》《诊家直诀》《辨脉平脉章句》,凡四种都十二卷,博采百家,参以己说,名虽四种,义实相承。卷帙(zhì 帜:量词,用于装套的线装书)既繁,脉络难贯,专取一种,又苦弗完,兹特撮其要者,简之又简,别为此编,名曰《重订诊家直诀》。

目　录

卷　上

指法总义

导读：周学海于此篇简要论述了以下四点：首先讲述"诊脉之指法见于经论者"与"私心所创获"者。第二，论述"位、数、形、势"四科脉之含义。第三，论述举按、上下、寻推、初持久按、单持总按等具体"指法"。第四，三指诊脉法与"自创一指直压之法"。上述四点，为总结要点，并有创新点。

诊脉之指法见于经论者：曰举，曰按，曰寻，曰推，曰初持，曰久按，曰单持，曰总按。无求子消息七法：曰上竟、下竟，曰内推、外推，曰浮按、中按、沉按。更有侧指法、挽指法、辗转指法、俯仰指法，举而复按、按而复举，是操纵指法。若是者，皆有旧论可考也。至于私心所创获，与得诸益友所训示者，则又有移指法、直压指法。夫脉有四科：位、数、形、势而已。位者，浮沉尺寸也；数者，迟数促结也；形者，长短广狭厚薄粗细刚柔，犹算学家之有线面体也；势者，敛舒伸缩进退起伏之有盛衰也。势因形显，敛舒成形于广狭，伸缩成形于长短，进退成形于前后，起伏成形于高下，而盛衰则贯于诸势之中以为之纲者也。此所谓脉之四科也。指法即由此而辨，曰举按，以诊高深也；曰上下，以诊长短也；曰寻推，以诊广狭厚薄曲直也；曰初持久按，以诊迟数滑涩止代也；曰单持总按，以诊去来断续也。病者气口处骨肉不平，须用侧指法。病者不能平臂而侧置，须用挽指法。俯仰者，三指轻重相畸也。辗转者，一指左右相倾也。操纵者，举按迭用，以察根气之强弱。《难经》所谓按之软，举指来疾者，此也。惟三指总按横度三关，三指缝中，各有其隙。若三部脉形不同，如寸涩尺滑、前小后大，即无由得其接续之真迹。昔有同学示以移指法：如先诊三关，再略退半部，以食指加寸关之交，中指加关尺之交，终以有隙而其真不见。后乃自创一指直压之法：以食指直压三关，而真象迸露矣。小儿脉位狭小，以食指横度脉上，而辗转以诊之。

二十四象会通

导读：此篇所论二十四象是指"浮沉……迟数……强弱……刚柔……滑涩……断续……长短……高深……厚薄……宽窄……敛散……粗细……"等24种脉之体象特点与所主病证。紧接下文为会通内容，"会通者，二十四象互相加乘，以求合于古脉而诊百病也。……"周氏此篇经过对脉学的深入研究，独抒己见,将各种抽象的脉象描绘得形象而逼真。读之后,令人新奇,确有所创新。

浮沉,以诊气之升降也。阳不能降,则脉见于浮;阴不能升,则脉见于沉。前人每以脉之在浮、在沉,与脉之能浮、能沉相混。能浮能沉,乃高深之义也。

迟数,以诊气之躁静也。躁有因热,有因燥;静有因寒,有因虚,而皆有因郁。按《内经》手躁足静与迟数不同,手经之道近,其气至也迫;足经之道远,其气至也缓,故有躁静之殊也。然先至者不能先去,必待后至者去,而始能与之俱去,故无迟数之异也。滑伯仁谓:察脉须识上下去来至止,至止即察躁静之事也,察其停于下者之久暂,又察其鼓于上者之久暂,而阴阳嘘吸之躁静了然矣。

强弱,以诊势之盛衰也。应指有力谓之强,无力谓之弱。前人每以脉形之软硬与脉势之盛衰相混,《内经》凡言脉之大小,多指动势之盛衰也。

刚柔,以诊形之软硬也。形软有因血虚,有因湿热;形硬有因血实(动脉硬化性心脑血管病多脉形弦硬,因多见于中老年人,故多为本虚标实证),有因风寒(风寒表实以"紧"脉为特色,紧者硬之形),此即《内经》之所谓缓急也。

滑涩,以诊形之枯润也。血有余则脉滑,血不足则脉涩(李中梓说:"涩为血少,亦主精伤。"当今之医常将"涩"脉认定为血瘀。这有失偏颇,应脉证合参以辨脉),然血由气行,故亦可征气之盛衰云。气血必有津以载之,始能推行滑利。故《内经》以滑为阴有余,涩为阳有余,阴即津液也。

断续,以诊气血之通塞盛衰也。有形之断续,长短是也;有动之断续,促结涩代是也,此条专言动之断续。应指有力、有神,属于通塞;无力、无神,属于盛衰;亦有无力而有神者,微衰而兼塞也。来去停匀,五十不代谓之续;参伍不调,有来有去谓之断。其败也,虾游、鱼翔、屋漏、雀啄,塞者血塞也,衰者气衰也,败者气血俱败也。

长短,以诊气之郁畅也。气畅则虽弱而亦长,气郁则虽强而亦短。按气有出入,有升降。出入,横也;升降,直也。风寒外束,气出不利,脉来弦紧;痰饮中结,气升不利,脉来厥厥如豆。是长短皆有气郁也。经曰:长则气治,短则气病,亦言其大概而已。

高深,以诊气之嘘噏(xūxī 虚翕:嘘乃从嘴里慢慢地吐气,噏同"吸"。嘘噏,即吐纳、呼吸)也,此指来去之远近。所谓息之深深,达之亹亹(音尾,行进貌)者,气之操纵也。浮沉是阴阳嘘噏(大气鼓荡,吐纳呼吸)之已然,高深是阴阳嘘噏之方然。一言气之所在,一言气之所至。

厚薄,以诊血之盈虚也。以形体言,非浮沉之谓也。故有浮而厚,有沉而薄。

浮中沉三候俱有，按之不断，谓之厚；仅在一候，按之即断，谓之薄。

宽窄，以诊气血之寒热盈虚也。气热则血涨，气寒则血消，血实则气充，血虚则气怯。

敛散，以诊气之寒热也。以两旁之边际言，非宽窄之谓也。宽窄，指脉体之大小；敛散，指脉边之清浊。故气寒血盈，宽而亦清；气热血虚，窄而亦浊，亦非刚柔之谓也。刚柔，指脉体之硬软；敛散，指脉边之紧松。故血虚气寒，软而亦紧。血实气热，硬而亦松，脉中有脊，而两边浑浑不清也。

粗细，以诊气血之寒热盈虚也。宽厚相搏谓之粗，窄薄相搏谓之细。

会通者，二十四象互相加乘，以求合于古脉而诊百病也。如浮薄而硬，革也。浮薄而软，芤也。浮厚而敛，弦也。浮薄而散，微也。长硬而敛，紧也。短软而散，濡也。高而数，促也。深而迟，伏也。短而刚强，动滑也。断而柔弱，结代也。长厚、硬敛，弦牢也。长厚、柔散，洪缓也。是故芤，血虚也。迟，气寒也。伏，气闭也。代、散，气脱也。濡弱虚微，气血俱虚也。细紧，气血俱寒也。革，阴盛于上也。牢，阴盛于下也。洪促，气热于气分也。动滑，气热于血分也。浮数，气热于气分也。沉迟，气寒于血分也。弦革，气寒于气分也。紧结，气寒于血分也。细，血中气寒也。缓，血中气热也。长、短同有气郁，气横于气分则长，气结于血分则短。滑、涩同有血虚、血实，寒凝于血分则实而涩，热亢于气分则虚而滑也。而且寒极似热，热极似寒，实极似虚，虚极似实。如滑主痰也，而痰亦见涩。弦主肝也，而肝亦见濡。上气喘促，脉虚大也，而亦有紧细伏匿。孕脉必滑也，而亦有虚涩不调。又弦、缓相反也，而风弦与热缓相似。滑、涩相反也，而热涩与虚滑相似。搏与散相反也，而搏累累不续，即与散同论。洪与伏相反也，而尸厥霍乱，伏与洪同断。长与短相反也，而长而劲、短而搏，同主气逆、气郁。散与结相反也，而同主癥瘕，正气未衰则结，正气既衰则散。亦有乍病食滞而脉散乾（"散乾"之脉费解，疑有误），胃气新乱而未复也；或其人素有湿热，加之新伤，而中气益溃也。有以无脉为病所者，芤脉中空，即内主精血之伤也；有以有脉为病所者，紧脉浮数，即外主风寒之感也。抑尤有要焉，滑伯仁曰：察脉须识上、下、去、来、至（原作"正"，据上下文改之）、止六字真诀。故审脉者，凝神于指下起伏去来头本之势，而脉之真象无遁，即病之升降敛散之真机亦迸露而无遁矣。明乎此者，必知脉证断无相反，何则有所以相反者在也？脉病断无不应，何则有所以不应者在也？仲景曰：邪不空见，中必有奸。景岳曰：脉之假者，人见之不真耳，脉亦何从假哉？

八法总义

导读：周氏于此篇学承《内经》"千古诊法之奥"，融合后贤医家诊法大纲，提炼升华为"八字"诊法。八法者何？即"位……数……形……势，四者为经，更纬之以微、甚、兼、独，百病之虚实寒热全从此八字上分合剖析。每诊一人……则真假无遁情……而本原无不迸露焉"。此篇文字不足五百，有论有例，字字真言，启发心扉，细心品味，临证不惑也。

《灵枢·邪气脏腑病形篇》以缓、急、大、小、滑、涩立纲，而以微、甚纬之，实开千古诊法之奥。后世有以浮、沉、迟、数分纲者，则其义浅而不备矣。今拟合二者共十字，仍以微、甚纬之。于十字中纵横离合，即二十八脉不待拟议而形状了然，然此特其形状耳，未足以尽脉理之妙也。滑氏曰：凡察脉须识得上下去来至止。盖求明脉理者，须先将位数形势，讲得真切，便于百脉无所不赅，不必立二十八脉之名可也。位者，浮沉前后也。数者，迟数也。形者，虚实滑涩也。势者，即滑氏所谓上下去来至止也。四者为经，更纬之以微、甚、兼、独，百病之虚实寒热全从此八字上分合剖析。每诊一人，即于各部中按此八字，次第求之，反复寻之，则真假无遁情，而气分血分之病，亦到指便见矣，此真泄天地之秘者也。指到脉上，即心先拟其脉浮耶沉耶，在寸在尺耶；继存其息，迟耶数耶；继察其体，长耶短耶，虚耶实耶，滑耶涩耶。审此三者，指下必已有定象。即就定象上，揣其微耶甚耶，独见一脉耶，兼见何脉耶，至此而象更定矣。于是玩其上下起伏之盛衰，动止之躁静，而本原无不迸露焉。大抵诊脉，以察来去之势为最要。此阴阳嘘噏之真机也。

位 数 形 势

导读：笔者将本篇与前后篇综合思考后认为：位者，脉之部位也；数者，脉之快慢也；形者，脉之形态也；势者，脉之趋势也。周氏此篇前面内容进一步论述位、数、形、势之"正脉"四种的具体特点与主病。其独特、严谨的析脉解义思想，清晰、形象逼真的解说，使抽象、神妙难明的脉象了然于心。细心琢磨、领会、联想，确可启发读者理解脉之"体象"特点。但是，周氏（为晚清时期中西医汇通派代表之一）随后以较多篇幅又试图以某些早期的西医理论解析脉之"体象"，这难免牵强附会。

位数形势者，正脉之提纲也。位即三部九候也，或在寸，或在尺，或在浮，或在沉。数以纪其多寡也，数与滑、促，其数皆多；迟与涩、结，其数皆少；即屋漏、雀啄、虾游、鱼翔,举该于数之类也。至于形、势,分见互见,各有妙蕴。挺亘(gèn艮:时间上延续不断)于指下而静乾者,形也,血之端倪也。起伏于指下而动者,势也,气之征兆也。《内经》曰:浑浑革革,至如涌泉;又曰:脉至如火新(疑"新"为"薪"之误字)然;《脉经》曰:三部脉如釜中汤沸,此血不维气,势之独见者也。《内经》曰:真肝脉至,如循刀刃责责然;真心脉至,如循薏苡子累累然,此气不运血,形之独见者也。故形势分见者,皆气血偏绝之死脉也。若在平人,无不气血相融,形势相洽者。然气血稍病,即于相融相洽之中,不无彼此胜负之致,尤不可以不辨。如形劲于外者,气悍于中,是动与大也。气不甚悍,是弦与紧也。若气甚歉则为细矣,为芤矣,形微胜于气者此也。如形弱于外者,气悍于中,是洪与滑也。气不甚悍,是濡与弱也。若气甚歉则为散矣,为微矣,气微胜于形者此也。是故人之诊脉也,指到脉上,先察其形之粗细硬软,再审其气之至也。

　　充于脉管之中,微溢脉管之外,既将脉形撑宽,而又起伏高深有力,无来去盛衰之参错,斯为气血和同焉。何者? 脉之正管,其四旁必有无数微丝细管,以达其气于肌肉,所谓腠理。若寒盛而阳气不敌,则微丝细管先为寒束,脉气之来不能旁溢,此即紧脉之象也。更有脾肺中气不足,不能充于脉中,往往脉形挺然指下,而气来如线,从脉中驰过,既不能撑宽,更不能起伏矣,此脉形虽粗,脉气自细也。更有中焦痰饮停结,其湿热浊气,上蒸肺中,肺气不能清肃,脉管为之膈莞,其形挺然指下,而中气为痰饮格拒,不能畅达,其来如绵,过于指下,既不能撑宽,亦不能起伏矣,此脉形虽硬,脉气自软也。此非脉管自硬,乃浊气壅塞使然,是动脉之中有推荡不动之气也。李士材论芤脉有云:其状如按慈葱,以指浮候之,著上面之葱皮;中候之,正当葱之中空处;沉候之,又著下面之葱皮矣。此非独芤脉之诊也,脉管本自如此,但有时紧时松时虚时实之异。芤脉中虚,遂易显耳。芤脉属浮,只动于上面之皮,其下面之皮不动也。此脉形虽厚,脉气自薄也。势有来去,有起伏;形有中边,有底面。是故平人之身,荣卫调和,脉中脉外,气行度数相应。指下每不见脉之硬管及气之来,乃觉正管既充,而又微见旁溢焉,且微丝管之所系大矣。倘卫陷入荣,中外隔绝,脉在指下,一条扛起,是壮火耗津,孙络不能濡润而闭塞也,往往有眩冒、颠仆、偏枯、痿易(痿易,即痿弱,弛缓。《札逖》注:"易即弛也。"《尔雅》释诂:"弛,易也。"《素问·阴阳别论》:"三阴三阳发病,为偏枯痿易,四肢不举。"三阴、三阳,指太阳、太阴)之虞。昔者俞春山尝言:老人虚人,久病将死,其脉皆独然一条扛起,似与肌肉不相连络,是气血不交,荣卫相离,犹老树将枯,根上旁须,先见憔悴,不得土气矣。此察形之至微者也。至于察脉之势,非但察其来去之盛衰也,必且来去之间,循环相续,自沉从容上浮,自浮从容下沉,其情如环,无骤折之迹。尝见有一种脉,其来也,有顷而一掣;其去也,有顷而一掣,一息亦不过四五至,未尝数于常脉,而指下鹘突,无容与回环之度,此为津虚血热,气燥而旋转不利也,《内经》谓之躁脉。故夏脉如钩者,以其来盛去衰,不能如环之圆,钩即环之缺一面者也。躁则来去如一,并无所缺,而骤来骤去,不为圆转而为直折,盖扁鹊所谓其至跳者,《内经》又谓脉之动也。阳气前至,阴气后至,是又于脉气方动之顷,分别前后,以察阴阳之微机。于是《难经》有前大后小,头痛目眩,前小后大,胸满短气之论;仲景有脉来头小本大,其病在表之谈;后人有动前脉盛气有余,脉衰气不足,应后脉盛血有余,脉衰血不足之辨。是皆剖析微芒,脉学之上乘,诊家之慧业也。

微 甚 兼 独

导读:周氏此篇论述,与上篇一样,思想独特,发人深省。欲真正理解,需要与上篇互参,细心琢磨,才能领悟。上篇开头说:"位数形势者,正脉之提纲也。"此篇开头说:"微甚兼独者,变脉之提纲,即体察形势之权衡也。"须知"脉无单见……病脉之变有万,无非各主病之脉所互乘也"。这就是说,"古人立二十八脉"很少单独见到,而是病变的"五脏六气之主脉"相互影响而二三种、三四种病脉兼见。"五脏六气"病变之主脉不外乎"位也数也,形也势也,此纲领也。位之在寸在尺在浮在沉也;数之为迟为数为疏为密也;形之长短广狭厚薄粗细软硬坚松也;势之强弱高深也"。以上对位、数、形、势,即"正脉之提纲"已说明。那么,"正脉"与微、甚、独之"变脉"如何理解? 笔者的理解如下:微者,即病变不典型之轻微的脉象;甚者,即病变典型之明显的脉象;独者,"揣其微耶甚耶,独见一脉耶,兼见何脉耶,至此而象更定矣"(见于前《八法总义》);兼者,即复杂多变的诸病之中,若"两邪合病,则两脉并见;三邪合病,则三脉并见"。内伤、外感以及内外兼病者,无不如此。"故学者总须先求其分,再求其合",分者,位数形势之正脉的体象;合者,微甚兼独之变脉"参错"的体象。如此"正脉"与"变脉"综合分析,则千变万化之病脉可了然心中矣。读者有所领悟了吗? 周氏以创新的思维笔法论述复杂的病变之脉,意在提纲挈领,其用心良苦也。

微甚兼独者,变脉之提纲,即体察形势之权衡也。凡物之轻重也,非特极轻极重之并处也,必有微轻微重者介乎其间,故微甚不可不知也。如《难经》所论一脉十变,与《灵枢》之论缓急大小滑涩,其义大矣。第脉有以微见为善者,有以甚见为善者,固不尽微即皆轻,甚即皆重也。万象之变化无定也,形形色色,举在分分合合之中。故有一象而兼数象者,直须辨明主客,知其孰为正象,孰为兼象,庶几施治用药之轻重,乃有所准矣。李东垣云:脉之相合,各有虚实,不可只作一体视之。假令弦洪相合,弦主也,洪客也,子能令母实也。洪弦相合,洪主也,弦客也,母能令子虚也。余脉仿此,可以类推。夫所谓主客者,脏腑之病气,皆各有主脉。如肝脏与风气之病,其脉皆弦;心脏与热气之病,其脉皆洪。若其间有挟痰、挟食、挟血、挟虚之异,即其脉之所见,必有兼象,所谓客也。是故脉无单见。古人立二十八脉,亦不过悬拟其象,以明大纲,使学者有所据以为讲明之地。讲明乎五脏六气之主脉,斯知脏脉之变有万,无非各主脏之脉所互乘也。病脉之变有万,无非各主病之脉所互乘也。倘执著而不知会通,纸上之象,几无一合于指下之象;指下之象,更无一合于纸上之象矣。开卷了然,临诊茫然,是何为者?况微甚有因兼独而分,兼独每因微甚而见。故宽而兼厚,以实兼实,是甚实也。薄而兼窄,以虚兼虚,是甚虚也。厚而兼窄,是微实也。薄而兼宽,是微虚也。更有大谬之语难为外人道者,厚而兼薄也,宽而兼窄也,粗而兼细也,滑而兼涩也,长而兼短也,浮而兼沉也,迟而兼数也,于万万相反之事,而忽并见于三指之下,此又何说以处之?曰:此有一微一甚也,此必一见于形,一见于势也,亦有相间而迭呈者,即《难经》所谓阳中伏阴、阴中伏阳也。故常有于绵软之中,忽夹一至挺亘指下,如弦之象,此有因气逆上冲,有因气郁猝发,有因气脱不返,宜察其脉之神而决之。此即来大时小,来小时大之类也。又常有于迟缓之中,忽夹一至躁疾,上驰如射,此亦有郁气之猝发,或伏热之乍升,宜察其脉之沉分而参之。《脉经》曰:尺脉上应寸,时如驰,半日死,此又气之脱也。若沉分大而有神,只是气滞热伏耳。总之,讲脉学者,先求脉在人身为何等物,再将脉象之纲领条目,从自心中,一一为之分析,不必倚傍旧说,而自推见本原。如位也数也,形也势也,此纲领也。位之在寸在尺在浮在沉也;数之为迟为数为疏为密也;形之长短广狭厚薄粗细软硬坚松也;势之强弱高深也。此条目也,于此各推求其所以然之故。了然心中,然后彼此参互,如微甚兼独之迭见者,亦皆有以得其变化之本,临诊自有条理,不致眩惑。大凡人之病也,邪甚脉甚,邪微脉微,不待言矣。而且,两邪合病,则两脉并见;三邪合病,则三脉并见。如仲景论脉诸文,所谓脉弦而大,弦则为寒,大则为虚。脉浮而紧,浮为卫气实,紧为荣中寒。是皆分析各脉之主证,而后合订主病之正脉。故学者总须先求其分,再求其合,分者苟能剖析微芒,则其合者,特分者为之参错耳。若起手不知探原,拘泥文字,逐末忘本,即将脉名增为百数,亦不足以尽天下之变矣,恐终身无见真之日也。

卷　下

独取寸口本义

导读：周氏此篇，首先指出独取寸口之义发明于《难经·一难》，而其义源本于《内经》。后文解析了如何理解五脏分属于"分寸关尺……分左右"手。最后指出："近日西人，以此脉为心肺之专，不能分诊五脏六腑。"此西医不明"人是一个整体"之过也。

《难经》首章，汲汲发明独取寸口之义者，以其法奇而旨奥也。寸口赅寸关尺三部言，其义本于《内经·经脉别论》。第别论之义，注重在得气之平，以此脉发源心肺，直达寸口，自首至尾，脉管之体，无曲屈，无大小，嘘发之气，适得其匀，故曰气归于权衡，而又得程途远近之适中，故曰权衡以平也。《难经》之义，注重在得气之全，以此脉发源心肺，直达寸口，心为百脉之根源，肺为宗气之橐籥（tuó yuè 舵跃：橐，一种口袋；籥，古代的一种管乐器），故曰脉之大会。自首至尾，无中途歧出以分其气，无他脉来会以挠其气，完而不偏，纯而不杂，故曰手太阴之所终始也。他部动脉，虽亦发源心肺，而或已贯他脏他腑而来，或已分他经他络而去，气有偏至，故弗取之。分寸关尺者，经脏居上，其气前至，故诊于关前；经脏居下，其气后至，故诊于关后。《内经》曰：手经之道近，其气至也疾。手足之经且然，况部位之高下乎？分左右者，心居中而血发于左，肝居右而气嘘于左；肺叶右大，脾即甜肉（非中医语言，可能是受西医影响独撰之词），右端亦大，故皆气行于右也。近日西人，以此脉为心肺之专，不能分诊五脏六腑。圣人正以此脉得心肺之全，乃可遍诊五脏六腑妙识精微，下愚岂容轻议！

三关脉体通考

导读：此篇论述"寸口正取无脉，覆手取之而得者"之反关脉、斜飞脉等诸多非寸口脉位之脉。这些反常部位之脉，于《灵枢·邪客》就有记载，《脉经》及后世医家皆有论及，而周氏详加解析，读者识其大概可也。但"又有三部，别有一细脉……此等最宜留心"。笔者临证多年，对于反关脉等反常部位之脉屡见不鲜。由于此类脉位异常，"似难凭脉，必须察其病证何如，元气何如，以断吉凶"。

世谓寸口正取无脉,覆手取之而得者,谓之反关脉。近武进费伯雄又有斜飞脉之说。张石顽曰:脉之反关者,皆由脉道阻碍,故易位而见。有一手反关者,有两手反关者,有从关斜走至寸而反关者,有反于内侧近大陵而上者,有六部如丝,而阳溪、列缺别有一脉大于正位者,有诸部细小不振,中有一粒如珠者。所谓从关斜走至寸而反关者,外斜脉也。所谓反于内侧近大陵而上者,内斜脉也。所谓阳溪、列缺别有一脉大于正位者,似反关而非反关也,谓之臂外脉。盖诸处本有细络,与手太阴脉通,而手太阴之正管,实由寸部透于反背,出于阳溪,趋于合谷,正管有阻,其气不能直达,则散溢诸络,迂道而达,非正管移于诸处也。《灵枢·邪客》曰:手太阴之脉,出于大指之端,内屈,循白肉际,至本节(手足指趾和掌相连的关节,在手足背部外形隆起处)之后太渊,留以澹(dàn 淡:水摇貌。脉至太渊而动,故曰留以澹),外屈,上于本节下,内屈,与阴诸络会于鱼际,数脉并注,其气滑利,伏行壅骨之下,外屈,出于寸口而行,上至于肘内廉,入于大筋之下,内屈,上行臑阴,入腋下,内走肺,此顺行逆数之屈折也,此言手太阴脉。自大指外侧,内屈下鱼抵太渊,太渊者,寸口去本节甚远,但正直本节之后耳,复自太渊外屈,上于本节下,此即所谓外斜脉,大指本节下合谷穴处也。自合谷内屈,会阴诸络于鱼际,伏行壅骨之下,壅骨,大陵穴处也。外屈,出于寸口者,自伏而出,斜行与前抵太渊者会此,即所谓内斜脉也。此脉与外斜之脉,出于合谷者,双歧如叉。《脉经》云:从寸口斜入上者,名曰解脉。王冰谓:不合而歧出,如绳之解股是也。外斜脉,常与三关平等,而内斜脉常细。曾见有人,时而内斜脉盛,时而外斜脉盛。其外斜脉盛,无苦,而内斜脉盛,即苦气逆胸满。盖尝思之,其外斜脉盛无苦者,气行之正经也;内斜脉盛即有所苦者,此与手心主相会之络也,络不当盛,必木火逆横,致壅遏肺气,不得畅耳。又有三部,别有一细脉,自尺至寸,与正脉并行者,此细脉或与正脉平排,并行指下,如引二线也;或行于正脉之上,浮之只见细脉,沉之始见正脉也;或行于正脉之下,按之隐隐有一细脉,自动于正脉之内也。此等最宜留心。若正脉中自见细线,挺然指下者,为寒,为痰,为瘀,为癥瘕。若别具一脉,动而流连,则是禀赋然矣。世谓双弦脉,指下如引二线者死,未足为据。盖虽引二线,而指下来往流连者,乃是本象,其挺然指下无来去者,即不二线,庸有济乎? 张石顽曰:反关脉较平人细小者为常,较平人反大者绝少,不可以为指下变异,谓之怪脉也。凡遇反关殊异常脉,即须细询,其较之平时稍大,即为邪盛;较之平时愈小,即为气衰,仍以所见诸证参之。更有正取反取俱无脉,细寻却在手臂鼠肉之上者,亦反关之类也。但此脉已无常,似难凭脉,必须察其病证何如,元气何如,以断吉凶,此论极为精当。

气血形势直解

导读：此篇乃承接卷上之论，而专论气分病、血分病及气血相互影响的复杂病变在脉之"体象"上的具体表现，举其纲，即脉之"形"与"势"的具体现象。周氏所论，理论性强，需要细心品味，才能领悟其道理。且需要善于思辨，才能贯通其义。如最后说：病之"在脏腑也，止可以在气分，而不可以在血分。……果在血分，脏体坏而死（死，应理解为病情危重）矣"。气为血帅，血为气母，气与血相互为根。脏腑之病，初起病轻者，气分病为主；久病深重者，血分病为甚。如此分析，是否可补周氏所述未尽之意呢？

气无形也，血有形也；气动也，血静也。脉之行也，以息往来，其动则气也，其管则血之质也。病在气分，候动之势；病在血分，候脉之形。气主煦之，血主濡之。血病即当累气，故候形者必兼审势；气病久乃累血，故察势者不必泥形。气虚血实，脉虽弱而按之必有形；血衰气盛，脉虽空而其来必有势。是故凝痰瘀血，无论脉势强弱，按之必有劲线，或如珠粒。气化升降不利，无论脉形虚实，其动也，必有疏密不匀，强弱不均，或寸弱于尺，或尺弱于寸，或应指少力，或中道而还。血实者脉形必厚，血虚者脉形必薄，牢、实与芤、革可推也。气盛者来势必盛，气衰者来势必衰，濡弱与洪滑可例也。气周于外，血贯于中，故气寒而血为所束，脉即细紧；血虚而气无所归，脉即微散也。气郁与血结必殊，血虚与气弱不类，此分见者也。血热即见气脉，气寒则见血脉，此又互见者也。且夫势衰而形实者，有气虚不能运血，有血满致郁其气，何以辨之？曰：血累气者气不虚，其势虽来去不大，而按之必有倔强欲起之情，似动似滑，所谓阴中伏阳也。气累血者血不行，指下坚细而已。势盛而形虚者，有气亢以耗其血，有气旺将生其血，何以辨之？曰：气耗血者，轻诊必带弦而来多去少；气生血者，轻诊必见濡而来去停匀也。经曰：脉涩而坚者，血实气虚也；脉浮而大者，气实血虚也。气热者，血未尝不奔逸，然清其气而血即平；若正入血分（"正入"血分，不通。联系上下文，疑"正"乃"热"字之误），则肿腐矣，但清其气无功也。气寒者，血未尝不凝滞，然温其气而血即通；若正入血分（"正"字难解，联系前后文，疑"正"乃"寒"字之误。上述应理解为病情在进行中，即"气热者……气寒者……"深入血分之病邪），则顽块矣，但温其气无功也。故吾尝谓病之在经络也，有在气分，有在血分。其在脏腑也，止可以在气分，而不可以在血分。前人每言病在某脏某腑血分者，仍指其经络言之也，或指其血为气累者也，果在血分，脏体坏而死矣。

左右表里直解

导读：此篇从发病时左右两手寸口脉之种种不同，以分析判断广义伤寒与各种杂病。周氏此篇所论，颇为"绕舌"，其中规律，很难掌握，尚待静心研究。虽有"左里（主病情深重）右表（主病情轻浅）者，百病之通诊"之说，但不尽然。

王海藏曰：伤寒以左脉为表，右为里；杂病以右脉为表，左为里。予初诊不尽验，心以为此特一法耳，固不可拘也。近二年来，深察病情脉象，有可得而言者。凡外感风寒湿之邪深者，皆系左脉沉细于右，浅者但两手浮弦，或右关前浮弦而已。外感暑热之邪深者，皆系左脉弱散于右，浅者但两手浮滑，或右关前浮大而已。温病之由于伏气内发者，前人皆以右大于左为词，谓邪从中道胃气郁浊之故。以吾历诊春温、冬温、喉痧、疫疹诸症，凡右大于左，而左脉不甚细弱者，真阴未损，治之易愈。若左脉沉细而数，断续不匀，真阴已竭，十难救一。是当以左小于右，定正气之成败，不当专以右大于左，定邪气之微甚也。又诊夏行秋令时疫，有所谓瘪螺痧者，其证先见头痛心嘈，四肢麻冷，螺纹陷下，或吐或泻，旋即昏厥，重者即死，轻者醒后越一二日而死，醒后心中烦闷，其苦难言，而神识清明，额汗不止，其脉皆两手沉细，短伏关后，而左手尤甚，此天行肃杀之气，伤其心肝生阳之气，亦由其人生阳之本虚也。又诊水肿之人，阴邪极盛，亦莫不左脉沉小于右。此外，一切大病久病，邪气深入者，莫非左陷于右；元气亏甚者，亦莫非左弱于右。其将愈也，则又右脉先盛，左脉后复，必待左脉复盛，乃为元根充固，其病可无虑反复矣。病气轻浅，左脉决不受伤，惟癥瘕积聚，其病虽深，必随其经络之部位，而见于脉，不能拘于此例耳。由此观之，左里右表者，百病之通诊，伤寒岂能独异耶？故吾以左脉察邪气之浅深，即以左脉察元气之虚实，其脉象须各因病而定，不得专以大小二字赅之。寒邪以细而急为甚；热邪以薄而散为甚；阴虚以浮散而短为甚；阳虚以沉细而短为甚。其败也，总归于躁疾散断，全无神力而已矣。海藏之劈分伤寒杂病者，彼盖以杂病为劳倦内伤也，由气分渐伤入血分，血伤而左脉败矣，故左为里也。寒为阴邪，先伤于阳，内传胃实，而右脉大矣，故右为里也。殊不知阳明胃实证，乃阳气之内郁而盛，有撑邪外出之机，不得谓之寒邪内陷。寒邪内陷者，少阴、厥阴之寒证是也，是仍当在左手矣。大凡病之始生也，属阳虚与寒甚者，左脉常沉小于右；属阴虚与热甚者，右脉常浮大于左。若沉小之极，而右脉亦陷，则胃阳绝矣；浮大之极，而左脉亦散，则肾气绝矣。故喉痧之死脉，皆右关与左脉，同其短数。瘪螺痧之治脉，皆右关缓滑有力，左脉虽伏，而不至散断者也。左脉重尺，右脉重关。盛启东以新病之死生，主乎右手之关脉;久病之死生,主乎左手之关尺,义正如此。此皆取其偏重者言之也。若夫邪气之猝至,虽两手脉伏,尚不为凶;病久邪杂,阴阳脏腑俱困者,但一部脉坏,即为不吉,是又在于圆机应变者。

说　神

导读:周氏此篇开头说:"脉贵有神,由来旧矣。其说约有数端:一曰应指有力也;一曰来去从容也;一曰来去如一也(亦曰阴阳俱停,阴阳同等);一曰形体柔和也。……独是四者之义,乃指平脉之神,非病脉之神也。……神不可言,言神所见之处可乎? 前人谓应指有力,是脉既动之后也。吾谓神不在即动之后,而在方动之初。……"以上节录,是说周氏首先归纳了前人所谓"脉贵有神"的四种表述,接着对"数端"含义作了解说。周氏指出前人所述乃"平脉之神",而"非病脉之神"。笔者以为,知其常便可达其变也。周氏进一步指出,前人论"脉贵有神","是脉既动之后";"吾谓神不在既动之后,而在方动之初",并对自己的见解进行解说。周氏所立新说,不易掌握,若为"阳春白雪",应深入钻研,以理解"脉贵有神"之精义。

脉贵有神,由来旧矣。其说约有数端:一曰应指有力也;一曰来去从容也;一曰来去如一也(亦曰阴阳俱停,阴阳同等);一曰形体柔和也。四者固俱本圣经,而皆有似是而非之处,不可以不辨。所谓有力者,谓其气来应指之际,充然有余,而无怯然不进之象,若谓搏击滑大,失本意矣。所谓从容者,谓其来去中途和缓,而无一击即来,一掣即去,躁疾不安之象,若急缓之脉,其气来至中途而不欲前,去至中途而即欲止,岂从容之谓耶? 所谓如一者,来能高满于其分,去能深极于其底,而无来盛去衰与来不盛去反盛之嫌也,若来如釜沸,去如弦绝,则非是矣。形体柔和者,真气充于脉中,而脉管之四傍,又与肌肉相亲也,若外紧内空,内结外散,均非是矣。独是四者之义,乃指平脉之神,非病脉之神也。病者正气若虚,应指岂必有力? 况乎阳盛阴衰、阴盛阳衰、血虚气实、气虚血实,又岂能从容如一而柔和耶? 然则何以见其神也? 神妙万物,平脉之神,尚难揣摩;病脉之神,孰能拟议? 神不可言,言神所见之处可乎? 前人谓应指有力,是脉既动之后也。吾谓神不在既动之后,而在方动之初。其来也,意似浩然涌出,无力倦不能来与迫欲急来,不安于内之情;其去也,意似坦然折入,无怠不欲去与应指即散,不见其去之象。如此,则应指即令少力,即令不能从容如一,而柔和、而神自卓然在也。来去二者之中,又以去为尤要,何者? 去乃真阴之内吸也。若回折有势,如石投水,是阴气犹全,元根未撼,此察神于方动之顷也。《内经》

曰：静者为阴，动者为阳。所谓静者，脉气方停，未来未去之间也。察其未来之先，停于下者之久暂，而知真阴之盈亏，即可知真阳嘘力之盛衰也。察其既来之后，停于上者之久暂，而知真阳之衰旺，即可知真阴吸力之强弱也。此察神于未动之始也，方来也，方去也，未来也，未去也，皆神所流露之处也。圣经未尝不明言之，但后人读书，不能领会，今略为拈出，以俟（sì 寺：等待）来哲之发挥，岂敢谓义尽于此耶？至于神之发源，生于胃气，本于命门，前人论之夥（huǒ 火：多）矣，不烦絮聒（guō 郭：声音嘈杂，使人厌烦）。

辨　止

导读：周氏此篇详考诸病之"脉皆常有停止……盖有四端……"全篇乃分辨心病之人，或诸病累及于心所致的多种"停止"之脉。如此之脉，即西医学所述的"心律失常"。半个多世纪以来，西医专业人士对各种复杂的心律失常之生理基础、病理变化、图像特点及其临床表现等，经过深入研究，多次修订，目前已经撰写成一本厚重的《心律失常》专著，这是当年的周学海没有想到的。因此，作为现代中医学者，理应吸取古代先圣后贤之创作精华，剔除其不合理的内容，与时俱进，"接受新事物，研究新问题"，使古老的中医学焕发新生。

凡癥瘕积聚，痰凝水溢，胕（音义同"肤"，即皮肤也）肿痞满，喘促咳逆，蓄血停食，风热瘾疹，寒湿筋骨疼痛，心胃气痛，以及忧愁，抑郁，大怒，久思久坐，夜深不寐，与夫因病过服凉泄，胃气遏伏不通，妇人月闭妊娠，脉皆常有停止。有停一二至者，有停二三十至而复来者，即仲景所谓厥脉也。又小儿脉多雀斗不匀，此其多寡疏密，举不是为吉凶之据也。详考其辨，盖有四端：一察其不停之至，应指之有力无力，起伏之有势无势也。力与势盛，即为有神；力与势衰，即为无神。一察其停至之顷，是在脉气下伏之后，其力不能外鼓而然者，是为邪所遏，阳不能嘘；若在脉气上来之后，其力不能内返，因从指下即散，如弦之绝，而不见其下去者，是元根已离，阴不能吸，其余气游奕（疑"奕"为"逸"之误字。据前后文，逸乃散失之义）经络之中，而将外脱也。一察其停至之至，是于脉气下伏之后，全不能起，径少一至，是邪气内结也；若非全不能起，已至中途，不能上挺指下，喘喘然摇摆而去者，是中气内陷不振，而将上脱也，稍迟，即当变见虾游、鱼翔之象矣。一察其既停之后，复来之至，将起未起之际，有努力上挣，艰涩难起之意者，即知其停，是邪气所阻也；若起伏自然，如常流利，略无努挣难涩之情，是其停为元根已离，其余气徘徊于三焦胸腹之空中，进退无定，而将上脱也；稍迟，即当变见雀啄、屋漏之象矣。更察其脉之形，无论为紧敛，为洪大，但能通长匀厚，应指有力，高下停匀，或来微衰而去盛者，吉也；若应指少力，来盛去衰，及宽大中挟一细线，指下挺亘不移，或上驶如驰如射，又断而累累如珠，及指下如引数线不能敛聚者，是中气败散，为痰所隔而不合，即所谓解索也。故有偶停一二至，而即决其必死者，为其气败而不续也。有久停二三十至，而仍决其可治者，为其气闭而内伏也。更察其证有病之人，必痰塞气逼，不得宣畅，神识昏迷，谵妄躁扰，狂越可骇者，吉也。若气高不下，时时眩冒及神识清明而静者，凶也。无病之人，必胸膈不清，肋胀腹痛，气闷不舒，心中惊惕，寐中肢掣，夜梦纷纭及见恶物入暗洞者，吉也。若四肢无力，稍动即喘，气高不能吸纳，胸中时时如饥，而又不欲食，二便清利频数者，凶也。

初诊久按不同 出张石顽

导读：此篇乃周氏转录张璐《诊宗三昧》之原文（见第四辑）。《内经》曰："持脉有道，虚静为保。"即诊脉之时，应心静如水，专心于脉，才能诊"初诊久按不同"之脉。

问：脉有下指浮大，按久索然者；有下指濡软，按久搏指者；有下指微弦，按久和缓者，何也？答曰：夫诊客邪暴病，应指浮象可证；若切虚羸久病，当以根气为本。如下指浮大，按久索然者，正气大虚之象，无问暴病久病，虽证显灼热烦扰，皆正衰不能自主，随虚阳发露于外也。下指濡软，按久搏指者，里病表和之象，非脏气受伤，即坚积内伏，不可以脉沉误认为虚寒也。下指微弦，按久和缓者，久病向安之象，气血虽殆，而脏气未败也。然多有证变多端，而脉渐小弱，指下微和，似有可愈之机者，此元气与病气俱脱，反无病象发现，乃脉不应病之候，非小则病退之比。大抵病人之脉，初下指虽乏力，或弦细不和，按至十余至渐和者，必能收功；若下指似和，按久微涩不能应指，或渐觉弦硬者，必难取效。设病虽牵缠而饮食渐进，便溺自调，又为胃气渐复之兆。经云：安谷者昌。又云：浆粥入胃，则虚者活，此其候也。

单诊总按不同

导读：周氏此篇开头直叙主题说："脉有单诊、总按不同者，或单诊强，总按弱也；或单诊弱，总按强也；或单诊细，总按大也；或单诊大，总按细也。……"下文对四种单诊、总按之不同展开讨论。"更有单按浮，总按沉；单按沉，总按浮者"以及"轻按……重按……"不同之机理加以解析。此外，"又有医者……指尖动脉盛大……久行久立"等问题，都能影响诊脉的准确性。对于脉有"单诊总按不同"，笔者临床亦有察觉，但不知其所以然。2015年曾针对这个问题，虚心向两名正在门诊的老师(多年前接受继续教育时的授课老师)、资深中医专家教授请教，他们都未做出明确解说。看来，对此类"极琐细"之脉，中医名家也缺乏关注及深究。庆幸的是，周氏求索之，作了较为明晰的解析，结论是："大抵单诊、总按，而指下显判大小强弱之有余、不足者，其有余总属假象。"

　　脉有单诊、总按不同者，或单诊强，总按弱也；或单诊弱，总按强也；或单诊细，总按大也；或单诊大，总按细也。凡单按弱，总按强者，此必其脉弦滑，一指单按，气行自畅，无所搏激；三指总按，则所按之部位大，气行不畅，而搏激矣。此脉本强，而总按更强于单按也。单按强，总按弱者，此必其脉气本弱，但食指较灵，单按指下较显；名中二指较木，总按即不显其振指也。此脉本弱，而总按更弱于单按也。单按细，总按大者，是其脉体弦细，而两旁有晕也，总按指下部位大，而晕亦鼓而应指矣。单按大，总按细者，必其人血虚气燥，脉体细弱，而两旁之晕较盛也，食指灵而晕能应指，名中二指木，而晕不能应指矣。更有单按浮，总按沉；单按沉，总按浮者，其浮即晕也。抑或脉体本弱，轻按气无所搏，力不能鼓，重按气乃搏鼓也。又有医者，操作用力，指尖动脉盛大，与所诊之脉气相击，而亦见盛大者。又有医者，久行久立，指头气满，皮肤膹起，因与脉力相隔而不显者。此皆极琐细之处，前人所不屑言，而所关正非浅鲜也。大抵单诊、总按，而指下显判大小强弱之有余、不足者，其有余总属假象。在无病之人，固为正气衰微，即有病之人，亦正气不能鼓载其邪，使邪气不能全露其形于指下，而微露此几希也。当以正虚邪实例治之，固不得重于用攻，亦不得以为邪气轻微，专于用补也。即如总按大，单诊细者，其细多是指下梗梗如弦，起伏不大，其中气之怯弱可知。单诊大，总按细者，其细多是指下驶疾，累累似滑，是气力不足于上充，而勉强上争也，其中气之竭蹶更可知矣，强弱亦如是也。总是禀赋薄弱，或劳倦内伤，或久病气血困备，胸中窄狭，动作乏力，乃多见之，是因虚生实，清浊混处，气郁不舒之象也。

脉 有 两 侧

　　导读：此篇所论"脉有两侧"，即寸口脉之内外"两侧诊法"。此说源于《内经》。李中梓又有寸口脉之"上下之为内外……内者，每部之后半部也；外者，每部之前半部也"。《韩氏医通》更立新说，认为"左寸指法，按如六菽之重，在指顶为阴，属心；在指节为阳，属小肠。余部仿此"。上述古圣后贤"脉有两侧"诸说，理论上各有创见，实际持脉诊测之难矣！

《脉要精微论》曰：尺内两旁，则季胁也，尺外以候肾，尺里以候腹。中附上，左外以候肝，内以候膈；右外以候胃，内以候脾。上附上，右外以候肺，内以候胸中；左外以候心，内以候膻中（以上为引录《内经》片断。对于"尺"字，古代注家有两种解释：杨上善与王冰认为是按诊"尺肤"分部；马莳与张景岳等认为是按诊寸口即寸口的寸关尺分部。《素问识》在研究经典与注家诸多相关内容之后，得出的结论是："……明是'尺'即谓臂内一尺之部位，而决非寸、关、尺之'尺'也。"丹波氏的分析，确有道理。以上内容，笔者节选于《黄帝内经素问校释》）。王冰云：两旁，两尺外侧也。李中梓曰：内外二字，诸家皆说两侧，此必脉形扁阔，或有两条，否则于义不通矣。观易卦六爻，自下而上，上三爻为外卦，下三爻为内卦，则上下之为内外，不昭然乎？故内者，每部之后半部也；外者，每部之前半部也。李氏之解经，诚新颖矣。然脉实有两侧诊法，非扁阔与两条之谓也。凡指平按脉上，其形如此，及侧指于内侧拍之而其形如彼，及侧指于外侧拍之而其形又如彼矣。此可以脉之缓急滑涩，察病之虚实寒热，内侧主里，外侧主表，祗（zhī 只：恭敬）可取以与正脉合参，不能专恃此以决病，亦不能如正脉之分二十八脉，各有主病也。每诊正脉微弱，侧诊弦而兼滑，则知有痰饮矣，其微弱，乃气虚，又为痰饮所困耳。又如外侧见弦，内侧见滑，便是表寒里热，与浮弦沉滑同断。余仿此。顷读《韩氏医通》有云：左寸指法，按如六菽之重，在指顶为阴，属心；在指节为阳，属小肠。余部仿此。此即两侧诊法也，但不言侧指内、侧指外，而言指顶、指节，似从正面平按，未免蹈李氏扁阔两条之诮（qiào 诮：责备，讥讽）耳。

脉有头本

导读：此篇"脉有头本"之说源自《内经》，曰"脉之动也，阳气前至，阴气后至"（查阅《内经》，没有此原文）。以"阳气之前至也，谓之头……阴气之后至也，谓之本"。前至者，脉动之初来也；后至者，脉动之后续也。如洪脉来盛去衰之象，来盛之时为前至、为初来，去衰之时为后至、为续动。临证病脉，有"头大本小"者，有"头小本大"者，"头本者，就脉来之际分前后，以别阴阳气血"。

《内经》曰：脉之动也，阳气前至，阴气后至。辨脉曰：脉来头小本大者，名曰覆病在表也。上微头小者，则汗出；下微本大者，则为关格不通，不得尿。盖脉之来也，自筋骨之分，而上于皮肤之际，乍击于指，此阳气之前至也，谓之头；既应于指，而脉尚未去，横度指下，此阴气之后至也，谓之本。有来之初势有力，而旋即衰弱,不见脉气之横趋者,此头大本小也。有来之初势不甚有力,而旋见脉气涌涌续上者,此头小本大也。《脉如》曰:动前脉盛气有余,动前脉衰气不足,应后脉盛血有余,应后脉衰血不足。此正与头本之义相发明。故头本者,就脉来之际分前后,以别阴阳气血,非谓来为头、去为本也,旧说有指为寸尺,指为浮沉者,皆未合云。

脉 有 动 摇

导读:此篇讨论"脉有动摇"。"此所谓动摇是脉之本象……本于自然者也。……须于指下脉来应指初回之际,细审之自见矣。"此说源自神医扁鹊,更有因病而见的脉之动摇,"如紧脉之因病而见也"。不同病因者,皆可见脉之动摇而有所不同也。

此所谓动摇是脉之本象,非如紧脉之因病而见也。扁鹊曰:少阳之脉,动摇六分,正月、二月王(通"旺")。太阳之脉,动摇九分,三月、四月王。阳明之脉,动摇三分,其至跳,五月、六月王。少阴之脉,动摇六分,七月、八月王。太阴之脉,动摇九分,九月、十月王。厥阴之脉,动摇三分,十一月、十二月王。此动摇之本于自然者也。夫常脉之动摇,人人所共有,亦人人所必有,必有动摇,而后见其气来之盛也。须于指下脉来应指初回之际,细审之自见矣。泰西有审脉表,凡脉之起,而将落未落旋转之际,必有振撼之迹。此气之嘘力大盛,与吸力两相激荡之势也。若紧脉,热为寒束,其动摇,即在脉势初起之始,乃热力与寒相搏,脉形挺亘,故动摇之势益显,世遂以动摇事属之紧矣。更有湿热痰盛,气郁而摇者,气不畅也。有肾热内沸,气喘而摇者,气不静也。有命火脱泄,气怯而摇者,气已无根,如人之力弱而举重也。

脉 有 俯 仰

导读:周氏此篇首先明确指出:"平人之脉,寸浮尺沉,关脉在中。"因此,诊脉时的正常布指法应该是"食指略轻,名指略重"。所谓"脉有俯仰",俯者,低垂也;仰者,高昂也。由此可知,若"寸沉尺浮,是前俯后仰也。或寸更浮,尺更沉,是前仰后俯也"。此皆异常之病脉。

平人之脉,寸浮尺沉,关脉在中。诊时,食指略轻,名指略重,此常法也。若所谓俯仰者,或寸沉尺浮,是前俯后仰也。或寸更浮,尺更沉,是前仰后俯也。此三部之俯仰也。又有一部二部,前后相为俯仰,此皆常有之事。《脉经》曰:从少阴斜至太阳者,阴维(后文有"阴维"两字,互参,此"阴"是否为"阳"字之误?)也。尺沉寸浮。动苦肌肉痹痒,僵仆羊鸣,手足相引,甚者失音不能言。从少阳斜至厥阴者,阴维也。尺浮寸沉。动苦癫痫,肌肉淫痹,汗出恶风。此前后俯仰之专脉也。二维有病,即见其脉,其实寻常诊脉,多用此法,以审气之升降强弱,奚必二维哉?又《内经》阴阳结斜,多阴少阳,其义亦可通,此谓尺寸脉紧涩而倾斜,前仰后俯,浮少沉多,所谓肝肾并沉为石水也。扁鹊曰:不俛(为"俯"之异体字)不仰,不低不昂,此为平脉,此俯仰二字所本也。

脉有内曲外曲

导读: 周氏此篇"脉有内曲外曲"之说源自《内经》的《脉要精微论》。原文"推而外之……身有热也"之前后,还有不少相关内容。大意是:根据具体脉象的变化,以说明疾病的复杂多变。其中来、去、内、外、上、下等,是诊脉时推求人体阴阳升降盛衰的具体诊脉方法。滑寿据此提出"察脉须识上、下、来、去、至、止六字"诀。周氏此篇根据经典,引申发挥,但文字抽象,难于理解。读者欲真正理解,需要读《内经》原著及名家注释。

《脉要精微论》曰:推而外之,内而不外(就是浮取不见,而沉取脉则沉而不浮。推,求或取的意思;外、内,指浮沉而言),有心腹积也;推而内之,外而不内,身有热也。所谓外者,脉外近臂前廉,手阳明大肠脉之部也;所谓内者,脉内近大筋,手厥阴心包脉之部也。是脉形之弓曲,或外赢,或内胸(音衄:不足)也。寒结之则脉形内曲,热鼓之则脉形外曲,与小儿诊三关脉纹内外之法,其义同。《阴阳别论》曰:阴阳结斜,多阴少阳,曰石水,少腹肿。向来注者,罔知斜曲之义。夫结者,坚而涩也;斜者,如弓之曲也。多阴少阳者,谓其斜之弓曲向内,近于少阴,而远于阳明也。石水少腹肿,是为单腹胀,即心腹寒积之类也。张石顽诊赵明远曰:左手三部,弦大而坚,从人迎斜内向寸,是为三阳经满溢入阳维之脉也,当有颠仆不仁之虞。所谓斜内向寸者,必先外越,乃折而内向上寸也。三阳满溢,即《内经》身热之类也。《脉经》曰:从尺邪入阳明者,大风寒热也(大风,厉风,亦曰寒热,详见《风论》)。邪入少阴者,女子漏下赤白,男子溺血,阴痿不起,引少腹疼,是正气虚则内曲,邪气实则外曲也。扁鹊《脉法》曰:外句(gōu 钩,又读 jǔ 具:句即曲,弯曲)者,久癖也;内卷者,十日以还,是又以内曲外曲,分食积之新久也。大抵脉之曲者,皆因于积,而又中气虚也。偏于热多则外撑,偏于寒多则内倚。尝诊一妇病胃脘痛,过服泄气之剂,右脉内倚,藏于筋下,左手弦劲,问之曰左腹素有块也。用温元补中二剂,而脉复常。

脉有无数细丝

导读：周氏此篇论"痰脉"如"有无数细丝"，"似觉拖带粘涎"。如此取类比象，听之有理，但指下实难体验。其论痰证之病因、病机、证候特点及预后（中风)，倒切合临床。

此痰脉也。气过指下，似觉拖带粘涎，宛然中有无数细丝，此心包络与肺胃之有痰也。必有嘈杂懊侬，呼吸不利之证。若平人常见此脉，且兼洪弦，又贪厚味，多房室，身肥项短，时觉骨节不便，胸膈不舒，眼目少神，梦寐不安，久必有类中风证。此脉形势，介在滑涩之间，而实不可以滑涩名也。痰多气弱，故其形似滑，而其势甚涩也。王叔和以系水交驰为死脉，真阳尽，而脉中津液，悉化为痰也。系水者，悬水多股，即无数细丝，其丝忽断忽续而不聚，故遂主死矣。又有风驰脉，其气冲指而过，如大风驰骤状，此血虚而痰火相搏也，宜补血化痰主之。

脉有变易无定

导读：此篇所论"脉有变易无定"之成因，为"虚损久病……重大之病……连日诊之……脉象无定……"周氏所述于临证确实有之，应细心诊察，随机应变，随证治之，不可漫不经心，贻误病情。若不尽心尽责，误诊误治，医之过也，后患无穷！

虚损久病，脉象早晚不一，时迟时数，时大时小，甚至起坐之间，举手换诊，亦有改变，此由元气不能自主，或痰饮尸注所为。易思兰曰：久病气虚，早晚脉同，虽危可疗。韩飞霞曰：重大之病，一日三脉多变，难治沉疴；日日脉不移，亦难治。《脉经》曰：左手寸口，乍大乍小，朝来浮大，暮夜沉伏，往来无常者，榆叶枯落而死。慎柔曰：痨瘵脉，酉戌时洪盛，寅卯时细弱者，阳气虚陷也，忌用苦寒，当助阳以复其寅卯之位，微加泻阴火而已。此皆虚劳鬼疰之类。此外，更见有两种：一种妇人初孕一二月内，脉来忽大忽小，忽如病危，忽如无病，其证亦时而逼急欲死，时而舒畅如常也。一种血虚内燥之体，火灼于内，湿闭于外，阴阳升降失度，腠理开合不时，心常懊侬，身常瘾疹，上下往来，游移无定，其脉或寸大尺小，或寸小尺大，或左盛右弱，或右盛左弱，长短浮沉，逐日变易，连日诊之，无一同象。凡遇此脉，即宜细心察神审证，或是燥火内燔，或已尸气内伏，一当养阴宣阳，一当理血杀虫也。大抵脉象无定，在困病（理解为被病所困）为阴阳之不交，在平人为血气之不和，当求所以不交不和之故而治之。

脉有起伏中途变易

导读：周氏此篇创立诊脉之"浮沉不同……起伏之间……中途变易"而"古书所未言"新说，并以"曾见有两种脉"为例证。其论述可以理解，但临证诊察则殊难也！王叔和感叹"脉理精微，其体难辨"，而此说"脉有起伏中途变易"者，更加难辨矣。

旧说脉之浮沉不同者，不过浮大沉小、浮小沉大、浮滑沉涩、浮涩沉滑而已，未有于起伏之间，察其中途变易者也。近来诊视，曾见有两种脉：一种其气之初起，自沉分而至于中也，滑而踊跃有势，及至中分，忽然衰弱无力，缓缓而上至于浮，形如泥浆；其返也，亦自浮缓缓而下于中，由中至沉滑而有势，轻按重按，指下总是如此。其证身体困倦，终日昏迷，似寐非寐，心中惊惕，恶闻人声，目畏光明，面带微热，四肢微冷，不饥不欲食，但口渴索饮不止，此卫湿营热，风燥在肺，痰热在胃也。身中伏有湿邪，而又吸受亢燥之新邪也。以防风、藁本通卫阳驱表湿，紫菀、白薇、杏仁、蒌皮宣泄肺中浊气，焦楂、竹茹、煅石膏（张锡纯说：**石膏煅者，只宜外用，不能内服**）、煅瓦楞子降涤胃中热痰，兼以白芍清肝，天竺黄清心，而神清气爽，身健胃开矣。一种脉气正与此相反，其初起自沉而中也，艰涩少力，由中而浮也，躁疾如跃；其返也，亦由浮而疾下于中，由中而沉，迟弱无势，轻按重按，指下总是如此。其人嗜好洋烟，饮食不强，阴痿不起，此表分无病，而里有痰饮，又上虚热，下虚寒也，治当疏中温下。此二脉者，皆古书所未言也。岂真古人未见此脉哉？见之而词不能达，徒以浮滑沉涩、浮数沉迟了之，不知浮沉之间，迟数不能有二，滑涩各自不同，与此之起伏中变者迥别也。故凡著医案，于脉证曲折处，必不惮反复摩绘，方能开发后学也。

外 诊 撮 要

导读：周氏专列此篇之意，在于明确中医诊察病情有"四诊"，不可只重脉诊而忽略其他"三诊"。此篇所谓撮者，摘取也。撮要者，即摘取要点。周学海著有《形色外诊简摩》，此篇《外诊撮要》，为摘取其要点。形色外诊，即中医诊断学四诊之一的望诊内容，其内容虽繁，周氏认为要点有三——面色、目色、舌象。周氏此篇对于如何观察面部形色、目部形色、舌苔与舌质之病象，作了简要分析，提出了自己的见解。最后还论及周身病变之内容。

外诊繁矣，以面色、目色、舌苔（后文说："凡察舌，须分舌苔舌质。"二者统称为舌象。故此称"舌苔"不妥）三者为大纲。兹撮其有关生死要诊者著于篇，欲睹其详，有拙著《外诊简摩》（全称《形色外诊简摩》）在。

目色，主五脏。面色，主六腑。舌苔，主辨表里寒热，血气存亡者也。前人分气与色为二，又分光与色为二，其说甚精，具在《外诊简摩》中。

《灵枢·五色篇》论面色有所起所向。凡色起处，必紧而深厚；所向处，必渐浅而锐。故曰：上锐首空上向；下锐下向。察其起于何部，便知病起何脏；所向何部，便知病入何脏，以此参考病证，决其吉凶。

凡察面色，以初见而乍视之之为准，又须兼正面、侧面并看之，须知粗老与枯燥不同，明润与浮焰不同。大抵面色不怕浓浊，而怕夭薄；不怕满面，而怕一线。

凡察面色，以初起如粟如珠如丝者为真，又须察其色深连肉里。若满面滞晦者，气也，光也，虽甚枯暗，常主病而不主死，以其肉里色犹润焉。

脉有真脏，色亦有真脏。凡黄色深重，如土堆于皮面，或绕眉目，或绕颧鼻，或绕唇口，皆大凶。

鬓前两太阳下及耳前为福德部。忽滞晦者，将病也；常滞晦者，肾与膀胱阳气不足也。又主身世偃蹇，忽明而浮焰者，凶也；渐明者，久病将愈也；常明者，主康强安乐；常赤者，主有血分燥热病，又主劳碌风波。又两鬓匀圆，性情宽厚有福；细长下垂，多机心也。

面色以天中为主，赤色、黑色为最忌。若见如粟如豆，即凶。他部有色应之，其祸更速。孕妇赤色主产厄(è 扼：困苦，灾难)，平人男妇并主兵厄火厄。

面目色，宜相生，忌相克。病人面色生目色，其愈速；目色生面色，其愈迟；目色克面色，其死迟；面色克目色，其死速。凡病日加剧而面色愈见光焰，目光愈似有神，胜于平日者凶。

面色散漫，主病而已。若入窍为入门户井灶，主凶。《千金方》言之甚详。入窍者，即入眉目鼻孔口吻也，凡面色两部色并起，渐见相连者，凶。

凡久患湿痰困重人，脾湿肝郁，山根下多见一横道滞暗，若内含微赤者，伏热也，色虽深重，不死。旁连目胞，下及两颧，即凶。

凡绕鼻准、两迎香紫黯，而鼻准、两颧与唇俱光浮似肿者，下体有杨梅疮也，不治。

凡面色，起于内部而外行者，内部渐开，主病散。故满面色虽恶，而印堂、山根、鼻准明润深厚者，虽困无危。起于外部而内行者，主病深，为凶。自下上行过颧，自上下行过目，皆凶。又《内经》谓：男子左为逆，右为从(原文作"左为从"，据人卫本《素问·玉版论要》改之)。女子右为逆，左为从。

凡察目，旧以四白为忌，其实不然。久病，胞肉消瘦能无露白乎？当以黑睛为主，瞳人(义同仁)紧敛，边际分明，神光内涵者，寿相也，虽困无危。瞳人暴大及缩小,边际散漫,神光昏浊皆忌。小儿初生,瞳人宽大者夭;白睛黄者,湿热也;青睛黄者,湿热甚也,亦主血虚;黑睛黄者,肾虚也。黄甚者皆为疸。瘰疬、痈疽有赤脉贯瞳子,不治。平人白睛常多赤脉者,主有大风波,天中及两眉两颧,有赤色应之即发。

凡察舌,须分舌苔舌质。舌苔虽恶,舌质如常,胃气浊恶而已。苔从舌里生出,刮之不能全净者,气血尚能交纽,为有根也。

凡舌苔,以匀薄有根为吉。白而厚者,湿中有热也。忽厚忽薄者,在轻病为肺气有权;在困病为肾气将熄。边厚中薄或中道无苔者,阴虚血虚也。中道一线深陷,极窄如隙者,胃痿也。舌根高起,累累如豆,中路人字纹深广者,胃有积也。舌上星点,赤而鼓起者,胃热也;在两旁主肝热,在尖主心热。淡而陷下者,胃虚也;在小儿为有滞、有虫。望似有苔,一刮即净,全无苔迹者,血虚也。一片厚苔,或黄或白,如湿粉所涂,两边不能渐匀渐薄者,胃绝也。

黑苔者,血瘀也。灰苔者,血瘀而挟痰水也。妇人伤寒时病,最易生黑苔,不得遽(jù 聚:遽,就)以为凶。旧法,黑苔以芒刺燥烈,湿润细腻分寒热。历诊瘀血苔黑,虽内热而不遽起刺。有烟瘾人,苔易燥刺,而非必内有真热,不过肺胃津伤耳。凡见灰黑二苔,总宜兼用行血,其证寒热甚者,必神昏谵语;无寒热者,必胸肋有一块结热,内烦而夜不安眠也。若僵缩言语不利,或身重不能转侧及一边不能眠,乃凶。

舌枯晦而起刺者,血燥热极也。虽结黑壳,犹有生者;光平如镜,乃凶。亦有平人,胃中夙(sù 素:一向有的,旧有的)有冷痰瘀血,舌上常见一块光平如镜,临诊宜详问之。又凡有痞积及心胃气疼者,病时舌苔多见怪异,妇科尤甚。

凡久病,齿光无垢者凶。齿枯黄似垢非垢,或虽有垢而一刷即净而全无者,皆肾气将绝也。唇青,黯淡无华也。人中满,宽纵不能起棱也。唇吻反,两吻下垂,如弓反也(自"唇青"至"反也"三句,未言主何病? 疑有缺文)。凡察耳,宜与面目同色。若不同者,视其好恶,辨其生克,以决之。耳轮忽枯如尘垢者,凶也。平人面色苍润,而耳轮常焦黑而不枯者,反为肾气充实之相。

凡身瘦肉削,而筋与骨紧附,皮与肉紧著者,及皮肤虽枯燥白屑,而未跌(疑为误字)结起粟者,无虑也。若筋骨相离,皮肉相离,宽纵如颏囊者,皮上如麻豆累手,身虽热无汗,但背心、心窝、额上、准上有汗者,手掌、食指、大指后露骨者,目胞四围深隐如削者,项后大筋正中深陷如坑者,并大忌之。大筋两旁陷者,常也。正中不陷,无妨。盖肌内脂膏消瘦,可也。筋络腠理枯缩废弛,不可也。形养于血,色生于血,病重血浊,病久血虚,形色相应,常也。血乱血散,血枯血死,形色不相应,非常之变也。

跋

　　导读:周学海此篇"跋"文,笔者读之收获有三:首先,校刊之重要性。历数《脉经》《内经》《难经》《中藏经》及《脉诀刊误》之校刊有误例文。指出编纂丛书,校刊旧本,必须"合众书之善本以校一书……博览深思,心通其意……见其得失而厘正之。……校雠匪易也"。一旦校对有误,贻害无穷矣! 第二,先圣后贤之经验。这提醒我们,临证有久病、病危之人,"元气与病气俱脱……脉不应病"者,必须善师病机,明确病情吉凶,舍脉从症(证),不可只是凭脉,误诊误治,失去抢救时机! 第三,命门正义。"越人明明以两肾中间(动气者)为命门矣,复以右肾为命门者,指命门真阳发动之机,始于右肾,以明诊于右尺之故也。"

　　医学之有丛书,莫著于吴勉学之《古今医统》,而近则《东垣十书》《当归草堂医学丛书》《医林指月》诸刻,不一而足。古人苦心良法,得以类聚而不朽,洵医林之盛业也。独是校雠(chóu chóu:校对文字)不精,则一字之讹,害深白刃。如吾初校《脉经》第四卷"诊损至脉篇"脉再动为一至,"再"误为"一",则于黄帝、扁鹊论脉诸语有难通者矣。故《素问·玉机真脏论》一息五六至者死,林亿不知,转以为误文也。一动一至者,盖始于《难经》也。又如第三卷"肾部篇"中,引《灵枢·邪气脏腑病形》肾脉微缓为洞,洞者,食不化,入咽还出,"洞"下增"下"字。《中藏经》《甲乙经》亦增"泄"字。夫洞,即《灵枢·根结篇》所谓膈。洞专为食入复出证名,与洞下何与耶? 徐灵胎《兰台轨范》有膈洞条,即引《根结篇》及此文也。又如《脉诀刊误》,戴同甫极诋《灵枢·卫气行篇》水下一刻,人气在太阳,二刻在少阳,三刻在阳明,四刻在阴分之语,以为衍文。不知此必当时别法有以昼夜为二百刻者。卫气,二刻一度,百刻五十度,此易晓也。而细析其行阴行阳之数,则又以别法之二百刻者四分之,尤易晓也。太阳、少阳、阳明、阴分云者,非十二经之三阴三阳也。盖人身最外一层即为太阳,次为少阳,再次为阳明,里膜近脏腑者为阴分。戴氏谓二刻一度,当是一刻在三阳,二刻在三阴。岂知卫气本不循经,即营气之循经者,亦是阴阳互注,无截然先行三阳,后行三阴之事也。此皆医学之大者也,岂可悖谬至此? 盖凡取此书之善本以校此书,其脱误常不可见;合众书之善本以校一书,其是否犹未可决,必博览深思,心通其意,庶灼然有以见其得失而厘正之。然而旧本如是,则例又不得而擅改。甚矣! 校雠匪易也。又如《难经·八难》寸口脉平而死,徐氏诋之,谓如是则寸口何以决五脏六腑死生吉凶哉？不知此正推进一义，以见诊脉贵察其神，勿泥形也。平者，非真平也，但不见死法耳，其形虽平，其神必败。《十八难》曰：内有积聚，脉不结伏；外有痼疾，脉不浮结，脉不应病，是为死病也（《十八难》："……假令脉结伏者，内无积聚；脉浮结者，外无痼疾。有积聚脉不结伏，有痼疾脉不浮结，为脉不应病，病不应脉，是为死病也。"）。张石顽曰：常有变证多端，而脉见小弱，指下微和，似有可愈之机，此元气与病气俱脱，反无病象发见，此脉不应病，法在不救。慎柔和尚曰：凡久病人，脉大、小、洪、细、浮、沉、弦、滑，或尺浮寸沉，或寸浮尺沉，但有病脉，反属可治。如久病，浮、中、沉俱和缓，体倦者，决死。此皆与经旨相发也。又《六十六难》曰："脐下肾间动气者，人之生命也。"《八难》亦同此说。是越人明明以两肾中间为命门矣，复以右肾为命门者，指命门真阳发动之机，始于右肾，以明诊于右尺之故也。后世执右肾命门之语以诋越人，岂未见肾间动气云云耶？好名好胜之私，填满胸中，务以新奇动人耳目，遂有不暇求详者也。是刻也，校莱(疑为"来"的误字)虽反复数次，而疏漏仍多；论辨虽荟萃众长，而发明终少，但当古籍沦湮之际，使古人一线灵光，得以稍延而不至遽没，亦幸矣！

周学海记

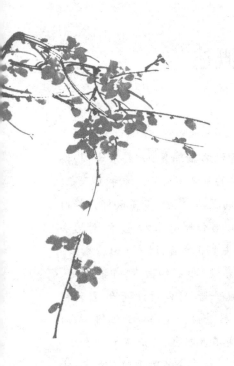

附录

《幼幼集成》之指纹晰义与小儿脉法

《幼幼集成》概述

《幼幼集成》成书于乾隆十五年(1750),为清代名医陈复正"勤求古训,博采众长"而编订的中医儿科专著,是儿科临床重要的参考书之一。本书共六卷:卷一概论儿科中关于指纹、脉法及有关初生婴儿的救治、调护、变蒸和保产等内容;卷二至卷四为儿科主要疾病、杂证及疮疡诸证,各证附有正方、验方、外治法等;卷五、卷六为经过作者修饰的万氏痘麻歌赋,共170余首,附方130余则。

《幼幼集成·凡例》中说:"是书不但为知医者设,即不知医者,亦能用之。盖理路通畅,用方简切,并无幽渺难明之说。家置一册,可以对证调治,自利利人,不无小补。"由此可知本书的实用价值。陈氏接着说:"是书虽云编辑,而幼科家言,又未敢尽信以为确。其理明义畅,有裨实用者取之,浮泛不切者去之,间有未妥之处,即参以鄙见,并素所经验者成全之。故难分某段为何人之言,非敢掩人之功为己有也。"这又可知,本书乃采集前人精华,参以己见而成。

笔者阅读《幼幼集成》部分内容,颇有收获,将本书卷一《赋禀》《护胎》之后的《指纹晰义》与《小儿脉法》摘录之。

《幼幼集成》节录

指 纹 晰 义

导读：陈氏讨论"指纹晰义"之前为概论内容，约2000字，以理论探讨为主（全文不录，只节录几点于后）。随后内容有六点：指纹切要、三关部位歌、浮沉分表里歌、红紫辨寒热歌、淡滞定虚实歌、纹形主病歌。六点皆原文录之（括号内注文为笔者所加），认真学习后，获益匪浅。笔者从医40多年以来，主攻内科病，逐渐兼治妇人病。近些年来，应家人、熟人之信任相求，对小儿科几种常见病也偶尔治之。三岁之前看指纹，此古人定论，笔者只是粗略视之，既缺乏理论指导，又无经验可言，暗自惭愧！今日读了陈氏所"编订"的内容，心中有了定数，不再茫然矣。故此推荐读者们亦应认真学习之，临证自有定见。

陈氏于《指纹晰义》概论中说："盖此指纹与寸关尺同一脉也。……指纹之法，起于宋人钱仲阳。以食指分为三关：寅曰风关，卯曰气关，辰曰命关。其诀谓风轻，气重，命危。虽未必其言悉验，而其义可取。盖位则自下而上，邪则自浅而深，证则自轻而重，人皆可信。……盖此指纹即太渊脉之旁支也。则纹之变易，亦即太渊之变易。不必另立异说，眩人心目。但当以浮沉分表里，红紫辨寒热，淡滞定虚实，则用之不尽矣。……予临证四十余载……指纹辨证，详列于下。"即下列六点：

指纹切要：首先指出指纹辨证须"与面色病候相印证"，即望诊与切诊应合参也。并指出指纹辨证之要，"惟辨其表里、寒热、虚实足之矣。……临证能辨此六者，便为至高之手"。

三关部位歌：指出古人以风关、气关、命关之三关"以定轻重安危"之说，可以参考，但不一定十分准确。陈氏的临证经验如下。

浮沉分表里歌：即察看指纹是"显露于外"，还是"半沉""极沉"于里，以辨邪尚在表，还是邪已入里，以及入里"浅深之别"，由此而决定治法处方。

红紫辨寒热歌：幼儿体健身安，则指纹"红黄隐隐"而明润。分析了指纹"红本寒因"与化热之机理,以及指纹变紫及青黑之主病。

淡滞定虚实歌:小儿禀受阳虚之体,指纹偏淡,有病则变为"淡红、淡青、淡紫",总归于虚,不可攻伐。一旦病邪阻郁,则指纹涩滞"无活泼流利之象",是为实证,治宜推荡。

纹形主病歌:以指"纹入掌中"之形态,辨别顺证与逆证,此亦陈氏之见解,有待临床细心验证。

最后明确指出,正确"看指纹,以我之大拇指侧面,推儿食指三关……又只可从命关推上风关,切不可从风关推出命关"。还特别强调说:"以上表里寒热虚实,凿凿有据。"确能掌握,临证自有主见矣。

指纹切要 小儿自弥月而至于三岁,犹未可以诊切,非无脉可诊,盖诊之难,而虚实不易定也。小儿每怯生人,初见不无啼叫,呼吸先乱,神志仓忙,而迟数大小,已失本来之象矣。诊之何益?不若以指纹之可见者,与面色病候相印证,此亦医中望切两兼之意也。

令人抱儿对立于向光之处,以左手握儿食指,以我右手拇指推儿三关,察其形色,细心体认,亦惟辨其表里、寒热、虚实足之矣。世人好异,不从实地用功,以此为浅近之谈,不屑留意,不知临证能辨此六者,便为至高之手。盖表里清,则知病之在经在腑,而汗下无误;寒热明,则知用寒远热,用热远寒,或寒因寒用,热因热用,因事制宜,用无不当;虚实辨,则知大虚有盛候,大实有羸状,不为假证眩惑。凡真虚真实易知,假虚假实难辨,真假既明,则无虚虚实实之患。于此切要关头,不知体会,但以不轻之言欺世诳俗,谓何者为人惊,何者为畜惊,不特欺人,而且自欺,不特无益治疗,而且误人生命。是谁之咎哉?

三关部位歌 部位未可以定轻重安危,由古有三关之说,姑存之耳。

初起风关证未央,气关纹现急须防。

乍临命位诚危急,射甲通关病势彰。

纹见风关,为病邪初入之象,证尚轻微,体亦未困,治之诚易;纹现气关,邪气正盛,病已沉重,治之宜速;倘三关通度,纹出命关,则邪气游弥,充塞经络,为至重之候。设透关射甲,则邪气无所容,高而不能降,为亢龙有悔之象,治之者切宜留心,慎毋轻视。

浮沉分表里歌 指纹何故乍然浮,邪在皮肤未足愁。

腠理不通名表证,急行疏解汗之投。

此纹与太渊脉相通,凡有外邪,太渊脉浮,此纹亦浮。盖邪在皮毛腠理之间,故指纹亦显露于外,谓之表证,速宜疏散,启其皮毛,开其腠理,使邪随微汗而解,一匕成功,何嫌而不投哉?

忽尔关纹渐渐沉,已知入里病方深。

莫将风药轻相试,须向阳明里证寻。

指纹见沉,知邪入里,但有浅深之别:若往来寒热,指纹半沉,尚在阳明胃经,治宜解肌;若外证壮热不已,指纹极沉,已入阳明胃腑,速宜攻下。庸妄见其身热,犹以风药治之,盖病在内,治其外,非其治也。不特病邪不服,适足以燥其阴血,愈增其困耳。

红紫辨寒热歌 身安定见红黄色,红艳多从寒里得。

淡红隐隐本虚寒,莫待深红化为热。

神气泰宁,营卫静谧(mì 密:安静),定见太平景象。盖黄为中和之气,红乃文明之色,红黄隐隐,景物熙熙,焉有不安之理? 寒邪初入皮毛,经络乍滞,所以纹见红鲜,由血滞也。无论内寒外寒,初病久病,一见此纹,总皆寒证。凡人中气怯弱,荣卫不充,纹必淡莹;淡而兼红,虚寒之应。至谓深红化热,其理安在? 红本寒因,岂能化热? 由其寒闭皮毛,腠理不通。盖人身内脏之气,时与皮毛之气相通贯,无一息之暂停。今寒闭汗孔,内出之气无所泄,郁于皮毛之间,渐积渐厚,而化为热矣。此内出之气为热,非外受之寒能变热也。

关纹见紫热之征,青色为风古所称。

伤食紫青痰气逆,三关青黑祸难胜。

荣行脉中,卫行脉外,热壅经络,阻其阴荣之道,所以纹紫。紫为热炽,千古定评也。少阳甲木,其色本青。肝胆受邪,纹见青色,此伤风候也。但可以风热称之,不可称惊风以误世。夫青者木之色,《内经》有在天为风、在地为木之言,所以风木同气。肝受风邪,纹必见青,此理最明最显。而幼科偏不言青为风,偏言青为惊。据幼科所论惊出于心,然青非心之色,何以青为惊乎? 紫而兼青,食伤之候。盖食饮有形之物,阻抑中焦,壅遏脾气,不能宣布,故风木乘其因而侮之,所以痰气上逆也。疏通壅滞令其流利可见。倘抑郁既久,脾气愈不运,荣卫愈见涩,则风痰食热,固结中焦,所以青而兼黑,此抑郁之至也。急宜攻下,庶有生机。误认惊风,十无一救。

淡滞定虚实歌 指纹淡淡亦堪惊,总为先天赋禀轻。

脾胃本虚中气弱,切防攻伐损胎婴。

小儿禀受阳虚,皮肤㿠白,唇舌淡莹者,指纹四时皆淡,虽有病亦止淡红、淡

201

青、淡紫而已。盖淡红虚寒;淡青虚风;淡紫虚热。此等之儿,根本不坚,中气怯弱,无论新病久病,总归于虚。一毫攻伐,不敢轻用。倘误投克削,复水难收,悔之迟矣。

关纹涩滞甚因由,邪遏阴荣卫气留。

食郁中焦风热炽,不行推荡更何求?

病邪阻郁荣卫,运行迟滞,升降羁留,所以指纹推之转涩,全无活泼流利之象,由食饮风热相搏,是为实证。急宜推荡,去其宛莝(《素问·汤液醪醴论》有"去宛陈莝"句。宛:通郁,郁积;莝 cuò 错:斩草),其愈亦易。若三关纯黑,推之不动,死证也,不治。

纹形主病歌 腹疼纹入掌中心,弯内风寒次第侵。

纹向外弯痰食热,水形脾肺两伤阴。

掌心包络所主,纹入掌中,邪侵内脏,由中气寒也,故为腹痛。纹若弯弓,内外有别:其纹之两头弯向中指,为内为顺证,为外感风寒,治之犹易;其纹弯向大指,为外为逆证,为内伤饮食,治之稍难。形如水字,脾肺不足,食塞太阴,中气怯弱,脾不运化故也。或问指纹惟止一线,安能如水字之形?曰不观太渊之脉,亦止一线,何以阳维阴维,阳跷阴跷,皆左右弹石,岂非水字之形乎?脉有左右,安知纹无左右?但能触类旁通,无往非理,岂特指纹为然哉?

凡看指纹,以我之大拇指侧面,推儿食指三关,切不可复(复者,腹也。盖指切不可以大拇指末指腹面推之。联系下文"螺纹"之分解自明)指而推。盖螺纹有火,克制肺金,纹必变色。又只可从命关推上风关,切不可从风关推出命关。此纹愈推愈出,其纹在先原未透关,误推而出之,大损肺气,慎之戒之。

以上表里寒热虚实,凿凿有据。但能于临证时认得此六字分明,胸中自有主宰,虽不中不远矣。若但以惊证塞责,何难应对!第晨钟自问,未免怀惭。凡我同人,互为砥砺,幸矣。

小 儿 脉 法

导读:陈氏小儿脉法学本《内经》之《素问·通评虚实论》,吸取后贤见解,根据自己经验,对小儿脉法从下列五点论之。

《内经》脉要:《内经》曰"乳子而病热",脉见"大(浮洪类也)小(沉细类也)缓(略快于迟也)急(即数也)"。陈氏独抒己见,"竟易以浮沉迟数","再以节庵之有力无力辨其表里虚实"及寒热,"诚诊视小儿天然不易之妙诀",可谓"确当"。

四脉主病：以浮、沉、迟、数四脉，分辨外、内、寒、热。进而又以迟脉之浮、沉、有力、无力，分解外寒、内寒、实寒、虚寒；以数脉之浮、沉、有力、无力，分辨表热、里热、实热、虚热。可谓言简意赅。

主证：以浮、沉、迟、数之有力、无力，分辨所主病证。简要明了。

总括脉要歌：将浮、沉、迟、数及其有力、无力所主病证编为歌诀。

脉证宜忌歌：平脉辨证，以判断病情吉凶之歌诀。

最后引录陶节庵"诊脉之要"，真乃要言不繁！不仅为小儿脉法，诸般年轻之病证，皆为"至哉斯言也"。

小儿三五岁，可以诊视。第手腕短促，三部莫分，惟以一指候之，诚非易易。《内经》诊视小儿，以大小缓急四脉为准。予不避僭（jiàn 荐：超越本分）越，体其意，竟易为浮沉迟数，而以有力无力定其虚实，似比大小缓急更为明悉，后贤其体认之。

《内经》脉要 "黄帝曰：乳子（婴儿）而病热，脉悬小者何如？"夫乳子病热，脉见悬小者，阳证见阴脉，本为大忌。但小而缓者邪之微，其愈易；小而急者邪之甚，为可虑。故以为问。"岐伯曰：手足温则生，寒则死。"夫小儿以稚阳之体而加病热，脉不当小。若脉体虽小，手足温者，以四肢为诸阳之本，阳犹在也；若四肢寒冷者，则邪胜其正，元阳去矣，故曰死也。

"帝曰：乳子中风病热，喘鸣肩息者，脉何如？岐伯曰：喘鸣肩息者，脉实大也。缓则生，急则死。"此言小儿之外感也，风热中于阳分，而喘鸣肩息者，脉常实大。但大而缓，则胃气存，邪渐退，故生；实而急则真脏见，病日进，则死也。

此《内经》之旨，古人立言简切，而总括无余。世人不悟，视为泛常，能于此等处着眼，则诊视之要，思过半矣。予之临证诊视，每论吉凶而多中者，亦不外此。第意之所至，口莫能宣。窃详经所谓大小缓急者，亦发而不露之意。盖大即浮洪类也，小即沉细类也，急即数也，缓即迟也。何若竟易以浮沉迟数之为得乎？再以节庵之有力无力辨其表里虚实，诚诊视小儿天然不易之妙诀。夫节庵亦一常人，而能以有力无力辨其阴阳表里寒热虚实，虽至显浅，至平易，却至确当。孰谓古今人不相及耶？

四脉主病 浮脉主表，病在外；沉脉主里，病在内；迟脉主脏，病为寒；数脉主腑，病为热。

五至四至为迟，为寒，为不足。浮迟外寒，沉迟内寒，有力实寒，无力虚寒。七至八至为数，为热，为太过。浮数表热，沉数里热，有力实热，无力虚热。

主证 浮而有力风热，无力阴虚。沉而有力痰食，无力气滞。迟而有力为痛,无力虚寒。数而有力实热,无力疮疡。

总括脉要歌　太渊一指定安危,六至中和五至亏。

七八热多三四冷,浮沉迟数贵详推。

有力为阳为实热,虚寒无力里何疑?

若能留意于中取,何致亡羊泣途岐?

浮而有力热兼风,风热皆阳,表之实也;

无力阴虚汗雨蒙,阴荣妄泄,表之虚也。

有力而沉痰食害,痰凝食滞,结于里也;

沉沉无力气凝胸,气滞于中,不运用也。

迟而有力多为痛,浮迟外痛,沉迟内痛;

无力虚寒气血穷,气弱血衰,至虚之候。

数脉热多终有力,数而有力,实热何疑;

疮痍无力热虚攻,阴血受伤,虚热所致。

脉证宜忌歌

脉浮身热汗之松,阳邪居表,应从汗解;

沉细身凉莫强攻,无论表里,不堪攻伐。

咳嗽正嫌浮带数,浮缓为宜,浮数大忌;

细沉肿胀定知凶,脾胃虚寒,愈不运化。

沉迟下痢方为吉,气血俱伤,最嫌洪数;

洪大偏宜痘疹逢,阴阳充足,毒不能留。

腹痛不堪浮有力,三阴受病,浮则反常;

浮洪吐衄总无功,阳火大盛,阴血愈伤。

　　陶节庵曰:诊脉之要,无论浮沉迟数,但于有力无力中分。有力者为阳,为实,为热;无力者为阴,为虚,为寒,至哉斯言也。后贤无忽。

下 编

古今名医脉案选注

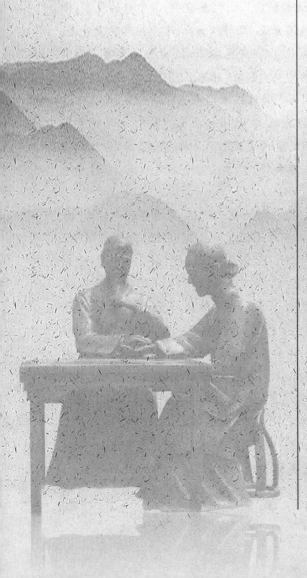

概　述

　　"上编"选注的五部脉学名著,元代1部,明代与清代各2部。几百年乃至近千年以前的著作能够传至今日,就在于其脉学理论为临床之升华,为博采众长之作。为了理论联系实践,"下编"选录了古今名医之脉案并附笔者按语。这些医案,多为古代名医之案例,现代者较少。古代医案中,李中梓的最多,张璐的次之,滑寿的少,张景岳与周学海两家无。之所以如此,李中梓有脉案专著,如《里中医案》《删补颐生微论·医案论》以及《医宗必读》附录的医案。李氏精研经典,博采众长,经验丰富,医案简要。张璐《张氏医通》之各科各种病论之后,选录多家相关医案与自己的案例。其他三家均未见脉案专著,但在明清之《名医类案》《续名医类案》,可见滑寿医案,故间接录之。再者,为了广开思路,兼顾各科,笔者通读了《外科正宗》,选录了其中附录的部分医案,由此认识到外科病平脉辨证,内外方法兼治之重要性。下编《古今名医脉案选注》分列36项。

　　为了使读者对诸脉有个提纲挈领的把握与便于记忆,笔者参阅李时珍《濒湖脉学》27种脉之体状诗、相类诗、主病诗等七言歌诀,李中梓《诊家正眼》下卷28种脉之体象、主病、兼脉而编的四言歌诀以及后边的"按"语,再结合自己对诸脉医案的分析归纳,经过反复思考、精心提炼,对本书下编分列的36项脉案之每种脉都编写了四句七言歌诀。通过上述参阅研究后发现,李中梓(1588—1655)编著的书对李时珍(1518—1593)的《濒湖脉学》具有传承及发挥的关系。两家的著作相互比较:李中梓关于脉之"体象"的四句四言诀与李时珍的四句七言"体状诗",均以简述脉象特点为主,但李时珍还兼论主病。中梓所论"主病"与时珍所论"主病诗",皆简述某种脉之三部九候所主病证。中梓所论"兼脉"一项,时珍未专列;时珍所论"相类诗"一项,中梓未专列,而是在论述每种脉的最后"按"语中加以论及。将上述几点比较后融会贯通之,可以总结出如下规律:在中医学的历史发展长河中,先圣后嗣众贤,历经两千多年,薪火相传,立足传承,又有所发挥、发展、发明而加以提高。笔者编注本书,主要是传承古圣先贤之脉学精华,夯实中医根基,为了弘扬中医而不懈努力。

一、浮脉医案

浮如木在水中浮,举之有余按不足。

有力表实无力虚,三部九候兼类殊。

浮脉之为义,如木浮在水面,轻取有余,按之略显不足。浮脉之辨,大略有主表、主里之分:诸邪在表者,正气抗邪趋于外,正邪相争于体表,故脉浮而有力;诸病在里者,久病气血阴阳亏虚,阳气浮于外,可见脉浮而按之不足,故医圣曰"脉浮者,里虚也"(《金匮要略》第六篇第4条)。临证表邪与里虚之诸多具体病情及兼症不同,浮脉的相兼之脉亦不同。李中梓对浮脉相类脉讲得好:"须知浮而盛大为洪,浮而软大为虚,浮而柔细为濡,浮而无根为散,浮而弦芤为革,浮而中空为芤。毫厘疑似之间,相去便已千里,可不细心体认哉?"下列浮脉为主的案例9则,有表证、有里证、有表里兼病,内科病为多,外科病2则。审病辨证分别治之:表证为主案,有益气发汗法,有助阳发汗法,有解表清里法,有和解透邪法;里证为主案,有泄热存阴法,有发汗升阳止泻法,有益气燥湿止血法。外科病案有先消后补法,有内托外针法。在随后陆续论述的30种脉诊专论与5种特论等诸项中,兼见浮脉的医案不少,前后互参,全面把握,才能理解浮脉之广义,临证无误也。

1. **六脉浮大,按之豁然—感冒—益气升阳透表法**　许叔微治一酒客,感冒风寒,倦怠不思饮食,已半月矣。睡后发热,遍身疼如被杖,微恶寒,六脉浮大,按之豁然。作极虚受寒治之,用六君子加黄芪、当归、葛根,大剂与之,五服后遍身汗出如雨,得睡,诸证悉平。(《张氏医通》)

吕按:此素体气虚而外感例。脉浮为表证,脉浮大而按之空豁才反映了正气内虚之本质。治法补中益气为主,加葛根升阳透表,当归养血温经。服药应如桂枝汤法,即温服后喝热粥以助汗出,汗出遍身,温通了体表之气血,则寒热随解,身疼自除;病去神安,则得睡矣。

2. **脉浮数—伤寒似少阴病—发表清里**　程某,60岁。一日忽发寒热无汗,精神疲倦,神志较模糊。家人屡问所苦,才勉强答以自觉心烦,全身疼痛,难以转侧,有人认为是少阴证,须急用姜、附回阳。家属犹豫不决,请我诊治。我按他的脉象是浮而微数,摸他的两足胫又很热,遂断为大青龙汤证。因患者恶寒发热,无汗,脉浮数,大青龙证的证候群已具。虽然精神疲倦呈嗜睡状态和大青龙汤证的烦躁不得眠有异,但这是老年患病,精神不支的缘故,所以患者外表虽无烦躁现象,但却自觉心烦。本病容易被认为少阴病的原因,除上述精神疲倦而呈嗜睡,可被误认为少阴证之"但欲寐"外,尚有身体疼痛难以转侧的症状;但脉象浮而不微细,足胫温而不冷,则和少阴病有很大区别。本证因风寒外束,所以身疼不能转侧;阳热内郁,所以发热而烦,当用大青龙汤双解表里邪热。处方:生石膏30g,麻黄、桂枝、杏仁、生姜各9g,炙草6g,大枣5枚。水煎服。但考虑患者年老体虚,发汗太过,可能导致虚脱,因嘱其将药分作3次温服,每2小时服1次,如得汗出,即停服。果服2次,全身微汗出,所有症状完全消失。[沈炎南《江苏中医》1963(2):38]

吕按:大青龙汤证由风寒郁热而起,此证往往因邪气太盛,正为邪困,精神不支而出现类似少阴病的证候。此时应特别注意鉴别:大青龙汤证的身重是乍有轻时,而少阴病的身重是重无已时;大青龙汤证虽有神疲现象,但尚有烦躁,而少阴病则多为精神萎靡而无烦躁;大青龙汤证有太阳表证,少阴病有全身性虚寒证。此例高热发于年迈之体,虽有神志模糊、身重难以转侧等症,但仍以心烦、身痛、足胫热、脉浮数为主,所述"微"字,非微脉,乃稍微之义,故当属大青龙汤证。

3. 脉浮紧—太少两感—温阳发汗　薛立斋治一妇人,肢节作痛,不能转侧,恶风寒,自汗盗汗,小便短,虽夏亦不去衣,其脉浮紧。此风寒客于太阳经,用甘草附子汤,一剂而瘥。(《续名医类案》卷十三《痛痹》)

吕按:此案与甘草附子汤证相类,如肢节痛而活动受限、汗出、小便少、恶风(寒)不欲去衣等症。综合分析,表里阳气皆虚也。但所治妇人,"恶风寒……脉浮紧",若问之有外感之因,则为阳虚伤寒之"太少两感"证。甘草附子汤能治之乎?此案经验,确实为此方新用开拓了一个新的思路。对"太少两感"证而阳虚较甚者,甘草附子汤(炙甘草二两,白术二两,炮附子二枚,桂枝四两)比麻黄细辛附子汤、麻黄附子甘草汤更切合。以"三方"皆"微汗则解"之方也(302条:"……麻黄附子甘草汤微发汗。"显然,麻黄细辛附子汤亦当微汗而解。甘草附子汤方后注"初服得微汗则解")。但脉浮紧不是甘草附子汤证主脉,应以无力之脉才切合病机。

4. 脉浮—病后劳复—和剂助正达邪法　一人病伤寒后劳复发热,自汗,经七日,或以为病后虚劳,将复补之。滑曰:不然,劳复为病,脉浮,以汗解,奚补为(怎么补呢)?以小柴胡汤三进,再汗而安。(《名医类案》卷一《伤寒》)

吕按:理解此案,需要理解《伤寒论》第394条随证治之之法,曰:"伤寒差以后,更发热,小柴胡汤主之。脉浮者,以汗解之;脉沉实者,以下解之。"若病伤寒后期，"正气不足，余邪未尽，留在半表半里之间，故亦用小柴胡"（徐灵胎）助正达邪，"必蒸蒸而振，却发热汗出而解"（《伤寒论》149条）。此案"发热，自汗……脉浮……以小柴胡汤三进，再汗而安"。

5. 少阴脉反浮—伏气温病—泄热存阴法　徽商黄以宽，风温十余日，壮热神昏，语言难出，自利溏黑，舌苔黑燥，唇焦鼻煤。先前误用发散消导药数剂，烦渴弥甚，恣饮不彻，乃求治于石顽。因谕之曰：此本伏气郁发，更遇于风，遂成风温。风温脉气本浮，以热邪久伏少阴，从火化发出太阳，即是两感，变幻最速。今幸年壮质强，已逾三日六日之期，证虽危殆，良由风药性升，鼓激周身元气，皆化为火，伤耗真阴，少阴之脉不能内藏，所以反浮。考诸南阳先师，原无治法，而少阴例中则有救热存阴承气下之一证，可借此以迅扫久伏之邪。审其鼻息不鼾，知肾水之上源未绝，无虑其直视失溲也。时歙医胡展敷在坐，相与酌用凉膈散加人中黄、生地黄，急救垂绝之阴。服后下溏黑三次，舌苔未润，烦渴不减，此杯水不能救车薪之火也。更与大剂凉膈，大黄加至二两，兼黄连、犀角，三下方得热除，于是专用生津止渴，大剂投之，舌苔方去，而津回渴止。此证之得愈者，全在同人契合，无分彼此，得以挽回。设异论纷纭，徒滋眩惑，安保其有今日哉！（《张氏医通》）

吕按：此案是对《伤寒论》第6条温病论述与少阴急下证之阐发。服"用凉膈散……后下溏黑三次……更与大剂凉膈，大黄加至二两……三下方得热除"，此叶天士《外感温热篇》第10条所述湿温病之下法。这与《伤寒论》"得下止后服"有所不同。

6. 脉浮—脾虚泄泻—发汗补脾升阳止泻法　闽中太学张仲辉，喜食瓜果，纵饮无度，忽患大泻。先用分利不应，再用燥湿，反加沉困。余见其六脉皆浮，因思经曰春伤于风，夏生飧泄，非汗不解。以麻黄三钱，人参、白术各二钱，甘草、升麻各一钱，与之。有医者笑曰：书生好奇，妄用险峻。伤寒且不轻用麻黄，此何病也，而以杀之耶？仲辉惑之，既而困甚。叹曰：吾已将死，姑服此药，以幸万一。遂煎服之，覆取大汗，泄泻顿止。以四君子调治而痊。遗书谢曰：玙以放纵，蒙此奇疴，药剂杂投，无益反害，夙世有缘，得兄手援，而庸夫谗阻，几至败亡！天未绝弟，于沉困之中结肝膈之信，一匕才投，病邪立解。麻黄、人参，人视之如鸩毒，兄用之如弄丸（也叫"跳丸"。古代民间技艺。双手上下扔接多枚弹丸而不落地。比喻用药得心应手），竟救余生，以有今日，沦肌沁骨之感，永劫难忘，敢忘报耶！（《删补颐生微论·医案论》）

吕按：过食瓜果，饮酒无度，伤害脾阳，脾虚不运，当升不升，故大泻乃作。

分利、燥湿之法，不相宜也，故治之无效。"六脉皆浮"者，法当解表，汗而发之。但病非外感，而是泄泻下趋，治以麻黄为君发汗为主，为逆流挽舟之法，辅佐参、术，此乃治病求本，既补脾虚，又助阳气之上升、表药之外达。果然温覆取汗，泄泻顿止。转方以四君健脾固本收功。

7. 脾部浮缓—土虚痔疮—益气升阳燥湿止血法 江西学宪黄贞父，患肠风下血，久用四物汤、芩、连、槐花之属，屡发不止，面色颇黄。诊其脉，惟脾部浮而缓，此土虚而风湿交乘也。遂用苍术三钱，茯苓、人参、黄芪、升麻、柴胡、防风各一钱，进四剂而血止，改服十全大补汤调养而愈。(《删补颐生微论·医案论》)

吕按： 肠风下血，内痔也，久用"套药"不止。凭脾脉浮缓，以益气升阳药，重用苍术燥湿而血止。从调养之方可知，其体虚为本也。如此之证，苦寒阴柔之属岂能奏效？

8. 脉浮数→浮无力—劳欲伤气—脑疽腐溃，病甚惊人—先消后补，粥食加参，补益后，疽愈生子矣 一男人项疽十余日，视其疮势颇甚，根连左右，耳项并肿，红赤焮热，脉浮而数。先用黄连消毒散二服退其大势；根脚消定后，用托里消毒散，数服不觉腐溃，但诊脉浮无力。询知患者年过五旬，久艰嗣息，房中又有妾人，多兼思虑劳欲太过，损伤元气故也。又疮形势大，止能起发，不能培养为脓，更用十全大补汤加桔梗、白芷，倍人参、白术各三钱，外用桑木灸法，早晚二次灸之。又涂紫霞膏，数日患者头面俱肿，双目合缝，形状可畏，然后腐溃，并作脓出，日至数升，如此半月，因前药不胜其事，内加烦躁不宁，五心烦热，饮食渐少等症，此谓脓水出多，气血走泄，为虚火假症之故，虽变不妨。随用圣愈汤，一服不应；又进一服，加熟附子二钱方应，前症悉退。次以人参养荣汤加麦冬、五味、参、术，常倍至三钱，调理月余。后至脑骨腐肉连发片片脱下，其状狼狈，不可观瞻，凡相视者无不点头惊讶！又恐腐溃深大，补不济事，每日粥食中用人参三钱，凡餐分入同煮食之，以接补脾元后方元气渐醒，调理四月方愈。彼后一年，反生其子，以承后祀也。(《外科正宗》)

吕按： 项疮肿势颇甚，红赤焮热，脉浮而数，此热毒盛也。治以消毒法，再诊脉浮无力，此正气内虚之象，病因思虑、房劳太过，损伤元气之故。改拟补法为主，又涂膏药，后以药补加于食疗之中而收功。此案经验：久虚无捷法，缓补食疗"以接补脾元"为善策。

9. 脉浮数无力—附骨疽（"乃阴寒入骨之病也……凡入者，皆由体虚之人，夏秋露卧，寒湿内袭；……"）中寒内虚—内托外针法 一男子中寒发散未尽，大腿肿痛，脉浮数而无力，此风寒未尽内虚故也。以五积散（治风寒湿毒客于经络，致筋挛骨痛,或腰脚酸疼,或遍身拘急,或发热恶寒、头痛者,并宜服之。苍术二钱,陈皮、桔梗、川芎、白芍各一钱,麻黄、枳壳、桂心、干姜、厚朴各六分,白芷、半夏、甘草、茯苓各四分。姜三片,水二钟,煎八分,不拘时服。头痛恶寒者,加连须葱头三根,盖汗为效。下部加木瓜、牛膝)去麻黄加牛膝二服,疼痛稍减,又以内托黄芪酒煎汤(黄芪、当归各二钱,柴胡一钱五分,连翘、肉桂、大力子各一钱,升麻、黄柏、甘草各五分。水酒各一茶钟,煎一半,食前服),四服痛肿俱消。唯腿外侧结肿一块不退,此瘀血凝滞欲作脓也,以托里药,候脓熟针之,更以十全大补汤而敛。(《外科正宗》)

吕按:所谓"中寒",即外感风寒。外邪未尽,又大腿肿痛,脉浮数无力,平脉辨虚实,"此风寒未尽内虚故也"。治以解表透邪为主,内调气血为辅,继以标本兼治,后以补虚托脓法与"脓熟针之"而排脓于外,更以补虚敛疮收功。

二、沉脉医案

沉脉按之始能见,平脉软滑筋骨间。

有力里实无力虚,数热迟寒滑为痰。

沉脉者,轻取则无,重按始得。沉脉与浮脉相反,以轻取与重按乃得为别也。沉脉为阴,主病在里,临证应分辨虚实。沉而有力,多为实证,如寒凝、气滞、火郁、积聚、水饮等;沉而无力,多为虚证,如阳虚、气少等。又须明确,沉脉并非尽主里证,若表邪郁闭,或正气内虚不能抗邪于外,亦可见脉沉。下列沉脉为主的案例8则,以杂病里证为多,也有体虚外感者。

1. 肝脉独沉而搏—木郁化火—火郁发之　新安吴修予令侄,烦躁发热,肌体骨立,目不得暝已三年矣。大江以南,迎医几遍,非清热养阴,即化痰安神,药剂及千,求一刻安卧不能也。时寓嘉定卢店典中,迎余视之。肝脉独沉而搏,此怒火久伏,木郁宜达也,用柴胡四钱,白芍药二钱,丹皮、山栀各二钱五分,甘草五分,桂枝四分。日晡(晡,申时,即午后三时至五时)进剂,未及黄昏而鼾齁熟寐,达旦未寤,伊兄里伯大为忧惶。余曰:卧则魂归于肝,三岁不归,疲劳已极。譬如久热得凉,乐而忘返,无足惧者。至午方苏,喜不自禁。从床褥叩首曰:积患沉深,自揣必毙,三年之病,一朝而起之,人非土木,感极涕零!索余丸方,惟逍遥散加人参而已。一月之后,顿复康和。(《删补颐生微论·医案论》)

吕按:读罢此案,不禁令人拍案叫绝,感叹不已!患者失眠不寐三年矣,治病求因,平脉辨证,以柔肝清火条达之方主治,木郁达之,火郁发之,血虚补之,三法并用,切合病情,故有桴鼓之效,真良医也。

2. 脉沉而搏—伏火郁热—清火透热　孝廉愈彦直,肌肤灼热,神气昏闷,闻食即呕,强食即吐,困惫不支。或欲温补,余按其热处在骨间,脉沉而搏,此伏火也。用黄连一钱五分,山栀、黄柏各一钱,枳壳、陈皮各二钱,甘草五分,煎成入姜汁三匙,服四剂而痊。更以六味丸加生脉散,调摄次岁。(《里中医案》)

吕按:脉沉主里,而搏指为火郁之象;"按其热处在骨间",此乃热郁于内也。故治以清火透热之方,转方以养阴法善后。

3. 脉寸关皆沉—寒痰—凝结—涌吐达邪　张子和治一妇人,心脐上结硬如斗,按之若石。人皆作痞治,针灸毒药,祷祈无数,如捕风然。一日,张见之曰:"此寒痰也。诊其两手,寸关皆沉,非寒痰而何?"以瓜蒂散吐之,连吐六七升,其块立消过半。俟数日后,再吐之,其涎沫类鸡黄,腥臭特殊,约二三升。凡如此者三,以人参调中汤、五苓散,调服以平矣。(《续名医类案》卷十六《痰》)

吕按:如此怪病,平脉辨证,以先吐之法去除病根,后以调法收功。若非先贤张子和者,谁能治之?

4. 寸口独沉而迟—伏饮病久—上吐下泄外散　一妇从少年时,因大哭罢,饮冰困卧,水停心下,渐发痛闷,咸以为冷积,治以温热之剂,及禁食冷物,一闻茶气,病辄内作。如此数年,燎灸烧艾,疮孔数千。十余年后,小大便秘闷,两目如昏,积水转甚,流于两胁,世谓水癖,或谓支饮,砌、漆、棱、莪攻磨之药,竟施之矣。食日衰,积日茂,上至鸠尾,旁至两胁及脐下。但发之时,按之如水声,心腹结硬,手不可近者,月发五次,甚则欲死,已二十余年。张诊其脉,寸口独沉而迟,此胸中有痰。先以瓜蒂散涌痰五七升,不数日再越痰水如斗,又数日上涌数升。凡三涌三下,汗如水者亦三,其积皆去。以流湿饮调之,月余大瘥。(《续名医类案》卷十六《饮》)

吕按:此案病因清楚,病情深重,反复发作"已二十余年"。其病机及发病特点,更像《金匮要略》痰饮咳嗽病篇之伏饮(水饮潜伏而反复发作)。如此病深日久者,张子和凭"寸口独沉而迟"之脉,认定为"胸中有痰"。治"以瓜蒂散……凡三涌三下,汗如水者亦三",久积之痰水从上吐、下泄、外散三个途径而去。如此良善简易之法,惜未传承矣!

5. 脉沉实而滑—赤癍身热—清泄透热　一人病伤寒,他医皆以为痓证,当进附子,持论未决。伯仁切其脉,两手沉实而滑,四末觉微清,以灯烛之,遍体皆赤癍,舌上苔黑而燥如芒刺,身大热(苔黑不可凭为实,燥如芒刺则可凭矣。身大热为关键),神恍惚,多谵妄语。滑曰:"此始以表不得解,邪气入里,里热极甚,若投附必死。"乃以小柴胡剂益以知母、石膏饮之,终夕三进,次日以大承气汤

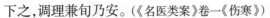

下之,调理兼旬乃安。(《名医类案》卷一《伤寒》)

吕按: 此滑寿(伯仁)治例。所谓"病伤寒"之"寒",非外寒,而是泛指病邪。脉"沉实而滑",为里热壅实之象,而赤瘢、苔黑而燥(火极似水)、身大热、谵语等,皆热毒内盛,波及血分证候。治宜清泄内热,凉血解毒之法。清气宜白虎汤,泄热宜承气汤,清营凉血宜清营汤、犀角地黄汤,"四汤"之法合用,古(伤寒方)今(温病方)接轨,如余师愚清瘟败毒饮之例,大力清热于内、透热于外、泄热于下,所谓"入营犹可透热转气"之法也。如此治之,比"小柴胡剂"加味更切实,比"大承气汤下之"更周全,其疗效会更速,何至"兼旬乃安"? 编者之意,非妄议古人,而是独立思考,学术争鸣。读者以为如何?

6. 脉沉紧—蓄血证—泄下逐瘀　住毛家弄鸿兴里门人沈石顽之妹,年未二十,体颇羸弱。一日出外市物,骤受惊吓,归即发狂,逢人乱殴,力大无穷。石顽亦被击伤腰部,因不能起。数日后,乃邀余诊。病已七八日矣,狂仍如故。石顽扶伤出见,问之,方知病者经事二月未行。遂乘睡入室诊察,脉沉紧,少腹似胀。因出谓石顽曰,此蓄血证也,下之可愈。遂疏桃核承气汤与之。桃仁一两,生军五钱,芒硝二钱,炙甘草二钱,桂枝二钱,枳实三钱。翌日问之,知服后黑血甚多,狂止,体亦不疲,且能啜粥,见人羞避不出。乃书一善后之方与之,不复再诊。(《经方实验录》第78页》)

原按:狂止体不疲者,以病者体弱不甚,而药复适中病也。即使病者体气过虚,或药量过剂,致下后疲惫者,不妨用补剂以调之。病家至此,慎勿惊惶,反令医者不克竟其技也。

吕按: 患者"骤受惊吓",惊则气乱,精神错乱,因而发狂。初病气分,影响血分,经事不行,少腹轻则胀、甚则痛。脉沉紧者,里实交争之象。桃核承气汤,逐瘀为主,兼以调气之方也。

7. 脉沉舌绛—瘀热而闭经—泄热逐瘀　王某,女,28岁,未婚,住北京市海淀区。闭经3个月,肌内注射黄体酮无效。患者常感周身乏力,心烦,性情急躁,少腹拘急,大便干结不爽,小便赤黄,口唇干燥,不时舐润。望其两目暗青,面色不荣,皮肤干燥角化,舌色红绛、无苔、中有裂纹,脉沉。刘老辨为血热相搏,日久变成干血内结。治当泻热逐瘀,嘱病人购服同仁堂产的大黄䗪虫丸180g,每次6g,一日服3次。二诊,服药不久,月经来潮,周期5天,经量中等,颜色暗红,其他诸症亦随之减轻。视其舌色仍然红绛,脉沉而略涩,此乃干血尚未尽化,瘀热犹存之象,令其仍服大黄䗪虫丸。观其诸症皆愈,又疏"圣愈汤"(党参、黄芪、生地、川芎、白芍、当归)3剂,以善其后。(《刘渡舟临证验案精选》)

原按:本案闭经缘于五劳虚极,内有干血,俗称"干血劳"。《金匮要略》认为,"干血劳"多因"食伤、忧伤、饮伤、房室伤、饥伤、劳伤、经络营卫气伤",导致瘀血内留,日久则成为"干血";干血内结,不但使新血不生,而且郁久化热,则更耗阴血。故本证特点是虚、瘀并存,大实而有赢状。值得注意的是,本方毕竟破血逐瘀之品较多,而补虚扶正之品不足,故待干血尽则应补虚巩固之。正如《张氏医通》所说:"待干血行尽,然后纯行缓中补虚收功。"所以,本案又用圣愈汤善治其后。

吕按:此案应与前案互参,互相发明。此案可补前案舌象之不备。前案因惊发狂而经闭,乃蓄血急证,法宜汤以荡除之;此案久病,四诊合参,为阴虚而致瘀。大黄䗪虫丸滋养阴血以治本,峻药缓攻以治标,为的对之方也。

8. 脉沉舌淡—少阴伤寒—温通阳气法

唐某,男,75岁。冬月感寒,头痛发热,鼻流清涕,自服家存羚翘解毒丸,感觉精神甚疲,并且手足发凉。其子恳求刘老诊治。就诊时,见患者精神萎靡不振,懒于言语,切脉未久,即侧头欲睡,握其两手,凉而不温。视其舌则淡嫩而白,切其脉不浮而反沉。脉证所现,此为少阴伤寒之证候。肾阳已虚,老人体衰最怕伤寒,如再进凉药,必拔肾根,恐生叵测。法当急温少阴,与四逆汤。附子12g,干姜10g,炙甘草10g。服1剂,精神转佳。再剂,手足转温而愈。(《刘渡舟临床验案精选》)

原按:《伤寒论》第281条云:"少阴之为病,脉微细,但欲寐也。"本案患者精神不振,出现"但欲寐",为少阴阳光不振,阴寒用事的反映。《素问·生气通天论》说:"阳气者,精则养神。"今阳虚神失所养,是以嗜睡而精神不振。手足发凉,脉不浮而沉,故用四逆汤以急回少阴之阳气,亦"脉沉者,急温之,宜四逆汤"之义。本方能兴奋心脏,升高血压,促进血液循环,并能增强胃肠消化功能;对大汗出,或大吐泻后的四肢厥逆,阳气虚衰垂危之证,极有功效。需要注意的是,本方宜用文火煎50分钟之久,以降低附子的毒性。

吕按:患者少阴伤寒,据《伤寒论》指示,应选用麻黄细辛附子汤("少阴病,始得之,反发热,脉沉者……")或"麻黄附子甘草汤微发汗,以二三日无里证,故微发汗也"(302)。刘渡舟先生对医圣之书融会贯通,根据患者之舌、脉、症,以四逆汤急温之,更加切合病情,故一剂知,再剂愈。

三、迟脉医案

迟脉一息至惟三,阳不胜阴气血寒,
　　有力积冷无力虚,虚寒证治要分辨。

迟脉往来迟慢,一息三至(每分钟约四五十次)。迟脉主内脏之病,阴寒痼冷疾患,迟而"有力积冷,无力虚寒"(李中梓)。特别说明:个别心律失常(室性期前收缩二联律)可表现为迟脉;劳力体壮之人亦可为脉迟缓。下列沉脉为主的案例6则,多为虚寒病证,1例为虚而夹瘀。虚寒病证,审病辨证治之,健脾温肾,或温脾暖肝,或温脾养心,或温阳祛寒。若因虚致瘀者,法当攻补兼施。详见下列医案。

1. 气口无力,两尺迟难—脾肾阳虚—噎膈呕吐—健脾温肾 太学姚三省,膈噎呕吐,或与清火,或与疏通,或与化痰,或与散郁,居半载而愈甚。余曰:气口无力,两尺迟难,脾肾交虚之诊也。脾虚则升降失职,而痰起中焦;肾虚则真火衰微,食难运化。与白术五钱,炒令焦色,半夏(《里中医案》此前有"补骨脂三钱")二钱,炮姜二钱,沉香一钱(《里中医案》此后有"人参二钱")。一剂而呕吐减半,再剂而食进。凡二十日而善啖,如汤沃雪,余亦不意其速效至此。(《删补颐生微论·医案论》)

吕按:气口(指右寸)无力,脾肺气虚则鼓动无力;两尺迟难,肾阳不足而真火衰微。此案平脉辨证,简明入理。处方健脾化痰,补肾生火。"不意其速效",中药之神功也。

2. 左关尺沉迟—少腹痛连胁—温脾暖肝止痛 京卿胡慕东,少腹作痛,连于两胁,服疏肝之剂,日甚一日,余诊之,左关尺俱沉迟,治以理中汤加吴茱萸。一剂知,十剂起矣。(《医宗必读》)

吕按:少腹痛连两胁,肝经病也。以疏肝法不效且日甚者,只辨病位,不识病性,"虚虚"之故。平脉辨证识性,此乃胁腹痛为标症,而脾阳虚不能暖为本。故治以温补中阳之方,更以茱萸入肝经,温经散寒,并善于止痛。

3. 脉沉迟—无火—纳呆遗尿—温肾健脾 方伯张七泽夫人,患饮食不进,小便不禁。余曰:六脉沉迟(《里中医案》有"两尺益甚"四字),水泉不藏,是无火也。投以八味丸料,兼进六君子加益智、肉桂,二剂减,数剂而安。(《医宗必读》)

吕按:此案平脉辨病性,问诊辨病位。脾与肾兼补,补火生土。加益智仁者,取之辛温、温脾、暖肾、固涩。《本草纲目》:"三焦、命门气弱者宜之。……故古人进食药中,多用益智,土中益火也。"《本草求真》:"胃冷而见涎唾,则用此以收摄;脾虚而见不食,则用此温理;肾气不温而见小便不缩,则用此入缩泉丸以投。"

4. 脉弦而迟—少阴伤寒—温阳祛邪 一人病恶寒发热,头体微痛,苦呕,下泄,五日矣。其亲亦知医,以小柴胡汤治之,不解。招滑(滑寿,见上编)诊视,脉弦而迟,曰:"是在阴,当温之,为制真武汤。"其亲争之,强以人参竹叶汤

进，进则泄甚，脉且陷弱，始亟以前剂服之，连进四五剂乃效。(《名医类案》卷一《伤寒》)

吕按：弦而迟，为阴寒之脉，必素体阳虚，又外感寒邪证候。外感寒邪以紧脉为特点，紧与弦脉相类也。治疗大法"当温之"，根据病情，真武汤为选方之一。

5. 两尺沉弱而迟—胸痹(冠心病、心绞痛)—温脾养心 宋某，患胸膺痛数年，延余诊治。六脉沉弱，两尺尤甚，予曰：此为虚痛，胸中为阳气所居，经云上焦如雾，然上天之源，在于地下，今下焦虚寒，两尺沉弱而迟，在若有若无之间，生阳不振，不能化水为气，是以上焦失其如雾之常，虚滞作痛。治此病宜摆脱气病套方，破气之药，固在所禁，顺导之品，亦非所宜。盖导气始服似效，久服愈导愈虚，多服一剂，即多加虚痛。胸膺为阳位，胸痛多属心阳不宣，阴邪上犯，脉弦，气上抢心，胸中痛，仲景用栝蒌薤白汤泄其痞满，降其喘逆，以治阴邪有余之证。此证六脉沉弱，无阴邪盛之弦脉，胸膺作痛即非气上撞心，胸中痛之剧烈，与寻常膺痛迥别，病在上焦，病源在下焦，治法宜求之中焦。盖执中可以运两头，且得谷者为后天之谷气充，斯先天之精气足，而化源有所资生。拟理中汤加附子，一启下焦生气，加吴茱萸，一振东土颓阳。服十剂后，脉渐敦厚，痛渐止，去吴萸，减附子，又服二十余剂痊愈，数月不发。次春赴乡扫墓，因外感牵动又作，体质素弱，真气未能内充，扶之不定，而况加以外邪，嗣后再发，再治再愈。治如前法，与时消息，或温下以启化源，或温上以宣化机，或温中以生生之本，又或申引宣发，合上下而进退之，究之时仍微发，未能除根，盖年逾八八，肾气就衰，未能直养无害，经进一步筹划，觉理中加附子虽曰对证，而参、术呆钝，徒滞中焦，桂、附刚烈，反伤阴液，因借镜虚劳而悟到仲景小建中汤刚中之柔，孙处士复脉汤柔中之刚，纯在凌空处斡旋，不以阳求阳，而以阴求阳，直于阴中生出阳来。丸剂常饵，带病延年。克享遐龄，于此盖不无帮助。(《冉雪峰医案》)

吕按：《金匮要略》论胸痹有属虚属实的不同，属实者，宜用枳实薤白桂枝汤通阳宣痹；属虚者，宜用人参汤(即理中汤)补助阳气。此例胸痛数年，案语前后平脉辨证，拟定治法，选方用药，彰显良医功夫，颇能启发心思。读者应细心思索，才能增长见识。

6. 脉迟涩—既虚且瘀—闭经—攻补兼施，汤丸并进 石某，女，19岁。患者16岁月经来潮，18岁初月经渐少，后即经闭不行，形体日渐消瘦，面色㿠白，饮食减少，精神衰弱，头眩心悸，诸医有从气血虚弱论治，常服八珍、归脾汤；有从虚寒论治，用温经汤等诸药乱投，月经不行，形体更瘦，少腹拘急不舒。脉象迟涩,舌中有紫斑。病久气血内损,治宜补气养血。但月经不行,瘀血内阻,新血不生。因此治当通瘀破瘀。治仿《金匮》大黄䗪虫丸,攻补兼施,汤丸并进,久服方能达到气血恢复,月经通行的目的。处方:当归、党参、白术、熟地各10g,桃仁、䗪虫、红花、川芎各6g,甘草4g,大枣5枚。两日服1剂。大黄䗪虫丸每服4g,日服3次。原方加减共服两个月,形体健壮,面渐红润,月经已行1次,量少。原方既获显效,再服1个月,经行正常,病即痊愈。[张谷才《辽宁中医杂志》,1980(7):1]

原按:大黄䗪虫丸现在临床中多用于久病正虚,血瘀成块,或久病不解,妇女月经不行等症。目前,对于肝脾肿大、阑尾脓肿用之,均有一定的疗效。至于因腹部手术引起的肠粘连、腹中疼痛,或按之有块,或腹拘急,甚则腰背不能直立,可用本方去干漆、虻虫、蛴螬,加川芎、乳香、枳壳理气行滞,将丸剂改为汤剂内服,其瘀血祛除,气机舒通,粘连自解,诸证自除。

吕按:沉脉案例中刘渡舟先生治闭经,以先攻(大黄䗪虫丸)后补(圣愈汤)法,此案以"攻补兼施"法,皆针对因虚致瘀之闭经,均取得疗效。

四、数 脉 医 案

数脉一息六至间,惟有儿童作吉看。

寒热虚实皆可数,有力无力是关键。

数脉,"一息六至"(《脉经》),"脉流薄(迫近)疾"(《素问》)。张景岳《脉神章》对数脉论述详细,指出"数脉之辨,大约有七……",从外感六淫、内伤杂病、外科疮疡、妇人胎孕等诸多方面,分辨数脉所主之寒热虚实。一般而论,数脉属于阳热亢盛,但在临床之时,还须从浮、沉、虚、实四个方面分辨之。例如,脉浮而数,多为热郁在表,如案例15。脉沉而数,多为火郁在里。数而有力,为实热之证,如案例1、2、3、5、16。数而无力,为虚热之证,如案例17。但数大而软弱,常见阳虚,如案例7、8、9、11、12、13。数小而弦滑,多为阴虚,如案例10、14。唯小儿脉数而体健为生理现象。下列数脉为主的病案17例,读之后可增强对数脉之变化及其主病的理解。

1. 弦滑而数—气搏血室—鼓胀—先顺气而后逐血　项彦章治一女。腹胀如鼓,四体骨立,众医或以为妊、为蛊、为瘵。诊其脉,告曰:此气搏血室。其父曰:服芎、归辈积岁月,非血药乎? 曰:失于顺气也。夫气道也,血水也。气一息不运,则血一息不行。经曰:气血同出而异名,故治血必先顺气,俾经隧得通,而后血可行,乃以苏合香丸投之,三日而腰作痛。曰:血欲行矣。急以芒硝、大黄峻逐之,下污血累累如瓜者数十枚而愈。缘其六脉弦滑而数,弦为气结,滑为血聚,实邪也,故行气而血大下。又一女病同而诊异,项曰:此不治,法当数月死。向者脉滑为实邪,今脉虚,元气夺矣。又一女病亦同,而六脉俱弦,项曰:真脏脉见,法当逾月死,后皆如之。(《张氏医通》)

吕按:谈罢此案,令人赞叹! 脉理之精微,可叹矣! 良医平脉之功夫,可赞矣! 脉象之论,乃结合具体病人之解释,其脉数亦为"实邪"所致之瘀热。治法先以苏合香丸顺气,再以硝、黄等逐瘀血,可师可法。后附记两女:一者脉滑而虚者,数月死,此《濒湖脉学》所谓"滑脉为阳元气衰"也。一者六脉俱弦,为真脏脉见,死脉也。《素问·平人气象论》曰:"……死肝脉来,急益劲,如新张弓弦,曰肝死。"新张弓弦者,"如切刀刃"之"但弦无胃"也。

2. 脉弦数—火郁—心脾痛—清火散邪,理气开郁　江应宿治一人,心脾痛,积十年矣,时发则连日呻吟减食,遍试诸方罔效。诊之,六脉弦数。曰:此火郁耳。投姜汁炒川连、山栀泻火为君,川芎、香附、橘皮、枳壳开郁理气为臣,反佐炮姜从治为使,一服而愈。再与平胃散,加姜汁炒川连、山栀,神曲糊丸,以刈其根,不复举矣。(《张氏医通》)

吕按:脉弦主郁,数乃热象。火郁既要清之,又应发之。故以姜汁炒连、栀清火散邪,中医炮制法之巧妙也。

3. 寸脉浮数—火郁—鼻渊—升阳散火　江应宿治一人,鼻塞气不通利,浊涕稠粘,屡药不效,已经三年。其脉两寸浮数。曰:此火郁也。患者曰:向作脑寒主治,子何悬绝? 经云:诸气膹郁,皆属于肺。越人云:肺热甚则出涕,乃热郁滞气壅塞不通也。投以升阳散火汤,数剂而病如失。(《张氏医通》)

吕按:鼻塞出浊涕之表现,名曰"鼻渊",亦称"鼻漏"。其脉两寸浮数者,火郁于上也。所用之升阳散火汤源于李东垣《内外伤辨惑论》。李氏宗《内经》"火郁发之"之旨,以葛根、升麻、柴胡、羌活、独活、防风等大队辛散气轻之品,升阳解郁以发散火郁;佐以白芍酸寒收敛,人参、甘草补气健脾,以免升散太过而伤正气。

4. 右寸数大—金不生水—喘嗽尿闭　郡守王镜如,痰火喘嗽正甚时,忽然小便不通,自服车前、木通、茯苓、泽泻等药,小腹胀满,点滴不通。余曰:右寸数大,是金燥不能生水之故。惟用紫菀五钱,麦门冬三钱,北五味十粒,人参一钱。一剂而小便涌出如泉。若淡渗之药愈多,则反致燥急之苦,不可不察也。(《医宗必读》)

吕按:此案治小便不通之方立见功效,重用紫菀治肺是关键。《千金方》"治妇人卒不得小便:紫菀末……"《本草通玄》用紫菀治"小便不通及溺血者,用一两立效"。《神农本草经》曰紫菀"苦温无毒。治咳逆上气,胸中寒热结气……"

5. **脉洪数、搏指—寒热面赤,头齿大痛—清热务尽** 施笠泽治孝廉唐后坡长公,病寒热面赤,头齿大痛。诊之,脉洪而数,此热症也,当用白虎汤。每剂石膏一两,一剂而头痛齿痛俱已,寒热亦除。但脉尚搏指,曰:"须仍前再进一剂,不然两日后定发斑矣。"乃疑而谋之专科,曰:"是何斗胆也,石膏岂堪重剂乎?"置不服。半月后复求治,云:"两日后果发斑,斑十日不退,退后犹灼热。"曰:"曲突徙薪,其有功乎?"投柴苓芍药汤,一剂而热退。后用参、术调理而痊。(《续名医类案》卷四《热病》)

吕按:服了白虎汤后痛已热除,"但脉尚搏指",此热郁于内,尚未尽除之象。若失治时日,气分之热波及血分,血热则有"发斑"之忧。有如此诊脉功夫,才是良医。

6. **脉虚洪数—暑热伤气—温补误治—清热解毒** 滑伯仁治一人,病自汗如雨,目赤身热,口燥心烦,盛暑中帷幕周密,以至亡阳。服术附数剂,脉虚而洪数,舌上苔黄。曰:"前药误矣。"令撤幔开窗,以黄连解毒、人参白虎,三进而汗止。渴,用冰水调益元散。七日而愈。(《张氏医通》)

吕按:病人中暑,护理不当及误治,更伤气阴则脉虚,暑热内蒸则脉洪数,舌苔黄亦内热之象。《金匮要略》第2篇第26条曰:"太阳中热者,暍是也。汗出恶寒(非表不解,而是汗出多肌腠空疏),身热而渴,白虎加人参汤主之。"王孟英师此大法,创立清暑益气汤,更切合滑氏"两方"并用之义。

7. **脉数而软—虚人类伤寒—甘温除热** 同邑社友俞敬敷,饮食不均,远行劳倦,发热烦闷,症类伤寒,乃禁食不与。比余视之,言语轻微,手背不热,六脉数而软,此真气不足,非有外邪也。力勉其进粥,乃与甘温大补之剂,恪服数日,热退而安。(《删补颐生微论·医案论》)

吕按:素体真气不足,加之饮食不均,精微乏源,正气日虚;远行劳倦而虚阳外张,症类伤寒;手背(主外主表)不热,脉数而软,此非真伤寒也。进粥以充养胃气,甘温大补以除热,此李东垣之发明。

8. **脉数沉软—土怯火衰—不荣而痛—益气温通** 内侄陆文蔚之内,自上脘抵少腹奇痛欲绝,服山栀、枳、朴,弥甚。余曰:脉诚数矣,独不察其沉则软乎?不第土怯,抑且火衰。六君子加姜、桂,大剂饮之而痛减。原医犹谓之火症,文蔚信余言,调一月愈。(《删补颐生微论·医案论》)

吕按:数脉之机,因实热而数者,必浮中沉皆数而有力;因虚而数者,浮取少

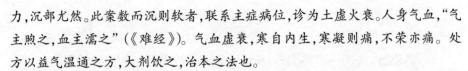

力,沉部尤然。此案数而沉则软者,联系主症病位,诊为土虚火衰。人身气血,"气主煦之,血主濡之"(《难经》)。气血虚衰,寒自内生,寒凝则痛,不荣亦痛。处方以益气温通之方,大剂饮之,治本之法也。

9. 虚大而数——中阳虚寒——痞胀呕逆——温中泻心　石顽治家弟曾余,虽列贤书,最留于医理。弟妇郑氏,乃世传女科中山之女,昆弟俱为时医。戊申夏患呕逆,不食者月余。服宽膈理气药二十余剂,几至绝粒,而痞胀异常,邀余诊之。脉得虚大而数。按仲景脉法云:大则为虚,数则为虚。此胃中阳气大虚,而浊阴填塞于膈上也。因取连理汤方,用人参三钱服之。四剂而痞止食进,后与异功散调理数日而康。(《张氏医通》)

吕按:连理汤出处有二,一是出自朱丹溪《症因脉治》,方由理中汤加黄连;一是出自戴原礼《秘传证治要诀及类方》,方由理中汤加黄连、茯苓。总以理中汤温中健脾为主,治中阳大虚。脉大按之空豁为虚,而数则为虚者,以"脉得虚大而数"也。《脉神章》说:"……涩数、细数者多寒。……凡患阳虚而数者,脉必数而无力,或兼细小,而证见虚寒……"两相对照,案例与张氏所论不尽相同,师法大意有三:一者,虚损脉之数,多数而无力;二者,脉证合参,才能辨证无误;三者,读书不可死于句下,务在多读书、多临证,善于思辨也。

10. 六脉细数——阴虚阳浮——面赤喘促——滋阴潜降　飞畴治韩顺溪内子,患喘证月余,服破气宽胸、豁痰清火等药,不效;发表利水亦不应,其疾转急,稍动则喘难休息。诊之,六脉细数,而面赤戴阳。用大剂六味地黄作汤,加青铅两许,一服而缓,二服而止。(《张氏医通》)

吕按:细数之脉,多主阴虚内热,用六味地黄汤为主方治之,更可知也。而治疗喘证一服缓,二服止之良效,不只大剂六味治本之功,更由于加青铅镇逆之效也。铅之异名,《神农本草经》称为青金,历代本草书又有黑铅、黑锡、水锡、青铅等名称。铅为一种灰白色的金属,主要由铅矿的矿石中炼出,甘寒有毒,功能镇逆、坠痰、杀虫、解毒。《伤寒论》之柴胡加龙骨牡蛎汤中用了铅丹,铅丹即用铅加工制成的粉末,辛咸寒有毒,功能解毒,生肌,坠痰镇惊。由于铅"性带阴毒,不可多服,恐伤人心胃耳"(《本草纲目》)。当今因其有毒,很少用之。但上述病人若不"加青铅两许"(煎汤常用量3~4钱)治标,怎能有如是之捷效呢?

11. 虚微而数——吐血数升,气随血脱——益气固脱　飞畴治苏天若乃郎宾旭,新婚后,于五月中暴吐血数升,昏夜邀视,汤药不及,命煎人参五钱,入童便与服。明晨诸医咸集,以为人参补截瘀血,难以轻用,议进生地、山栀、牛膝等味。

予曰：六脉虚微而数，无瘀可知，血脱益气，先圣成法，若谓人参补瘀，独不思血得寒则凝，反无后患耶？今神魂莫主，转侧昏晕，非峻用人参，何以固其元气之脱乎？遂进参一两，二服顿安，次与四君、保元、六味等间服，后以乌骨鸡丸调理而痊。（《张氏医通》）

吕按：此案脉数非热象，乃因吐血过多，气随血脱，血气虚微而数也。血脱者益气，先圣成法，故以人参补气固脱，入童便与服，对吐血者止之更佳，此古人宝贵经验。

12. 脉浮数而沉取空虚—阳虚体质—伤暑而形寒食冷证　滑伯仁治一妇，暑月自汗，口干烦躁，欲坐水中，脉浮而数，按之豁然虚散，得之食生冷乘凉所致，以真武汤，一进汗止，再进躁退，三进全安。（《张氏医通》）

吕按：《金匮要略·痉湿暍病脉证治》之暍病证治，即后世所谓"中暑"。仲景所论白虎汤证，即后世说的"动而得之"之阳暑，为夏日暑热伤气证候；一物瓜蒂散证，即后世说的"静而得之"之阴暑，为暑夏纳凉及食生冷而病也。此案为阴暑之病因与脉证并治。

13. 脉大而数而按之如丝—真寒假热证—噤口痢—热药冷服　屯院孙潇湘夫人，下痢四十日，口干发热，饮食不进，腹中胀闷，完谷不化，尚有谓其邪热不杀谷者，计服香连、枳壳、豆蔻、厚朴等三十余剂，绝谷五日，命在须臾。迎余诊之，脉大而数，按之豁然（《里中医案》作"按之如蜘丝"），询得腹痛而喜手按，小便清利，此火衰不能生土，内真寒而外假热也。亟煎附子理中汤冰冷与服，一剂而痛止，六剂而热退食进，兼服八味丸二十余日，霍然起矣。（《医宗必读》）

吕按：口干、发热、脉数为外假热之象，而完谷不化、脉沉取豁然或脉细如丝、腹部喜按、小便清利等，皆内真寒之本质。以附子理中汤冷服者，以"饮食不进"为寒热阻拒之噤口痢，故以热药冷服之。此法源本《内经》，并以小口咽之为宜。

14. 先为弦数，继而细数—气郁化火，治未彻底，七情内伤，阴虚火乘—信医不坚，误治致死　一妇壮年性急，夫荡不为家，左项生核半载，渐至鸡卵大，坚硬如石，皮外红丝缠绕，左右脉俱弦数。弦属肝火妄动，数乃脾热之甚。先用栀子清肝汤平伐肝木，五服后而脉始平。又以清肝解郁汤数服散其郁结，次用益气养荣汤调其气血，间服散肿溃坚汤软其坚肿，外以琥珀膏贴之，调理百日而元气乃复。坚硬已消八九，止存小核未尽，彼以为愈，止不服药。后又一载，值夫赌讼未胜，暴急惊恐，前肿复作，两手脉诊细而多数，此阴血亏损，阳火乘之，非前有余症也。又兼胸膈不利，饮食无味，经水先期过多，形容憔悴不泽，此神伤于思虑则肉脱,意伤于忧愁则肢废,魂伤于悲哀则筋挛,魄伤于喜乐则皮槁,志伤于暴怒则腰脊不能俛仰,以上俱七情内损症也。法当滋养气血,调和脾胃,益肾清心,开郁散滞,庶保无虞。彼不肯信,仍前欲服散肿溃坚之药,欲灸肿上,图内消之。予曰:此非前比,今则不敢治也。请客医自制前药,亦灸患上,并灸肘尖,此为真气虚而益虚,邪气实而益实。后果反加发热自汗,咳嗽项强,四肢不收,灸疮无脓,血水不绝,肿亦炽盛,此脏腑已损之候,必不久居也。又月余传为气急声哑,痰血交出而殁。予尝见庸医不辨虚实,患家不信,正理偏费,服药往往多致不救者十有八九,凡医者、患者俱当省而慎戒之。(《外科正宗》)

吕按:七情内伤,"五志"伤情,久而致损,此案患者死因之一;求医不专,庸医不辨虚实,盲目用药,此死因之二。其一靠养心,其二靠明理。如此患者应引以为戒。

15. 脉浮数—耳项肿痛—外病内治　一男子耳项肿痛,发寒热,脉浮数。以荆防败毒散一剂,寒退热存;又以连翘消毒饮(治时毒表里二症俱罢,余肿不消,疼痛不退者。连翘、川芎、当归、赤芍药、牛蒡子、薄荷、黄芩、天花粉、甘草、枳壳、桔梗各一钱,升麻五分。水二钟,煎八分,食后服,便燥者加酒炒大黄)一剂,便行三次,内热顿退,余肿不消,本方去大黄加川芎数剂而愈。(《外科正宗》)

吕按:此案为疮痛类伤寒之例。《金匮要略》第十八篇首条曰:"诸浮数脉,应当发热,而反洒淅恶寒,若有痛处,当发其痈。"见微知著,先圣智慧也。

16. 脉洪数而有力—头面俱肿—针药并治　一男子先发寒热,次日头面俱肿,又二日,口噤汤水不入,诊之脉洪数而有力,此表里俱实也。又咽喉妨碍,汤药难下,先用针刺咽间,去恶血钟许,牙关稍开;以防风通圣散一剂徐徐服之,便去三四次,肿上砭去恶血,以金黄散敷之。次日肿势稍退,又以普济消毒饮二剂,面肿渐消,惟两耳下坚肿不退,此必作脓;又以托里消毒散(人参、川芎、白芍、黄芪、当归、白术、茯苓、金银花各一钱,白芷、甘草、皂角针、桔梗各五分。水二钟,煎八分,食后服,脾弱者去白芷,倍人参。治时毒表里俱解,肿尚不退,欲其作脓者服之)数服,候脓熟而针之,次以十全大补汤去肉桂加陈皮十余剂而敛。(《外科正宗》)

吕按:上述耳项肿痛,以单纯内治法收功。此案头面俱肿,由于口噤、咽喉病变,以及久肿不退而化脓,在内治的同时,采取外治针刺、外敷法,内外兼治,肿消、脓去而收口。如此病候,当今中医治疗鲜矣!

17. 脉细微而数—肺痈而真气虚败—病由色欲伤肾、厚味伤脾之变—望(手掌干涩、面红如妆)**而知之谓之神**　一男子五十余岁,平素宠妾、膏粱,复生咳嗽发热,吐痰腥臭,视之手掌枯涩,面隐微红,痰中白血,脉亦细微而数,此肺痈所忌症也。辞不治。后医强许其生,而用药终至不应乃死。人问曰:何以致之?予曰:手掌干涩,血枯土伤,不能生其金也;面色微红,相火已动;痰中白(疑"白"为带字之误)血,正肺受伤;脉细而数,真气虚败。凡肺痈犯此,岂有不死者乎!以此言之后,人乃服。(《外科正宗》)

吕按:以上所述前两案患者,脉浮数、洪数有力,邪气盛也,治之得法,皆治愈;此案脉细微而数,真气虚也,再与望诊(手掌、面色)、问诊(痰中带血)合参,为肺痈不可治之危候。对比可知,脉诊为分辨虚与实之要。

五、滑 脉 医 案

如盘走珠为滑脉,妇人见之定有胎。

"滑脉为阳元气衰,痰生百病食生灾"。

滑脉,指下如珠之圆活流利(《脉经》:滑脉"替替然如珠之应指")。滑脉与数脉相类,滑脉有数脉之意,数脉有滑脉之象,而数脉是以至数快为特点。滑脉与涩脉相反,前者流利,后者涩滞。《濒湖脉学》滑脉主病诗:"滑脉为阳元气衰,痰生百病食生灾。上为吐逆下蓄血,女脉调时定有胎。"临床验证之:滑脉主阳盛、痰证、宿食病以及吐逆发生之时,正常妊娠以滑脉为特点,但蓄血者不一定是滑脉。而滑脉主"元气衰"则有争议,如张璐说:"气虚则数动之力先微,脉何由而滑?"单纯气虚之人,不会见到滑脉。然而,危急重症而阳气虚、"元气衰"者,确实可见滑脉,必按之空虚,不可被假象迷惑也。下列以滑脉为主的案例11则。

1. 左寸滑而急—心疝(心腹痛)—暖肝止痛 同邑社友宋敬夫,患心腹大痛,遂不敢食,服行气、消食、温中诸药不效。诊其左寸(识药测脉,"寸"疑为"关"字之误)滑而急,视其气不能以息,偶得一咳,痛楚难支。余曰:此为心疝无疑,非有食也。亟进米粥,以小茴香、吴茱萸、玄胡索、木通、川楝、甘草煎成,加食盐少许,一剂而痛止,数剂而安。(《删补颐生微论·医案论》)

吕按:《说文解字》云:"疝,腹痛也。"王冰曰:"疝者,寒气结聚之所为也。"心疝者,为五脏之心痛,或六腑之胃痛。从"心腹大痛,遂不敢食"而论,很可能是脘腹痛,先进温和米粥以养胃,继用暖肝止痛方法而痛止。

2. 脉滑—湿痰—背心痛—燥湿化饮 明经俞元济,背心一点痛,久而渐大。用行气和血药,绝不取效。余问之曰:遇天阴觉痛增否?元济曰:天阴痛即甚。余曰:脉既滑而遇天阴痛辄甚,其为湿痰无疑。以胃苓汤加半夏三钱,数剂

而痛消。(《里中医案》)

吕按:《金匮要略》第十二篇第 8 条曰:"夫心下有留饮,其人背寒冷如手大。"湿痰寒饮停留心下,阻遏阳气之展布,可致背冷。阴寒凝聚,不通则痛,可见背痛。天人相应,天阴寒饮更盛,故"痛辄甚"也。治方乃燥湿化饮之药,治病求本之方。

3. 脉滑而软—气虚痰涌—汗出神乱—补中益气,温化痰饮 刑部主政徐凌如,劳与怒并,遂汗出昏倦,语言错乱,危笃殆甚,迎余视之,脉滑而软,为气大虚而痰上涌。以补中益气汤加半夏、附子,四日而稍苏。更以六君子加姜汁、熟附,将两月而愈。(《里中医案》)

吕按:脉滑主痰,软弱(右关为著)乃气虚之象。治以补中益气汤加半夏,益气与化痰兼顾;为何加附子?"病痰饮者,当以温药和之"之义也。

4. 脉大而滑—痰气胶固—不寐神疲—先逐痰而后调补 太常卿胡慕东,形神俱劳,十昼夜目不得瞑,服归脾汤数剂,中夜见鬼;更服苏合丸,无功。余曰:脉大而滑,痰气胶固也。二陈汤加枳实、苏子,两日进四剂,未效。以人参汤送滚痰丸,下痰积甚多,因而瞑眩。大剂六君子汤,服一月愈。(《里中医案》)

吕按:形神俱劳,正气虚也;脉大而滑,痰浊盛也。理应扶正涤痰,"以人参汤送滚痰丸",方证相对,反而"瞑眩",因滚痰丸药力峻猛,虽以人参汤送服,仍以攻下逐痰为主,邪去而正虚,故以大剂六君子汤调补收功。前之初服归脾汤,更服苏合丸,皆古人良方,服后无功,方不中病也。二陈汤加味,用之无效者,以病重药轻也。

滚痰丸为《丹溪心法附余》引王隐君方。方由大黄、黄芩各八两,礞石一两,沉香半两组成(具体炮制法见原书)。

5. 右手脉滑—胃火—形羸多食—清泄消胀 闽中周东志,形羸善饭,忽胀满。医认食多不化,服槟榔、枳、楂、麦芽、神曲、厚朴,胀势转增。余曰:右手脉滑,知为胃火。用石膏、黄连、山栀、木香、陈皮、酒蒸大黄,二剂而胀止。(《里中医案》)

吕按:此案"形羸善饭"者,瘦人多火,火消食也。脉症合参,才能认定为"胃火"。

6. 脉滑有力—邪实之脉—痢疾滞下—泻下导滞,调气行血 兵尊张纲庵,秋间患痢,凡香连、枳朴等剂,用之两月而病不衰。余诊之,滑而有力,失下之故也。用香连、归、芍、陈皮、枳壳,加大黄三钱,下秽物颇多,诊其脉尚有力,仍用前方,出积滞如鱼肠者约数碗,调理十余日而痊。(《医宗必读》)

吕按:脉滑有力,邪实之脉。实则泻之,千古不移之大法也。脉与症合参,病患痢疾,又称"滞下"。滞者,积滞也,因积滞而下利,法当通下之。主方为芍药汤法,加大黄为攻下首选之药,取其斩关夺将之功,荡涤积滞之力,故服之"下秽物颇多……而愈"。

7. 六脉滑大—嗜酒湿热下注—遗精—健脾祛湿,泻热坚阴　武科张宁之,禀质素强,纵饮无度,忽小便毕有白精数点,自以为有余之疾,不宜医治,经三月以来,虽不小便,时有精出,觉头目眩晕。医者以固精涩脱之剂,治疗两月,并不见功。迎余治之。但见六脉滑大,此因酒味湿热下干精脏。遂以白术、茯苓、橘红、甘草、干葛、白蔻,加黄柏少许,两剂后即效,不十日而康复如常。(《医宗必读》)

吕按:六脉滑大,实脉也。审脉求因,乃嗜酒过度,湿热下注,干扰精室,遗精时出。治病首当戒除病因,限制饮酒;又当辨证治其既成证候,法当健脾祛湿,佐以清热,以除遗精之由也。

《医宗必读》上述医案前之《遗精》论,阐述其理法方药,言简意赅,摘录如下:"古今方论皆以遗精为肾气衰弱之病,若与他脏不相干涉。不知《内经》言五脏六腑各有精,肾则受而藏之。以不梦而自遗者,心肾之伤居多;梦而后遗者,相火之强为害。若夫五脏各得其职,则精藏而治,苟一脏不得其正,甚则必害心肾之主精者焉。治之之法,独因肾病而遗者,治其肾,由他脏而致者,则他脏与肾两治之。如心病而遗者,必血脉空虚,本纵不收;肺病而遗者,必皮革毛焦,喘息不利;脾病而遗者,色黄肉消,四肢懈惰;肝病而遗者,色青而筋痿;肾病而遗者,色黑而髓空。更当以六脉参详,昭然可辨。然所因更自多端,有用心过度,心不摄肾而失精者,宜远志丸佐以灵砂丹。有色欲不遂,而致精泄者,四七汤吞白丸子,甚者耳闻目见,其精即出,名曰白淫,妙香散吞玉华白丹。有色欲过度,精窍虚滑,正元散加牡蛎粉、肉苁蓉各半钱,吞灵妙丹,仍佐以鹿茸丸、山药丸、大菟丝子丸、固阳丸之类。有壮年久旷,精满而溢,清心丸。有饮酒厚味,痰火湿热扰动精府,苍术、白术、半夏、橘红、茯苓、甘草、升麻、柴胡,俾清升浊降,脾胃健运,则遗自止。有脾虚下陷者,补中益气汤。有肾虚不固者,五倍子二两、茯苓四两,为丸服之,神验。然其证状亦复不同,或小便后出多不可禁者,或不小便而自出,或茎中痒痛,常如欲小便者,或梦女交者,并从前法分别施治。……"文中所述"饮酒厚味,痰火湿热扰动精府"而遗精者,此案即是例证。

8. 脉滑而洪—阳明病—食复—先清胃热而后泄宿食　吴蕴香之仆吴森,在越患感,旋杭日,鼻衄数升,苔黄大渴,脉滑而洪。孟英投白虎汤二帖而安。遽食肥甘,复发壮热,脘闷昏倦。孟英以枳实栀子豉汤而瘳。(《回春录新诠》)

吕按:患者外感,脉滑而洪者,气分热盛主脉也;苔黄大渴者,邪入气分主症也;鼻衄数升者,热迫血溢也。以白虎汤清热,热清则鼻衄自正《伤寒论》曰:"大病差后,劳复者,枳实栀子豉汤主之。"(393 条)方后注:"……若有宿食者,内大黄如博棋子大五六枚,服之愈。"由此可知,患者复发成因为食复,故方中加入大黄为宜。此王孟英隐而未言也。王氏为温病四大家之集大成者,四家皆对秦汉经典研究颇深,在温病学说各有创新,详见笔者编著的《仲景医学心悟八十论·寒温统一心悟》。

9. 脉滑—虚人伤寒,误补致实—死症救治法 一妇人素有虚弱之症,后患伤寒。一医以为阴虚发热,用滋阴之药,命食鸡子、火肉,而病更甚。所用皆玉竹、骨皮、丹皮、归、芍之类,十余日,死症悉具。延张至,其人已死。张请视之,气虽绝,而脉尚在且带滑。曰:"此症不死,乃误服补药,使邪不解,胃络不通,胃家实也。幸正气未败,可治,少顷果苏。"用调胃承气汤,一服而结粪解,诸症愈。次日大汗如雨,此虚象也,用人参三钱,芪、术、枣仁各五钱而愈。(《续名医类案》卷一《伤寒》)

吕按:此案医家平脉以决生死,泻实而起死回生!

10. 脉滑大有力—酒肉宿食—吐之泻之 郑某,七十余岁,素嗜酒,并有气管炎,咳嗽痰多,其中痰湿恒盛。时在初春某日,大吃酒肉饭后,即入床眠睡,翌日不起,至晚出现昏糊,询之瞠目不知答。因不发热,不气急,第三天始邀余诊,两手脉滑大有力,满口痰涎粘连,舌苔厚腻垢浊,呼之不应,问之不答,两目呆瞪直视,瞳孔反应正常,按压其胸腹部,则患者蹙眉,大便不行,小便自遗,因作寒实结胸论治。用三物小白散五分,嘱服三回,以温开水调和,缓缓灌服。二次药后,呕吐粘腻胶痰,旋即发出长叹息呻吟声。三次服后,腹中鸣响,得泻下两次,患者始觉胸痛,发热,口渴,欲索饮等。继以小陷胸汤两剂而愈。[叶橘泉,等,《江苏中医》1961(8):40]

吕按:嗜酒之体,痰湿素盛;又大吃酒肉,醉后入睡,难免寒凉外加,以致寒痰互结胸腹,成寒实结胸证。治用桔梗白散,先吐后泻,寒痰渐解,酒肉宿食尽去,阳郁得伸,热象毕露,续以小陷胸汤清热涤痰而愈。虽曰"寒实结胸",实则兼有郁热,而"寒(痰湿)实"为因、为本,"热实"为果、为标。以经方"白散"吐之泻之,乃治病求因、求本之法也。

三物白散(《外台》桔梗白散)为治疗急症、怪病的良方。凡寒实内结所致的痰饮结胸、肺痈成脓及其他病证属于痰实为主者,皆可用本散治疗,使病在膈上者吐之而去,在膈下者泻利而出,一举荡除邪气。此药不嫌其峻,缓剂则无功也。为了慎重起见,对本散应先从小量开始(每次0.3~1g)。若泻利不止,《伤寒论》

明文"进冷粥一杯"。《外台》则曰:"饮冷水一杯则定。"

11. 脉滑数—外寒内饮化热—小儿咳喘 冯某,女,6岁。1961年3月14日会诊。"腺病毒肺炎"住院3周,发热,咳嗽气喘,发憋,面青白,下利,舌淡苔灰黑,脉滑数,肺部啰音较多。属内饮兼感,治宜宣肺。处方:麻黄1.5g,干姜0.9g,细辛0.9g,五味子(打)10枚,法半夏3g,桂枝1.5g,生石膏6g,炙甘草1.5g,杏仁10枚,白芍1.5g,大枣2枚。以水300ml煎,分3次温服。3月16日复诊:身微热,面红润,喉间有痰,胃口好些,大便次数已减少。舌淡苔灰黑已减,脉滑微数。治宜调和脾胃,理肺化痰。处方:法半夏3g,橘红2.4g,炙甘草1.5g,紫菀2.4g,五味子(打)10枚,细辛0.9g,苏子(炒)3g,前胡1.5g,生姜2片,大枣2枚。3月17日三诊:热退,喘憋减,精神转佳,食纳好,脉缓,舌淡苔减。继服前方而愈。(《蒲辅周医疗经验》)

原按:腺病毒肺炎,亦有属伤寒范畴的。此例患儿,据脉证属内饮兼感,先宜小青龙加石膏汤发散风寒、温化寒饮。药后肺气得宣,病情好转。继宜调和脾胃、兼化痰湿。采取了先宣后降的治疗原则。三诊热退,喘憋均减,精神转佳,食纳较好,病愈而康复。

吕按:滑数乃幼儿之常见生理脉象。弦紧滑数为外寒内饮、饮郁化热之正邪交争之象。所用小青龙加石膏汤,为《金匮要略》第七篇第14条治肺胀咳喘之经方。

六、涩脉医案

往来寒滞涩脉形,精亏血少或瘀停,

濡润必滑枯槁涩,女人非孕即无经。

李中梓说:"涩者,不流利、不爽快之义也。"古人形容涩脉为:如轻刀刮竹;如雨沾沙;如病蚕食叶。意会之可也。涩脉主病,多见精亏、血少等正气虚馁之病证,或言主血瘀者,亦必以虚为本、瘀为标。李中梓说得肯切:"大抵一切世间之物,濡润则必滑,枯槁则必涩。故滑为痰饮,涩主阴衰,理有固然,无足疑者。"下列涩脉为主的病案13则,以寸口脉辨病性,如案例10、12、13;或分部辨病位,如案例1、3、4、6、7;或脉与症合参辨之,如案例2、5、9、11;或凭脉判断预后,如案例8。总之,读医案,足可加深对涩脉主病的理解。

1. 脾脉涩而无力—土虚下陷—两足酸软—补中益气升阳 兵尊高悬圃老公祖(《里中医案》作"苏松道方玄"),患两足酸软,神气不足。向服安神壮骨之药不效;改服滋肾、牛膝、苡仁、二妙散之属,又不效;纯用血药,脾胃不实,召余诊之。脉皆冲和,按之亦不甚虚,惟脾部重取之涩而无力。此土虚下陷,不能制水,则湿气坠于下焦,故膝胫为患耳。进补中益气,倍用升、柴,数日即愈。夫脾虚下陷之症,若误用牛膝等下行之剂,则愈陷,此前药之所以无功也。(《删补颐生微论·医案论》)

吕按:此案诊脉三部九候,"惟脾部重取之涩而无力",由此判断病机、治法处方,取得良效。如此平脉辨证功夫,足软而补中的整体观念,非良医莫为!

2. 左寸涩右寸濡—气弱血阻—腹痛—补气温通止痛 给谏晏怀泉如夫人,时当盛暑,心腹大痛,自汗甚多,清火行气之药遍服弗效。诊其左寸涩、右寸濡,此气弱不行,血因以阻耳。乃进参、芪、姜、桂、桃仁、归尾、玄胡索之剂,二剂而瘥。调理年余,再妊生子。盛暑而用姜桂,舍时从症也。(《删补颐生微论·医案论》)

吕按:寸口脉之左寸主心,诊之脉涩,血滞不行之象;右寸主肺,诊之脉濡,气弱乏力之象。综合析之,气弱而血因以阻。不荣则痛,补虚为主,温通以止痛,二剂而瘥。调理年余,再妊生子,补虚近功。若求医不信任,医者无远见,岂能坚持年余?

3. 寸脉涩而无力—气虚血弱—腹痛不食—温补以止痛 邑宰董生公,八月应试,心脾痛甚,不食,两寸涩而无力。余用大剂归脾汤,加人参三钱、官桂二钱。生公曰:痛无补法,得无碍乎? 余保其无碍。不逾时而服药痛减,再剂而痛止。(《里中医案》)

吕按:《难经》曰:"气主煦之,血主濡之。"劳伤心脾,气血不足,既不能温煦,又不能濡养,故腹痛不食;血脉缺乏气的鼓动、血的充养,故涩而无力。虚则补之,补益心脾,宜归脾汤。所谓"痛无补法",指实证而言;不荣致痛者,补虚即可止痛也。

4. 脉沉涩尺甚—虚劳入房,精气败伤—脉断预后 太史李集,虚劳而无度,醉而使内,汗发如雨,痰涌如泉,脉沉而涩,两尺为甚。余语伊修杨玄润曰:涩脉见于痰家,实艰于治,况尺涩更甚,伤精之象也,在法不治。勉用六君子合补中数剂小效,众皆喜。余曰:涩象不减,按重无根,有日无月矣,果越十六日而殁。(《里中医案》)

吕按:虚劳之人不知慎养,反醉而入房,伤损真精元气之根;痰涌如泉者,肾不纳气,津液上泛也(肾主五液)。脉沉涩尺甚,精气伤损之象,平脉以判断预后,良医之本色也。

5. 六脉沉涩—气虚阴亏—便难噎膈—先补脾气,后滋肝肾 石顽治沈锡蕃,平昔大便燥结,近患噎膈,不能安谷者月余。虽素禀丰腴,近来面色皎白,大非往昔,时方谷雨,正此证危殆之际,始求治于石顽。诊得六脉沉涩,按久则衰,幸举指即应,为疏六君子汤,下一味狗宝作散调服。甫十剂而呕止食进,再十剂而谷肉(原书即"肉"字,疑有误)渐安,更十剂起居如故。惟是大便尚觉艰难,乃以六味丸去泽泻,加归、芍、首乌作汤,服至月余,便溺自如,秋深更服八味丸三月而康。……(《张氏医通》)

吕按: 平脉辨证,治以六君补虚治本为主,狗宝作散调服治标为良。狗宝为犬科动物狗的胃中结石。洗净阴干,研末(3~5分),或入丸、散。甘咸而平,功能降逆气,开郁结(并解痈疮之毒),主治噎膈胃反。这正合本案患者之病。服后呕止食进,惟大便艰难,以六味丸去泽泻者,其渗利水湿,则大便更难也,故去之;加归、芍、首乌以养血滋阴润肠而通便。

6. **左寸涩右关大而软—劳伤心脾—吐血伤阴气损—补益心脾,兼顾肾阴**　刑部主政唐名必,劳心太过,因食海鲜吐血,有痰喉间如鲠,日晡烦热,喜其六脉不数,惟左寸涩而细,右关大而软,思虑伤心脾也。以归脾汤大料加丹参、丹皮、麦门冬、生地黄,二十余剂而证减六七,兼服六味丸三月,遂不复发。(《医宗必读》)

吕按: 涩脉之形,"迟细而短";涩脉之势,"不流利、不爽快";涩脉之机,"枯槁则必涩……涩主阴衰"(《诊家正眼》)。患者左寸涩者,劳伤心神,心血亦被消耗而虚少也;思虑既伤心,又伤脾,脾气虚则右关大而软,"脉大为劳"者,此之谓也。故治以重剂归脾汤补益心脾。从所加之药味,与随后"兼服六味丸",可知患者不仅气虚,并且阴血不足,故治当兼顾。

7. **寸口涩而软—劳心伤脾—心口痛甚不能食—补益心脾,偏重阳气**　县令章生公在南都应试时,八月初五,心口痛,甚至不能饮食。余诊之,寸口涩而软,与大剂归脾汤,加人参三钱、官桂一钱。生公云:痛而骤补,实所不敢,得无与场期碍乎? 余曰:但能信而服之,可以无碍,恐反投破气之药,其碍也必矣。随服之,不逾时而痛减,更进一剂,连饮独参汤二日而愈。(《医宗必读》)

吕按: 应试势必劳心伤脾,脾营不足,不荣则痛,故心口痛;脾主运化,脾失健运,故影响饮食。其"寸口涩而软",软者,虚弱乏力,阳气不足之象;"涩为血少……寸涩心痛……右关土虚"(《诊家正眼》),故此涩脉以左寸右关为甚。当然,血气虚少,寸口三部脉皆可表现"涩而软"。但辨识其病因与病位,以劳伤心脾为主,归脾汤为的对之方矣。进两剂之后,"连饮独参汤"大补元气,以利"应试"之急。

8. **脉沉涩而软—面白而枯—宜大温大补—误治而殁**　都宪李来吴,积劳多郁,肢体胀满,以自知医,辄用胃苓汤加枳壳。三月以来,转加痞闷,余诊其脉沉涩而软,视其色黄白而枯,此虚证也。宜大温大补,始犹不信,争之甚力,仅用参二钱,稍觉宽舒;欲加桂、附,执不肯从。余曰:证坐虚寒,喜行攻伐,已见既坚,良言不纳,虽有扁仓,岂能救耶? 越两月果殁(mò没:死)。(《医宗必读》)

吕按:脉诊与望诊相参,气虚证候无疑。怎奈以自知医,固执己见,迁就之而采"用参"之试病法。怎奈患者喜行攻伐,执迷不悟,自食恶果!

9. 脉软且涩—脾土大虚—食少腹闷—误治势危而补虚得安 新安程幼安,食少腹闷,食粥者久之。偶食蒸饼,遂发热作渴,头痛呕逆,或以伤寒治之,或以化食破气之药投之,俱不效,势甚危迫。余诊之,谓其兄季涵曰:脉无停滞之象,按之软且涩,是脾土大虚之证也,法当以参术理之。众皆不然,予曰:病势已亟,岂容再误? 遂以四君子汤加沉香、炮姜与之,数剂而减,一月而安。(《医宗必读》)

吕按:此案附于李中梓《不能食》论之下。李氏《不能食》之论内容简要,首引先贤相关之真知灼见,继论自己之见解。该论转录于"大脉"相关医案之后。

10. 脉细涩无力—附骨疽("乃阴寒入骨之病也……凡入者,皆由体虚之人……或房欲之后,盖覆单薄,寒气乘虚入里,遂成斯疾也")—体虚寒侵—补益气血,温阳祛邪 一男子房事后阴寒,大腿无形作痛("皮色不变,大腿通肿,疼痛无奈"),至夜尤甚,不能步履。医以散寒除湿、消痰止痛药治之,其疼益增。诊之脉细涩而无力,此气血不足,寒气所乘之症。当以大防风汤(人参二钱,防风、白术、附子、当归、白芍、川芎、杜仲、黄芪、羌活、牛膝、甘草、熟地各一钱。水二钟,姜三片,煎八分,食前服),二剂疼痛顿减;又四剂,其疾痊安。(《外科正宗》)

吕按:正气不足,外感邪气,本应扶正治本为主,佐以祛邪,即大防风汤方之法也。前医不明治本,只是治标,故而无效。脉诊指示,虚为本也。

11. 脉涩—脾虚血滞—胃痛彻背—补虚养营止痛 吴仰元患胃脘痛则彻于背,以手重按之少止,痛时冷汗如雨,脉涩。孙曰:"此气虚而痛也。"以小建中汤加御米壳而愈。(《续名医类案》卷十八《心胃痛》)

吕按:此案曰胃痛彻背,颇似西医学所述的"复合性胃溃疡(胃之后壁溃疡可见后背痛)"。"痛时冷汗如雨"一症,应与"真心痛"鉴别:真心痛不会"按之少止";喜按者为虚性胃病特点。脉涩主病之一是血瘀,若气虚而血行不畅亦可脉涩。小建中汤养营并止痛,加米壳意在加强止痛之功,或以黄芪建中汤疗效更捷。所加御米壳,即罂粟壳,酸涩性平,功能敛肺止咳,涩肠,定痛,宜用于诸病之久而虚弱者。实证"误用之则邪气无从而泄"。

12. 脉沉而涩,虚寒可知——太阳伤寒误下变证——健脾温补　沈明生治叶惟和室,月夜探亲,其母留之食,时春寒犹峭,归途即觉肌寒懔懔。次早复当窗梳栉,重感于邪,无热恶寒,胸膈填闷。一医见其肌表无热,竟作食伤太阴主治,遽用大黄下之,不特不更衣,反致水道闭涩。尤可异者,白物腥秽如膏淋之状,从大肠来,绵绵不绝,渐至肌体萎弱,骨立难支。诊之,脉沉而涩,虚寒可知,计惟有温中益元之法。然虑大便尚结,小水未行,或有增满之患。遂先用五苓散倍加肉桂,一服而水道果通,再服而宿垢并下。嗣用附子理中汤三四剂,后白物渐止。更以十全大补,调理一月而安。夫白淫白沃,载在灵兰之典,皆指前窍中来,今乃转移于后,何也? 盖此病始终是一寒症,初因食在胃脘之上,火衰不能熟腐,而反下之太早,则有形之物不能即降,而无形之寒抑过于阑门之际,遂致清浊混淆,涓涓不息,似乎淋带,而实非淋带也。今先以五苓分利阴阳,而倍肉桂,使寒随溺泄,上下宣通。继以理中之剂,撤其余邪,鼓其阳气,令脾土湿燥,而浊流有制,宜其效如桴鼓也。夫始用行大便之药,大便不行,并致小便赤涩。今用利小便之药,小便即利,并致大便亦通,其得失为何如哉。(《续名医类案》卷二十三《妇人症·交肠》)

吕按:治病先求因,想必患者先伤于食,又重感于邪,为夹食伤寒之证候。误诊误治,攻下大便,反小便不利,为虚寒之体,诊其脉沉涩可知。而"白物……从大肠来"者,疑为阴寒之体,伤食而下利耶? 先后治用健脾温补为主之方法而获效,可逆推其病因病机也。

13. 脉弦细而涩——气虚血滞——血痹病(末梢神经炎)——通阳行痹　高某,男,49岁,工人。患者两手指及右下肢麻木刺痛怕冷,已两年之久。每遇阴冷加重,少事活动反觉舒服,但过劳则麻木更重。西医诊为"末梢神经炎"。用维生素等药治疗不效。病人面色不华,肌肤肢体无异常,脉弦细而涩,舌质淡红、苔白滑,舌下络脉淡紫略粗。此证系阳气不足,气虚血滞,营卫不和之血痹病。宗《金匮》法,拟以益气和血,调和营卫,黄芪桂枝五物汤加味。黄芪50g,桂枝15g,赤芍15g,王不留行15g,生姜15g,大枣5枚,水煎服。服10剂,病情好转,不怕冷,又照方加减服20余剂,刺痛消失,麻木大减,仅在寒冷时尚感不适,嘱其照方加当归50g,配丸药服之,以善其后。[李寿山《辽宁中医杂志》1979(1):1]

吕按:血痹由卫气不足,血行痹阻所致。在治疗上,当以通阳行痹为大法,黄芪桂枝五物汤为主方。若误用六味、八味、十全等,则不但不效,反会助其壅、增其痹。《医宗金鉴·杂病心法要诀》说得好:黄芪桂枝五物汤"……其功力专于补外,所以不用人参补内、甘草补中也"。

七、虚脉医案

浮大软缓合四形,按之豁豁脉虚空,

虚脉而迟为虚寒,病异兼脉各不同。

《脉经》曰:"虚脉,迟大而软,按之无力,隐指豁豁然空。"即虚脉体象为浮大而软,搏动迟缓,稍加重按,便全然无力,指下仅隐隐蠕动,豁然空虚之感。"夫虚脉兼迟,迟为寒象,大凡症之虚极者必挟寒,理势然也"(《诊家正眼》)。虚脉主病,不外乎阴、阳、气、血四者之虚:阴虚证,脉虚而数;阳虚证,脉虚而迟;气虚证,脉虚偏沉;血虚证,脉虚偏浮。下列虚脉案例3则,尚应参考前后有关虚脉之案例。

1. **六脉虚软—中气下陷—类伤寒而发热头痛—补中益气升阳** 楚中中翰秦五梅,发热困倦头痛,以风治转剧。余曰:六脉虚软,中气下陷,阳气不充而头痛,阴气衰少而内热。补中益气加葛根一剂而减,数剂而愈。(《里中医案》)

吕按:患者发热、困倦、头痛,颇似外感,而询问病因,若非外感,则为内伤所致。诊脉虚软,气虚之象也。李东垣著《内外伤辨惑论》,创立了甘温除热法,其中补中益气汤为代表方。仲景书证治既论真伤寒,又有类伤寒证候,详见《仲景医学心悟八十论·〈伤寒杂病论〉中类伤寒证治论》。

2. **脉虚大而数,按之则散,举之应指—心火浮散—产后病—理气清火,补虚凉开** 石顽治洋客巴慈明妇,产后眩晕心悸,神魂离散,若失脏腑之状,开眼则遍体麻木,如在云雾之中,必紧闭其目,似觉稍可,昼日烦躁,夜则安静。专事女科者,用四物等血药,则呕逆不食;更一医用姜、附等热药,则躁扰不宁。其脉虚大而数,按之则散,举之应指,此心火浮散之象,因艰产受惊,痰饮乘虚袭入心包络中,留伏膈上,有入无出,所以绵延不已。盖目开则诸窍皆开,痰火堵塞心窍,所以神识无主;目闭则诸窍俱闭,痰火潜伏不行,故得稍安,与东垣所言,合眼则阳气不行之麻木迥殊。况昼甚夜轻,明是上焦阳位之病,与理痰清火之剂,诸证渐宁。然或因惊恚,或因饮食,不时举发,此伏匿膈上之痰,无从搜涤也。乘发时,用独参汤下紫雪开通膈膜,仍与前药,调补半载而康。(《张氏医通》)

吕按:此案审病求因,平脉辨证,解析证候,理清言明。怪病多痰,此案可见一端。紫雪盖指"局方紫雪丹",为"温病三宝"(安宫牛黄丸、紫雪、至宝丹)之一,为凉开法。又因方中之药有所不同、出处各异,还称之为紫雪、紫雪散。

3. **右脉虚弱—脾肺气虚,反误用苦寒** 汪望洋之孙,年方舞象,发热咳嗽,赢弱头眩,二冬二母知柏芩连,不啻(chì 斥:但,只)百剂,病势转增,余诊其脉,右脉虚弱,乃知脾肺气虚,火不生土之候也。遂用补中益气加五味子、苡仁、姜、桂至三钱,十剂而减,两月乃安。春初又发,令其服补中丸,一年诸证永痊矣。(《医宗必读》)

吕按:此案误治之弊端,医案前之《虚痨》论指出:"近世治痨,专以四物加黄柏、知母,不知四物皆阴行秋冬之气,非所以生万物者也。且血药常滞,非痰多食少者所宜;血药常润,久行必致滑肠。黄柏、知母,其性苦寒……至其败胃,所不待言。"上述流弊,影响至今,读者临证,应慎自戒之。

八、实脉医案

浮沉有力大且长,邪热积聚血实状,

人体内外诸般病,脉实总为邪猖狂。

实脉坚实有力而长,在浮、中、沉三候皆然。"见此脉者,必有大邪大热、大积大聚"(《诊家正眼》)以及血实、火郁证候。下列实脉为主的病案10则,案例1脉实有力,主实热内蒸;案例2脉坚实,主暴饮喘满;案例4、5、6、8及案例9脉实,或洪实,主体表疮肿;案例7脉数实,主肠痈内外肿痛;案例10脉洪大而实,主九月怀胎而二便不通;案例3尺脉沉实,主少腹经年瘀热。详见各案。

1. 六脉有力—实热内蒸,心阳独亢—脉痿—先攻邪热,后补气阴　太学朱修之,八年痿废,更医累百,毫末无功。一日读余《颐生微论》,千里相招。余诊之,六脉有力,饮食若常,此实热内蒸,心阳独亢,证名脉痿。用承气汤,下六七行,左足便能伸缩。再用大承气,又下十余行,手中可以持物。更用黄连、黄芩各一斤,酒蒸大黄八两,蜜丸,日服四钱,以人参汤送。一月之内,去积滞不可胜数,四肢皆能展舒。余曰,今积滞尽矣,煎三才膏十斤与之,服毕而应酬如故。(《医宗必读》)

吕按:痿废以攻下法,平脉决断之。六脉有力者,实脉也,测知"八年痿废"为实证热证也。杂病平脉辨证以承气汤、三黄泻心丸以"人参汤送"服,连续攻之而积滞尽去,再以三才膏(天门冬、生地、人参)补益气阴而正气恢复。如此痼疾以承气攻之,有胆有识之良医也。"脉痿"之名源于《素问·痿论》,曰"心气热,则下脉厥而上,上则下脉虚,虚则生脉痿,枢折挈,胫纵而不任地也"(《类经》注:"心气热则火独上炎,故三阴在下之脉,亦皆厥逆而上,上逆则下虚,乃生脉痿。脉痿者,凡四肢关节之处,如枢纽之折,而不能提挈,足胫纵缓,而不能任地也。")。李中梓说:"脉痿者,四肢关节之处如枢纽之折而不能提挈,足胫纵缓而不能住地也。"

2. 六脉坚实—暴饮实证—腹胀气喘—行气逐水 太学何宗鲁,夏月好饮水。一日大宗师发放,自早起候至未申,为炎威所逼,饮水计十饭碗,归寓便胀闷不能食,越旬日,腹如抱瓮,气高而喘。余视之曰,皮薄而光,水停不化也,且六脉坚实,其病暴成,法当利之。遂以舟车丸每服三钱,香薷汤送,再剂而二便涌决如泉,复进一钱五分,腹减如故,用六君子十贴即愈。(《医宗必读》)

吕按: 舟车丸源自《景岳全书》,又名舟车神佑丸。方药:黑丑、甘遂、芫花、大戟、大黄、青皮、陈皮、木香、槟榔、轻粉。共为末,水糊丸。功能在于行气逐水。考其方根,实由经方十枣汤变通而成。

3. 尺脉沉实而少腹痛—怒后蓄血,经年吐血—先攻(下瘀血)后补(益气血) 大宗伯董玄宰,乙卯春有少妾吐血蒸嗽,先用清火,继用补中,俱不见效,迎余治之。余曰:两尺沉实,少腹按之必痛,询之果然。此怒后蓄血,经年弗效,乃为蒸热,热甚而吐血,阴伤之甚也。乃与四物汤加郁金、桃仁、穿山甲、大黄少许,下黑血升余,少腹痛仍在,更以前药加大黄三钱,煎服,又下黑血块及如桃胶蚬肉者三四升,腹痛乃止。虚倦异常,与独参汤与之,三日而热减六七,服十全大补汤百余日,而康复如常。(《医宗必读》)

吕按: 此案从脉诊推测腹证,从蓄血经年论及吐血蒸嗽,治法先攻后补,以及重用大黄、独参汤与善后百日调补等,处处彰显良医之本色!我等当扪心自问,自己与古圣先贤有多么大的差距呢?若达不到李中梓如此功夫,怎能体现中医药之神奇?怎能彰显中医之优势与特色呢?

4. 脉实—背心生疽疮—内疏外拔后补法 一男子年五十余,背心生疽十三日矣。汤水全然不入,坚硬背如负石,烦闷不语,请视之,疮势虽重,皮色亦紫,喜其根脚交会明白,毒尚结局于此,未经入内,故可治之。须行拔法,使毒气外发,不致内攻为要。随煮药筒提拔二次,共去恶血碗许。又脉实便秘,以内疏黄连汤(木香、黄连、山栀、当归、黄芩、白芍、薄荷、槟榔、桔梗、连翘各一钱,甘草五分,大黄二钱。水二茶钟,煎八分,食前服,临服加蜜二匙亦可)及猪胆套法,大便通利二次,使内外毒气皆得通泄,随夜睡卧得宁,背重失其大半。次用托里排脓之药,外以桑木灸法,肿硬渐腐,脓毒渐出,换服十全大补汤加麦冬、五味数服,腐肉自脱,饮食渐进,疮口渐合,调理两月余而愈。(《外科正宗》)

吕按: 此案病情虽为重症,但毒邪尚未入内,治疗及时,内外治法得当,"使内外毒气皆得通泄",终以补虚收功。

5. 脉实有力—项疮初起—消毒透泄法→痰毒脓血不止,以内服峻补托脓

补虚,外用针刀割剪去腐 一监生项疮初起,请视疮头偏于右半,不可轻待,必用艾灸为上,隔蒜灸至十五壮,知痛乃住。后彼视为小恙,失用内药,又四日,其疮复作,颈肿项强,红紫木痛,便秘,脉实有力,以内疏黄连汤(见上案)加玄明粉二钱通其大便;次用消毒救苦汤(黄连、升麻、葛根、柴胡、赤芍、川芎、归尾、连翘、桔梗、黄芩、羌活、防风、金银花、甘草节各一钱。水两碗,煎八分,临服入酒一杯,食后服。治脑疽……未成者自消,已成者自溃)二服,肿势仍甚。此内毒外发也,不可再消之,换服托里消毒散,至近二十日,因患者肥甚,外肉多紧,不作腐溃,予欲行针开放,彼家坚执强阻。岂后变症一出,烦闷昏愦,人事不醒,彼方惊悔。随用披针左右二边并项之中各开一窍,内有脓腐处剪割寸许顽肉,放出内积瘀毒脓血不止碗许,内服健脾胃、养气血、托脓补虚之药,其脓似泉水不歇,每朝夕药与食中共(此处加"用人"两字始通)参六七钱,服至腐肉脱尽,新肉已生,又至四十日外,患者方得渐苏,始知人事,问其前由,径不知其故也。此患设若禁用针刀,不加峻补,岂有生乎? 因其子在庠,见识道理,从信予言,未百日而愈也。(《外科正宗》)

吕按:此案病势多变,病情险恶,"若禁用针刀,不加峻补,岂有生乎? "当今中医,还能掌握如此奇妙神术吗?

6. 脉洪实—三阳蕴热—耳面赤肿—内以通利,外用消透法 一男子冬月耳面赤肿,发热口干,脉洪实而便秘,此三阳蕴热症也。必舍时从症治之,以五利大黄汤(治时毒焮肿赤痛,烦渴便秘,脉实有力者服之。大黄煨、黄芩、升麻各二钱,芒硝、栀子各二钱三分。水二钟,煎八分,空心服,未利者,渣再煎服)一剂,便行二次,赤肿稍退,内热稍疏,又以升麻解毒汤(川升麻、新鲜皂角针各四针,上白土茯苓一斤,项之以上加白芷,咽内加桔梗,胸腹加白芍,肩背加羌活,下部加牛膝各一钱……见杨梅疮门)二服,肿亦消而病愈。此为用寒远寒之意也。(《外科正宗》)

吕按:冬季耳面赤肿,证候为热毒内蕴而病发于外,治之大法应"火郁发之",下泄外透,邪有去路也。内热去除,外肿自消。

7. 脉数实—小腹内外肿痛,肠痈已成—先攻后补,针之排脓法 一妇人小产,瘀血未尽,劳动之早,小腹内外肿痛月余,大便秘燥,小便涩滞,口燥咽干,烦闷不睡。内医调理其病日重,偶见问之。予曰:恐内痈也。请视脉数实而有力,此肠痈已成。用薏苡仁汤(薏苡仁、瓜蒌仁各三钱,牡丹皮、桃仁去皮尖各二钱,白芍一钱。水二钟,煎八分,空心服)加大黄一服,下脓数碗,胀痛顿退;外肿坚硬不散,仍焮作痛,此欲溃脓从外泄也,以十全大补汤,三服脓胀痛而针之;更服

八珍汤加牡丹皮、五味子，月余而敛。(《外科正宗》)

吕按：此案小产后失于调养而内生肠痈，先攻其实，后补其虚，并用针法透脓。得遇良医，获此救治，否则，肠痈"穿孔"，病必危矣！

8. 脉实—胆经风热壅上—鬓疽—清热透邪于外，清泄热毒于下 维阳俞黄门，年逾三十，冬月鬓患毒肿，烦躁，便秘脉实，此胆经风热壅上而然也。马氏云："疮疡之症，热壅而不利者，大黄汤下之。"遂以一剂，便通疮退。更以荆防败毒散二剂，再以十宣散去桂，加花粉、银花，数剂而愈。大宗伯罗公，耳后发际患此疮，脉紧数，以小柴胡汤加桔梗、牛蒡、银花，四剂而愈。(《续名医类案》卷三十一《外科·鬓疽》)

吕按：鬓疽(非阴疽，而是泛指外痈疮肿)即脸旁边靠近耳朵处患疮肿作痛。治以小柴胡汤为主方疏解少阳经之邪(或辨证以大柴胡汤法外疏内泄)，或加清热解毒药(连翘、银花、花粉、桔梗)排痛，或以发表剂(荆防败毒散)透邪于外，或以大黄为主药清泄热毒于下。如此或透热于外，或泄热于下，皆为了使少阳邪热有出路也。

9. 脉实有力—妇人阴疮("乃七情郁火伤损肝脾、湿热下注为患")—内清、外透、泄下 一妇人阴器半边肿痛，身发寒热，口干便秘，脉实有力。以内疏黄连汤(木香、黄连、山栀、当归、黄芩、白芍、薄荷、槟榔、桔梗、连翘各一钱，甘草五分，大黄二钱。水二茶钟，煎八分，食前服，临服加蜜二匙亦可)一剂，大便通利，口干乃止，惟肿痛尤甚，此湿毒结聚欲为脓也。以四物汤加角针、泽泻二剂，脓熟胀痛，又以透脓散(黄芪四钱，山甲炒末一钱，当归二钱，皂角针一钱五分。水二钟，煎一半，随病前后，临入酒一杯亦好。治痈疽、诸毒，内脓已成不穿破者宜。服之即破)一服，出臭脓钟许，疼痛顿止；以八珍汤加丹皮、泽泻十余剂而安。(《外科正宗》)

吕按：此案乃妇人阴疮，"身发寒热"，症类伤寒，实为当今所谓"脓毒血症"，为邪入血分之危急病候。陈实功以内清、外透、泄下三法，使血中毒热透发于外，终以补虚扶正而安。

10. 脉洪大而实—九月怀胎，二便不通，浊气冲心—下之便行胎安 陆养愚治一妇，孕九月，大小便不通，已三日，忽胎上冲心，昏晕数次。诊之，脉洪大而实，谓当下之，与服大承气汤一剂，少加木香、豆仁。村医见用大黄两许，摇头伸舌，其良人有难色。乃谓之曰："余坐汝家，待其得生始去。"始安心煎服。一二时许，二便俱行，去黑矢极多，胎亦无恙。乃留调气养荣汤二剂而不服，数日后小水不利，乃煎服之而愈，月余产一男。(《续名医类案》卷二十四《胎前·疟疾》)

吕按：仲景书有产后"胃实"用大承气汤法，此案"孕九月"而脉证俱为"胃家实"，以承气下之"胎亦无恙"。此即《内经》所谓"妇人重身，毒之何如？……有故无殒，亦无殒也。"

九、长脉医案

过于本位脉名长，长而和缓春生象。

长而盈实火气盛，邪去病除自安康。

长脉之论，最早见于《素问·脉要精微论》，曰："夫脉者，血之府也，长则气治，短则气病，数则烦心，大则病进，上盛则气高，下盛则气胀，代则气衰，细则气少，涩则心痛……"经文所述，为诊脉之大纲。长脉有正常脉与病脉之分辨，经曰"长则气治"，即长而和缓，如春生之气也。若长而端直，乏柔和之气，为病象。李中梓说："凡实、牢、弦、紧，皆兼长脉，故古人称长主有余之疾……"下列长脉为主的病案5则，案例1、2脉长而实，为阳明里实；案例3脉弦长沉实且数，为少阳阳明里热成实；案例4肝脉弦长，血盛无偶也；案例5脉浮大且长而尺软，邪实又正虚证。详见各案。

1. 脉长而实—阳明内实—哕病—下之即愈　邃嵓（yán yǎn）治一人伤寒，阳明内实，地道不通而发呃，其脉长而实，以大承气汤下之而愈。（《续名医类案》卷十四《呃逆》）

吕按：《金匮要略》第十七篇第7条曰："哕而腹满，视其前后，知何部不利，利之即愈。"哕，即呃逆。此案是遵从仲景书，依其法而处方也。

2. 脉长而实大—"实实"误治—攻下而止咳　虞恒德治一人，病伤寒阳明内实，医以补药治之，而成咳逆，十日后，召虞诊其脉，长而实大，与大承气汤大下之，热退而咳亦止。（《名医类案》卷四《咳逆》）

吕按：阳明内实误补而咳者，以肺与大肠相表里，若肠腑不通，肺失肃降，故"咳逆"于上。以承气通腑泄热，釜底抽薪，肺气宣肃恢复而"咳亦止"。《金匮要略》首篇首条最后引述"经曰：虚虚实实……"，大意是说：虚证如用泻法，则虚者更虚；实证如用补法，则实者更实，故"虚虚实实"概指误治。应"无虚虚，无实实"（《灵枢·九针十二原》），"补不足，损有余"，才是正治。

3. 脉弦长沉实且数—少阳腑证，失治而为大承气汤证—先后四方杂治案　一人四月间得伤寒证，恶寒（太阳经），发大热而渴（阳明），舌上白苔。三日前，身脊（太阳）、百节俱痛，至第四日，惟胁痛而呕（少阳），自利（三阳合病皆自下利）六日，来请虞治。诊其脉，左右手皆弦长而沉实且数甚。虞曰："此本三阳合病,今太阳已罢,而少阳与阳明仍在。"与小柴胡合黄连解毒,服三服,胁痛呕逆皆除,惟热犹甚。九日后,渐加气筑,痰响声如拽锯,出大汗,退后而身复热愈甚。法当死。视其面上有红色。洁净而无贼邪之气,言语清亮,问有谵语,而不甚含糊。虞故不辞去,而复与治,用凉膈散倍大黄,服二服,视其所下,仍如前自利清水,其痰气亦不息,与大承气汤合黄连解毒汤二服,其所下亦如前。虞曰:"此盖热结不开而燥屎不来耳。"(此纯清水,方可断燥屎,然前云舌白苔,亦须细审。白苔为痰,想九日痰喘身热愈甚,此时舌苔亦黄)。后以二方相间,日三四服,每药又各服至五贴,始得结屎如肥皂子大者十数枚,痰气渐平,热渐减,至十五日,热退,气和而愈。(《名医类案》卷一《伤寒》)

吕按:此案似乎辨证不确,治法不精。编者以为:病初曰"本三阳合病",但"发大热而渴……诊其脉,左右手皆弦长而沉实且数甚",此"热结在里"之大柴胡汤证。却先后"与小柴胡合黄连解毒……凉膈散倍大黄……与大承气汤合黄连解毒汤……二方相间……始得结屎……十数枚……而愈"。先后四方,用之杂乱,选方不精也,如小柴胡汤之参、草、枣甘补,不宜也;黄连解毒汤(连、芩、柏、栀子)之苦寒燥湿清热,且主药黄连又"厚肠胃",不当也;凉膈散虽以调胃承气汤三味泻热,而配伍的栀子、薄荷、黄芩、连翘及竹叶等,乃清透胸膈之热,于阳明腑实证何宜? 唯大承气汤为方证相对之方,惜用之不专,以致应急下之病症,却延续"至十五日"始燥屎得下才愈。所幸患者素体健壮,才经得起如此"折腾"。若体弱者如此,则不知如何矣! 治学应尊重古人,但不可盲从。

4. 肝脉弦长一血盛无耦(音义同偶) **一项核** 一妇人项患五核,时常寒热,肝脉弦长,而出寸口,此血盛无耦之症也。用小柴胡汤加生地、乌梅,治之而愈。(雄按:阴虚者,每见此脉,治宜壮水,小柴加梅、地,不过用法之一格耳)(《续名医类案·卷三十四·外科》)

吕按:本案所谓"血盛无耦",参合其脉象,盖指阴血虚甚,无阳与配也,故曰"治宜壮水"。

5. 脉浮大且长而尺软一积证,且攻且补一脉大而虚,法以调补 襄阳郡守于鉴如,在白下时,每酒后腹痛,渐至坚硬,得食辄痛。余诊之曰:脉浮大而长,脾有大积矣,然两尺按之软(尺软乃肾虚,应补肾,或兼补脾肾,却仅补脾,何义? 请明哲解惑),不可峻攻,令服四君子汤七日,投以自制攻积丸三钱,但微下,更以四钱服之,下积十余次,皆黑而韧者;察其形不倦,又进四钱,于是腹大痛而所下甚多,服四君子汤十日,又进丸药四钱,去积三次,又进二钱,而积下遂至六七碗许,脉大而虚,按之关部豁如矣。乃以补中益气调补一月全愈。(《医宗

必读》)

吕按: 李中梓治积聚学承《内》《难》,辨析积之成因与其初、中、末的治疗大法,并自制治积经验方。李氏所确定的或攻、或补、或先攻后补,或先补后攻等治疗法则,对积聚之病的治疗,如"良性结节,或恶性肿瘤"等,确有指导作用,故引述如下:"积之成也,正气不足,而后邪气居之。……邪气日昌,正气日削,不攻去之,丧亡从及矣。然攻之太急,正气转伤,初中末之法不可不讲也。初者,病邪初起,正气尚强,邪气尚浅,则任受攻;中者,受病渐久,邪气较深,正气较弱,任受且攻且补;末者,病魔经久,邪气侵凌,正气消残,则任受补。盖积之为义,日积月累,非伊朝夕,所以去之亦当有渐,太亟则伤正气,正气伤则不能运化,而邪反固矣。余尝制阴阳两积之剂(方附录于后),药品稍峻,用之有度,补中数日,然后攻伐,不问其积去多少,又与补中,待其神壮则复攻之,屡攻屡补,以平为期。此余独得之诀,百发百中者也。《经》曰:'大积大聚,其可犯也,衰其半而已。'故去积及半,纯与甘温调养,使脾气健运,则破残之余积,不攻自走,必欲攻之无余,其不遗人夭殃者鲜矣。《经》曰:'壮者气行即愈,怯者著而为病。'洁古云:'壮盛人无积,虚人则有之,故当养正则邪自除。譬如满座皆君子,一二小人自无容身之地。'虽然,此为轻浅者言耳,若大积大聚,不搜而遂之,日进补汤无益也。审知何经受病,何为成疾,见之既确,发直入之兵以讨之,何患其不愈?《兵法》曰:'善攻者敌不知其所守。'是亦医中之良将也夫?"

附录 新制阴阳攻积丸:治五积六聚,七癥八瘕,痃癖虫积,痰食,不问阴阳皆效。吴茱萸(炮)、干姜(炒)、官桂(去皮)、川乌(炮)各一两,黄连(炒)、半夏(洗)、橘红、茯苓、槟榔、厚朴(炒)、枳实(炒)、菖蒲(忌铁)、玄胡索(炒)、人参(去芦)、沉香、琥珀(另研)、桔梗各八分,巴霜(另研)五钱。为细末,皂角六两,煎汁泛为丸,如绿豆大,每服八分,渐加一钱五分,生姜汤送下。

十、短 脉 医 案

"长则气治"脉为平,"短则气病"涩小形;
　　阳煦阴濡自和缓,气衰血少脉难充。

短脉与长脉相反,首尾俱短,不及本位。短则不及,主气虚血少之病。短脉最早见于《内经》(见前长脉)。在笔者收集古今名医之医案中,短脉只有下列2则。

1. **脉浮大,按之微细,两寸皆短—虚劳—朝补脾而夕补肾** 薛己治一儒者失于调养,饮食难化,胸膈不利,或用行气消导药,咳嗽喘促;服行气化痰药,肚腹渐胀;服行气分利药,睡卧不能,两足浮肿,小便不利,大便不实,脉浮大,按之微细,两寸皆短。此脾肾亏损,朝用补中益气加姜、附,夕用金匮肾气丸加骨脂、肉果,各数剂,诸症渐愈。再佐以八味丸,两月乃能步履,却服补中、八味,半载而康。(《名医类案》卷九《淋闭》)

吕按:此案为"失于调养"而脾虚,误治而脾气更虚,土不生金而喘咳;再误治而虚极及肾。其脉大为假象,按之微细才为真情。两寸脉短应综合分析,总之为脾肾及肺气皆虚也。治病求本,故"朝用补中益气……夕用金匮肾气……",即上午阳气较盛时以补中益气汤补已虚之阳气,傍晚以肾气丸阴阳并补,以利阳气入阴。

2. **脉短细而数—历节病(类风湿关节炎)—扶正祛邪兼顾**　杨某,女,40岁。3年前患两手足麻木,喜热怕冷,每着风寒后两手足关节即疼痛,同时局部皮肤呈现青紫色,经数日后色渐消失,疼痛也随之缓解。2年来,虽经治疗,但未见显效。于1962年秋季发展为上下肢关节连续性剧痛。初诊(12月9日):四肢大小关节剧烈疼痛,日轻夜重,阴雨天尤甚,局部肿胀灼热,汗出,两手足皮肤呈现青紫色,行步艰难,手指不能弯曲。经常头眩,恶心欲呕,胃纳不佳,二便正常。有时耳鸣心悸,日晡潮热,脉短细而数。处方:桂枝、芍药各15g,甘草、麻黄、淡附子各9g,白术、知母各24g,防风9g。上药为细末,分10日服完。二诊(12月21日):服药后疼痛肿胀减轻十之五六,手指伸屈较前灵活,灼热、汗出皆止,头眩、恶心未发作,耳鸣、心悸、潮热皆减轻,手足部皮色仍呈青紫,胃纳仍不佳,原方再进(日服量稍增加)。三诊(1963年1月17日):关节疼痛已减十之八九,其他症状完全消失,胃纳佳,手足部皮色好转,但和其他部分比较仍然有别,行走以及缝衣做饭灵活自如。仍予前方,再服1个月。共服药治疗2个月。[赵明镜《上海中医药杂志》1965(1):30]

吕按:此案主证特点颇似类风湿关节炎,即《金匮要略》所谓"历节病"。本病中、西医治疗都很棘手。本方治之有如此良效,值得效法。原方为汤剂,此案变通为散剂(宜煎煮数分钟),方便患者,切合实用。

十一、洪脉医案

脉如洪水拍拍然,来盛去衰似波澜。
洪大有力邪实病,按之少力正虚勘。

洪脉乃大脉之类,其象如洪水来盛去衰之势。洪为盛满,主病为气分壅实、火热亢盛。脉洪大有力,邪实也;脉虽洪大而按之少力,甚者重按如无,为貌似有余,本质不足也。以下11则古人医案,涉及内、外、妇科,既有实证,又有虚证,辨证论治,足见良医真本领。特别是消渴病变生疮疽,以利刀切指案,更显古圣先贤之智慧!

1. **脉洪搏指一形色心肺俱虚一至虚有盛候,舍脉从症**　钱台石,年近六十,肢体不能转侧,昏倦不能言,鼻窍不利,二便俱秘。是心肺俱虚,为类中风也。医伐其气,攻其痰,几危矣。余诊之,六脉洪盛,按之搏指。此至虚有盛候,以形色验之灼然也。法当从症不从脉,补中为主,方可回生。不信余言两日(《脉诀汇辨》作"举家惑于他言,两日不决"。《医宗必读》作"举家惶惧,两日不决"),余发声曰:今日不进药,不治矣(此后《脉诀汇辨》有"若补之而病进,余独任其咎")。以补中益气加秦艽(此后《医宗必读》有"钩藤、防风")、天麻、竹沥、姜汁,再剂而神清,十日而转侧利便,珍摄半载全愈。(《里中医案》)

吕按:脉洪搏指,盛候也。却认定"至虚"而从症不从脉,非良医莫为。虚为本,故补中为主;邪为标,故加治风流通之品。病渐好转,半载全愈者,类中风只能妥善调养,以善其后。

2. **脉洪而软一至盛有虚候一手足麻痹一法当补气为主**　文学陈文阿,两足麻痹,初服和血,改服攻痰,更服导湿,并两手亦患矣。余曰:脉洪而软,阴阳并虚,虚风鼓动,良由攻治太深,真元日削耳。用神效黄芪汤(《兰室秘藏》:"黄芪二两,炙甘草、白芍各一两,人参八钱,陈皮五钱,蔓荆子一钱。上咬咀,每服五钱……主治周身麻木不仁……")加茯苓、白术、当归、生地,十剂而小效,更以十全大补加秦艽,六十余服而安。(《里中医案》)

吕按:《濒湖脉学》说"滑脉为阳元气衰",盖指此"脉洪而软"之貌似有余,本质不足之证候也。虚则补之,"十剂而小效"者,虚证不可求速。

3. **脉微细尺洪一峻攻之药,真气内乱一少腹气聚坚硬如石一补虚温通**　喻嘉言治一人,少腹脐傍三块,坚硬如石,以手拊之痛不可忍,其脉只两尺洪盛,余俱微细。此由见块医块,不究其源而误治也。初起时块必不坚,以峻猛之药攻之,致真元内乱,转助邪为害,故进紧不散,其实全是空气聚成,非如女子月经,凝而不行,即成血块之比。观两尺脉洪盛,明是肾气传于膀胱,姑用补中药一剂,以通中下之气,后用大剂药,内收肾气,外散膀胱。先以理中汤加附子五分,块减十之三;再用桂、附大剂,腹中奔气响甚,三块一时顿没;更用补肾药加桂、附调理而愈。(《张氏医通》)

吕按:脉诊之价值,在于结合具体病人之脉象而识病辨证。洪盛之脉,本为邪实之象,而该病人"只两尺洪盛,余俱微细",联系误治经过,确诊为气聚,而先后用温通脾肾法治之而愈。"坚硬如石"反诊为气聚，全在良医知常达变之功夫。

4. 脉洪大按之无力而右尺濡软—火不生土—痢疾—法当补土，且补火生土　抚台毛孺初，痢如鱼脑，肠鸣切痛，闻食则呕，所服皆芩、连、木香、菖蒲、藿香、橘红、芍药而已。后有进四君子汤者，疑而未果。飞艇相招，兼夜而往。诊得脉虽洪大，按之无力，候至右尺，倍觉濡软。余曰：命门火衰，不能生土，亟须参附，可以回阳。孺翁曰：但用参术可愈否？余曰：若无桂附，虽进参术，无益于病，且脾土大虚，虚则补母，非补火乎！遂用人参五钱，熟附一钱半，炮姜一钱，白术三钱。连服三剂，吐止食粥，再以补中益气汤加姜附十四剂而痊。（《医宗必读》）

吕按：此案完全平脉以判断痢疾之虚实，以及虚证之病位。并据脉辨析病机以精选方药，明辨参附与参术之一药的区别。如此良医案例，发人深省。

5. 脉洪数—三阳实火—吐血—泄火止血　史，50岁。酒客大吐狂血成盆，六脉洪数，面赤，三阳实火为病。与大黄六钱，黄连五钱，黄芩五钱，泻心汤一帖而止，二帖脉平。后七日又发，脉如故，又二帖。（《吴鞠通医案》）

吕按：《金匮要略》第十六篇第17条曰："心气不足，吐血、衄血，泻心汤主之。"肺胃热盛，迫血妄行之吐血、衄血，三苦泻心汤为千古不移之良方。至于热盛之血证，如何曰"心气不足"？详见《伤寒杂病论研究大成》之笔者见解。

6. "盛人脉涩小"（《金匮要略》第五篇）—此"六脉洪大，疮毒大盛，正气受克，无以抵当"—一项疮死症五辨真言　一妇人四旬肥甚，项疮五六日，视之肉肿疮不肿，必竟生疑恐，又兼口燥心烦，坚硬色紫，根脚散平，六脉洪大，此太过症也，后必无脓，相辞不治。彼又请医视之，有言外托者，又言内消者，有称年壮不妨，又说脉大易治。众人纷纷不定，仍各用药，又至七八日，前后胸、项俱肿，木闷坚硬，仍复请视决之。予曰：此不治者，何也？初起肉肿疮不肿，顶陷者一也；根脚平散，真气内败，不能收束毒气二也；口燥心烦，邪火内淫三也；形色紫暗，血死毒滞，不作腐溃者四也；六脉洪大，疮毒大盛，正气受克，无以抵当，故疮终变软陷，邪毒内攻而死者五也。当备后事为要，此终于二十七朝前后足矣。后果至期而殁。观此言正顺理之病，可叹时人何为纷纷妄治也！（《外科正宗》）

吕按：中年肥胖而生项疮，细求病因，肥盛之人易发消渴病（糖尿病），久病易生疮且不易愈合。"盛人脉涩小"，此体质之脉象特点。此案患者反"六脉洪大"，邪盛之脉也。陈实功自问自答，所述"五辨"，确然良医真言！非学验俱丰者，岂可言哉？

7. 脉洪大数而有力—富室无嗣而服种子热药—肥胖消渴—变生疔疮成疽

("高粱之变,足生大丁")—利刀切指法　一妇人中年肥胖,生渴三载,右手食指麻痒月余,后节间生一小泡,随后本指渐肿,疼胀不堪,视之原泡处已生黑斑,半指已变紫黑,此亢阳之极,乃成脱疽。诊之脉洪大、数而有力,此与肥人相反,如再黑色上延,坏人迅速。询问此妇先居富室无嗣,每纵膏粱,架烘炉炭,又兼多服种子热药,中年丧夫,家业尽被嗣人侵费,致久怀忧郁,后与寡母同栖,身耽寂寞。此先富后贫,所愿不得,又为失荣症也。辞不可治。彼妇母子再三哀恳,予亦无之奈何,乃遵孙真人治法,在肉则割,在指则切,此外无他,彼愿从之。先用人参养荣汤,随用软绢条尺许缠裹黑色尽处好肉节上,以渐收紧扎之,庶不通行血络,次用利刀放准,依节切下,将手随浸甘草温汤中片时,其血不大多,其疼亦不大甚。患者曰:惟心之惧,不知而下以神力之佑也。予曰:所嫌者切而不痛,此为气血筋骨俱死,此物虽脱,其症未可得愈。每以八味丸料加人参、麦冬大剂煎服,先救肾水,次扶脾胃,间用金液戊土丹以解药毒。后三日,所扎指上渐渐放松,以通血脉,搽贴红、黑二膏生肉止痛,次后手背手掌日渐发肿,势恶之甚,惟不黑色,此内毒已出之故,仍用神灯照法,兼以猪蹄汤淋洗。后又肿上皆出数头,流出脓血,不计其许,两月外方得原肿稍退,脓秽稍减,又以参术膏人参养荣汤兼服,半年外方妥,此妇虽活,五指失矣。(《外科正宗》)

吕按:如果说上述案例是否消渴病变生"项疽",尚难确定,那么此案乃"高粱之变","乃成脱疽",则确诊无疑。此案价值诚可贵者,为手指脱疽以"利刀"切指法,以及详细真切之善后方法。千年之前,华佗"刮骨疗毒",有《史记》记载;孙真人外施手术,字字在目;陈实功传承实行,刀切精准……谁说中医学外科落后? 不明历史也,未发扬光大也! 当今西医学外科手术日益更新,确实先进。而中医古人在外科方面的宝贵经验,理应深入研究,取其精华,古为今用,乃苍生之幸也。

8. 脉洪数无力—水竭火旺—渴疾三年(糖尿病?)而生疮,疮小坚硬难治—庸医外用针刺,内服解毒,施治不当—脉洪无力,元气衰败而死　一男子渴疾三年,寒热半月(此疮毒内发,正邪交争而类伤寒之象),自以为疟,鬓间忽生一小疮,三四日,外形如粟,疮平坚硬,色暗不泽,又兼脉洪数而无力,此水竭火旺之症也。终难溃敛,辞不敢治。复请医,视为易治,用针刺肿上,去紫血钟许,内服解毒药,次日边傍愈肿。医者谓肿高属阳易治,彼家欢悦。又三日,腮项俱肿,口噤不食,用针又刺肿上,日加昏愦。又复请视,予曰:死将及矣。但此症未病先作渴,肾水已竭;外形如粟,里可容谷,形色紫黑,气败血衰;脉洪无力,元气内败,如此干涉,岂有不死者。彼家方信晚矣。共二十一日而殁。(《外科正宗》)

吕按：对于消渴病，古人发现较晚，再失治、误治，必发生合并病症(生疮为其一)。凡病早期不治，一旦病入"膏肓"，良医难为矣!

9. 脉洪大有力—表里俱实—内治通透邪热，外用银针点疮 一妇人患此(鬓疽)，肿硬寒热，口干燥痛，脉洪大有力，此表里俱实也。以防风通圣散一剂，行二次，前症稍退；又一剂，大行数次，热退渴止。惟原疮肿硬，用银针点破，插入蟾酥条，内服托里消毒散，渐溃脓而安。(《外科正宗》)

吕按：此案为《外科正宗》"鬓疽"论附录医案。

10. 脉洪无伦，按之微弱—内真寒而外假热—崩漏—补火治本 薛立斋治一妇老年患崩，诸药罔效，身热肢痛，头晕涕出，吐痰少食，众作火治，转致绝粒数日，仅存呼吸。诊之，乃脾肾虚寒。用生料八味丸一剂，翌早遂索粥，再剂热减痛止，服八味丸。愈后因劳役忧怒，至夏崩复作，胸饱发热脊痛，腰不可转，神气怫郁，脉洪无伦，按之微弱。此无根之火，内真寒而外假热也，以十全大补加附子，一剂晕止，崩血渐减，日服八味丸而愈。(《张氏医通》)

吕按：此案脉洪无伦，貌似有余，而按之微弱为本质虚甚也。"凡失血、下利、久嗽、久病之人，俱忌洪脉"(《诊家正眼》)。老年血崩，脉洪沉微，虚寒无疑，不可以假热而误作火治。

11. 脉洪大而重按如无—产后类伤寒—虚证似实误治救治案 一产妇恶寒发热，欲以八珍加炮姜治之。其家知医，以为风寒，用小柴胡汤。薛曰："寒热不时，乃气血虚。"不信，仍服一剂，汗出不止，谵语不绝，烦热作渴，肢体抽搐。薛用十全大补一剂，益甚。脉洪大，重按如无，仍以前汤加附子，数剂稍缓，再服而安。(《名医类案》卷十一《妇人症·产后》)

吕按：从此案所述诊治经过可知，其产后"恶寒发热"非外感，乃体虚营卫失和之类伤寒。所服小柴胡汤虽为虚实兼顾和解之剂，但重用柴胡"主除伤寒"(《名医别录》)而治"寒热邪气"，则发汗祛邪为主，若误用之，故表现"汗出不止"等恶候。薛氏凭"脉洪大，重按如无"，在"用十全大补一剂，益甚……仍以前汤加附子……再服而安"。如此临危而方寸不乱，守方守法，在补气血两虚方中加附子以补火衰，方证相应，故而效佳。

十二、微 脉 医 案

微脉极细似有无，欲绝非绝脉模糊。

气血大衰诸虚证，久病逢之难救乎!

微脉之象，极细而软，似有若无，按之欲绝。脉微为久病、新患之气血大衰者。微脉无实证,偶尔虚实夹杂病可见之者,必以正虚为主也。下列微脉病案12则,有的为纯阳气虚衰之脉,如案例3;有的为正虚受邪混杂之病,如案例1、2、5;有的为体虚轻重之变,脉象为之变,如案例4;有的为误诊误治,攻伐太过,由实转虚之脉,如案例6、7、9;有的为急症暴病,真阳欲脱之脉,如案例8;有的为正气久虚之脉,稍加诱因之变,如案例10;有的为病有隐情之危症,需要脉诊与望诊、问诊合参者,如案例11;最后,案例12为小儿麻疹体虚之审病平脉辨证论治方法。

1. **脉微—气虚下陷—痢疾—先拟风药升阳为主,继之补中气为要**　海宁刑部主政许同生令爱,痢疾腹痛,脉微而软。余曰:此气虚不能运化,其窘迫后重,乃下陷耳。用升阳散火汤一剂,继用补中益气汤,数剂而愈。(《删补颐生微论·医案论》)

吕按:痢疾从气虚论治,全凭脉诊而立法选方,升阳散火汤(升麻、葛根、独活、羌活、柴胡、防风、白芍、人参、炙甘草、生甘草)源于《内外伤辨惑论》,以风药升阳为主,人参、生炙甘草着重补虚,白芍可重用之缓急迫、止腹痛。继用补中益气汤则侧重于补气虚也。

2. **尺微寸滑—肾虚水泛—头痛而晕—先补肾后健脾,本固痰水自化**　少宰蒋恬庵,头痛如破,昏重不宁,风药、血药、痰药,久治无功。余曰:尺微寸滑,肾虚水泛为痰也。地黄四钱,山药、丹皮、泽泻各一钱,茯苓三钱,沉香八分,日服四贴。两日辄减六七,更以七味丸,人参汤送,五日其痛若失。(《医宗必读》)

吕按:平脉辨证,以六味地黄汤加减治头痛。处方重用地黄以补肾,茯苓健脾化痰,加沉香纳气归肾。更方七味丸,以人参汤送服,补益脾肾。先后处方无治头痛之药,凭脉治本则头痛自除。

3. **脉微弱时止—阳气大虚—腹痛则身热—独参汤大补元气**　汪石山治一老妇病腹痛,初从右手指冷起,渐上至头,如冷水浇灌,而腹大痛,痛则遍身大热,热退则痛止,或过食或不食皆痛,每年发一二次,近来二三日一发,远不过三五日,用四物、四君、二陈、七气,皆不应。汪诊之,脉皆微弱,似有似无,或二三至一止,或四五至一止,乃阳气大虚也,用独参五钱,入陈皮七分煎服,十数贴而愈。夫四肢者诸阳之本,头者诸阳之会。经曰:阳虚则恶寒。今指梢冷,逆上至头,则阳虚阴盛可知。阳虚不能健运而痛大作,痛作而复热者,物极则反也;及其阴阳气衰,两不相争,则热歇而痛亦息矣。故以独参汤补之,数年之病遂愈。(《张氏医通》)

吕按:微脉极细,似有似无;弱脉细软,至数可辨。脉缓时而一止,为结脉之象。"结而无力者,是真气衰弱,违其运化之常,惟一味温补为正治也"(《诊家正眼》)。总之,老妇之脉为典型的阳气大虚。重用人参大补元气,稍佐陈皮理气,则无虚不受补之忧。如此方精力专,温煦阳气,阴寒得散,腹痛自止矣。

4. 脉沉微转为虚散—平脉辨麻黄细辛附子汤证与四逆汤证 张氏仆病经五日,发热,脉沉微,口燥,烦躁不眠。曰:"发热为阳,脉沉微为阴,少阴症似太阳也。口燥烦躁,乃邪气内扰,当用麻黄附子细辛汤,以温少阴之经而驱内陷之邪。"或以子身安得阴症?别商栝蒌滋解之法,症益甚。再脉之,沉微转为虚散,已犯条款,不得已,惟四逆汤一法,或亦可挽回。遂连进二服,是夜得睡,明日热退脉起而安。(《续名医类案》卷一《伤寒》)

吕按:此案论述简明,论理清晰。案语分辨麻黄细辛附子汤与四逆汤证之别:少阴伤寒而"脉沉微",可"以温少阴之经而驱内陷之邪"的温里表散方法。若脉由"沉微转为虚散",则病情由阳气衰弱转为虚阳有外越之势,其麻黄、细辛发散之药切不可用,"惟四逆汤"辛甘温热助阳法,才能回阳救逆。

5. 脉沉微—恶寒战栗,"气隧寒壅"—温阳散寒 一人病恶寒战栗,持捉不定,两手背冷,汗浸淫,虽厚衣炽火不能解。撄宁滑,即与真武汤。凡用附六枚。一日,病者忽出,人怪之。病者曰:"吾不恶寒,即无事矣。"或以问滑,滑曰:"其脉两手皆沉微,余无表里证,此盖体虚受寒,亡阳之极也。初,皮表气隧为寒邪壅遏,阳不得伸而然也。是故血隧热壅,须用硝、黄;气隧寒壅,须用桂、附,阴阳之用不同者,有形无形之异也。"(《名医类案》卷一《伤寒》)

吕按:滑寿,字伯仁,自号撄宁生。滑氏以真武汤治之,全凭脉诊而决断也。

6. 脉沉微弱无神—攻伐过多,中脏虚寒—腹胀—温补之剂,积久成功 马元仪治华氏子,患腹胀已三月,形色憔悴,而脉沉微。治者但谓邪气盛,不知其正气虚也。《灵枢》曰:"脉之应于寸口,其大坚以涩者,胀也。"《素问》曰:"征其脉与色俱夺者,此久病也。"今两脉微弱无神,面色不华,肢体倦怠,其初亦邪正相搏而成。治者但责其实而忘其虚,攻伐过多,始则邪气当之,继乃转伤元气,运化失职,升降不利,热者变寒,实者变虚,而病机迁矣。经曰:"足太阴之别,公孙(穴)虚则鼓胀。又胃中寒则满胀。"可见中脏虚寒,亦能成胀,不独实病为然也。治法但用温补之剂,健脾胃,补三焦。然须积久成功,不可欲速,所谓新病可急治,久病宜缓调也。遂恪服加桂理中汤三十余剂,胀渐消,脉渐转,两月后全安。(《续名医类案》卷十三《肿胀》)

吕按:此案论理精当,分析证候,脉、色、症相参;分析病机,阐明实热证不可过于攻伐,否则,"热者变寒,实者变虚";分析治法,指出"新病可急治,久病宜缓调"。中脏虚寒而腹胀者,"当与温药"温补之剂,此亦仲圣成法。

7. 脉大而虚,变为虚微—伤暑气虚,误用清凉,变为虚寒—温中力轻,但用参附重剂始获成功 马元仪治陆太史,时值秋暑,偶发热头痛。诊得脉大而虚,谓中气大虚,非补不克。彼云:"伤暑小恙,况饮食不甚减,起居不甚衰,何虚之有?但清暑调中,去邪即已,何用补为?"乃勉与清暑益气而别。明晨复诊,脉之大者变为虚微,发热如故。曰:"今日不惟用补,更当用温,宜亟服之,迟则生变矣。"遂用理中汤,服下少顷,出汗如涌泉。午后复诊,两脉虚微特甚,汗如贯珠,乃连进人参四两,附子两许,日夜约用人参十两,附子四两,汗止精藏,渐调而愈。(《续名医类案》卷四《暑》)

吕按:读罢此案,不得不感叹良医之平脉辨证功夫。此案也给读者领会了"用补……用温"之不同脉象。

8. 脉细微欲绝—真阳欲脱—寒湿霍乱—回阳救急,重剂冷服 陈某,50余岁,住大西门。陡然腹痛,吐泻大作。其子业医,投以藿香正气散,入口即吐,又进丁香、砂仁、柿蒂之属,亦无效。至黄昏时,四肢厥冷,两脚拘挛,冷汗淋漓,气息低微,人事昏沉,病势危急,举家怆惶,求治于予。及至,患者面色苍白,两目下陷,皮肤干瘪,气息微弱,观所泄之物如米泔水,无腐秽气,只带腥气,切其脉细微欲绝。余曰:此阴寒也。真阳欲脱,阴气霾漫,阳光将熄,势已危笃,宜回阳救急,以挽残阳。投大剂四逆汤,当晚连进二剂,冷服。次日复诊:吐利止,厥回,脉细,改用理中加附子而康。(《湖南省老中医医案选·刘天鉴医案》)

原按:是岁霍乱暴发流行,死者不计其数,时医投藿香正气散、六和汤之类罔效,以四逆、理中得救者数百人。霍乱一证,在新社会中,政府关怀人民疾苦,每年有预防注射,此病得到消灭。作者业医以来,目击霍乱流行二届,一为光绪三十年乙巳岁(吕按:乙巳岁应是光绪三十一年),一为民国二十四年乙亥岁。该病所发,来势猛烈,发病急骤。有人上午还在做事,下午患此变为危笃致死,死者沿门皆是,真是千村遗尸,万户萧疏。目此惨景,毛骨寒悚。察其所因,均属阴寒为患,治宜照仲景师法。清王孟英著《霍乱论》,分寒热二种,治此者,宜审慎辨证。今附此案,使后世业医者,知阴寒霍乱与孟英之论暑热霍乱的辩证关系。

吕按:寒湿霍乱多由饮食不洁,贪凉饮冷,感受寒湿秽气所致。其辨证要点是:吐泻汗出,面青目黑,四肢微冷,厥逆或抽筋,脉沉微无力。在我国当今已基本消灭了霍乱,但世界上仍有散发,故上述辨证与治法应重视之。异病同治,临床上非霍乱病,却证候类同者,谨记四逆汤法也。

9. 脉沉细欲绝—误用寒凉而亡阳假热躁烦证—回阳益阴 段某,素体衰弱,形体消瘦,患病年余,久治不愈。证见两目欲脱,烦躁欲死,以头冲墙,高声呼烦。家属诉:初起微烦头疼,屡经诊治,因其烦躁,均用寒凉清热之剂,多剂无效,病反增剧。面色青黑,精神极惫,气喘不足以息,急汗如雨而凉,四肢厥逆,脉沉细欲绝。拟方如下:茯苓30g,高丽参30g,炮附子30g,炮干姜30g,甘草30g。急煎服之。服后,烦躁自止,后减其量,继服10余剂而愈。[周连三,等,《中医杂志》1965(1):28]

吕按:脉与症合参,为屡经寒凉误治,变为真寒假热证。处方为茯苓四逆汤回阳益阴。笔者以此方治重度心衰水肿数例,皆获神奇之良效。

10. 脉沉微—阳气衰微,阴寒凝结—脏结—温阳止痛 马某,中年人。中秋节前,午餐后因食果饵而引起腹痛,发自两胁,下趋少腹,自申至戌,疼痛如掣,辗转呻吟,举凡内服外敷之药均不应,乃着其兄到舍就诊。见其面色青黄,额上微汗,言而微,呻声已转弱,当由于疼痛过甚所致。手足冰冷,舌白无苔,脉沉微,意其外肾必收缩,探之果然。以三阴经脉相交于腹胁,阳气衰微,阴寒凝聚,厥阴为风木之脏,其势向下,阴筋受凝寒惨栗之殃,此为脏结之危候。仲师谓:"病胁下素有痞,连在脐旁,痛引少腹入阴筋者死。"其阳虚当非一日,舌白已露一斑,果饵之食,特诱因耳。除着其炒老姜、葱头热熨外,即与通脉四逆汤:炮天雄30g,干姜21g,炙草9g。嘱其连服两帖。归后拈书复对,《金匮》谓"入腑则生,入脏则死"。入腑入脏为气机转变使然,因无定律,系念不已。越晨,闻敲门之声甚厉,着妇出应,知复邀诊,当下心戚戚,意其病必入脏而成定局,操刀之咎,恐难窒谗人之口。急问其病情何若? 对以能睡,病况好转,逖听之下,如释负重。复往诊之,已能起行,只有余痛未泯耳! 与真武加龙、牡之轻剂而愈。[马云衢,等,《广东中医》1963(3):33]

吕按:《伤寒论》中,虽有脏结的脉证记载,但未出具体方治。本案用通脉四逆汤,并以天雄易附子治愈,可补仲景之未备,特录出,以供临床参考。案语辨证精细,如主因(阳虚当非一日)、诱因(果饵之食,特诱因耳)之辨,舌脉(舌白无苔,脉沉微)合参之诊,处方用药后随诊之情;以及转方之法,皆应认真学习。

11. 脉若有若无→极弱极微—尸厥—温扶生阳 周某室,38岁。体质素弱,曾患血崩,平日常至余处治疗。此次腹部不舒,就近请某医诊治,服药后腹泻,病即陡变,晕厥,瞑若已死,如是者半日许,其家已备后事,因族人以其身尚微温,拒入殓,且争执不休,周不获已,托其邻居来我处,请往视以解纠纷,当偕往。病人目瞑齿露,死气沉沉,但以手触体,身冷未僵,扪其胸膈,心下微温,恍惚有跳动意,按其寸口,在若有若无间,此为心体未全静止,脉息未全绝之症。族人苦求处方,姑拟参附汤:人参3g,附子3g。煎浓汁,以小匙微微灌之,而嘱就榻上加被。越二时许,复来邀诊,见其眼半睁,扪其体微温,按其心部,跳跃较明晰,诊其寸口,脉虽极弱极微,亦较先时明晰。予曰:真怪事,此病可救乎? 及予扶其手自肩部向上诊察时,见其欲以手扪头而不能,因问:"病人未昏厥时曾云头痛否?"家人曰:"痛甚。"因思仲景头痛欲绝者,吴茱萸汤主之。又思前曾患血崩,此次又腹泻,气血不能上达巅顶,宜温宣冲动,因拟吴茱萸汤一方:吴茱萸三钱,人参钱半,生姜三钱,大枣四枚。越日复诊,神识渐清,于前方减吴萸之半,加人参至三钱。一周后病大减,用当归内补建中汤、炙甘草汤等收功。(《冉雪峰医案》)

吕按:厥阴乃阴尽阳生之地。此例前患血崩,继病腹泻,以致阳随液脱,根本动摇,头失温养则痛剧,生阳欲绝则昏厥。患者病情垂危,幸遇起死回生之良医,先予参附汤回阳救逆,待病有转机后,及时投以吴茱萸汤温扶生阳,一剂神志渐清,转用扶助正气方法以收功。

综合文献资料可知,吴茱萸汤可用于治疗肝胃虚寒、浊阴上逆所致的各科病症,具有良好的止痛、止呕等效果。方证相对,即用原方,并应采用原方剂量比例,必要时可适当加味,变通应用。少数患者服用本方后,其原有的症状反而加重,应告之患者此乃用药之反应,不必惊慌,安心静养,数小时可自然逐渐消失,病情向愈。

12. 脉微细但欲寐—太阳表证内伏少阴—小儿麻疹—先用麻黄附子甘草汤,后用麻杏甘石汤

余尝治上海电报局高君之公子,年五龄,身无热,亦不恶寒,二便如常,但欲寐,强呼之醒,与之食,食已,又呼呼睡去。按其脉,微细无力。余曰:此仲景先圣所谓少阴之为病,脉微细,但欲寐也。顾余知治之之方,尚不敢必治之之验,请另乞诊于高明。高君自明西医理,能注射强心针,顾又知强心针仅能取效于一时,非根本之图,强请立方。余不获已,书:熟附片八分,净麻黄一钱,炙甘草一钱。与之,又恐其食而不化,略加六神曲、炒麦芽等消食健脾之品。次日复诊,脉略起,睡时略减。当与原方加减。五日,而痧疹出,微汗与俱。疹密布周身,稠逾其他痧孩。痧布达五日之久,而胸闷不除,大热不减,当与麻杏甘石重剂,始获痊愈。一月后,高公子又以微感风寒,复发嗜寐之恙,脉转微

细,与前度仿佛。此时,余已成竹在胸,不虞其变,依然以麻黄附子甘草汤轻剂与之,四日而瘥。(《经方治验录·附列门人治验》)

原按:麻黄能开肺气,附子能强心脏,甘草能安肠胃,三者合则为麻黄附子甘草汤,能治虚人之受邪,而力不足以达邪者。……

曹颖甫曰:予治脉微细但欲寐者,往往以四逆汤取效。然姜生所治高姓小儿,实由太阳表证内伏少阴。故非麻黄不能奏功,断非四逆汤所能治。盖四逆汤仅能由少阴外达肌腠,以干姜炙草能温脾胃,脾胃固主肌肉也。若改干姜为麻黄,方能由少阴直达肺部,而皮毛为之开泄,以肺主皮毛故也。观其证治三变,而始终不脱麻黄,其用心之细密,殆不可及。况身无热而亦不恶寒,似无用麻黄之必要,此证竟毅然用之,其识解尤不可及乎?盖呼之则醒,听其自然则寐,有蒙蔽之象,故可决为非少阴本病,而为太阳内陷之证。且以小儿纯阳之体,不当有此少阴病故也。

吕按:本案审病辨证,效法先圣方法,先以小剂麻黄附子甘草汤助阳宣肺透疹,后以麻杏甘石汤重剂清透肺热,其随证治之功夫,应认真学习。曹氏之论,剖析了麻黄附子甘草汤与四逆汤之区别应用,应细心领会,以指导临床。上述宝贵经验,可引申发挥应用之,凡阳虚之人受邪,而力不足以达邪者,不论小儿、老人,皆可以麻黄附子甘草汤治疗。

十三、细脉医案

脉细如线应指明,血少气弱虚损情,
阳虚阴虚夹杂证,脉力不同应分清。

细脉状如丝线,指下明显,不似微脉之指下模糊难寻。其主病,李中梓说"细主气衰,诸虚劳损",此概指脉细而无力者。若细而有力或兼数,则多主阴虚内热之病。故细脉之诊,大略主虚,但应从有力、无力,以辨阳气虚、阴血虚。阅读下列 15 则病案,细脉之辨自有收获。诸如脉细乏力,或如丝,或欲绝,为阳气虚衰证,如案例1、2、3、4、6、8;脉细而数,为气虚兼阴虚,或夹实邪证,如案例5、14;脉细数无力,或为虚而夹湿证,或为预后不良证,尚有脉证不符者,如案例10、9、11;脉细软,为阳证得阴脉,如案例12;脉细如丝,为阴虚急下证,如案例13;最后,案例15之脉弦细,需脉与症合参以辨证治之。

1. 脉如蜘丝—滑精身糜—阳气衰微—温补阳气为要 文学罗忍庵,精滑经年,膀足肿痛,困顿床席两月余。忽被巨寇火灼之,误以黄柏、并泥傅之,遍身糜烂。医谓火毒入腹,拟用连翘、薄荷等药凉之。余曰:久虚之人脉如蜘丝,气

将竭绝,非参、附恐无生理。其弟怒色不允,忍庵信余言,遂煎服而神稍复,肌肤痂脱,用温补二月始安。(《里中医案》)

吕按:精滑经年,必精损及气,内虚也;遍身糜烂,外症也。内外兼病,判断病机,求之于脉,久病脉如蜘丝,近乎于微,如此阳气衰竭,非参、附大补大温之剂不可,以振奋元阳之气,才有生机。

2. 脉细如丝—阴黄—健脾益气,温化寒湿 青浦邑尊韩原善,遍体发黄,服茯苓渗湿汤。余曰:脉细如丝,身冷如冰,口中不渴,此阴黄也。以姜汁同茵陈遍身擦之,服六君子加干姜、熟附、茵陈,应手而效。(《里中医案》)

吕按:《金匮要略》黄疸病篇证治,未明文论及"阴黄",但第20条"黄疸病,小便色不变,欲自利,腹满而喘,不可除热"等论述,类似阴黄证。此案脉与证候合参,为阴黄也。处方辨证论治与专药茵陈合用,内服治之,并以外治法"擦之"颇有新义。

3. 弦细乏力—虚寒—胁痛连腰脊—补肾养肝,散寒止痛 刘默生治诸葛子立,胁痛连腰脊不能转侧,服六味丸加杜仲、续断,不效。或者以为不能转侧,必因闪挫,与推气散转剧。刘诊之曰:脉得弦细乏力,虚寒可知。与生料八味加茴香,四剂而安。(《张氏医通》)

吕按:脉弦主寒主痛,"细为血少气衰"(《脉经》),"胁痛……脉得弦细乏力,虚寒可知"。以八味补水火之根以养肝,肝脉得血气濡之煦之,再加茴香之辛温散寒止痛,则胁痛可止也。

4. 脉弦细欲绝—怀妊受寒—温脏化痰 贰尹闵介眉甥媳,素禀气虚多痰,怀妊三月,因腊月举丧受寒,遂恶寒不食,呕逆清血,腹痛下坠,脉得弦细如丝,按之欲绝。与生料干姜人参半夏丸二服,不应,更与附子理中,加苓、半、肉桂调理而康。门人问曰:尝闻桂、附、半夏,孕妇禁服,而此并行无碍,何也? 曰:举世皆以黄芩、白术为安胎圣药,桂、附为陨胎峻剂,孰知反有安胎妙用哉! 盖子气之安危,系乎母气之偏胜。若母气多火,得芩、连则安,得桂、附则危;母气多痰,得芩、半则安,得归、地则危;母气多寒,得桂、附则安,得芩、连则危。务在调其偏胜,适其寒温,世未有母气逆而胎得安者,亦未有母气安而胎反堕者。所以《金匮》有怀妊六七月,胎胀腹痛恶寒,少腹如扇用附子汤温其脏者。然认证不果,不得妄行是法,一有差误,祸不旋踵,非比芩、术之误,犹可延引时日也。(《张氏医通》)

吕按:凡诊病需要了解体质、既往史,此案"素禀气虚多痰",又怀妊后受寒,为体虚怀孕外感,脉诊为阳气虚衰之象,故以附子理中为主方,温补脾肾以治本。至于安胎,张氏所论,可以总结出一句话:辨证论治,处方用药得当便是"安胎圣药"。医圣辨证对"怀娠六七月……以附子汤温其脏",已经明确了千古不移之大经大法。

5. 细弱而数—病痢气虚—补中益气以治本,加治痢专药　汪石山治一妇,病痢半载余,服四物、香连愈剧,腹痛后重,咳嗽烦热,脉皆细弱而数,以补中益气去归,加茯苓、芍药为散,日用米饮调下,三次而安。(《张氏医通》)

吕按:此案病痢日久,脉象主气虚,故服四物、香连等阴柔苦寒药愈剧。治方以补中益气汤加减,去归者不知何意? 加茯苓健脾渗湿,加白芍行血止痛(治痢专药)。刘完素治痢疾初起之主方是芍药汤《(素问病机气宜保命集)》。该方根据"行血则便脓自愈,调气则后重自除"之理论,师法《伤寒论》治下利的黄芩汤。芍药汤以行血治痢之芍药为君,佐以当归和血,并用黄芩、黄连清热解毒治痢,还有调气药之槟榔、木香,推陈致新之大黄,反佐之官桂。

6. 脉沉细右寸甚—脾肺之气虚寒证—脾虚误治而成水气病—温肾暖土,培土生金法　薛立斋治一中年妇,素性急,先因饮食难化,月经不调,服理气化痰药,反肚膨胀,大便泄泻;又加乌药、蓬术,肚腹愈胀,小便不利;加猪苓、泽泻,痰喘气急,手足厥冷,头面肢体肿胀,指按沉而屈,脉沉细,右寸为甚。此脾肺之气虚寒,不能通调水道,下输膀胱,渗泄之令不行,生化之气不运。东垣所云:水饮留积,若土之在雨中,则为泥矣,得和风暖日,水湿去而阳化,自然万物生长。喜其证脉相应,遂与加减肾气丸,小便即通。数剂肿满消半,四肢渐温,自能转侧,又与六君子加木香、肉桂、炮姜而愈。(《张氏医通》)

吕按:此案平脉以分辨虚实。脾肺之气虚寒,法当温补脾肺,反以补肾之肾气丸加减治之,何也? 肾主水,为水火之宅。如此治法,盖为温肾以暖土,培土以生金,脾肺得此温养,通调水道与运化水湿功能得以恢复,故能利水湿消肿满,又以益气温脾方法收功。

7. 脉细欲无—阳虚发热误治案—不可升发,法宜温阳　一人七月内病发热,或令其服小柴胡汤,必二十六剂乃安。如其言服之,未尽二剂,则升发太过,多汗亡阳,恶寒甚,肉𥆧筋惕。乃请滑诊视,脉细欲无,即以真武汤,进七八服,稍有绪,更服附子七八枚乃愈。(瓘曰:汗多亡阳则内益虚;恶寒甚而肉𥆧、筋惕者,里虚而阳未复也。故宜真武汤,多服附子而效)(《名医类案》卷一《伤寒》)

吕按:脉细欲无者,近似微脉,为阳气衰微之象,故其发热为阳虚发热,法当用温补之剂。小柴胡汤中虽有参、草、枣之补药,但总以升发为主之方,故用之病反甚。滑寿以真武汤治之,服了七八剂,才稍有好转,可见选方不准,用药不精。以其方中芍药阴柔、白术壅补、茯苓渗利、生姜辛散也,仅附子切合。"更服附子七八枚乃愈"。若救逆之初即以四逆汤,或四逆加人参汤治之,会疗效更捷。古人的可贵,在于如实叙述诊治过程。

8. 脉细数无力—足小趾(足少阴肾经循行至此)生疮成疽—肾经伤败(酒色过度) 一男人,右足小指缝中初生一点黄粟泡,皮肉随变紫色,阴疼不肿,常如刀刺,视其形色,真脱疽也。诊其脉又得细数无力,此肾经伤败症也。但患者生平大饮,内有正副三人,此必精力已竭,纵治无功。予强辞之,后必延至脚面、足底皆穿,痛彻不已,又饮食日少,气血日衰,形体日削,两月后百苦而终。(《外科正宗》)

吕按:此案脉症合参,为肾经伤败。其成因乃酒色过度,精气衰竭。分析"真脱疽"之始因,可能有消渴病(糖尿病)多年之后果也。

9. 脉细数而无力,正气衰也—鬓间肿硬—内损,法当温养调理,反用内消攻利法→致死 一男子劳甚,鬓间肿硬,肉色不变。予曰:劳伤气血,湿痰凝滞之症,与夫外感时毒不同。又诊脉细数而无力,为内伤损病。治当养气血、调经脉,理劳续损治之。彼欲内消,自服仙方活命饮二服,肿不觉消,脾胃已损。又请一医,乃行攻利,复损脏腑,数日后饮食不进,便泄不止,肿硬愈坚,痰涎愈甚。复请视之,辞不可治。予曰:凡疗理,病有主末,治有权宜。此病初起肉色不变者,血不足也;坚硬不热者,脾胃弱也;脉细数而无力,正气衰也;岂可用前有余之药以攻不足之病。后又强投温中补剂,不应而死。(《外科正宗》)

吕按:此案视肉色之变与不变,触肿硬之热与不热,平脉之有力与无力,以分辨有余与不足之病,经验诚可贵也。

10. 脉细数无力—下疳("邪淫欲火郁滞而成")—中气不足而水湿流注—温补并和血祛湿 一童子十五岁,玉茎肿痛,外皮浮肿,比常粗大一倍。他医治之以解毒清肝等药,愈肿愈痛。予视之,亦用泻火清热渗湿等剂,俱不见效,诊之脉细数而无力,此中气不足,脾经湿水乘虚流注、停聚不散,当行从治法也。以四物汤合平胃散加木香、熟附子、人参各五分,一服肿痛顿退,又四五服而全消。(《外科正宗》)

吕按:此案平脉以明辨下疳之病机属性,并指导治法,可知脉诊在外科病中的重要性。

11. **脉寸关细数无力—虚阳之火上攻—结毒**（"熏火收遏疮毒而沉于骨髓也"）**头疼欲破—补中益气加专药**　一男子患此（结毒），头疼欲破，至夜尤甚，苦楚不睡。自以解毒药治之，俱不相应。诊之寸关细数而无力，此虚阳之火上攻，以补中益气汤加土茯苓一两，服至三剂，其疼渐止；又十余剂，其疾全安而不再发。（《外科正宗》）

吕按：前案与此案，皆平脉以判断为虚证，而前之下疳茎肿病位在下，为"湿水乘虚流注"；此之结毒头痛病位在上，为"虚阳之火上攻"。这就是中医学辨证论治与识病用药之特色。所谓"治病必求于本"，本者，辨病性、辨病位、辨病势也。

12. **脉细且软—阳症得阴脉—舍脉从证—通腑泄热而愈**　医者杜仲畹子，伤寒八日而大热不休，胸腹满痛，脉细且软，为阳症得阴脉，法在不治。余曰：欲攻之，则形体已虚；欲补之，则邪气犹在。无已，用杏仁五钱，苏子、枳实、厚朴、当归各三钱服之，外用姜、楂、葱白，炒热熨之，又令两人更互揉摩，时时以浓茶加生蜜饮之。至夜分腹中大响，下结粪殊多，更以前汤服，仍令揉摩，复下宿物，而后热退神已，困倦，虚热蒸蒸不已。令食糜菜，继食人乳一钟，日进数次，两日而神清热止。更以生地、麦冬、茯苓、知母、陈皮、甘草、大枣服二日，更以四君子加陈皮、麦冬，服数日而元神复。夫阳症阴脉，十发九死，况大积未消，犹难措手，乃知法不可以尽拘也。（《里中医案》）

吕按：外感大热腑实，反"脉细且软"，如此阳症阴脉，脉与症相反，识病辨证需细心思考，才能准确诊治。处方以汤剂宣肺润肠、理气通腑，并以浓茶加蜜饮服助之；外用温通法，并且"揉摩"助肠道之蠕动，内外诸法兼治，以通腑泄热为目的。从"下结粪殊多……复下宿物"可知，患者为热病腑实证。治法应舍脉从症。以阳证腑实，为何"脉细且软"呢？是否为"反关脉"或"六阴脉"等特异之脉呢？

13. **脉如蛛丝—内伤外感误治—少阴急下证—补虚通腑**　钱顺所素有内伤，因劳力感寒，发热头痛，医用表散药数服，胸膈痞闷不安，以大黄下之，痞闷益甚。更一医，用消克破气药过伤胃气，遂厥逆昏愦，势渐濒危，邀石顽诊之。六脉萦萦如蜘蛛丝。视其舌上，焦黑燥涸异常。此热伤阴血，不急下之，真阴立槁，救无及矣。因以生地黄黄连汤，去黄芩、防风，加人中黄、麦门冬、酒大黄。另以生地黄一两酒浸捣汁和服，夜半下燥矢六七枚，天明复下一次，乃与生脉散二帖。以后竟不服药，日进糜粥调养。而大便数日不行，魄门迸迫如火。令用导法通之，更与异功散调理而安。（《张氏医通》）

吕按：内伤感寒,治之不当,昏愦病危！张石顽诊之,六脉萦萦(yíng 盈：缠绕)如蛛丝,脉细之极,血虚不充也；舌焦燥而黑,肾水干涸,水精不布也。此乃外邪入里化热,伤及已虚之阴血,津血不能濡润肠道,腑气不通,腑病及脏,五脏不安,心神因之而昏愦。法当以通腑泄热存阴为当务之急,若阳明腑实,急以大承气汤峻下之可也；而少阴本虚,又阳明腑实,治宜补虚增液与通腑泄热兼顾为上策,以吴鞠通之增液承气汤为宜。案中张氏以生地黄补之,以大黄泄之,即两全之法,故取得下燥屎而转危为安之良效。其主方取生地黄黄连汤,用黄连似乎不妥,以其"厚肠胃",不利于通下也。笔者《仲景医学心悟八十论·阳明病急下与少阴病急下论》一文,可参。

14. 脉细如蛛丝而微弦数—久郁虚火证—益气和阴　石顽治孝廉徐侯斋尊阃,不得寐,不能食,心神恍惚,四肢微寒,手心热汗,至晚则喉间热结有痰,两耳时如充塞,遍服安神清火药罔效,邀石顽诊之。六脉萦萦如蜘蛛丝,而微显弦数之象。此中气久郁不舒,虚火上炎之候也。盖缘侯斋索居涧上,自鼎革三十年来,茧足杜门,产馈粥不继,乃阃克相夫志,力竭神劳所致。本当用归脾汤以补心脾之虚,奈素有虚痰阴火,不胜芪、圆之滞,木香之燥,遂以五味异功,略加归、芍、肉桂以和其阴,导其火,不数服而食进寝宁,诸证释然矣。(《张氏医通》)

吕按：六脉萦萦如蜘蛛丝,为典型之细脉特点,主"血少气衰",而微显弦数,即略微有点弦且数。弦乃久郁,数为虚火之候。选方用药,深思熟虑,精选方药,恰合病情,故诸证释然矣。

15. 脉弦细—柔痓(肌肉萎缩)—和营养阴　陈某,男,56岁。患者肌肉萎缩,反映在后背与项下之肌肉,明显塌陷不充。尤为怪者,汗出口渴,肩背作痛,两臂与手指能紧贴两胁,不能张开,亦不能举,如果强行手臂内外活动,则筋骨疼痛难忍。切其脉弦细,视其舌质红苔薄。刘老辨为脉细,舌红,口渴为阴伤津少之象；肩背作痛,肌肉萎缩,筋脉拘急不能伸开,则为太阳经脉感受风邪,日久不解,风阳化热伤及阴血所致。处方：桂枝15g,白芍15g,生姜10g,炙甘草10g,大枣12枚,栝蒌根30g。连服10余剂,诸症皆愈,肩背肌肉充盈,病家讶以为神。(《刘渡舟临证验案精选》)

吕按：此案脉、舌、症合参以辨证,选方为经方栝蒌桂枝汤,疗效确为神奇,奇在辨证论治以治柔痓而肌肉萎缩亦愈。究其医理,似为本方益营阴之功效。

十四、濡脉医案

"三脉"相类皆细软，弱沉细中濡浮焉。

阴血亏虚精髓枯，脾虚湿侵见右关。

濡者，软也，必在浮取见其细软，按之则无为濡脉特点。濡脉与前之细脉、后之弱脉皆细小而软，但濡在浮分、弱在沉分、细在中部。濡脉主病，因人而异，久病见之，为脉与症合；"若平人及少壮及暴病见之，名为无根之脉，去死不远矣"（《诊家正眼》）。濡脉案例罕见，知其要点可也。

十五、弱脉医案

弱脉沉细少力矣，老弱犹可新病急，

阳衰阴弱气内陷，三焦病变总为虚。

弱脉体象之特点有三：脉位沉、脉形细、脉势软，即沉细之力也。弱脉主虚，其主病"柳氏曰：气虚则脉弱。寸弱阳虚，尺弱阴虚，关弱胃虚"（转引自《诊家正眼》）。笔者理解：弱脉总主气虚。以心肺居于上焦而主阳，心肺之阳气虚，故寸脉弱；肾居于下焦而主阴，为水火之宅，肾之阴虚亦气虚，故尺脉弱；脾胃居于中焦，脾气主升，胃气主降，为升降之枢，脾胃之气虚，故关脉弱。弱脉为复合之脉，多见于复杂之病，故可见于此前之后与弱脉相类的部分医案之中。下列病案1则。

脉沉而弱——当脐切痛 太史焦猗园，当脐切痛，作气食疗之无功。余诊之曰：当脐者，少阴肾之部位也，况脉沉而弱，与气食有何干涉？非徒无益，反害真元。以八味丸料煎饮，不十日而健康如常。（《医宗必读》）

吕按：此案问诊以辨病位，切脉以辨病性，二者合参，明确病因病机，以八味丸治之。古人云："腰脐以下，肾气主之。"

十六、紧脉医案

紧脉弹指如转索，正邪交争主病何？

客邪诸痛内外病，实证可医虚难活。

紧脉与弱脉相反。紧脉有力如绳转索，左右弹指之状。紧脉主寒、主痛。浮紧表寒，沉紧里寒，总为正邪交争之象。若"咳嗽、虚损之脉而得沉紧，谓正已虚而邪已痼也，咸在不治之例"（《诊家正眼》）。下列虽仅4则病案，但对浮紧、沉紧之病与虚寒痛证，皆有医案。

1. **脉浮紧,头痛恶寒而发热不甚—太阳伤寒证—发散风寒以解表** 予友沈镜芙之房客某君,十二月起,即患伤寒。因贫无力延医,延至一月之久。沈先生伤其遇,乃代延余义务诊治。察其脉浮紧,头痛,恶寒,发热不甚,据云初得病时即如是。因予:麻黄二钱,桂枝二钱,杏仁三钱,甘草一钱。又因其病久胃气弱也,嘱自加生姜三片,红枣两枚,急煎热服,盖被而卧。果一刻后,其疾若失。按每年冬季气候严寒之日,患伤寒者特多,我率以麻黄汤一剂愈之,谁说江南无正伤寒哉? (《经方实验录》)

原按:《内经》一日太阳,二日阳明,三日少阳……之说,殊不足以为训。若本案所示,其人作麻黄汤证,不服药者一月之久,而麻黄汤证依然存在。乃投以麻黄汤,一剂而愈,其效又依然如响。是盖其人正气本旺,故能与邪久持也。余在广益医院施诊,曾遇一小儿惊厥之恙,目瞪神呆,大便不行,危在旦夕。迭用承气下之,白虎清之,数日方定。旋竟转为少阳寒热往来之证,予以小柴胡汤加味。如是数日,又略安,意其愈矣。某日偶巡视邻近某善堂,惊见此儿又在就医调理。予更细察其病情,则寒热日数度发,又是麻桂各半汤之证矣。屈指计之,距其起病之日,已近一月。观其病变曲折,仿佛“离经叛道”,是又岂一日二日之说,所得而限之哉?

吕按: 此案“伤寒……延至一月之久”,以麻黄汤加姜枣,服用一剂后,“其疾若失”。如此治“伤寒者……一剂愈之”的案例“特多”。这比西医西药毫不逊色。当今谓“中医中药疗效慢”之人甚众,真是罔顾事实!惜其未遇良医之神效也。笔者近日(2018年4月)总结了一次讲座稿,题目——“经方奇效案例猜读与讨论”。深信经方大家曹颖甫先生所治案例之言也。“原按”所述小儿治例,乃特殊之病情,得遇良医,才有如上之治法。一言以蔽之,中医治病之精华为辨证论治,有是证,用是方,方证相对,必有良效。

2. **脉浮紧,项背强痛—太阳病—解表并疏散背输之邪** 封姓缝匠,病恶寒,遍身无汗,循背脊之筋骨疼痛不能转侧,脉浮紧。余诊之曰:此外邪袭于皮毛,故恶寒无汗,况脉浮紧,证属麻黄,而项背强痛,因邪气已侵及背输经络,比之麻黄证更进一层,宜治以葛根汤。葛根五钱,麻黄三钱,桂枝二钱,白芍三钱,甘草二钱,生姜四片,红枣四枚。方意系借葛根之升提,达水液至皮肤,更佐麻黄之力,推运至毛孔之外。两解肌表,虽与桂枝二麻黄一汤同意,而用却不同。服后顷刻,觉背内微热,再服,背汗遂出,次及周身,安睡一宵,病遂告差。(《经方实验录》)

吕按: 此案为典型的葛根汤证。其辨葛根汤证与麻黄汤证之鉴别,要言不烦。服药后之疗效反应,非细心询问不可。

3. **脉沉紧—寒疝—先散寒止痛以救急,后温经养血以善后** 袁某,青年妇女,体甚健,经期准,已育子女三四人矣。一日,少腹大痛,筋脉拘急而未少安,虽按亦不住,服行经调气药不止,迁延十余日,病益增剧,迎余治之。其脉沉紧,头身痛,肢厥冷,时有汗出,舌润,口不渴,吐清水,不发热而恶寒,脐以下痛,痛剧则冷汗出,常觉有冷气向阴户冲出,痛处喜热敷。此由阴气积于内,寒气结搏而不散,脏腑虚弱,风冷邪气相击,则腹痛里急,而成纯阴无阳之寒疝。窃思该妇经期如常,不属血凝气滞,亦非伤冷食积,从其脉紧肢厥而知为表里俱寒,而有类于《金匮》之寒疝。……处以乌头桂枝汤:制乌头 12g,桂枝 18g,芍药 12g,甘草 6g,大枣 6 枚,生姜 3 片。水煎,兑蜜服。上药连进两帖,痛减厥回,汗止人安。换方当归四逆加吴茱萸生姜汤,以温通经络,清除余寒,病竟愈。(《治验回忆录》)

吕按:此案例学本《金匮要略》第十篇之寒疝证治。疝者,痛也。寒疝即以阴寒性腹痛为主症。案中所述:寒邪痹表则头身痛;寒气内结、阳气不行则畏寒肢厥,腹痛,不渴,脉沉紧;疼痛剧烈则汗出。因属表里兼病,故以乌头桂枝汤主之,两解表里寒邪。服药 2 剂,痛减厥回,汗止人安。遂改用当归四逆加吴茱萸生姜汤善后调理,以温经养血。

4. **紧脉—虚寒痛证—不荣则痛—温补脾肾** 五家嫂发热烦渴,胸腹痛甚,肢节皆疼,服理气降火和血之药不效。余诊其脉紧而非数,乃中有痼冷也,遂用八味丸料加人参服之,数剂而霍然。(《删补颐生微论·医案论》)

吕按:《金匮要略》第十篇论寒疝之主脉曰:"胁下偏痛,发热,其脉紧弦,此寒也……"(15)又曰:"腹痛,脉弦而紧……"(17)紧脉与弦脉为类脉,皆主寒、主痛。寒邪束表与阴寒内盛皆可见脉紧。此案痛证,诊其脉紧,断为中有痼冷,以八味加人参,必有久病而里气虚寒之具体病情。中寒盖为火不生土,故用八味丸加人参,温补脾肾。不通则痛,不荣亦痛。虚性痛证,补虚即可止痛也。

十七、缓脉医案

从容和缓如春风,和平之脉不主病。

诸脉尚缓有胃气,惟考兼脉断病情。

脉来从容和缓,此常人健康之脉。病脉之缓,缺乏冲和之胃气。缓脉之诊,李中梓说:"缓脉以宽舒和缓为义,与紧脉正相反也。……和平之脉……缓而和匀,不浮不沉,不大不小,不疾不徐,意气欣欣,悠悠扬扬,难以名状者,此真胃气脉也。……又一切脉中皆须挟缓,谓之胃气。……是故缓脉不主疾病,惟考其兼见之脉,乃可断其为病耳。"下列5则病案,可领会缓脉主病之义。如案例1之脉沉涩缓无力,主气虚血崩证;案例2之心脾脉缓且涩,主内伤不足胃痛证;案例3之脉缓且软,主脾虚湿痰嘈杂证;案例4之脉缓大而软,主脾虚湿盛子肿证;案例5之脉沉缓无力,主产后体虚身痛证。总之,病脉之缓多主脾气之虚,正气不足,以补虚为要。

1. 脉沉涩缓而无力—气虚血崩证—甘温益气,补脾升阳 汪石山治一妇,年逾四十,形色苍紫,忽病血崩,医者或用凉血,或用止涩,俱罔效。诊之六脉皆沉涩而缓,按之无力,乃胃病非血病也。当用甘温之剂健脾理胃,使胃气上腾,血循经络,则无复崩矣,遂用补中益气多加参、芪,兼服参苓白术散而愈。(转引自《张氏医通》)

吕按:《诊家正眼》说:"缓为胃气,不主于病。取其兼见,方可断症。……缓涩脾薄,缓弱气虚。"又:"弱脉极耎而沉细……脉弱以涩,是为久病……气弱则脉弱。"此案之脉如上所论,故不可见血治血,而治病求本,法当甘温益气,气虚得补,恢复了统血功能,则血崩可止矣。

2. 心脾脉缓且涩—内伤不足—胃脘痛—益气补虚止痛 孟太宗师胃脘痛甚,状若感冒,因而废食。用木香、豆蔻、陈皮、枳壳理气之剂,痛势不减,心脾两部缓而且涩,此内伤不足之候也。法当峻补,而原医者曰:痛无补法,通则不痛矣。宁敢用此反剂耶? 余曰:此固正剂也,若再进攻伐之药,请勿复敢见矣。乃进参、芪各三钱,归、术、陈皮各二钱,酸枣仁一钱服之。是夕能食,痛势顿减,调补数日而瘳。(《删补颐生微论·医案论》)

吕按:和缓本健康之脉,此脉缓而艰涩,见于心脾两部,故断为内伤不足之候。脾虚化源不足,不能营养于心,则心脾之脉缓且涩。胃痛为不荣则痛;状若感冒乃营卫内虚而不能固护于外也。治以益气健脾、养血和营为主,补虚止痛,治病求本也。

3. 脉缓且软—脾虚湿痰—嘈杂—健脾运湿行痰 浦东施元廊,剧饮后忽发嘈杂,似痛非痛,似饥非饥。或曰痰因火动,治之以芩、连、花粉、贝母、瓜蒌,剂盈百矣,而病犹是也。余为诊之,满指而缓且软,是脾家湿痰,非肺家燥痰也。贝母、瓜蒌何缘下乎? 是虚气为孽,非实火为殃也。芩、连、花粉安敢用乎? 为处六君子汤,加苍术以胜湿,加姜汁以行痰。越半月不复来招,余意其更医矣。比使者至,遗手启云:弟为酒误,酿此奇疴,他人历岁月无功,仁兄以一七立起,不十日而尽扫病。夫形景何幸如之,何感如之! 业已改煎作丸,兹且朝夕服矣。以其神效,遂不敢易丝毫耳。(《里中医案》)

吕按:平脉测知脾气虚为本,剧饮后更伤之,脾失运化,湿痰内生,阴遏阳气,故发嘈杂。处方六君子汤益气健脾,运化痰湿,再加善于燥湿之苍术、行痰之生姜汁,方虽平淡,切合病情,故有"神效"。改煎作丸,缓缓图之,以期补脾固本。

4. **脉缓大而软—脾虚湿盛—妊娠泄泻肿胀—先补中止泻,后补中渗湿** 龙华张介甫之内,怀娠腹胀泄泻,肢体肿重。余谓六脉缓大而软,皆缘以泄伤脾,先止其泻,后补其中,参、术、茯苓、肉果、补骨脂,十剂而泄止。更以补中益气加茯苓、牛膝、车前、泽泻、木香、炮姜,二十剂而肿胀愈。未几生男无所苦,几日进参、术平复。(《里中医案》)

吕按:缓大而软,脾气虚之脉,缘由泄泻伤脾。治法先补中止泻,后以补中渗湿而病愈生子。

5. **脉沉缓无力—产后身痛—调和营卫,益气扶营** 兰某,女,31 岁。1993 年 5 月 8 日初诊。产后一月,身痛,腰痛,两脚发软如踩棉花,汗出恶风,气短懒言而带下颇多。曾服用"生化汤"五剂,罔效。视其舌体胖大,切其脉沉缓无力。刘老辨为产后气血两虚、营卫不和之证,为疏《伤寒论》"桂枝新加汤"加味,以调和营卫,益气扶营。桂枝 10g,白芍 16g,生姜 12g,炙甘草 6g,大枣 12 枚,党参 20g,桑寄生 30g,杜仲 10g。服药 5 剂,身痛止,汗出恶风已愈,体力有增。口干,微有腰部酸痛,乃于上方加玉竹 12g,再服 3 剂而愈。(《刘渡舟临证验案精选》)

原按:本案之身痛,并非外受邪气所致,乃是由于产后气血不足,经脉失养,故脉来沉而不浮。病属气血不足,气不温煦而血不濡润,则见身痛汗出恶风等气血双虚之候。故治法当益气养血,调和营卫,用"桂枝新加汤"治疗,正与本案合拍。方用桂枝汤调和营卫;重用芍药以养营阴,滋润经脉;加党参以益气补卫;妙在加重生姜之剂量,一方面能鼓舞营阴外达,与卫相和,另一方面借用辛散之力将益气养营补养之功达于体表,使其更直接地发挥治疗作用,可谓一举而数得。本方调中有补,且补而不滞,临床用于发汗后,或妇人经后、产后,或老年气血亏虚之身体疼痛、麻木等外证,俱有较好疗效。

吕按:刘渡舟先生擅用经方,本案患者之病机与主症,颇与"桂枝加芍药生姜各一两人参三两新加汤"之主症"发汗后,身疼痛、脉沉迟者"相合,故取之为主方治之而愈。

十八、弦 脉 医 案

端直以长如琴弦,主肝主痛主饮痰,

虚实诸病皆可见,《诊宗三昧》有细言。

弦脉与紧脉相类,二者皆挺急而劲,但弦脉如按琴弦,紧脉如切绳转索。弦脉之为义,《内经》论之甚详。《素问·平人气象论》对四时五脏的平脉、病脉及死脉作了精细论述,如曰:"春胃微弦曰平,弦多胃少曰肝病,但弦无胃曰死。"在本书上编五部专著中,张璐《诊宗三昧·师传三十二则》对弦脉的论述最为具体而中肯,选录如下:"历诊诸病之脉,属邪盛而见弦者,十常二三;属正虚而见弦者,十常六七。其于他脉之中,兼见弦象者,尤复不少。……迨夫伤寒坏病,弦脉居多;虚劳内伤,弦常过半……一切杂病,皆有弦脉。……但以弦少弦多,以证胃气之强弱;弦实弦虚,以证邪气之虚实;浮弦沉弦,以证表里之阴阳;寸弦尺弦,以证病气之升沉。"欲知全文,详见原著。下列弦脉为主的病案10则,细心品读,必有收获。医案之脉弦细少力(虚软),为以虚为本,如案例1、2、7、8;脉弦而数,为阴血虚且兼火热,如案例3、4、5、6;案例9之脉沉弦为肾虚咳喘,案例10之脉弦寸滑为寒饮咳喘,则需要脉症合参以辨证治之。

1. 关脉左弦右软—肝强乘弱—补虚治本并酌情治标　太史杨方壶夫人,盛怒得食,忽然晕倒,医认中风。余曰:左关弦急,右关滑大而软,本中气不足,又为肝木乘脾,故食不能化。先用理中汤加枳壳、玄明粉,二剂下黑粪数枚;急以六君子加姜汁而服,四剂晕乃止。(《里中医案》)

吕按:脉诊乃肝强脾弱之象,又经曰"偏弦者饮也"。盛怒得食,食不能化,故成宿食病。用理中汤治之,可以推测,其平素脾气虚寒也;加元明粉以下燥屎,必多日不大便。如此方药,可谓善于化裁经方者也。转换之方,补虚并辛散痰饮,先贤所谓"无痰不作眩",故"四剂晕乃止"。

2. 脉沉弦细—虚而久郁—卒厥—先救急后施温养法　汪石山治一人卒厥,暴死不知人。先前因微寒数发热,面色痿黄,六脉沉弦而细,知为中气久郁所致,与人参七气汤一服,药未热而暴绝。汪令一人紧抱,以口接其气,徐以热姜汤灌之,禁止喧闹移动,移动则气绝不返矣。有顷果苏,温养半月而安。不特此证为然,凡中风、中气、中暑、中寒、暴厥,俱不得妄动以断其气。《内经》明言气复返则生,若不谙而扰乱其气,不得复返致夭枉者多矣。(《张氏医通》)

吕按:脉证合参,六脉沉弦,久郁之象;面色痿黄而脉细者,气虚也。暴厥成因,疑为气厥。速应"紧抱,以口接其气",此乃当今急救时人工呼吸法,古代良医早已实施；"徐以热姜汤灌之"，此法可从《内经》找到根据。《素问·脏气法时论》曰："肝苦急，急食甘以缓之。""肝欲散，急食辛以散之，用辛补之，酸泻之。"姜味辛，以热姜汤灌之者，盖暴厥因肝气郁结而失其条达之性，故应"急食辛以散之"，如此辛散之性，顺应了肝主疏泄，故又曰"用辛补之"。

3. **弦细而数—肝郁化火—养血柔肝，于土中达木** 石顽治礼科姜如农次媳，春初患发热头痛腹痛，咳逆无痰，十指皆紫黑而痛，或用发表顺气不效，延余诊之。脉来弦细而数，右大于左。曰：此怀抱不舒，肝火郁于脾土而发热；热蒸于肺故咳；因肺本燥，故无痰；脾受木克，故腹痛；阳气不得发越，故头疼。四肢为诸阳之本，阳气不行，气凝血滞，故十指疼紫。其脉弦者肝也，数者火也，细者火郁于血分也，遂以加味逍遥散加桂枝，于土中达木，三剂而诸证霍然，十指亦不疼紫矣。（《张氏医通》）

吕按：此案审病求因，平脉辨证，分析详明，勿需赘言。

4. **脉弦而数—久咳身热咯血——童便、鲤鱼汤疗法** 一男子因劳伤咳嗽不止，至夜身热尤甚，日久咯吐脓血，诊之脉弦而数，此虚火假症也。先以童子小便日饮三四次，又服紫菀茸汤（紫菀茸、桑叶、款冬花、百合、杏仁、阿胶、贝母、蒲黄、半夏、犀角、炙甘草、人参，用量用法见原书）数剂，至夜身热不发，又间服金鲤汤（金色活鲤鱼、贝母、童便。用量用法见原书）月余而渐瘳。此非童便之功而阴火岂能得退，尝治疮疡虚热不退者，用此极效。（《外科正宗》）

吕按："虚火假症"不明，疑传写有误。此案学术价值为童便饮、金鲤汤之专功特效，应引为重视而学以致用。

5. **脉弦而数—鱼口便毒—外透内消法** 一男子左胯肿痛，身发寒热，脉弦而数。以人参败毒散一剂，表症悉退，次以山甲内消散（当归梢、甘草节、大黄各三钱，穿山甲炒三大片，姜黄、黑牵牛各一钱，土木鳖三个。水、酒各一碗，煎八分，空心服。渣再煎服，大便行三四次，方吃稀粥，淡味饮食为妙）二剂而痊消。（《外科正宗》）

吕按：人身之体表"左胯肿痛"用内治法，辨证先以人参败毒散透邪于外，次以山甲内消散泻去热毒于内。二剂而痊消，中医药疗法对鱼口便毒之病（"夫鱼便者，左为鱼口，右为便毒。总皆精血交错，生于两胯合缝之间结肿是也"）疗效神速也！可以想象，当今中医外科医生，若不掌握古人之宝贵经验，岂能取得如此良效？

6. **左关脉弦数—肝火血热—斑疮—清肝凉血** 一室女年十四，天癸未至，身发赤斑痒痛，左关脉弦数，此因肝火血热。以小柴胡汤加山栀、生地、丹皮，治

之而愈。若因怒而致者,亦宜治以前药。(《续名医类案》卷三十六《外科·斑疮》)

吕按:此案脉象为邪实,症见为血热,治宜清肝泄火。小柴胡汤中参、枣温补之药,不利于病也。改用龙胆泻肝汤是否更加切合病情?

7. 脉弦而弱—胃痛—酸甘养营止痛

孙文垣治张二尹近川,始以内伤外感,服发散消导多剂,致胃脘当心而痛。诊之,六脉皆弦而弱,法当补而敛之。白芍五钱,炙甘草三钱,桂枝一钱五分,香附一钱,大枣三枚,饴糖一合(小建中加香附),煎服,一剂而瘳。(《续名医类案》卷十八《心胃痛》)

吕按:案语所谓"始以内伤外感",为素有内伤,卒感外邪。大法当扶正祛邪,由于误用消导,使虚者更虚,故导致不荣则痛之胃脘痛。诊之六脉弦而弱,弦为肝脉,弱为脾脉,肝强脾弱,木来克土,故"胃脘当心而痛"(心之下者,胃脘之部)。治法"补而敛之",补脾胃营气之虚以扶弱,滋养肝血而收敛肝气以抑强,小建中汤为的对之良方,少加香附理气止痛以治标,方证相对,"一剂而瘳"。

仲景书中贯穿始终的一条规律,即"千般疢难"成因之一大类是内外相因(素有内伤杂病,又感受外邪等卒病。此案"始以内伤外感",即例证之一)。明确了这一条规律,就掌握了打开仲景书条文的"密码"。再读仲景之书,"思过半矣"。

8. 脉虚弦—肝乘脾—腹痛—滋养脾营以扶弱抑强

王右。腹痛,喜按,痛时自觉有寒气自上下迫,脉虚弦,微恶寒,此为肝乘脾,小建中汤主之。川桂枝三钱,大白芍六钱,生草二钱,生姜五片,大枣十二枚,饴糖一两。(《经方实验录》)

原按:……吾师以本汤治此寒气下迫之证,而兼腹痛者,其效如神。……今之医者每不用饴糖,闲尝与一药铺中之老伙友攀谈,问其历来所见方中,有用饴糖者乎? 笑曰:未也。可见一斑。先贤汪切庵曰:"今人用小建中者,绝不用饴糖,失仲景遗意矣。"然则近古已然,曷胜叹息! 夫小建中汤之不用饴糖,犹桂枝汤之不用桂枝,有是理乎?

吕按:目前一般药店均无饴糖,可用蜂蜜代之。综合分析《伤寒论》与《金匮要略》所述小建中汤证,可知该方以治"腹中痛"为主,其他症状凡由脾虚营弱所致者,皆可以小建中汤化裁治之,疗效肯定。许多临床报道与笔者经验,都证实了小建中汤治虚性腹痛之良效。

9. 脉沉弦—肾虚咳喘—补肾温脾

申左,咳嗽气喘,卧难着枕,上气不下,必冲而上逆,脉象沉弦;谅由年逾花甲,先后天阴阳并亏,则痰饮上犯,饮与气涌,斯咳喘矣。阅前方选以清肺化痰,滋阴降气,不啻助纣为虐;况背寒足冷,阳气式微,藩篱疏撤,又可知也。仲圣治饮,必以温药和之,拟桂苓甘味合附子都气,温化痰饮,摄纳肾气。桂枝八分,云苓三钱,炙甘草五分,五味子五分,生白

术五钱,制半夏二钱,炙远志一钱,炒补骨脂五钱,熟附块五钱,怀山药三钱,大熟地三钱,核桃肉二枚。(《丁甘仁医案》)

吕按:丁氏为近代名医。本案以桂苓五味甘草汤加补肾药治之,上实与下虚兼顾,更加切实,乃善师仲景者。

10. 脉弦寸滑—寒饮咳喘(慢性支气管炎)—先温肺散饮,后温脾化饮　柴某,男,53岁。1994年12月3日就诊。患咳喘10余年,冬重夏轻,经过许多大医院均诊为"慢性支气管炎",或"慢支并发肺气肿"。选用中西药治疗而效果不显。就诊时,患者气喘憋闷,耸肩提肚,咳吐稀白之痰,每到夜晚则加重,不能平卧,晨起则吐痰盈杯盈碗,背部恶寒,视其面色黧黑,舌苔水滑,切其脉弦、寸有滑象。断为寒饮内伏,上射于肺之证,为疏小青龙汤内温肺胃以散水寒。麻黄9g,桂枝10g,干姜9g,五味子9g,细辛6g,半夏14g,白芍9g,炙甘草10g。服7剂,咳喘大减,吐痰减少,夜能卧寐,胸中觉畅,后以《金匮》之桂苓五味甘草汤加杏仁、半夏、干姜,正邪并顾之法治疗而愈。(《刘渡舟临证验案精选》)

原按:小青龙汤是治疗寒饮咳喘的一张名方……应当指出的是,本方为辛烈发汗之峻剂,用之不当,每有伐阴动阳之弊,反使病情加重。因此,刘老强调临床运用本方时尤须抓住以下几个关键环节:

一辨气色:寒饮为阴邪,易伤阳气,胸中阳气不温,使荣卫行涩,不能上华于面,患者可见面色黧黑,称为"水色";或见两目周围有黑圈环绕,称为"水环";或见头额、鼻柱、两颊、下巴的皮里肉外之处出现黑斑,称为"水斑"。

二辨咳喘:可见几种情况,或咳重而喘轻,或喘重而咳轻,或咳喘并重,甚则倚息不能平卧,每至夜晚则加重。

三辨痰涎:肺寒金冷,阳虚津凝,成痰为饮,其痰涎色白质稀;或形如泡沫,落地为水;或吐痰为蛋清状,触舌觉凉。

四辨舌象:肺寒气冷,水饮凝滞不化,故舌苔多见水滑,舌质一般变化不大,但若阳气受损时,则可见舌质淡嫩,舌体胖大。

五辨脉象:寒饮水邪,其脉多见弦象,因弦主饮病;如果是表寒里饮,则脉多为浮弦或见浮紧,若病久日深,寒饮内伏,其脉则多见沉。

六辨兼证:水饮内停,往往随气机运行而变动不居,出现许多兼证,如水寒阻气,则兼噎;水寒犯胃,则兼呕;水寒滞下,则兼小便不利;水寒流溢四肢,则兼肿;若外寒不解,太阳气郁,则兼发热、头痛等症。

以上六个辨证环节,是正确使用小青龙汤的客观标准,但六个环节,不必悉具,符合其中一两个主证者,即可使用小青龙汤。关于小青龙汤的加减用药,仲景已有明训,此不一一重复。根据刘老经验,常在本方基础上加茯苓、杏仁、射干等药,以增强疗效。

小青龙汤虽为治寒饮咳喘的有效方剂,但毕竟发散力大,能上耗肺气,下拔肾根,虚人误服,可出现手足厥冷,气从少腹上冲胸咽,其面翕热如醉状等副作用。因此,本方应中病即止,不可久服。一旦病情缓解,即改用苓桂剂类以温化寒饮,此即《金匮要略》"病痰饮者,当以温药和之"的精神。

吕按:刘老应用小青龙汤的宝贵经验来之不易,读者应十分珍视。

十九、动 脉 医 案

寸口脉动因痛惊;寸口脉弱悸内生。

妇人脉动妊子象,滑动急数而得名。

动脉之名,源自《内经》。《素问·平人气象论》曰:"妇人手少阴脉动甚者,妊子也。"这是说妇人妊娠之后,心脉滑动明显,此言生理性之动脉。《金匮要略》第十六篇首条曰:"寸口脉动而弱,动即为惊,弱则为悸。"所言动与弱并非兼见,二者成因不同:惊自外来,惊则气乱,故脉动不宁;悸自内生,血虚不能养心,故脉弱无力。笔者认为,动摇之象不止寸口脉之某一部,而是并见寸、关、尺三部。但李中梓说:"动之为义,以厥厥动摇,急数有力得名也。两头俯下,中间突起,极与短脉相类。"古今名医之医案,动脉与短脉皆罕见。

二十、促 脉 医 案

促主阳盛快时停,实证多见或虚情。

气血痰食内外因,阻遏正气之运行。

促脉之义,"于急促之中时见一歇止"(《诊家正眼》)。凡气滞、血凝、痰阻、食壅,或外感六淫,或内伤七情等,阻遏了气血运行,皆可见脉促。促脉主病,多见于实证,亦见于虚证及病危者。有案例为证:"燕都王湛六,以脾泄求治,神疲色瘁。诊得促脉……法在不治。……是真元败坏……"(《诊家正眼》)此四诊合参以判断促脉之主虚、主危症也。

关脉促—蓄血胁痛案—先下血后补虚　江右太学李明奇,素雄壮,忽患左胁痛,手不可近,用左金丸、泻肝汤。至月余痛处渐大,右胁亦痛,不能行动,神气如痴,惚惚若有所失,面色黄,两关脉促,此蓄血已深,非快剂不下也。用桃仁承气汤,一服不动。再加干漆、生大黄五钱,下血块十余枚,痛未全减,又下数枚如鸡子大者,痛遂止,神乃爽然。惟见困倦,先与独参汤,再用八珍汤调理三月

而康。(《删补颐生微论·医案论》)

吕按:雄壮之体而忽患胁痛不可近,非外伤,即情志等致病之因。脉促乃正邪交争。初病在气,久病入血,蓄血不去,痛因难除。攻血之快剂再三下之而痛止。攻邪之剂,难免伤正,故以扶正之剂调理善后。血蓄于下,为下焦蓄血证,仲景书有明文;此案胁痛,曰"蓄血已深",为血室(肝藏血)之蓄血也。蓄血在内,驱之于下,为体内有形之邪寻一出路矣。

二十一、结 脉 医 案

结属阴盛缓中停,寒则停滞气血凝。

结而有力为积聚,无力虚衰温补中。

《伤寒论》第178条曰:"脉按之来缓,时一止复来者,名曰结。……"凡气、血、痰、食为病,阻滞心脉,可见脉缓之中时见一止也。结脉应分辨虚实,"结而有力者,方为积聚;结而无力者,是真气衰弱"(《诊家正眼》)。下列病案1则,为实证而脉结者。

脉结—气滞—尿闭,喘促—理气以治因 先兄念山,谪官浙江按察,郁怒之余,又当盛夏,小便不通,气高而喘。以自知医,服胃苓汤四贴不效。余曰:六脉见结(《里中医案》作"六脉大且结"),此气滞也。但用枳壳八钱、生姜五片,急火煎服,一剂稍通,四剂霍然矣。(《医宗必读》)

吕按:联系病因,郁怒之余,六脉见结,乃气滞也。上为气喘,下则尿闭。此与《金匮要略》所曰"烦热不得卧而反倚息者……此名转胞,不得溺也"(二十二·19)同理,不可见喘治喘。治病求因,法当理气,故重用枳壳,以盐炒之,引入下焦,调理膀胱之气以通小便。

二十二、代 脉 医 案

止有定数名曰代,止不能还良久来。

代脉原因脏气衰,个别病情可例外。

代脉与前述之结脉、促脉,皆心律失常之脉。但结脉、代脉心率缓慢,促脉心率急速,三者皆脉动而时一止。结、促之止,止无常数;代脉之止,止有定数。三脉之辨,虽然皆有虚证与实证之分,而代脉多见于虚证,甚至危候。"惟伤寒心悸,怀胎三月,或七情太过,或跌打重伤,及风家痛症,俱不忌代脉,未可断其必死耳"(《诊家正眼》)。上述"五种"病因,皆可诱发结脉或促脉,未可过虑;若久病危重而见代脉者,不可轻视。笔者近五六年应聘海南省中医院,每周在心病科查房,促、结、代脉并非少见,以三脉成因虽多,必定病根于心也。下列代脉病案 2 则,脉症合参,案例 1 之六脉皆代,为临终危候;案例 2 之脉频频止歇,补虚而安。

1. 六脉皆代——临终危候 京卿叶震瀛夫人,痞闷而喘,肌肤如灼,汗出如洗,目不得瞑,六脉皆代,有医者请以十剂决效。余谓之曰:神气不甚衰者,灯将灭而复明也,汗如油,喘不休,明旦死矣。果夜分神□(原书即缺字),初晓死。(《里中医案》)

吕按:良医之高明,在于可治的病患能治好,不可治者能够判断预后。此案患者望之喘不休;触之肌肤热,汗如油;问之痞闷,目不瞑;切之六脉皆代。四诊皆危候,命在旦夕,死期将至矣!古人诊脉精细,往往是左右两手之寸、关、尺分别诊之,诊其六脉皆代,即代脉频发,为脏气衰微,真气不能贯通于脉也。故"代主脏衰,危恶之候"(《诊家正眼》)。

2. 脉频止歇时代时结——虚中伏邪——人参止疟 乡饮张怡泉,恒服参、附、鹿角胶等阳药而真阴向耗,年七十五,七月下浣(huàn 换:旧称每月的上、中、下旬为上、中、下浣)病疟,时医误进常山止截药一剂,遂致人事不省,六脉止歇。按之则二至一止,举指则三五至一止,惟在寒热之际诊之则不止歇,热退则止歇如前。此真气衰微,不能贯通于脉,所以止歇不前。在寒热之时,邪气冲激经脉,所以反得开通,此虚中伏邪之象。为制一方,用常山一钱酒拌,同人参五钱焙干,去常山,但用人参,以助胸中大气而祛逐之。当知因常山伤犯中气而变剧,故仍用常山为向导耳。昼夜连进二服,遂得安寝。但寒热不止,脉止如前,乃令日进人参一两,分二次进,并与稀糜助其胃气。数日寒热渐止,脉微续而安。(《张氏医通》)

吕按:上述治例,年老常服温补药易耗伤真阴。近又病疟,六脉举按频频止歇,在寒热发作时则止,热退如前。此真气衰,不能贯通血脉正常运行也。法当大补元气为主,重用人参与少量酒拌常山焙干治之。虽有效,但病疟不止,脉仍歇止。当此之时,考验着医生的经验与水平,识证不准,难免改方更药。张氏加大人参用量,效法桂枝汤服法,以糜粥助其胃气,结果疟止脉和。真良医也!

二十三、革脉医案

革脉浮取如鼓皮,外表绷紧内空虚。

五劳七伤病日久,精血亏损根枯矣。

革者,皮革之象也。切脉浮取如鼓皮,按之则空虚,即内虚外实者,则为革脉。革脉之体象、之主病,医圣论之最为权威,《金匮要略》第六篇第12条曰:"脉弦而大,弦则为减,大则为芤;减则为寒,芤则为虚;虚寒相搏,此名为革。妇人则半产漏下,男子则亡血失精。"这是以脉概理,以弦与大脉并举而释革脉。其论曰"减则为寒"者,减即意味着虚软;继之曰"芤则为虚",芤是豁大中空。结论是:妇人、男子之久病精血亏损者,革脉乃成也。李中梓及古今医家之案例,罕见革脉。

二十四、牢脉医案

实大弦长脉体焉,脉位常居沉伏间。

弦大而芤为革脉,革虚牢实要分辨。

牢脉特点,沉而实大弦长。主病在内之坚积实证。牢脉与上述革脉相比较:"革虚牢实,形与症皆异也。"(《诊家正眼》)诸家病案,有沉而坚实之类似牢脉者,选4则如下。脉沉且坚,或为瘀血,或为火郁,如案例1、2;有按之至骨则坚者,为火郁至深,如案例3;亦有六脉沉伏而实,为寒实内结证,如案例4。总之,脉沉而坚,甚者沉伏坚实者,有瘀血、郁火、寒实之不同,病性迥异,必须四诊合参,精细辨证,方证相对,才能药到病除。

1. **尺沉且坚—下焦瘀血—吐血咳嗽—下瘀血治本**　大宗伯董玄宰少姜,吐血咳嗽,蒸热烦心,先服清火,继而补中。药饵杂投,竟无少效,而后乞治于余。余曰:两尺沉且坚,小腹按之即痛,此有下焦瘀血,当峻剂行之。若平和之剂,血不得行也。以四物汤加郁金、穿山甲、䗪虫、大黄,武火煎服。一剂而黑血下二碗,而痛犹未去,更与一服,又下三四碗而痛止。遂用十全大补丸,四斤而愈。(《里中医案》)

吕按:两尺沉且坚,下焦实脉;小腹按之即痛,下焦实证。脉症合参,断为下焦瘀血。吐血不止血,咳嗽不止咳,以峻剂下瘀血,治病求本也。先攻后补,示人良法。

2. **肝脉沉而坚—火郁—不寐—木郁达之,火郁发之**　新安吴修宇令侄,烦躁发热,肌体骨立,三年在床,目不得瞑。余(《脉诀汇辨》在"余"字前有"大江以南迎医几遍,求一刻安卧,竟不可得也")诊其肝脉沉而坚,此怒火久伏,木郁宜达也。以柴胡五钱,白芍、丹皮、栀子各三钱,甘草、桂枝各五分。日晡方进剂,未抵暮而熟寐,至明午未觉,举家惊疑。余曰:卧则魂归于肝。三岁不归,疲劳已极,譬如久热得凉,乐而忘返,无庸虑也。直夜分方醒,喜不自禁,愈(《脉诀汇辨》"愈"字作"遗书致谢曰:积惠沉深,揣无生理,三年之疾,一剂而起之,人

非木石,刻骨感衷,当与江河俱永耳")。(《里中医案》)

吕按:比沉脉更沉为伏脉。《诊家正眼》论伏脉之机有二:一者"火邪内郁,不得发越,乃阳极似阴";一者"阳气衰微,四肢厥逆,六脉沉伏"。此案"诊其肝脉沉而坚,此怒火久伏,木郁宜达也"。一服而熟睡。是脉可知,火郁脉伏与阳虚脉伏之别,在于是否坚实有力也。

3. **按之至骨则坚—火郁下焦—足肿剧痛—泻火补阴**　别驾施笠泽,两足肿重,痛若虎啮,叫号彻于户外。医以四物汤加槟榔、木通、牛膝、苡仁,数剂病不少减。余曰:阴脉细矣,按之至骨则坚,未可竟以虚责也。况两膝如绯,扪之烙手,当以黄柏五钱为君,木通四钱为佐,槟榔一钱为使,日进两剂,可使遄(chuán 船:快)已。笠泽服之,十余剂而愈。(《里中医案》)

吕按:此案乃火郁于下焦,伤及真阴。以黄柏为君者,其特性"走至阴,有泻火补阴之功"(朱丹溪),为专治真阴不足并火热亢盛证之良药。

4. **六脉沉伏而实—寒实内结—腹痛—温下**　虞恒德治一壮年,寒月入水网鱼,饥甚遇凉,粥食入腹大痛,二昼夜不止,医以大黄丸不通,又以承气下粪水而痛愈甚。诊其六脉沉伏而实,面色青黑,此大寒证,而下焦又有燥屎作痛,先与治中汤加丁、附一贴,又灸气海二十一壮,痛减半,继以巴豆、沉香、木香作丸,如绿豆大,生姜汤下五七丸,下五七次而愈。(《张氏医通》)

吕按:大寒证,又有燥屎,治宜温下法。此案治法,先用寒下,只能攻下宿食燥屎,不能温散寒邪,故"痛愈甚"。后用方药与灸法,着重祛除寒邪也。《金匮要略·杂疗方》中三物备急丸为温下法的对之良方。当今学者[刘维强《中医杂志》1988(2):66]报道民间一位老叟祖传之方,即三物备急丸之方药组成(大黄、干姜、巴豆)与制丸法,只不过将口服改为"塞入肛门"的栓剂,如此则更安全而便于应用。刘氏用之"治疗寒结肠胃之中恶病百余例,皆治愈"。上述案例,即三物备急丸证。

二十五、散 脉 医 案

散似杨花散漫飞,有表无里性命危!
妇人之情可例外,"产为生兆胎为坠"。

王叔和说:"散脉大而散,有表无里。"即轻飘而无根为散脉之象。古人说:"散为肾败之征,代为脾绝之候也。"(《诊家正眼》)下列病案,案例 1 如散脉,可治;案例 2 是散脉,不可治也。此外,《濒湖脉学》引录"柳氏曰:散为气血俱虚,根本脱离之脉。产妇得之生,孕妇得之堕";于"体状诗"说"产为生兆胎为堕"。

这有待临床体会、验证之。

1. 六脉瞥瞥,按之欲绝—正阳欲脱—伤寒误治—先回阳返本,后补气益阴 馆师吴百川子,年二十余,素有梦交之疾,十月间患伤寒,头疼足冷。医用发散消导,屡汗而昏热不除,反加喘逆。更一医,用麻黄重剂,头面大汗,喘促愈甚。或者以为邪热入里,主用芩、连,或者以为元气大虚,议用冬、地,争持未决,始求治于石顽。诊之六脉瞥瞥(piēpiē 撇撇:飘忽浮动),按之欲绝,正阳欲脱亡之兆,急须参、附,庶可望其回阳。遂疏回阳返本汤,加童便以敛阳。一剂稍宁,三啜安卧。改用大剂独参汤加童便,调理数日,频与稀糜而安。(《张氏医通》)

吕按:此案"六脉瞥瞥,按之欲绝"者,为散脉之状,阳气欲脱也。故以回阳剂治之,以独参汤加童便善后。《伤寒论》第 315 条对阳气衰微,脉微欲绝危候,治用白通加猪胆汁汤,方中之人尿即引阳入阴,奏养阴增液之功。童便之功不可轻视。古代许多医家治危急重病用童便。

2. 脉散大无根—耳后疮疽,软陷无脓……内败症也—不治之死脉 一男子耳后生疽十余日,自谓小恙不治。将近半月,根脚渐大,疮头惟流血水,稀恶污秽,四边紫黑,软陷无脓,面惨鼻掀,手冷气促,脉诊散大无根,此内败症也,何必治之。辞不用药。又延客医治之。因询无事,患者恨予不治,凡遇亲友,勉力支持,厉声自嘱决不甘死。予曰:心不服死也,再五日必死。果然。予尝观疮,但犯此症,虽山岳之躯,一败无不倾倒。(《外科正宗》)

吕按:四诊合参,判断预后,真良医也! 具有如此丰富经验的良医,古代少,当今更少了!

二十六、芤脉医案

芤脉浮大软如葱,两边俱有中央空。
卒暴失血气大虚,以血为形行脉中。

王叔和说:"芤脉浮大而软,按之中央空,两边实。"即芤脉为浮候、沉取及两边俱有,中央独空,如葱之象。芤脉主病,总为内脏大虚,如精亏、气衰、卒暴失血等。下列病案,案例 1 脉芤可治;案例 2 脉芤为肺脾肾败竭危候,不可治而死。

1. 六脉浮芤—精脱气伤—温补以益气生精 石顽治文学褚延嘉,精脱气伤,喘汗蒸热如沐,六脉浮芤,按之乏力,势不得不从事温补,遂猛进黄芪建中,易桂心加人参,数贴而安。因有脚气痼疾,恒服肾气丸不彻,六七年来,宿患未除,坚恳石顽铲绝病根。乃汇取术附、桂附、芪附、参附等法,兼采八风散中菊花,鳖甲汤中鳖甲、贝齿、羚羊、犀角，风引汤中独活、防己，竹沥汤中姜汁、竹沥为丸，共襄祛风逐湿之功，服后必蒸蒸汗出，不终剂而数年之疾顿愈。非深达法存千金妙义，乌能及此？（《张氏医通》）

吕按：此案所述"六脉浮芤，按之乏力"，正芤脉之象，为精脱气伤所致。"黄芪建中，易桂心（之辛）加人参（之补）"，为补气以生血之良法也。

2. 脉空数无力—脏毒（"醇酒厚味，勤劳辛苦，蕴毒流注肛门结成肿块"）**—邪火有余，内脏亏损，阴阳衰竭不治之候**　一监生素性急暴，每纵膏粱，因积毒流于大肠，内如针刺，外肛不肿，常欲后重，便则秘结，诊之脉空数而无力，此真气不足，邪火有余，内脏亏损症也。后必难瘥，辞不可治。后请别医，用药月余，肛门内腐，败水无禁，复请视之。予曰：决不可疗也。脉来虚数，邪胜正也；手掌不泽，脾气败也；至夜发热，阴虚火旺；败水无禁，幽门已坏；面若涂脂，元气走散；鼻如烟煤，肺气将绝；口干舌燥，肾水已竭，犯此岂有不死之理？患者不服，强用解毒、滋阴药饵，不效而死。（《外科正宗》）

吕按：此案四诊合参，分辨诸脏阴竭阳衰之危候，以判断生死，为良医之真功夫，诚宝贵之经验。

二十七、伏 脉 医 案

伏脉推筋至骨寻，隐伏更比沉脉沉。
气血火郁脉有力，沉伏无力虚寒甚。

伏脉之为义，隐伏而难寻，必推筋至骨，才能寻之，故伏脉比沉脉更沉也。伏脉主病，有虚证、有实证。脉伏搏指有力，为实，此气郁、血郁、火郁等，病邪内郁，不得发越，乃阳极似阴也；脉伏而无力，再见阳气衰微，阴寒内盛证候，则为虚证。下列病案5则，有实证、有虚证。如案例1之脉伏有力，为阳盛格阴热毒证；案例2之脉伏而气口稍动，为气郁食满阻隔卒厥；案例3之六脉沉伏，为先因房事而后感寒邪之阳衰阴盛证；案例4之脉伏无力，为阳气虚衰而寒凝腹痛；案例5之脉弦迟极沉，为阳衰寒甚而血阻心痛危症。总之，细心读之，可加强分辨伏脉之所主病证的能力。

1. 脉伏有力—阳盛格阴，热极似阴—神倦肢软，腰膝冷痛—苦寒泻热　徽州太学方鲁儒，精神疲倦，腰膝异痛不可忍。医者皆曰肾主腰膝，乃用桂附之剂，绵延两月，愈觉四肢痿软，腰膝寒冷，遂恣服热药，了无疑惧。比余视之，脉伏于下，极重按之，振指有力。因思阳盛格阴，乃火热过极，反兼胜己之化，欲用苦寒之药，骇而弗从。又半月而寒愈甚，复来求治。余曰：寒势日增，乃热毒愈甚也，小便当赤,必畏沸汤。询之果然,方能信悦。余以黄柏三钱,龙胆草二钱,芩、连、栀子各一钱五分,加生姜七片为之向导,乘热顿饮。移时便觉腰间畅快,三剂而痛若失矣。用人参固本丸,日服二两,一月而痊安。(《删补颐生微论·医案论》)

吕按: 热甚于内而寒盛于外之候,平脉以判断之。再从尿黄赤、畏热饮,亦内热也。治用苦寒药泻热,以生姜为向导,寒药热饮为反佐之法,先除邪热,后用固本之法。

《诊家正眼》伏脉之按语:"……火邪内郁,不得发越,乃阳极似阴,故脉伏……"此案"极重按之,振指有力",此火郁邪实之象。李中梓又说:"阳气衰微,四肢厥逆,六脉沉伏……"可知脉伏主实邪,又主正虚,临证应明辨虚实以治之,方不致误。

2. 脉伏而气口独见—卒厥—食中兼气中—探吐后六脉尽见 给谏晏怀泉夫人,先患胸腹痛,次日卒然晕倒,手足厥逆,时有医者以牛黄丸就将服矣。余诊之,六脉皆伏,惟气口稍动,此食满胸中,阴阳否隔,升降不通,故脉伏而气口独见也。取陈皮、砂仁各一两,姜八钱,盐三钱,煎汤以指探吐,得宿食五六碗,六脉尽见矣。左关弦大,胸腹痛甚,知为大怒所伤也。以木香、青皮、橘红、白术、香附煎成与服,两剂痛止。更以四君子加木香、乌药调理,十余日方瘥。此食中兼气中。(《医宗必读》)

吕按: 此案平脉以辨证,必问诊以求因。否则,怎能仅凭"六脉皆伏,惟气口稍动",便知"食满胸中……宿食"病呢?又怎能仅凭"左关弦大",便"知为大怒所伤"呢?古人医案,为求精简,话不尽言,而读者应心领神会之。

3. 六脉沉伏—夹阴伤寒—腹痛肢冷—补气温阳散寒 夹阴伤寒,先因欲事(指房事),后感寒邪,阳衰阴盛,六脉沉伏,小腹绞痛,四肢逆冷,呕吐清水,不假此药,无以回阳。人参、干姜(炮)各一两,生附子一枚(破作八片)。水四升半,煎一升,顿服,脉出身温即愈。(《本草纲目》第十二卷"人参"引吴绶《伤寒蕴要》)

吕按: 夹阴伤寒,因房事伤及肾气,肾气骤虚,复感寒邪;寒为阴邪,其性收引,肾阳寒凝,经脉拘挛,阳衰阴盛,证见小腹绞痛,呕吐清水,四肢逆冷,六脉沉伏。治宜助阳补气,温经散寒,方选附子辛热温肾阳助命火为主,配干姜温里散寒止痛,人参甘温补虚益气。据《伤寒蕴要》载,原方为"加味四逆汤",即四逆汤中加人参。《本草纲目》引用去炙甘草,其益气"回阳"之力更强。

4. 脉弦伏无力—脐周痛—补虚温通以止痛 朱丹溪治一人,痛当脐,绵绵不已,脉弦伏无力,因作挟阴治,理中加肉桂八分,附子三分,煎冷服,随愈。(《续名医类案》卷十八《腹痛》)

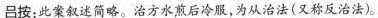

吕按：此案叙述简略。治方水煎后冷服，为从治法（又称反治法）。

5. **脉弦迟极沉—胸痹心痛(心绞痛)→真心痛(心肌梗死)—大剂温化寒湿，益气通脉** 吴某，女，49岁，干部。患冠心病心绞痛已近两年，常感胸膺痞闷，憋气，甚则不能平卧，服栝蒌薤白半夏汤加丹参、鸡血藤、降香等多剂，证情已趋和缓，但今日突然心胸疼痛，痛连脊背，呻吟不已，口唇青紫，手足冰冷，额汗如珠，家属急来邀诊，舌暗水滑，脉弦迟极沉。询其原因系由洗头劳累受凉所致。此属寒甚而阳衰，痹甚而血阻，若疼痛不解，阳将脱散，生命难保，故急以大剂薏苡附子散合独参汤救治：薏苡仁90g，熟附子30g，人参30g，参三七24g。先煎参、附，后纳苡仁、三七，浓煎频呷。只2剂，疼痛即缓解，厥回肢温，额汗顿止。(《中医自学丛书·金匮》)

吕按：本例患者病史证候，为典型的胸痹病栝蒌薤白半夏汤证。突然加重的四诊表现，则为典型的"真心痛"，即冠心病心绞痛发展至"心肌梗死"的特点。患者"舌暗水滑"，为痰饮水湿上泛，血脉瘀滞之象；"脉弦迟极沉"，为阳虚寒甚，心阳衰微，不能鼓动心脉之象。诊脉、望舌是中医学的两大特色。此案舌脉合参，即可明确其"寒甚而阳衰，痹甚而血阻"之病机。其"洗头劳累受凉"只是突然加重的诱因。薏苡附子散本为散剂，每次"服方寸匕"，约6~9g，剂量较少。此案改为汤剂，剂量可谓大矣。大剂则温阳化湿止痛的功效更著，加人参并重用以大补元气，加三七并重用以"通脉行瘀"(《玉楸药解》)而"定痛"(《本草纲目》)。重剂"浓煎频呷"，使药效持续。加味得法，方药切合病机，使危重之病，有惊无险，转危为安！此方加入三七，具有深意。

二十八、疾脉医案

疾为阳极阴气竭，脉率急速至快捷。

邪气亢极或虚甚，四诊合参细分别。

疾脉者，"数之至极……疾为阳极，阴气欲竭"(《诊家正眼》)。疾脉主病，有正气虚甚与邪气亢极之不同，下列病案5则为证。如脉来七至，为久病虚证危候，见案例1；脉大且疾，沉取空豁，为真寒假热证，见案例2；脉七八至而按之不鼓，为阴盛格阳证，见案例3；脉沉滑疾，为"胃家实"证，见案例4；脉急疾偶停，为异胎，以奇法下之，见案例5。

1. **脉来七至—久病虚证危候—发热咳嗽吐血—先峻补救急，再缓补康复** 侍御冯五玉令爱，发热咳嗽，已及半载，十月间吐鲜血甚多，一日之内，不过食粥一盏，大肉消陷，大便溏泄，沉困着床，脉来七至。余曰，法在不救，人所共知,若能惟余是听,不为旁挠,可救十中之一。每贴用人参五钱,桂、附各一钱,者、术各三钱,归、芍各二钱,陈皮一钱,日投三贴,约进七十剂,及壮水丸三斤,而后起于床,又三月而饮食如旧。若泥常法而弃之,幽潜沉冤矣。(《医宗必读》)

吕按:《诊家正眼》说:"六至以上,脉有两称,或名曰疾,或名曰极。总是急速之形,数之甚者也。是惟伤寒热极,方见此脉,非他疾所恒有也。若劳瘵虚惫之人,亦或见之……可与之决短期矣。"《脉神章》论数脉"之辨,大约有七……虚损有数脉。凡患阳虚而数者,脉必数而无力,或兼细小,而证见虚寒,此则温之且不暇,尚堪作热治乎?……"综合分析患者证候与救治之方药,可知其"脉来七至",必是阳气虚损之疾脉,数极而无力,按之虚软空豁矣。"日投三贴",量大频服,救急之法;"约进七十剂……"补虚无近功也。又,李中梓《里中医案》记载本案之脉为"脉来七至。余曰:法在不救,然脉当有根,可以救十中之一二"。得遇良医,方可转危为安。

2. **脉大且疾,沉之豁然—真寒假热—中风大虚—热药冷服**　檇李约谏黄健庵,中风大虚,喘急自汗,得食即吐,脉大且疾,沉之豁然,内有真寒,外有假热,当用理中汤冷饮之。不从,反服清火剂而死。(《里中医案》)

吕按:"中风大虚"者,中风外感之前,必有内虚劳损久病——内有真寒;感受外邪,虚人无力抗邪——外有假热。急者先治,固本为要。

3. **脉疾不鼓—阴盛格阳证—伤寒目赤烦渴—助阳(汗出)透表**　东垣治一人,伤寒目赤而烦渴,脉息七八至,按之不鼓击。经曰:脉至而从,按之不鼓,诸阳皆然。此阴盛格阳于外,非热也,与姜、附之剂,汗出而愈。按:此与海藏治狂言发斑,身热脉沉细阴证例同。(《张氏医通》)

吕按:《名医类案》卷五《恶热》记载此案:"李东垣治一人,目赤,烦渴引饮,脉七八至,按之则散,此无根之脉。用姜附加人参,服之愈。"加以比较,此详彼略,可互相补充。如此阴盛似阳之危症,若非良医,难免误治而死!

4. **脉沉滑疾—恶热"胃家实"—下之而愈**　江应宿治休宁潘桂,年六十余,客淳安,患伤寒,亟买舟归。已十日不更衣,身热如火,目不识人,谵语烦躁,揭衣露体,知恶热也。小便秘涩,腹胀,脉沉滑疾,与大柴胡汤,腹中转矢气,小便通,再与桃仁承气汤,大下黑粪,热退身凉而愈。(《名医类案》卷一《伤寒》)

吕按:"患伤寒……已十日不更衣"等诸般证候,为阳明腑证,法当急下,宜承气汤,却"与大柴胡汤",方证不大切合(大柴胡汤证应为脉弦滑),故需"再与桃仁承气汤,大下……而愈"。须知三阳病皆有经证与腑证:太阳病之腑证是膀胱蓄水证;阳明病之腑证是阳明肠腑实证。少阳病之腑证为何?编者认为是少阳胆郁热证(如胆囊炎、胆结石等)。所谓"与大柴胡汤下之则愈"(103)者,意在使胆腑之郁热假道阳明而去除。三阳病腑证,仲圣各有主治之方,用之不当则疗效不佳。此案江氏是否选方不当呢?我们尊重古代名医,但不可盲从。

5. 脉急疾而偶停——下异胎奇法 石顽治一妇,怀孕六月,因丧子悲哭动胎,医用黄芩、白术辈安胎药二服不应,改用枳壳、香附、紫苏、砂仁理气,一服胎遂上逼心下,胀闷喘急,口鼻出血。第三日午后来请石顽,薄暮往诊,其脉急疾如狂风骤雨,十余至则不至,顷之复至如前,因谕之曰,此孕本非好胎,安之无益,不若去之,以存母命。因思此胎,必感震气所结,震属木,惟金可制,令以铁斧烈火烧红,醋淬,乘热调芒硝末一两灌之。明日复来请云,夜半果下异胎,下后脉息微和,神思恍惚,所去恶露甚多,又与安神调血之剂,数服而安。(《张氏医通》)

吕按:此案彰显辨脉识病与独特的"下异胎"疗法。重用芒硝下胎之经验,于《药性论》有记载——芒硝"主坠胎……能散恶血"。《顾松园医镜》以芒硝服之治胎死不下。现代引产以纱布包芒硝200g,外敷脐部,有发动宫缩功能,详见《仲景方药古今应用》之芒硝条目。

二十九、大 脉 医 案

大与小脉正相反,大则病进邪实见;
脉大为劳精气虚,貌似有余按之软。

此前之28种脉,完全依照李中梓《诊家正眼》之次序排列,此"大脉"至最后8项内容,是笔者潜心思考以后加上的。下面说大脉:

大之为义,波幅洪大,与小脉相反。《伤寒论》第186条曰"伤寒三日,阳明脉大",此为正邪交争正盛,邪实之脉,必脉大有力。《金匮要略》第六篇第3条曰"脉大为劳",此乃年老、久病精气内虚,貌似有余,内本不足,必脉大无力。故大脉之诊,必须明辨虚实以论治。李中梓虽无大脉之专论,却有许多大脉之医案。下列24则医案,先论实证,后为虚证。实证脉洪大选3则,如热结在里证,见案例1;右寸浮大而滑,为风痰在肺证,见案例2;右寸独大,为喘嗽瘫闭证,见案例3。上盛下虚之喘甚者,或脉浮大,见案例4;或尺脉独大而软,见案例5。虚证脉大者,选录19则,其共同特点是:脉大而软(少力),但有内脏虚损与体表气血营卫皆虚之不同。内虚之脉,既有六脉皆大而软者,又有三部九候某部病脉以定某脏之病者。内脏之阳气虚为主者,脉象多为大而迟缓,但亦有脉大按之极软而数者,见案例13、18;内脏之阳气虚证,典型者为虚寒之候,亦有内真寒而外假热之候，见案例 10、13、19、21；内脏之虚证，既有纯虚之候，又有夹风（案例 6）、夹湿（案例 7）、夹积（案例 8）以及水泛（案例 12）、虚痛（案例 8）、虚火（案例 17）、类伤寒（案例 11）等。欲知详细，详见各个医案。

1. 脉洪大一伤寒热结在里一大小柴胡汤脉证辨 一人病伤寒，心烦喜呕，往来寒热，医以小柴胡与之，不除。许曰：脉洪大，而实热结在里，小柴胡安能去之。仲景云："伤寒十余日，热结在里，复往来寒热者，与大柴胡汤。"三服而病除。大黄荡涤蕴热，伤寒中要药。王叔和云："若不用大黄，恐不名大柴胡，须是酒洗、生用为有力。"（《名医类案》卷一《伤寒》）

吕按：《伤寒论》第 265 条曰："伤寒，脉弦细，头痛发热者，属少阳。……""属少阳"句下，《伤寒总病论》《南阳活人书》作"宜小柴胡汤"。所述"脉弦细"，为"血弱气尽，腠理开，邪气因入，与正气相搏"（97）之脉；此案所见"心烦喜呕，往来寒热"，为少阳病正邪纷争之症，而"脉洪大"为"热结在里"之纯实脉象，故以虚实兼顾的小柴胡汤"与之不除"，而"与大柴胡汤下之则愈"（103）。下之者，下其里热也。两方相较：小柴胡汤去人参、炙甘草之甘补，加枳实、芍药、大黄之苦泄，则为大柴胡汤。

2. 右寸浮大而滑一风痰在肺一经年咳嗽一宣肺降气化痰 太学史明麟，经年咳嗽，更医数十人，药不绝口，而病反增剧，自谓必成虚痨。余曰：不然。脉不数不虚，惟右寸浮大而滑，是风痰未解，必多服酸收，故久而弥甚。用麻黄、杏仁、半夏、前胡、桔梗、甘草、橘红、苏子。五剂止，十剂已。（《医宗必读》）

吕按：脉浮大而滑，见之右寸，肺气实也。经年咳嗽，药不绝口，"必多服酸收，故久而弥甚"。想其初病为外感咳嗽，肺气不宣，本应宣肺，误用酸收，故经年不愈。平脉辨证，治以宣肺降气化痰法，方证相应，疗效在预料之中。

3. 右寸独大一喘嗽癃涩一专药疏肺利尿 郡守黄敬（《医宗必读》作"王镜"）如，痰火喘嗽，小便癃涩，服五苓、八正无功。余曰：右寸独（《医宗必读》独作"数"）大，是金燥不能生水，气化不及州都。惟用紫菀五钱，麦门冬三钱（《医宗必读》此后有"北五味十粒"），人参二钱。一剂而溲如泉涌。（《里中医案》）

吕按：此案平脉辨证简要明了，关键是重用紫菀之理解。《神农本草经》曰："主咳逆上气……"《本草正义》说："紫菀柔润有余，虽曰苦辛而温，非燥烈可比，专能开泄肺郁，定咳降逆，宣通窒滞，兼疏肺家气血。……"《本草通玄》："紫菀，辛而不燥，润而不寒，补而不滞。然非独用、多用不能速效，小便不通及溺血者服一两立效。"《千金方》用之"治妇人卒不得小便：紫菀末，井华水服三指撮"。以上引述综合理解后,则处方重用紫菀为君药治之了然于胸。由此可知,识药是开好方、治好病的前提。

4. 脉浮大—上盛下虚—肺胀(肺气肿?)—先宣肺降逆以治标,后培土生金以固本　社友孙芳其令爱,久嗽而喘,凡顺气化痰、清金降火之剂,几于遍尝,绝不取效。一日喘甚烦躁,余视其目则胀出,鼻则鼓煽,脉则浮而且大,肺胀无疑矣。遂以越婢加半夏汤投之,一剂而减,再剂而愈。余曰:今虽愈,未可恃也,当以参术补元,助养金气,使清肃下行,竟因循月许,终不调补,再发而不可救药矣。(《医宗必读》)

吕按: 此案发人深省,示人以大法于案语之中。潜心读之可知,此案病机必属上盛下虚,本虚标实,故以越婢加半夏汤治标救急,缓则"当以参术补元,助养金气",以固根本。急则治标,缓则治本,医者皆知,但施治不当,仍然无效。如此案前医治法亦属治标,为何"绝不取效"? 关键在法不妥,方不专,方证不对,故而无效。

5. 尺脉独大而软—上盛下虚—喘不得卧—壮水治本　太学朱宁宇在监时,喘息多痰,可坐不可卧,可俯不可仰,惶急求治。余曰:两尺独大而软,为上盛下虚。遂以地黄丸一两,用桔梗三钱,枳壳二钱,甘草一钱,半夏一钱,煎汤送下,不数剂而安。(《医宗必读》)

吕按: 平脉辨证,法当标本兼治,以地黄丸补肾,治标药煎汤送服之。但"地黄丸"为何? 医案后附录的十几个方子并无此方;于前之《喘》论中说:"阴虚而火来乘金者,壮水为亟,六味地黄丸。"可知地黄丸即六味,"下虚"乃肾阴虚为主。笔者在此提示一个参考方,即《景岳全书》之金水六君煎(熟地、当归、陈皮、半夏、茯苓、甘草),适用于肾阴亏虚、痰湿在肺之上盛下虚证。

6. 脉大而软—脾肺气虚—中风中经络—补气和血,化痰通络　延平太守唐东瀛,多郁多思,又为府事劳神,昏冒痰壅,口㖞语涩,四肢不随,时欲悲泣,脉大而软,此脾肺气虚,风在经络。余以补中益气去黄耆,加秦艽、防风、天麻、半夏,十剂证减二三,更加竹沥、姜汁,倍用人参,兼与八味丸,两月乃愈。(《医宗必读》)

吕按: 患者官至太守,郁思劳神,势必伤正。脉大而软,软而少力,气虚之象,联系症状,为风痰在络。处方用药,标本兼治。为何去黄芪呢? 以及服了十剂后"倍用人参"呢? 这就必须明确人参与黄芪功用之异同:同者,皆补气之类;异者,黄芪"入肺补气,入表实卫,为补气诸药之最,是以有耆之称。与参相较,则参气味甘平,阳兼有阴;耆则秉性纯阳,而阴气绝少。盖一宜于中虚……一更宜于表虚"（《本草求真》）。故"肤表之气，补宜黄芪；五内之气，补宜人参"（《得配本草》）。先圣后贤，深明药物之特性，处方之用药，不用则已，用则必需。故此案辨证处方，去了可用可不用之黄芪，倍用必须应用之要药人参。需要说明，中风以半身不遂为主症特点，而此案曰"四肢不随"（随与遂两字，音同，义亦相类）者，以个别中风"多发性脑梗死"，也可导致四肢不遂。

7. 脉大无力—气虚而湿毒下流—足疮浸淫—补虚祛邪兼顾　相国方禹修，足疮浸淫三载。服解毒药、燥湿药、清热祛风药。余曰：脉大无力，气虚之候也。气虚则下陷，服疏利药，则愈下矣。以补中益气加萆薢、苍术服之，外用当归白术膏和二妙散涂之，脓水渐干，更以六味丸加苍术、黄柏，间服一年而愈。（《里中医案》）

吕按：此案足疮，平脉辨证以内服药补虚治本，外用方燥湿为要。转方为补肾固本，兼祛湿毒余邪也。

8. 脉大无力—气虚—胸腹痛甚—补虚即可止痛　社友姚元长之内，久患痞积，两年之间，凡攻击之剂无遗用矣，而未尽除，形体尪羸。余闻之而告其友曰：积消其半，不可伐已，但用补汤，元气一复，病祟全祛耳。元长信之，遂作补丸，服毕而痞果全消。逾三年调理失宜，胸腹痛甚，医者以痛无补法，用理气化痰之法，痛不稍衰。余诊之，大而无力，此气虚也，投以归脾汤加人参二钱，其痛立止。（《医宗必读》）

吕按：此案进一步启发读者，"治病必求于本"。不荣而痛者，补虚即可止痛。痞积之病，可以攻击其邪，但久攻而不能尽除者，正气已伤也，补虚才能攻邪有力矣。

9. 气口大而软—久患呕吐—补虚止呕　兵尊高云圃，久患呕吐，阅医颇众，病竟不减。余诊之曰：气口大而软，此谷气少而药气多也，且多犯辛剂。（辛剂）可以治表实，不可以治中虚；可以理气壅，不可以理气弱。投以熟半夏五钱，人参三钱，陈仓米一两，白蜜五匙，甘澜水煎服，二剂减，十剂安。（《医宗必读》）

吕按：古人诊脉有右为气口、左为人迎之说。"久患呕吐""气口脉大而软"者，则大为貌似邪实，软主气虚也。胃虚久吐，不可受"辛剂"再消耗胃气。取法大半夏汤，补益气阴以治本，半夏止呕以治标。

10. 脉大而虚—气不摄血—吐血发热—补气固本　同邑业师吴玄水如夫人，吐血发热，上气咳嗽，其脉大而虚，心部尤甚。此气虚不能摄血，忌用降火之药，遂用归脾汤加干姜数服，血止热退而安。（《删补颐生微论·医案论》）

吕按：脉大而虚软无力，气虚之象，故吐血等症当从气虚为主立法，以脾为气血生化之源，故以归脾汤主之，加干姜者，气虚甚则生内寒，必有虚寒之兆，故加之。此等方法，可与《金匮要略》第十六篇第14条"吐血不止者，柏叶汤(柏叶、干姜、艾)主之"互参。笔者认为，中气虚寒而吐血不止者，以柏叶汤为方精力专；吐血止之后，以归脾汤加干姜补虚固本为宜。

11. 脉大无力一年老，忧思，暑浴一内伤外感分辨法一重用参术补脾，更以补火生土法　邑宰夏仪仲太夫人，年已八秩(十年为一秩。八秩，即八十岁)。戊寅新夏，仪仲远任闽邑，忧思不已，偶因暑浴，遂患发热头痛。医者以为伤寒，禁其食而肆行解散，越三日气高而喘，汗出如洗，昏冒发厥，业已治凶事，始问治于余。余诊其脉，大而无力，乃为之辨曰：外感发热，手背为甚；内伤发热，手心为甚。外感头痛，常痛不休；内伤头痛，时作时止。今头痛无定而手背不热，是与虚也，与外邪无涉。即进食补中，犹惧或失之，反禁食攻表，安得不败乎？遂用人参、黄芪各五钱，白术、半夏各二钱，橘红一钱，甘草六分。原医者为之咻曰：喘为气逆，此药到咽，即不可救。举家惊疑不决，余百口陈辨，甫投一剂，喘汗减半，更倍用参、术二剂，症减七八，惟饮食不进耳。余曰：火衰不能生土，但于原方加附子一钱五分，干姜一钱。十剂而食进，调理三月，计用参二斤而安。(《删补颐生微论·医案论》)

吕按：此案主要看点有三：第一，大而无力，为典型的《金匮要略》"脉大为劳"之义；第二，外感与内伤之辨；第三，对八旬患者，先后三诊剂量之重与随证方药变通之法。

12. 寸脉大尺涩一肾虚水泛一手足麻痹，歧视一补肾利水　吏部少宰蒋恬庵，署礼部时患手足麻痹，目中睹一成两，服补血药不应，改服脾药、痰药，精神困倦。余诊得寸口脉大，两尺独涩。此心肾不交，水泛为痰之故也。乃取地黄丸料作煎剂，倍用泽泻、茯苓，入青盐少许。凡六剂而歧视遂收，乃兼进参芪安神之剂，一月而康复如常。(《删补颐生微论·医案论》)

吕按：此案麻痹，歧视，治用补血、健脾、化痰法皆不应，平脉从肾虚着想。寸口脉大主水泛于上，尺涩主肾虚。处方以地黄汤中之"三补"补肾治本，重用泽、苓渗湿利水，以盐之咸味为引药也。善师古方灵活用之，方精法巧，切合病情，必有疗效。

13. 脉大而数，按之极微一火不生土，真寒假热一久痢误治一温补脾肾　屯田孙侍御潇湘夫人，久痢不止，口干发热，饮食不进，犹服香连等药，完谷不化，尚谓邪热不杀谷，欲进芩连，数日不食，热甚危迫。余诊之，脉大而数，按之极微。询之小便仍利，腹痛而喜手按，此火衰不能生土，内真寒而外假热也。

小便利则不热可知,腹喜按则虚寒立辨,亟进附子理中汤,待冷与一剂而痛止。连进一十余剂,兼服八味丸而康。(《删补颐生微论·医案论》)

吕按:脉症合参,脉大而数乃外假热也,沉取脉极微为火衰于下之象。治宜温补脾肾,附子理中汤为的对之方,故立见功效。

14. **脉大而软,两尺为尤—火不生土—劳与郁日久,胸膈满闷,不思进食—汤药补脾,丸剂补肾** 文学倪念岚,累劳积郁,胸与膈俱闷满,畏食如仇,服理气,改服行痰,改服清火而益病(《医宗必读》作"半载之间,药百余剂,而病热日增,始来求治于余")。余曰:脉大而软,两尺为尤,火衰不能生金,反以寒剂伤之,是下井而投石也。乃用六君子加姜、桂,十剂稍效,兼服八味丸,半载而痊。(《里中医案》)

吕按:"畏食如仇"为脾病,治用六君子加味,乃益气健脾为主,故"生金"之"金"字疑为"土"。曰半载而愈,这说明治虚衰之病不可急于求功也。

15. **脉大无力—脾肾两虚—年少滑精—补脾升阳与补肾固精兼顾** 太学朱宁侯之子,年十六而精滑,闻女子声即下莫禁,其脉大而无力。此中气虚而下陷,以补中益气汤,倍用升、柴,以六味丸料多加芡实、金樱、五味、人参,服三月而精固。(《里中医案》)

吕按:此案只述脉证要点与处方用药原则,其治疗的具体应用可有如下三法:第一,一日早晚服法,即早上服补中方,午后用六味法;第二,隔日交换服法,即今日服补中方,明日服六味法,如此反复交换;第三,补中益气汤送服六味丸,或六味加减为汤剂,送服补中益气丸。总之,脾肾并补之法为要。

16. **少阴脉大而无力—劳神太过虚烦头痛—类伤寒—补脾以养心,饮粥以养胃** 顾淡之,劳神之后,燥热甚,头角掣痛,时作时止。医禁其食而解表,越四日而热不衰,议将攻内。余细视之,脉不浮紧,安得表耶? 又不沉实,安得里耶? 只有少阴大而无力,为劳神太过,乃虚烦类伤寒也。若禁饮食则病深矣,先饮糜粥,用大剂归脾汤,十日而痊。(《里中医案》)

吕按:《素问·生气通天论》曰:"阳气者,烦劳则张。"劳神损伤阳气,证类伤寒。以脉求真,法当补益心脾以固本,粥饮乃食疗补养法。

17. **尺大而软—肾精气两虚—胫膝肿痛色赤—养阴凉血并补肾气** 制台张石林,胫膝肿痛,赤如涂丹。服槟榔、木通、牛膝、苡仁等药,继服苍术、黄柏。余曰:尺大而软,责在少阴。用人参、地黄各三钱,麦冬二钱,丹皮、牛膝、枸杞各三钱,沉香一钱。四剂少减,二月而安。(《里中医案》)

吕按:平脉以判断病性为虚、病位在肾,从而决定治法、方药,非见痛止痛,见肿消肿,见红清热。处方首用人参者,以脉软为元气之虚也;用沉香者,取之引入下焦也。上述医案之"少阴大而无力,为劳神太过",指手少阴心;此则"尺大而软,责在少阴",指足少阴肾。前者养心以补脾为主,此则补肾而补脾为辅。推而广之,诸脏之虚,都要勿忘补益生化之源。

18. 脉大而数,按之极软—虚劳危症—甘温补益心脾　邵武邑宰何金阳令郎,久困虚劳,已濒于危,数千里招余。其脉大而数,按之极软,此中气积虚,反为凉剂所苦耳。乃以归脾汤入桂一钱,人参五钱,当晚得熟寐。二十日而汗敛精藏。更以还少丹与补中益气间服,数月而康。(《里中医案》)

吕按:久困虚劳之证候,据服归脾汤之疗效所述,必见不寐、多汗、遗精等。其脉大、按之极软,阳气大虚无疑,而令人迷惑者是为何脉"数"?张景岳对数脉之辨析精细。他说,数脉成因大约有七,其中之一是"虚损有数脉。凡患阳虚而数者,脉必数而无力……若以虚数作热数,则万无不败者矣"。阳气虚而数者,虚阳外浮所致也(西医诊断为"心力衰竭"者,即有心跳加速而脉数无力之象)。总之,不可一见数脉就从热证论治,应当首辨外感、内伤、暴数、久数,明辨为实证、热证,还是虚证、寒证后,才能准确治之。

19. 脉大无伦而按之如无—真寒假热—温补阳气,热药冷服　休邑吴文哉,伤寒发躁,面赤足冷,时时索水不能饮,且手扬足掷,难以候脉。五六人制之就诊,则脉大而无伦,按之如无(《名医类案》卷一《伤寒》选录此案,文字略有出入,其中脉诊为"洪大无伦,按之如丝")。余曰:浮大沉小,阴证似阳,谓之阴躁,非附子理中汤不可。伊弟日休曰:不用柴胡、承气,不用三黄、石膏,反用热剂耶? 余曰:内真寒而外假热,服温补犹救十中之七(七字后《脉诀汇辨》有"若用寒凉,立见败坏矣")。日休卜之吉,乃用人参四钱,熟附一钱,白术二钱,干姜一钱,甘草八分,煎成冷服之。甫一时许,而狂躁少定,数剂而神清气爽。(《里中医案》)

吕按:此案证候,发躁、面赤、索水、手扬足掷等,为外假热之表象;足冷、索水不能饮,乃内真寒之本质。脉大似实,而按之如无,可辨为阳气大虚证无疑。"煎成冷服之",为热药凉服法,古人称为"从治"法。处方附子理中汤,又是理中汤与四逆汤合方之法,方之剂量大小应明确:重用人参为君以大补元气;甘草少用调和诸药,多用则甘补壅滞也。

20. 尺脉大而软—肾不纳气—咳而上气—补火生土,培土生金,汤与丸并用　文学金伯仓,咳而上气,凡清火润肺、化痰理气之剂,几无遗用,而病不少衰。余诊其肾脉大而软,此气虚火不归元。用人参三钱,煎汤送八味丸五钱,一

服而减。后于补中益气汤加桂一钱，附子八分，凡五十剂，用八味丸二斤而瘥。（《医宗必读》）

吕按： 脉大而软，本虚也；见之肾脉，肾气虚也；肾不纳气，肺失宣肃，故咳而上气，既咳又喘也。治用八味丸，用人参汤送服，补肾为主，不忘补脾；后以补中益气汤加桂、附，补脾为主，不忘补肾。虚证着重补脾与补肾之先天与后天兼顾，此李中梓倡导并擅长之大法。

21. 脉洪大无伦，按之如无一虚热无火一脾肾兼补，补肾应阴阳兼顾，补脾甘味为主 薛己治一妇，患痰热，治者多以寒凉，偶得小愈。三四年，屡进屡退，于是元气消烁。庚子夏，遍身浮肿，手足麻冷，日夜咳嗽，烦躁引饮，小水不利，大肉尽去，势将危殆。薛诊脉洪大无伦，按之如无，此虚热无火，法当壮火之源，以生脾土。与金匮肾气丸料，服之，顿觉小水溃决如泉，俾日服前丸，及大补汤愈。三四年间无恙。一日，因哀悲动中，前证复作，体如焚燎，口肉尽腐，胸腹胀满，食不下咽者四日，投以八味二服，神思清爽，服金匮肾气丸料，加参、芪、归、术，未竟而胸次渐舒，陡然思食，不三日而病去五六矣，嗣后，日用前二丸间服，逾月而起。至秋深，复患痢，又服金匮肾气丸，加参、芪、归、术、黄连、吴萸、木香，痢遂止，但觉后重，又用补中益气，加木香、黄连、吴萸、五味，数剂而痊愈。（《名医类案》卷五《虚损》）

吕按： 此案脉"洪大无伦，按之如无"，是《金匮要略》所谓"脉大为劳"之类也。"法当壮火之源，以生脾土"，土厚则生肺金，肺脾肾三脏真元恢复，诸症可愈。之后"因哀悲动中，前证复作……至秋深，复患痢……"治之先后互参，以金匮肾气丸为主方，以肾脾兼补为大法，皆"病去……而痊愈"。由此可知，临证成功经验可以重复应用。

22. 脉大如波涌而软一表虚感冒一益气固表，缓缓调补 郡侯陈莲石，易于感冒，得风剂乃安。频发频服，四五年矣。余曰：脉大如波涌，软若羹肥，表虚而玄府不密也。日散其邪，是开门延寇矣。制玉屏风散三斤，剂毕而永不再发。（《里中医案》）

吕按： 此案审病求因，平脉辨证，说理通俗易懂。久病正气亏虚，易于感冒，需要慢慢调补，王道无近功也。

23. 脉大无力一气血皆损一手足及左胁皆木一着痹一补气为主，养血为辅 文学陆文湖，两足麻木，自服活血之剂不效，改服攻痰之剂又不效，经半载后，两手亦木，左胁下有尺许不知痛痒。余曰：此经所谓着痹也。六脉大而无力，气血皆损，用神效黄芪汤，加茯苓、白术、当归、地黄，十剂后小有效，更用十全大

补五十余剂始安。(《医宗必读》)

吕按：六脉大而无力，虚证无疑。主诉手足麻木，曰为着痹。着痹特点，"肢体重着不移，或为疼痛，或为不仁。湿从土化，病多发于肌肉，俗名麻木是也"(李中梓)。治用神效黄芪汤(黄芪二钱，人参、炙甘草各一钱，蔓荆子二分，陈皮五分)加味。李中梓于"医案"之前的《痹》论，内容简要，选录如下：

"《内经》论痹，四时之令，皆能为邪，五脏之气，各能受病……皮肉筋骨脉各有五脏之合，初病在外，久而不去，则各因其合而内舍于脏。在外者祛之犹易，入脏者攻之实难；治外者散邪为急，治脏者养正为先。治行痹者散风为主，御寒利湿，仍不可废，大抵参以补血之剂，盖治风先治血，血行风自灭也。治痛痹者，散寒为主，疏风燥湿，仍不可缺，大抵参以补火之剂，非大辛大温，不能释其凝寒之害也。治着痹者，利湿为主，祛风解寒，亦不可缺，大抵参以补脾补气之剂，盖土强可以胜湿，而气足自无顽麻也。提其大纲，约略如此。……"

24. 脉大无力—营卫交虚—痿证—朝夕不同治法　崇明文学倪君俦，四年不能起床，延余航海治之，简其平日所服，寒凉者十六，补肝肾者十三，诊其脉大而无力，此营卫交虚。以十全大补加秦艽、熟附各一钱，朝服之；夕用八味丸加牛膝、杜仲、远志、草薢、虎骨、龟板、黄蘖，温酒送七钱，凡三月而机关利。(《医宗必读》)

吕按：此案乃李中梓《痿》论后案例之一。主症"四年不能起床"为何？李氏指出痿证之主症特点："手足痿软而无力，百节缓纵而不收，证名曰痿。"平脉辨证，朝服之方以补益阳气为主；夕服之方以补益阴精为主。如此乃时间医学在临证的运用。这样，更有助于在白昼阳盛之时以助阳；夜晚阴静之时以益阴，可师可法。

三十、小脉医案

大则病进小则平，正气未复邪气穷。

脉小坚实病在内，小弱而涩久之病。

《素问·平人气象论》曰："寸口……脉盛滑坚者，曰病在外；脉小实而坚者，病在内。脉小弱以涩，谓之久病；脉滑浮而疾者，谓之新病。"这四句以对比法讲述了邪实、新病之大脉类，并指出小脉之坚实与涩弱不同，主病的性质不同。黄宫绣《脉理求真》说："小则三部皆小，而指下显然。凡微细短弱，皆属小类。"笔者以为，小脉与细脉更相近似，常有"细小"之称。由于古人脉论与脉案中有小脉，故论之于此。下列病案2则，案例1之脉小，为邪气已退，正气未复；案例

2 之脉微小,为中气虚日久。

1. 脉小—伤寒邪退,正气未复—糜粥自养 丹阳邑侯王维凝,伤寒汗下后时时灼热,医谓汗后不为汗衰,邪气深重,禁其食,服清剂。困倦已极,求治于余。余曰:脉小腹濡,此邪气已尽,正气未复,谷气不加,阳明失养,非病也,饥也。病者不能言,但首肯不已。徐进糜粥日五六次,居五日,不药愈。(《里中医案》)

吕按:在急性热病之变化过程,平脉可以判断:"大则病进,小则平"。就是说四诊合参,脉由大变小,这提示邪气衰退。此案病情即是。《伤寒论》第58条曰:"凡病,若发汗、若吐、若下,若亡血、亡津液,阴阳自和者,必自愈。"其"阴阳自和"的资本是人的"本能"。帮助本能或靠医治,或靠饮食。药治后"邪气已尽……徐进糜粥"充养胃气,可不治自愈。

2. 六脉微小—中气虚(寒)—胃痛—温中补虚 一妪胃痛久,诸药不应。六脉微小,按之痛稍定,知中气虚而火郁为患也。投理中汤,一服随愈。(《续名医类案》卷十八《心胃痛》)

吕按:此案平脉为虚证,胃痛喜按亦为虚象。中气虚寒宜投理中汤,而"火郁"应少佐黄连,或加白芍以止痛。

三十一、丝 脉 医 案

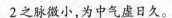

极细之脉如蛛丝,古无专论需辨识。
危急重病之极虚,争分夺秒快救治。

古人并无"丝脉"专论,此乃笔者在阅读过程中,经过细心思考而专门列之。丝脉如同细脉,但比细脉更细,医家脉案皆形容"脉如蛛丝",极细之脉也。丝脉与细脉主病有所不同,细脉之脉案前有专论,多为慢性病之虚证,而丝脉多主危急重症之极虚证。下列病案 7 则,读之后自有收获。案例 1、2、3、4 为危急重症,精心救治,转危为安;案例 5 为除中死证;案例 6、7 乃小儿病特殊病因病机表现为丝脉。

1. 脉大而软,两尺如丝—火不生土—不能食误治—补虚法 文学倪念岚,累劳积郁,胸膈饱闷,不能饮食,服消食之剂不效,改而理气,又改而行痰,又改而开郁,又改而清火,半载之间,药百余剂,而病势日增,始来求治于余。余先简其方案,次诊其六脉。喟然叹曰:脉大而软,两尺如丝,明是火衰不能生土,反以伐气寒凉投之,何异于人既入井,而又下石乎? 遂以六君子汤加益智、干姜、肉桂各一钱,十剂而少苏。然食甚少也,余劝以加附子一钱,兼用八味丸调补,凡百余日而复其居处之常。(《医宗必读》)

吕按：读罢此案，感慨很多，当今如此误治之例，屡见不鲜矣！扪心自问，亦应反思。李氏平脉辨证，拨乱反正，纠误补虚，缓缓救治，百日而复常者，王道无近功也。李氏良医之良法，得益于博览群书，效法先贤，勤于临证，善于变通。将其《不能食》全文转录如下（《不能食》先是四家引文，继则自谦曰"愚按"），以应读者之需。

东垣云："胃中元气盛，则能食而不伤，过时而不饥。脾胃俱旺，能食而肥；脾胃俱虚，不能食而瘦。"（由是言之，则不能食皆作虚论。若伤食恶食，心下痞满，自有治法，不在此例。）罗谦甫云："脾胃弱而食少，不可克伐，补之自然能食。"许学士云："不能食者，不可全作脾治，肾气虚弱，不能消食饮食，譬之釜中水谷，下无火力，其何能熟？"严用和云："房劳过度，真阳衰弱，不能上蒸脾土，中州不运，以致饮食不进。或胀满痞塞，或滞痛不消，须知补肾。肾气若壮，丹田火盛，上蒸脾土，脾土温和，中焦自治，膈开能食矣。"

愚按：脾胃者，具坤顺之德，而有乾健之运。故坤德或惭，补土以培其卑监；乾健稍弛，益火以助其转运。故东垣、谦甫以补土立言，学士、用和以壮火垂训，盖有见乎土强则出纳自如，火强则转输不息。火者，土之母也，虚则补其母，治病之常经。每见世俗一遇不能食者，便投香砂、枳、朴、曲、蘖、楂、芽，甚而用黄连、山栀，以为开胃良方，而夭枉者多矣。不知此皆实则泻子之法，为脾胃间有积滞，有实火，元气未衰，邪气方张者设也。虚而伐之，则愈虚；虚而寒之，遏真火生化之元，有不败其气而绝其谷乎？且误以参术为滞闷之品，畏之如砒鸩，独不闻经云"虚者补之"，又云"塞因塞用"乎？又不闻东垣云，脾胃之气，实则枳实、黄连泻之，虚则白术、陈皮补之乎？故不能食皆属脾虚，四君子汤、补中益气汤。补之不效，当补其母，八味地黄丸、二神丸。挟痰宜化，六君子汤。挟郁宜开，育气汤（木香、丁香、藿香、人参、白术、茯苓、砂仁、白豆蔻、荜澄茄、炙甘草各半两，山药二两、橘红、青皮各二钱半，白檀香半两，为末，每服二钱，木瓜汤送下）。仇木宜安，异功散加沉香、木香。子金宜顾，肺金虚则盗窃土母之气以自救，而脾土益虚，甘、桔、参、苓之属。夫脾为五脏之母，土为万物之根，安谷则昌，绝谷则亡，关乎人者至为切亟，慎毋少忽。

2. 六脉如蛛丝—阳气衰微证—药治与食疗并用救危症　罗谦甫治真定府武德卿，年四十六岁，因忧思劳役，饮食失宜，病四肢体冷，口鼻气亦冷，额上冷汗出，时发昏愦，六脉如蛛丝。……遂以理中汤，加黑附子，每服五钱，多用葱白煎羊肉汤，取清汁一大盏，调服之。至夕，四肢渐温，汗出少，夜深再服。翌日，精神出，六脉生，数服而愈。（《名医类案》卷五《寒中》）

吕按：此案脉证所现，阳气极度衰微之危候。治以理中汤加附子温补脾肾，此乃常法，而"多用葱白煎羊肉汤（为师法白通汤与当归生姜羊肉汤方）"调服之，以加强温通、温养之功，乃此案之独到经验，值得效法。

3. **脉弦细而微，如蛛丝—内外相因为病—汤剂以扶助阳气，艾灸以温养百脉** 罗谦甫治廉台王千户，年四十五，领兵镇涟水，此地卑湿，因劳役过度，饮食失节，至秋深，疟痢并作，月余不愈，饮食全减，形羸瘦，仲冬舆疾归。罗诊脉弦细而微，如蛛丝，身体沉重（湿也），手足寒逆（寒也），时复麻痹（虚），皮肤痂疥如疠风之状，无力以动，心腹痞满，呕逆不止，皆寒湿为病久淹（断之寒湿妙，宜细玩之），真气衰弱，形气不足，病气亦不足。《针经》云："阴阳皆不足也，针所不为，灸之所宜。"《内经》曰："损者益之，劳者温之。"《十剂》云："补可去弱。"先以理中汤加附子，温养脾胃散寒湿；涩可去脱，养脏汤加附子，固肠胃，止泻痢，仍灸诸穴以并除之。经云"府会太仓（即中脘也）"，先灸五七壮，以温养脾胃之气，进美饮食；次灸气海百壮，生发元气，滋荣百脉，充实肌肉；复灸足三里（胃之合也），三七壮，引阳气下交阴分，亦助胃气；后灸阳辅（足少阳胆穴）二七壮，接续阳气，令足胫温暖，散清湿之邪。迨月余，病气去，神完如初。（《名医类案》卷四《痢》）

吕按：补益以扶助正气，艾灸以温养阳气，此中医治阳气虚衰之两大"法宝"，善于辨证并用之，可彰显中医治病优势。此案药治与艾灸并用，确能提高疗效，理应效法。

4. **脉如蛛丝—过劳体虚又伤生冷—"五虚"阳微证—温里通阳** 至元己巳六月，罗住夏于上都。金事董彦诚，年逾四旬，因劳役过甚，烦渴不止，极饮潼乳，又伤冷物，遂自利、肠鸣、腹痛、四肢逆冷、汗自出，口鼻气亦冷，六脉如蛛丝，时发昏愦。众医议之，以葱熨脐下，又以四逆汤五两，生姜二十片，连须葱白九茎，水三升，煮至一升，去渣凉服，至夜半，气温身热，思粥饮，至天明而愈。《玉机真脏论》云："脉细、皮寒、气少、泄利、饮食不入，此谓五虚，死。浆粥入胃，则虚者活。"信哉？（《名医类案》卷一《伤寒》）

吕按：经典理论源于实践，学好了又能很好地指导临床，以提高诊治水平。

5. **弦细如丝→如循刀刃—高年久痢而误治→骤然求食"除中证"** 石顽治刑部郎中申勖庵，高年久痢，色如苋汁，服芩、连、芍药之类二十余剂，渐加呃逆，乃甥王勤中，邀石顽往诊。六脉弦细如丝，惟急进辛温峻补，庶合病情，遂疏理中加丁香、肉桂方。诸医咸谓血痢无用姜、桂、人参之理，迟疑不敢服，仍啜芩、连、芍药，迁延五日，病愈甚而骤然索粥，举家及诸医，皆以能食为庆，复邀石顽相商。而脉至如循刀刃,此中气告竭,求救于食,除中证也。世人但知下痢能食为向愈,曷知其有除中之例乎? 因表出以为后学之鉴。(《张氏医通》)

吕按:此案彰显良医平脉以判断生死之功夫。患者"六脉弦细如丝",此阳气衰微,而胃气尚存。《内经》曰:"病深者,其声哕。"故病人"呃逆"已是病危之兆。若其"脉至如循刀刃",即《内经》所谓"……死肝脉来,急益劲,如新张弓弦,曰肝死"(《素问·平人气象论》)。此"但弦无胃"之义,"人无胃气曰逆,逆者死"。

6. **脉蛛丝,过指全无一惊证→夹食伤寒一温中与泻下奇妙疗法**　喻嘉言治袁仲卿子,因捉彭蜞,仆水中,家人救出,少顷,大热呻吟。或与镇惊清热丸散,二日,遂昏迷不醒,胸高三寸,颈软头倾,气垂绝无生理矣。诊其脉,止存蛛丝,过指全无。以汤二匙入口,微有吞意。曰:"外症之重不足惧,但脉已无根,不可救也。"一医云:"鼻如烟煤,肺气已绝,纵有神丹,亦将奈何? "因思此儿受症,何至此极? 请主人及客稍远,待某一人独坐静筹其故(病危之家,亲朋满座,议论纷纭,徒乱人意,不可不知)。良久曰:"得之矣,凡惊风一症,乃前人凿空妄谈,后之小儿受其害者,不知凡几。昔与幼科争论,殊无证据。后见方中行《伤寒条辨》后附《痉书》一册,颛言其事,始知昔贤先得我心。如此症,因惊而得,其实跌仆水中,感冷湿之气,为外感发热之病,其食物在胃中者,因而不化,当比夹食伤寒例,用五积散治之。医者不明,以金石冷药,镇坠外邪,深入脏腑,神识因而不清。其食停胃中者,得寒凉而不运。所进之药,皆在胃口之上,不能透入(何以上云镇坠深入脏腑?),转积转多,以致胸高而突。宜以理中汤,运转前药。倘得症减脉出,再从伤寒门用药,尚有生理。或谓鼻如烟煤,肺气已绝,而用理中,得无重其绝乎? "曰:"所以独坐沉思者,正为此耳。盖烟煤不过大肠燥结之征,若果肺绝,当汗出大喘,何得身热无汗? 又何得胸高而气不逼,且鼻准有微润耶? 此所以望其生也。"遂以理中汤一盏,灌入口中,大爆一口,前药一齐俱出,胸突顿平,颈亦稍硬。但脉仍不出,人亦不苏,此食尚未动,关窍阻塞之故。再灌前汤些少,热渐退,症渐减,乃从伤寒下例,以元明粉一味,化水连灌三次。是夜,下黑矢甚多。次早,忽然一声云:"我要酒吃。"此后尚不知人事,以生津药频灌,一日而苏(雄按:此用理中,必加枳实,所云镇坠之药,性皆重降,药虽停于胃口,邪则不能外解而深入矣)。(《续名医类案》卷二十八《小儿科·伤寒》)

吕按:此案细细读之,启发良多。首先,医者临证面对病危者,应临危不乱,镇定自若,细审发病之因、病机之变、施治之法,如良将临敌,运筹帷幄,才能克敌制胜。第二,脉理精微,因病而异,应审脉求因,平脉辨证,不可脱离具体病情而论脉。第三,此案"以理中汤,运转前药",乃治病求因法,即治前误治之因。

而"从伤寒下例,以元明粉一味",于上吐后润燥通下,治法之巧,用药之精,非良医莫为矣!

7. 脉沉细,状如游丝—血气虚寒—小儿麻痹症—温通血脉 杨某,男,2岁,患小儿麻痹症月余,营养状况尚好,颜面苍白,四肢厥冷,仰卧位,上下肢均呈运动性障碍,肌肉弛缓,各种病理反射迟钝,颈项不强直。腹部肌肉松弛无力,无抵抗、压痛,脉沉细,状如游丝。与"手足厥寒,脉细欲绝"的证候相符,乃予当归四逆汤。处方:当归、桂枝、赤芍、木通各一钱,细辛、甘草各七分,大枣一枚。3剂,每日1剂。服至17剂时,患儿已能在扶持下学步,四肢已无冷感,其肌肉亦较治疗前丰满充实,面色脉象均转正常,乃停药继续观察。1个月后随访,四肢活动完全恢复正常;11个月后随访,疗效巩固。[雷声《中医杂志》1965(9):24]

吕按:此案对"小儿麻痹症"的脉与症合参,平脉辨证,受到《伤寒论》原文之启发,以当归四逆汤治之,取得良效。谁说"古方不能治今病"? 未得其术、不识其法也。

三十二、复合、复杂、特殊脉案

复杂特殊之病情,三部九候脉不同。

脉理精微确难辨,专心研究可分明。

此前所论31种脉象之医案,虽然名曰某一脉象,实则也有复合、复杂之兼脉医案(关于兼脉之论,应参阅本书上编周学海《重订诊家直诀》之《八法总义》与解析诊脉八法之《位数形势》《微甚兼独》等三篇专论。其中"兼"字即解说兼脉之义,很有真知灼见),于此特别专门列项,意在集中论之,以提示应重视复合、复杂之脉案的正确分析,从而提高对复杂、危重病证的诊治水平。所列"特殊脉象"之医案,前面很少论及,专列于此,旨在拓宽读者的知识,以提高对特殊病情之特殊脉象的识别能力和治疗水平。上述三类脉象,表现为两手左右脉不同、上(寸)下(尺)脉不同、浮沉脉不同,并可从脉象判断预后等。下列脉案(26则),细心读之,每个案例都会有收获。

(一) 左右脉不同

1. 肝脉浮濡、肺脉沉数—离魂谵语—润肺摄肝,以助阴升阳降 鞠上図,抑郁蒸热如焚,引饮不休,卧床谵语,户外事如见。医认伤寒,又认鬼祟。余曰:肝脉浮濡,肺脉沉数。夫木性虽浮,肝则藏血藏魂,而隶于下焦,脉当沉长而弦;金性虽沉,肺则主气藏魄,而居乎至高,脉当浮短而涩。肺燥而失其相傅之权,则肝为将军之官,无所畏制,遂飞扬而上越,不能自藏其魂耳。魄强则魂安,今魄弱而魂不肯退藏，乃逐虚阳而放荡，此名离魂。魂既离矣，则出入无时，故户外事皆见皆闻也。当救肺金之燥，使金气足而肝木有制，则魂归矣。用清燥加减，人参、黄芪、麦冬、天冬、五味、当归以润肺养气，芍药、枣仁、栀子、甘草以摄肝归魂，橘红、沉香使九天之阳下降，升麻、柴胡使九天之阴上升。两剂而呓语止，十剂而烦渴皆除，一月而病魔退。（《里中医案》）

吕按：此案解析脉理彰显中医特色理论，处方体现了良医功夫。

2. 左手关尺弦细如丝，肝血虚寒；右手关上小驶而滑，脾胃伏火一朝与暮不同治法　石顽治一薛姓妇，每遇经行，必先作泻二三日。其脉左手关尺弦细如丝，右手关上小驶而滑，服姜、桂、萸、附，则大渴腹痛，泄泻转剧；服苓、泽、车前之属，则目暗如盲。此肝血虚寒，而脾胃有伏火也。俟经将行作泻时，朝用理中加黄连，作汤服五六剂，暮与加减八味加紫石英，作丸常服，不终剂而数年之疾顿除。（《张氏医通》）

吕按：此案彰显了良医脉分三部九候以辨证论治之功夫。所拟"朝用……暮与……"之不同治法，应细心品味其中道理，学以致用。朝用理中以温脾暖肝，加黄连以清伏火；暮与加减八味以补肾养肝，加紫石英者，该药甘温，可暖子宫（《神农本草经》曰主治"女子风寒在子宫，绝孕十年无子"），因其为矿石之药，故又能镇心、安神，降逆气。作丸常服，缓以图功。

3. 左右手不同之脉一脉与症互参→辨外感与内伤及其治法　一人年四十五，正月间，路途跋涉，劳倦发热，身体略痛，而头不痛，自以为外感，而用九味羌活汤，三贴汗出热不退，前后又服小柴胡汤五六帖，热愈甚。经八日，召虞诊视，至卧榻前，见煎成汤饮一盏在案，问之，乃大承气汤，将欲饮，切其脉，右三部浮洪，略弦而无力，左三部略小，而亦浮软不足。虞曰："汝几自杀，此内伤虚证，服此药，大下必死。"伊曰："我平生元气颇实，素无虚损证，明是外感无疑也。"虞曰："将欲作阳明内实治而下之欤！脉既不沉实，又无目疼、口干、潮热、谵语等症；将欲作太阳表实治而汗与欤！脉虽浮洪而且虚，又无头痛、脊强等症；今经八日，不应仍在表，汝欲作何经而治之乎？"伊则唯唯不语。以补中益气汤加附子，大剂与之，是夜连进二服，天明往诊，脉略平和。伊言尚未效，仍谓前效，欲易外感退热之药。虞曰："前药再饮二服不效，当罪我。"又如前二服，脉证俱减半。伊始曰："我几误矣。"去附子，再煎二服与之，热退，气和而愈。但体犹困倦如前，服前药二十余贴，始得强健复元而安。（《名医类案》卷二《内伤》）

吕按：李东垣著《内外感辨惑论》，以其不可不辨也。此案病因劳倦而发热，其脉似实而本虚。如此平脉辨证以定虚实，良医之本色，中医之精华也。

4. 左三部弦而劲急,右三部虚微无力—痰饮—摄元阳而镇阴邪,行水醒脾 马元仪治沈表侄,因悲哀劳役,面色枯白,形体憔悴,右胁有块,凝结作痛,痛则呕,手足厥逆,饮食不思,大便时溏时结,吐出痰饮,动辄盈盆,或一日一发,或间日一发,苦楚万状。诊其脉,左三部弦而劲急,右三部虚微无力。方用附子理中加桂汤,稍安。越三日又发,与前方不应,乃倍加附子,甚安。后复发,前方又不应。因思仲景伤寒治法,有用真武汤一法,原以真火飞越,水气上逆,故用此以复阳收阴,坐镇少阴北方之位。究其功用,全在行水醒脾之妙。今因劳郁所伤,中气损甚,由是所胜之木乘脾,所不胜之水侮之而逆。木横则痞结作呕,水逆则痰饮泛溢。若非真武,何以摄元阳而镇阴邪耶?遂用此方倍加分两,多用人参,连进三十余剂,呕渐已,痰渐少。令早服八味丸,晚服附桂理中丸调理,诸症悉愈。惟结块不除,则以久积阴寒难解,恐成痼疾也。(《续名医类案》卷十六《饮》)

吕按:此案"其脉,左三部弦而劲急,右三部虚微无力",此《金匮要略》所谓"脉偏弦者,饮也"之典型脉象耶?先"用附子理中加桂汤,稍安。……乃倍加附子,甚安"。可见附子是治疗本患者之主药,但有效而复发者,以其温阳散寒,非温阳化饮之方。对阳虚并痰饮泛溢证候,真武汤才能"摄元阳而镇阴邪"。"连进三十余剂"始渐见疗效,并继续用两种丸剂调理至愈。此治杂病之法,王道无近功也。

5. 右三部虚微,左三部弦涩—虚邪外袭—寒热日作—温中祛邪 顾允谐寒热日作,胸满不舒,自汗不止已数日。或用柴胡、黄芩两解之法不愈。诊其脉,右三部虚微,左三部弦涩。望其色,枯白不泽。脉微为阳微,弦为虚风,由正气不足,虚邪外袭而成寒热,治宜补中益气。即有胸满,亦是阳虚不布,非气实而然也。况自汗者,阳虚不能卫外故也。面色不华者,气血亏损,无以上荣于面也。遂与理中汤理其中气,加桂枝以祛虚邪。后倍加参、附,不数剂而愈。(《续名医类案》卷六《寒热》)

吕按:"寒热日作"似"寒热往来",为少阳病热型,而用柴胡剂不愈者,脉与症相参,实为太阴病兼感外邪也,故以温里解表之桂枝人参汤治之而愈。

6. 左人迎与右气口脉象不同—胸痞颅胀—泄泻

(1)张路玉治内兄顾九玉,大暑中患胸痞颅胀。脉得虚大而濡,气口独显滑象,此湿热泛滥于膈上也。与清暑益气二剂,颅胀止而胸痞不除。与半夏泻心汤,减炮姜,去大枣,加枳实,一服而愈。(《续名医类案》卷四《暑》)

(2)张路玉治陈总戎泄泻,腹胀作痛,服黄芩、白芍之类,胀急愈更甚。其脉洪盛而数,按之则濡,气口大三倍于人迎,此湿热伤脾胃之气也。与厚朴生姜半夏人参汤二剂,泻痢止而饮食不思。与半夏泻心汤,二剂而安。(《续名医类案》卷七《泄泻》)

吕按:案(1)曰"脉得虚大而濡,气口独显滑象,此湿热泛滥于膈上也"。案(2)曰"其脉洪盛而数,按之则濡,气口大三倍于人迎,此湿热伤脾胃之气也"。以上所述"气口"脉与"人迎"脉为何? 夫人迎有三解:①结喉旁两侧颈总动脉搏动处,又称"人迎脉";②诊脉左手寸口脉的别称;③足阳明胃经穴位名,位于结喉旁颈总动脉之后。在此案"人迎"当指"左手寸口脉"。寸口脉诊法根据"左人迎右气口"之说,上下两案皆为右手寸脉(气口)大于左手寸脉(人迎),这符合上下两案皆为湿热伤及脾肺之气的病机。

(二) 上下脉不同

1. 阳脉滑而阴脉搏—痰血互凝—噎膈—助正达邪　邑侯张孟端夫人,忧愤交乘,食下辄噎,胸中隐隐痛。余曰:阳脉滑而阴脉搏,痰血互凝之象也。以二陈汤加归尾、桃仁、郁金、五灵脂,四剂未效。因思五灵脂与人参同剂,善于浚(jùn 俊:疏通)血,即前方入人参二钱,倍用五灵脂。再剂而血从大便出,十剂而噎止,一月而愈。(《里中医案》)

吕按:人参与五灵脂为中药"十九畏"中的一对药,向来属于配伍慎用之剂。此案李中梓尊古而不泥古,变通并用之,取得良效,如此经验诚为宝贵。所谓"阳脉滑而阴脉搏":阳指寸脉,阴指尺脉。总为邪实之脉,治以化痰活血方法而"四剂未效"者,方虽对证,但缺乏助正达邪之力,加入人参,有胆有识之创意也。

2. 脉空豁恍恍不定,重按无根—表里同病—上盛下虚证—先表里兼治,后补虚治里　正红旗孙兄,粤东转运高公令亲也。高扎云:"舍亲孙某,患不起之症,非某不治,亦作善之一端。时因余创育婴局于广省,故云然也。"往诊其脉,空豁恍恍不定,重按无根,神昏谵语,寒热大作,加之咳嗽痰喘,转侧不能寐,昼夜惟伏几呻吟,且胸膈胀闷,足冷恶寒。询之,夏秋积劳,寒暑皆受。一月以前,初感头风身痛,憎寒恶热,咳嗽。或用桔梗、杏仁、干葛、羌活,汗而不解。复用桑皮、前胡、苏子、半夏、贝母、知母、黄芩,亦不应,寒热更甚。又用小柴胡加山栀、元参、薄荷,咳嗽更甚。不知此症,夏秋暑湿风寒,兼感而发,尚未得汗,何能解散? 遂用五积散二剂,汗出如淋,咳嗽亦减,可伏枕矣。惟寒热未退,病久元气已亏,气上喘,小便如油短数,其火从下而上,上盛下虚,用《金匮》肾气丸二服,气平便顺。然潮热如故,时有呓语昏冒,午后用参附六君子汤,朝与肾气丸,经月汗止神清。凡用参、附共斤许，又服还少丹加河车、桂、附、鹿胶，及十全大补汤，五十余日，元气始复，饮食如常。此与李别驾同一病形，脉虽少异，一以信药而生，一以不信药而殒。噫！（《续名医类案》卷六《瘴》）

吕按：此案脉象"空豁恍恍不定，重按无根"，显然为虚大之脉，《金匮要略》所谓"脉大为劳，极虚亦为劳"也。询问病因，乃"一月以前……夏秋暑湿风寒，兼感而发，尚未得汗"，辨证先以五积散治之（本方是为消除气、血、痰、食、寒五积而设，但以发表温里为主。出自《太平惠民和剂局方》。方药组成：麻黄、白芷、生姜、干姜、肉桂、苍术、厚朴、陈皮、半夏、茯苓、当归、川芎、白芍、枳壳、桔梗），汗出邪解。后以肾气丸、参附六君子汤、十全大补汤等温补脾肾方药补虚，使危重复杂之病转危为安。此案体现了表里同病者先表里兼治，然后治里的法则。

3. 脉细涩→脉两寸微、关尺沉弱→脉细数→脉缓和—吐血不止（胃溃疡出血） 段某，男，38岁，干部。旧有胃溃疡病，并有胃出血史，前20日大便检查潜血阳性，近因过度疲劳，加之出差适大雨受冷，饮葡萄酒1杯后，突然发生吐血不止，精神萎靡，急送某医院检查为胃出血，经住院治疗2日，大口吐血仍不止，恐导致胃穿孔，决定立即施行手术，迟则将失去手术机会，而患者家属不同意，半夜后请蒲老处一方以止血。蒲老曰：吐血已两昼夜，若未穿孔，尚可以服药止之。询其原因由于受寒饮酒致血上溢，未可凉药止血，宜用《金匮要略》侧柏叶汤，温通胃阳，化瘀止血。处方：侧柏叶三钱，炮干姜二钱，艾叶二钱。浓煎取汁，兑童便60ml，频频服之。次晨复诊：吐血渐止，脉细涩，舌质淡无苔，原方再进，加西洋参四钱益气摄血，三七（研末吞）二钱止血消瘀，频频服之。次日复诊：血止，神安欲寐，知饥思食，并转矢气，脉两寸微、关尺沉弱，舌质淡无苔，此乃气弱血虚之象，但在大失血之后，脉证相符为吉，治宜温运脾阳，并养营血，佐以消瘀。主以理中汤，加归、芍补血，佐以三七消瘀。服后微有头晕耳鸣，脉细数，此为虚热上冲所致，于前方加入地骨皮二钱，藕节三钱，浓煎取汁，仍兑童便60ml续服。再诊：诸症悉平，脉亦缓和，纳谷增加，但能矢气而无大便，继用益气补血，养阴润燥兼消瘀之剂，处方：白人参三钱，柏子仁二钱，肉苁蓉四钱，火麻仁四钱（打），甜当归二钱，藕节五钱，新会皮一钱，山楂肉一钱。浓煎取汁，清阿胶四钱（烊化）和童便60ml纳入，分4次温服。服后宿粪渐下，食眠俱佳，大便检查潜血阴性，嘱其停药，以饮食调养，逐渐恢复健康。（《蒲辅周医案》）

吕按：蒲辅周先生是近现代一位学验俱丰的著名老中医。本案治吐血不止者师仲景方法，先后四诊据脉诊之变化，脉症合参，灵活变通，化险为夷，足以表明先生的渊博学识与丰富经验。读者仔细推敲，学以致用，自能提高临床水平。

4. 两寸独鼓,两关尺虚微—上盛下虚—头痛汗出谵语—经方专药"以追散失之元气……以通僭逆之阳气"　鲍坤厚病经半月,两寸独鼓,两关尺虚微,头痛如斧劈,汗出不止,谵语神昏。曰:"寸大尺小,为上盛下虚之候。况头痛如破者,虚阳上僭也;汗出不止者,虚阳外散也;谵语神昏者,孤阳气浮,神失其守也。非人参、附子,无以追散失之元气;非童便、猪胆、葱白,无以通僭逆之阳气。法当用白通汤以急救之。"时夜半,特宰猪取胆,比药成,牙关紧急,不知人事,乃挖而灌之。黎明,神气渐清,此阳气已渐归原,但欲其深根固蒂,非大剂温补不可,用人参四两,附子二两,肉桂五钱,合附子理中汤法,连投数剂,痛定汗止,调理而安。(《续名医类案》卷一《伤寒》)

吕按:案语平脉辨证,极其精准,头头是道;理明法当,立见功效,转危为安。如此医案,启发心思,读之痛快!经方之专精,在于特效之专药,为了"急救之",当时已"夜半,特宰猪取胆",古人如此认真,今人能做到吗?

(三) 浮沉脉不同

1. 脉浮细小而沉坚搏—郁火内伏—战栗恶寒—火郁发之,继发养阴　新安吴文邃,眩晕者三载,战栗恶寒,五月而向火。数姜拥居帷帐,屡服姜、桂,千里延余。予谓脉浮之细小,沉而坚搏,是郁火内伏,不得宣越也。用山栀三钱,黄连二钱,黄柏一钱五分,柴胡一钱,甘草五分,生姜五片,乘热呕饮之。移时而恶寒稍减,再剂而辍去火炉,逾月而起。更以六味丸、知、柏,用人参汤送下,两月全安。……(《里中医案》)

吕按:诊脉浮之细小主虚,沉而坚搏主实。一般而言,候脉之浮与沉,沉取反映了真象。再以药测证,"战栗恶寒……屡服姜、桂",若是虚寒,必定有效;"用山栀……"等清火透邪药服之后取效,印证了脉"沉而坚搏,是郁火内伏,不得宣越也"。其善后之方以人参汤送下知柏地黄丸收功,可推断"眩晕者三载"为阴虚为主也。

2. 六脉浮取软而沉坚—肾肝伏热—小便不禁—泻火解郁　文学俞玄倩,忧愤经旬,忽然小便不禁,医皆以固脬补肾之剂投之,凡一月而转甚。余谓之曰:六脉举之则软,按之则坚,此肾肝之阴有伏热也。用牡丹皮、白茯苓各二钱,苦参八分,甘草梢六分,黄连一钱,煎成,调黄鸡肠与服,六剂而安矣。适有吴门医者云:既愈当大补之。数日后仍复不禁,再来求治。余曰:肝家素有郁热,得温补而转炽,遂以龙胆泻肝汤加黄鸡肠服之,四剂即止,更以四君子加黄连、山栀,一月而愈。(《医宗必读》)

吕按:此案审病求因,气郁而肝失疏泄,经曰"肝所生病者……遗溺"。切脉沉取以求本,肾肝伏热也。辨证论治,实则泻之,虚则补之,若实证误补,则反增其病。

3. 脉浮而数,沉之豁然虚散—阴盛隔阳证—热药冷服　滑伯仁治一妇暑月身冷,自汗、口干、烦躁,欲卧泥水中,伯仁诊其脉,浮而数,沉之豁然虚散。曰:"《素问》云:'脉至而从,按之不鼓,诸阳皆然。'此为阴盛格阳,得之饮食生冷,坐卧风露。"煎真武汤冷饮之,一进汗止,再进烦躁去,三进平复如初。(《名医类案》卷一《伤寒》)

吕按:此案患者病因暑月内伤"饮食生冷",外感"坐卧风露";证候为阴暑似阳暑。滑氏平脉明辨其虚寒为本,治用真武汤冷服,为从治法。想必患者素体为虚也。

4. 右关洪数无伦,两尺浮大,按之极濡—酒色之后,嗜酒客热犯胃,房劳肾水枯竭—先泻后补法　施沛然治吕孝廉沈仆,患惊悸三月,闻响则甚,遇夜则恐,恐甚则上屋逾垣,旋食旋饥,日啖饭无算。或谓心偏失神,用补心汤益甚。脉之,右关洪数无伦,两尺浮大,按之极濡。病得于酒且内。肾水枯竭,客热犯胃。经云:"肾主恐。"又曰:"胃热亦令人恐。"又曰:"消谷则令人饥。"又曰:"足阳明病,闻木音则惕然而惊,甚则逾垣上屋。此病在胃与肾脾。心属火,是脾之母,补心则胃益实,火盛则水益涸,故药之而病反甚也。但病本在肾,而标在胃也。先治其标,用泻黄散,后治其本,用肾气丸。一病而寒热并用,补泻兼施。第服泻黄散三日,当不饥矣,服肾气丸十日,当不恐矣。"已而果然。(《续名医类案》卷二十一《惊悸》)

吕按:此案脉诊以辨病机("右关洪数无伦"乃胃热之象;"两尺浮大,按之极濡"乃肾虚阳浮之象);问诊以求病因("病得于酒且内"者,嗜酒致胃热,房劳伤肾精)。"用补心汤益甚"者何?以"补心则胃益实,火盛则水益涸,故药之而病反甚也"。故治之先用泻黄散治胃热火盛之标,后以肾气丸补肾之虚并引火归原。方法得当,疗效在意料之中。泻黄散源自《小儿药证直诀》,方为石膏、栀子、藿香、防风、甘草。功能在于泻脾胃伏火。

(四)判断预后

1. 孟秋从非时之"石脉"判断预后—果至冬至而死　吴门太史姚现闻,中风昏愦,语言不出,面赤时笑,是心脏中风也。乙亥孟秋(古人将一年四季的第一个月称为孟月。孟秋,即阴历的七月),延余诊之,六部皆得石脉。余归,谓唐名必曰(此句《里中医案》作"即语门生唐名璧曰):石者,冬令之脉也,新秋见之,非其时矣!其象先见于非时,当其时岂能再见耶?果至冬至而殁。(《医宗必读》)

吕按：天人相应，一年四季气候的变化影响人体，脉象也发生微细的变化，如春脉微弦，夏脉微洪，秋脉微毛，冬脉微石。"非其时色脉皆当病"（《金匮要略》第一篇第7条）。此案为中风重症，"孟秋……得石脉"，李氏判断为非时之脉，预后不良。

2. **吐血—血脱益气—从非时之脉测预后**　尚宝卿须日华，林下多郁，且有暴怒，吐血甚多，倦怠异常，余以六君子，纳参一两，干姜一钱，木香八分，四日而血止。后因怒气，血复大作。余曰：先与平肝，继当大补，然夏得秋脉，所谓早见非时之脉，当其时不能再见矣。果如期而殁。（《医宗必读》）

吕按：吐血甚多，血脱重用人参益气为主，四日而血止。病因大怒而吐血复作，法当先治因，病因不除，吐血难止；继则大补气血之虚。患者"夏得秋脉"者，脉应洪而反毛（浮）。对此非时之脉，李中梓以经典理论为指导，从脉以预测病变及预后。

3. **两尺有神，胃气不绝—中气本弱，寒凉伤胃—呕不能食—温中降逆止呕**　屯院孙潇湘，夏月食瓜果过多，得食辄呕，十日弗止，举家惊惶，千里迎余，比至，暑中已二十日矣。困顿床褥，手足如冰。余曰：两尺按之有神，胃气缕缕不绝，只因中气本弱，复为寒冷所伤耳。遂用红豆丸连进三服，至明日便能食粥，兼与理中汤加丁香、沉香，旬日之间，饮食如常。（《医宗必读》）

吕按：寒冷所伤，呕不能食，卧床不起，病势似危。但平脉辨证，根本未绝，胃气尚存。治以温中降逆止呕方药而转危为安。所用红豆丸治呕逆膈气，反胃吐食。方药用法：丁香、胡椒、砂仁、红豆各二十一粒，为细末，姜汁糊丸，皂角刺尖大，每服一丸，以大枣二枚，去核填药，面裹煨熟，去面细嚼，白汤下，日三服。

4. **关脉与足脉皆上涌而无根—胃气将绝之小儿噤口痢—苦寒伤胃，温补救误**　嘉言治叶氏幼男病痢，噤口发热，呕哕连声。诊其关脉，上涌而无根。再诊其足脉，亦上涌而无根。曰："此作噤口痢症，乃胃气将绝之症也。噤口痢者，虚热在胃，壅遏不宣，故不思食，治宜补虚清热两法。此因苦寒之药所伤，不能容食，惟有温补一法而已。"以理中汤连进二剂，不一时，下十余行。叶恐误，求更方。喻曰："吾意在先救胃气之绝，原不治痢。即治痢，人之大小肠，盘叠腹中甚远，虽神丹不能遽变其屎，今借药力催之速下，正为美事，焉可疑之？"遂与前药连服二日，人事大转，思食不哕。四日后，只便糟粕（意指大便恢复正常），以补中益气调理旬日全愈。此可见小儿之痢，纵呋伤胃者多，内有积热者少，尤不宜用痢疾门中通套治法也。（《续名医类案》卷二十九《小儿科·痢》）

吕按:首先应明确,此案所述似非痢疾,而为泄泻。喻嘉言对寸口脉与趺阳脉合诊,诊为胃气将绝,此"因苦寒之药所伤"也。平脉辨证,治用温补,意在先救胃气,意外收获是服药后下十余行。从而总结经验说:"小儿之痢,纵唆伤胃者多。"可知小儿病常见病因之一是不知饥饱而伤食,家人应节制之。

需要说明:此案与《续名医类案》卷八《痢》重复选录,但内容有所不同,彼处脉诊为"关脉尺脉俱上涌而无根"。此外,还有几处不同。

(五) 其他

1. 脉潜伏而气口隐见—气虚晕绝—益气开窍 文学沈子凡之内,忽然晕绝,周身如冰,自寅至申,竟不得苏。咸曰不可救矣。余曰:脉虽潜伏,而气口则隐隐见也。但真微之脉,粗浮者不能察耳。东垣以卒倒为气虚,正谓是症也。以人参一两,生姜汁一钟,冰片一分,和匀灌之,下咽便醒。(《里中医案》)

吕按:气口有两义:一是,气口,即寸口。《素问·经脉别论》:"气口成寸,以决死生。"二是,气口特指右手寸部脉。以肺主气,气之盛衰见于此,故称之曰"气口"。当然,古代还有其他解说。此案"脉虽潜伏,而气口则隐隐见"者,乃肺气虚而致卒倒,故重用人参为主救治之。

2. 气口无神,神门衰软—脾肾两虚—噎膈—补益脾肾,化痰降逆 太学姚三省,膈噎呕吐,服清火疏气药、化痰开郁药半载而食减。余曰:气口无神,神门衰软,脾肾两虚之象也。脾虚则升降失耶,而痰起中焦;肾虚则真火衰残,而精微不奉。用白术五钱,补骨脂三钱,半夏、炮姜各一钱,沉香、人参各二钱,一剂而减,十剂而食进。(《里中医案》)

吕按:"气口无神"的气口之义如上述。"神门衰软"之神门,指神门脉,为古人三部九候遍诊法诊脉部位之一,即手少阴心经神门处动脉,位于掌后锐骨端陷中的动脉处。总为"脾肾两虚之象"。

3. 脉变动无常—虚火用事候—随证治之 汪石山治一中年人,面色苍白,平素内外过劳,或为食伤,则咯硬痰而带血丝。因服寒凉、清肺、消痰药,至五十余剂,声渐不清而至于哑,夜卧不寐,醒来口苦舌干,而常白苔,或时喉中梗痛,或胸膈痛,或嗳气,夜食难化,或手靠物,久则麻木,常畏寒,不怕热,前有颓疝,后有内痔,遇劳即发。初诊,左脉沉弱而缓,右脉浮软无力。续后三五日一诊,或时心肺二部浮虚,按不应指,或时脾脉轻按格指,重按不足,又时或数或缓,或浮或沉,或大或小,变动无常。夫脉无常,血气虚而随火用事也,譬之虚伪之人,朝更夕改,全无定准。以脉参证,其虚无疑。盖劳则气耗而伤肺,肺伤则声哑;又劳则伤脾,脾伤则食易积;前疝后痔,遇劳则发者,皆因劳耗其气,气虚下陷,不能升降故也。且脾喜温恶寒，而肺亦恶寒，故曰：形寒饮冷则伤肺。以既伤之脾肺，复伤于药之寒凉，则声安得不哑？舌安得不苔？苔者，仲景谓之胃中有寒，丹田有热也（《金匮要略》第二篇第16条曰"丹田有热，胸上有寒"）。夜不寐者，由子盗母气，心虚而神不安也；痰中血丝者，由脾伤不能固血也；胸痛嗳气者，气虚不能健运，食郁于中而嗳气，或滞于上则胸痛。遂以参、芪各四钱，麦冬、当归、贝母各一钱，远志、枣仁、丹皮、茯神各八分，菖蒲、甘草各五分，有食则加山楂、麦芽，随病出入，服年余而渐愈。此病属于燥热，故白术尚不敢用，况他燥剂乎？（《张氏医通》）

吕按："夫脉无常，血气虚而随火用事也。"这一句道出了数日来诊脉变动无常之成因。案语分析病情具体而翔实，处方用药君臣佐使而主次分明。"服年余而渐愈"者，以其久病失治误治，病情复杂，需要久久为功。久病痼疾之人，得遇良医，才有如上之功效。亦有辗转求医，越治越重，庸医无能矣！

从西医学分析，此案变动无常之脉象，有可能是心律失常之故。如此严重之心病，久治渐愈，难得之功效也。

4. **两尺洪盛，余皆微细—痞块—误用化坚消痞，真气内乱—大剂温通，内收肾气**　喻嘉言治袁聚东，年二十岁，生痞块，卧床数月，进化坚消痞之药，渐至毛瘁肉脱，面黧发卷，殊无生理。其块自少腹脐旁，分为三歧，皆硬如石，按之痛不可忍。脉只两尺洪盛，余俱微细。谓初时块必不坚，以峻猛之药攻，至真气内乱，转获邪气为害，其实全是空气聚成，非如女子月经凝而不行，即成血块之比。观两尺洪盛，明是肾气传于膀胱，误施攻击，其气不运，结为坚块，故按之则愈痛也。虚症亦有按之而愈痛者，姑用大补中药一剂，以通中下之气，然后用大剂药内收肾气、外散膀胱之气，约三剂，可全愈矣。先以理中汤加附子五分，一剂，块减十之三；再用桂、附一大剂，肠中气响甚喧，顷之，三块一时顿没；再服一剂，果全愈。更用补肾药加桂、附，多用河车为丸以善后，取其以胞补胞，而助膀胱之化源也。（俞东扶曰：此人攻伐太过，易以温补，未足为奇。惟两尺洪盛，非此诠解，谁不面墙？至于桂、附、河车，同补肾药为善后计，则与肾气传膀胱之论，紧切不泛，非通套治痞成法可比。）（《续名医类案》卷十《痞》）

吕按：此案平脉辨证，真乃良医功夫，处方遣药，更显良医本色。中医有如此本领，岂能不振兴乎！

5. **弦细沉弱，右关弦而有力—虚中有实，肝郁食积—腹痛，胁痛—补与消兼顾→行肝气止胁痛→调气养荣**　陆肖愚治尤少溪，年近六十，性急多怒，因食冷粽四枚,遂患腹痛,并胁亦痛。医用平胃散加枳实、黄连不效。彼亦知其家润字丸方,以五钱分三服,令一日内服之,大便已泻,而痛仍未止。谓通则不痛,今通而仍痛,药力浅而积未尽也。再以五钱,令一日服之,大便数十行皆清水,而痛反增剧,号叫不已,饮食不进,面色青紫,势危极。陆脉之,弦细沉弱,右关弦而有力,曰:"虚中有实,消则元气即脱,补则腹痛尚剧。"因用理中汤料五钱,配枳实五钱,一日二剂,始下坚积缶(fǒu 否)许(大意是下坚硬宿便较多。以病因乃"食冷粽四枚"不消化),是夜痛大减。明日减枳实之半,又二剂而腹痛全愈。第胁间尚微痛,去枳实加青皮、吴茱萸,数剂而痊。后以调气养荣汤理之。(《续名医类案》卷十八《腹痛》)

吕按:此案平脉辨证、处方、遣药。枳实为中焦理气导滞药,青皮、吴茱萸入肝行气止痛,故分别用之。

6. 脉浮细缓涩—血气虚寒者感寒—腰痛—温养经脉　刘宏辟曰:"一女病腰痛,医以杜仲、补骨脂等治之不效。诊其脉浮细缓涩,知为风寒入于血脉耳。与当归四逆汤,剂尽痛瘥。"同年周六谦患腰痛,牵及两胯,每酉、戌、亥三时则发,余时则否,脉沉而涩,予以此汤少加附子,二剂而愈。次日前医来,深诋此汤之谬,复进杜仲等药,腰痛如故。怪而问之,曰:"或又服他药耶?"已以实对。令其再服(当归)四逆汤一帖愈。(《续名医类案》卷十九《腰痛》)

吕按:平脉辨证,以当归四逆汤先后治疗两例腰病者,均一二剂而愈。这彰显了良医用良方之良效,更证实古圣先贤创立的"平脉辨证"之智慧,为千古不朽之真经,岂可不珍惜乎?

血气虚寒之人,风寒入于肾之外府,正合当归四逆汤之适应证,故补肾药无功。又,"每酉、戌、亥三时则发",类似"病人脏无其病,时发热,自汗出而不愈者……宜桂枝汤"(54)之机。当归四逆汤亦桂枝汤方之类。以药测脉,"少加附子,二剂而愈",可知"脉沉而涩"为阳气虚乏之象。血气虚寒,不能温养经络,故腰及胯痛也。总之,此案对当归四逆汤的活用开拓了思路。

7. 脉弦数不鼓—产后肝虚招风—暖肝养血祛邪　萧万如治陈昌之内,首胎恃壮,当风澡体,即病发热如燎,口眼㖞斜,喘呕有沫,面目青黄,心腹膨胀,扬手舞足,脉见弦数不鼓。曰:"此肝虚自招风也,非表病也。"急以姜附丸灌下,仍用当归四逆汤加入吴茱萸,两剂诸症如失。(《续名医类案》卷二十五《产后·类风》)

吕按:产后必虚,恃壮招风,其"脉见弦数"为邪实,"不鼓"乃正虚之象。外邪乘虚内扰血室,故所见类似"热入血室"证候。当归四逆汤加味,为暖肝养血、和营卫祛邪之剂。

三十三、危急重症脉医案

危急重症脉离奇,诊治得当生可期。

三因为患千般病,自古以来靠中医。

危急重症于此前、之后脉案都有涉及,专门特列,意在重视。临证辨识危急重症之脉,争分夺秒救治,确可起死回生,转危为安。由此体现中医药之奇特疗效,彰显良医之本领,居功伟矣。下列病案 12 则,有的体现了重病用重剂之奇特疗效,应引为重视。认真阅读,学以致用,必能提高对危急重症的识辨能力与救治水平。

1. **脉大而鼓,按之如无——年高入房,真气欲绝——昏倦不食——大补元气** 吴门金宪郭履台,年高入房,昏倦不食。医知其虚,服补中益气汤加姜、桂,不效。遣使迎余,兼夜而往视之,目不能瞬,口不能言,肌体如烙。余曰(余曰:《脉诀汇辨》作"或谓此人参、姜、桂之毒也,余捧腹曰"):脉大而鼓,按之如无,真气欲绝,正嫌病重而药轻耳。以人参三两,熟附三钱,煎液,半日饮尽,目开。再剂(再剂:《脉诀汇辨》作"再作剂如前,至旦日饮尽")能言笑,数日神气渐复。用大剂补中,兼服八味丸,五十日而起。(《里中医案》)

吕按:年高体衰,强力入房,竭绝真精矣!肾气通于脑,精气衰竭,故头脑昏倦;命门之火不能生土,故不能食也。兼夜而往视之症,皆病危之象。脉诊更是真气欲绝也。得遇良医,重用人参为主大补元气,幸获起死回生。

2. **脉律失常,阴阳离决——肾消危候——先峻补救危,后调补经年** 石顽治薛廉夫子,强中下消,饮一溲二。因新娶继室,其阴灼烁,虚阳用事,阳强不倒,恣肆益甚,乃至气息不能相续,精滑不能自收,背曲肩随,腰胯疼软,足膝痿弱,寸步艰难,糜粥到口即厌,惟喜膏粱方(疑为"食"字之误)物。其脉或时数大少力,或时弦细数疾,此阴阳离决,中空不能主持,而随虚火辄内辄外也,峻与八味、肾气、保元、独参,调补经年,更与六味地黄,久服而瘳。(《张氏医通》)

吕按:此案附于"消瘅"病之后,其中论肾消之病因、证治及预后说:"肾消之病,古曰强中,又谓内消,多因恣意色欲……不交精出,小便无度,唇口干焦,加减八味丸,用生脉散下。……或阳强兴盛,不交而泄,不久当毙。"此案病情危重,以峻补方法而瘳。谁说中医不能治重病? 不识其独特之术也。

3. **脉有根蒂,但元气虚极——荒于酒色,劳而且怒——厥证——灸与药并治;药补与食补结合;大补数日而厥定,缓调三年才康复** 吴门周复庵,年及五旬,荒于酒色,忽然头痛发热,医以羌活汤散之。汗出不止,昏晕不苏,余与之灸关元十壮而醒,四君子加姜、桂,日服三剂,至三日少康。分析家产、劳而且怒,复发厥,余用好参一两,熟附二钱,煨姜十片,煎服,稍醒,但一转侧即厥,一日之闲(疑为"间"字之误),计厥七次,服参三两,至明日以羊肉羹糯米粥与之,尚厥二三次,至五日而厥定。向余泣曰,已蒙再生,不知有全愈之日否? 余曰:脉有根蒂,但元气虚极,非三载调摄不能康也。幸其恪信余言,遵守用药,两月之间,服参四斤,三年之内,进剂六百贴,丸药七十余斤,方得步履如初。亲友众多,议论杂出,若非病人任之专,或久而见疑,服药少怠,未有获生者也。(《医宗必读》)

吕按:年及五旬,酒色伤耗真元之气而发病,本应补虚,反与散邪,"虚虚"而致昏厥,治用灸法救急,方药温补之,阳生阴长,病趋好转。却又"劳而且怒",昏厥复发,以人参为主大补元气,以填精温补之羊肉羹与养肾之糯米粥补益脾肾。如此药补与食补兼治,乃补虚之完善最捷良法。预后之测,"脉有根蒂",此乃沉取而尺脉元气未竭,生机尚在,但病致虚极,须数载药补与善自摄养,可望康复。尚需发问:酒色过度,伤精为主,为何救急与缓补却以人参为主? 对此补脾、补肾之法,前之《虚痨》部分论之甚详,节录如下:"孙思邈云'补脾不如补肾'。许学士云'补肾不如补脾'。两先生深知二脏为人生之根本,又知二脏有相赞之功能,故其说似背,其旨实同也。"是补脾为主,还是补肾为先,全在临床善于权衡矣。

4. 脉大而数,按之极软—中气大寒,反为药苦—虚损误治危症—补脾为要 邑宰何金阳,福建邵武府人,名望海,令郎虚损已濒于危,见余拙刻《微论》《药解》《脉象》诸书,遣使聘余……余遂往,比至而病益进矣。简其所服,以四物知柏为主,芩连二冬为加减。诊其脉大而数,按之极软。余曰:中气大寒,反为药苦矣。乃以归脾汤入肉桂一钱,人参五钱,当晚得熟寐,居十日而汗止精藏,更以还少丹兼进,补中益气闲(疑为"间"字)服,一月而瘳。(《医宗必读》)

吕按:从服药后"得熟寐……汗止精藏"可以推断,其虚损危症,为虚烦不得眠、漏汗不止、遗精不休等,再从误用苦寒阴柔之药综合分析,必是内真虚而外假热,脉象即如此也。

5. 真脏脉不见—大虚之候—误攻洞泄,神昏待毙—大温大补建奇功 亲家工部王汉梁,郁怒成痞,形坚而甚痛,攻下太多,遂泄泻不止,一昼夜计下一百余次。一月之间,肌体骨立,神气昏乱,舌不能言,已治终事,待毙而已。余诊之曰,在证虽无活理,在脉犹有生机,以真脏脉不见也。举家喜曰,诸医皆曰必死,何法之治而可再起耶? 余曰:大虚之候,法当大温大补,一面用枯矾、龙骨、粟壳、樗根之类以固其肠;一面用人参二两、熟附五钱,以救其气。三日之间,服参半斤,进附二两,泻遂减半,舌转能言,更以补中益气加生附子、干姜,并五贴为一剂,一日饮尽。如是者一百日,精旺食进,泻减十九,然每日夜犹下四五行,两足痿废,用仙茅、巴戟、丁、附等为丸,参附汤并进,计一百四十日,而步履如常,痞泻悉愈。……(《医宗必读》)

吕按:危候而真脏脉不见者,胃气尚存也。五脏病至危至重,有不同之真脏死脉,详见《内经》之相关内容与《金匮要略》第十一篇。从此案应吸取的宝贵经验是:"大虚之候,法当大温大补……固其肠……救其气,三日之间,服参半斤……五贴为一剂,一日饮尽。如是者一百日,精旺食进……"如此重病用重剂,大虚用大补之异乎寻常之法,彰显了良医之有胆有识,体现了中医药之神奇疗效。

6. 脉沉而涩,两尺尤甚—劳心无度,醉而入房,精气大伤—汗出多痰—痰得涩脉难愈　翰林李集虚,劳而无度,醉而使内,汗出多痰,服宽膈化痰之药,转觉滞闷。诊其脉沉而涩,两尺尤甚,余谓其婿杨玄润曰,痰得涩脉,一时难愈,况尺中涩甚,精伤之象也,法在不治。玄润强之投剂,勉用补中益气加半夏、茯苓,两剂有小效,众皆喜。余曰,涩象不减,脉法无根,死期近矣。果十余日而殁。(《医宗必读》)

吕按:《素问·上古天真论》曰:"以酒为浆,以妄为常,醉以入房,以欲竭其精,以耗散其真……"《诊家正眼》说:"肾之为脏,专司精血,故左尺见之(涩脉),为虚残之候。"此案患者劳而伤神,醉而入房伤精,精气大伤,尺中涩甚,此乃危象! 又,痰得涩脉难愈,此经验之谈。

7. 脉大而数,按之如无—内真寒外假热证—误治遂致不起　给谏贡健庵,中气大虚,发热自汗,喘急。余诊之,脉大而数,按之如无,此内有真寒,外见假热,当以理中汤冷饮。举家无主,不能信从,惟用清火化痰之剂,遂致不起。(《医宗必读》)

吕按:仲景书曰:"伤寒三日,阳明脉大。"此为邪传阳明之里实热证,必脉大而有力;又曰"脉大为劳",此乃精气内虚之虚劳病,必大而按之少力。数脉虚实之辨,有力为实热,无力为虚热。本案"脉大而数,按之如无"者,乃"浮取之而且大且软,重按之而豁然似无,此名内真寒,外假热,古人以附子理中汤冰冷与服,治以内真寒而外假热之剂也"(《诊家正眼》卷下《虚脉》)。

8. 六脉皆大—汗出如油,喘而不休—绝证　叶振瀛夫人,喘急痞闷,肌肤如灼,汗出如洗,目不得瞑。余诊之,六脉皆大,正所谓汗出如油,喘而不休,绝证见矣,越三日殁。(《医宗必读》)

吕按:《金匮要略》第七篇第4条曰:"上气面浮肿,肩息,其脉浮大,不治。"此条与此案所述皆危症,其脉大皆肾失摄纳、元气脱绝之象,必浮大按之无神、无根也。

9. 六脉洪大而虚,脾脉弦而实—肝木乘脾—喘汗吐血危症—大补救急 一孀妇,年六十,素忧怒,胸痞少寐,所食枣栗面饼少许,略进米饮,则便利腹痛十年矣,复大怒,两胁中脘或小腹作痛,痰有血块。用四君加炒黑山栀、茯苓、神曲,少佐以吴茱萸十余剂,及用加味归脾汤二十余剂,诸症渐愈。后因子忤意,忽吐紫血块碗许,次日复吐鲜血盏许,喘促自汗,胸膈痞闷,汤水不入七日矣,六脉洪大而虚,脾脉弦而实,此肝木乘脾,不能统摄,其血上涌,故其色鲜,非热毒所蕴(辨证精确)。以人参一两,炮黑干姜一钱,服之即寐,觉而喘汗稍缓,再剂,熟寐半日,喘汗吐血俱止。若脾胃虚寒,用独参汤,恐不能运化,作饱,或大便不实,故佐以炮姜。(《名医类案》卷八《下血》)

吕按:治病之方不在多而在精。此案非见血止血,而是审病求因,大补救急,重用人参大补元气,少佐温而不燥的炮姜温运脾气。如此小方比理中汤更精良专一而不杂,补其不足,所谓"有胃气则生"也。

10. 脉细小而浮,重按无力—正气内虚,水湿下壅—脚气重症—经方重剂特效 梁某之子,15岁。因得脚气症返自香江,四肢瘫痪,医辈齐集,纷无定见,亟备来迎。患者面色青白,气逆上喘,腿部胫骨疼痛,麻木不仁,脉细小而浮,重按无力,此乃白虎历节重症,《金匮》以乌头汤主治,余用其方重用麻黄15g。服一剂,麻木疼痛立减,略能舒动,因照前方连服10余剂,麻木疼痛全失,已能举步行动,惟尚觉脚筋微痛,关节屈伸不利,改用芍药甘草汤,以养阴血。方中白芍、甘草均用60g,连服8剂,应手奏效。[程祖培《新中医》1962(1):37]

吕按:此案病情重而疗效显著,非良医莫为! 案中所谓"脚气"为古代病名,今人多闻之生疏。《景岳全书》卷三十二说:"脚气之说,古所无也,自晋苏敬始有此名。然其肿痛麻顽,即经之所谓痹也;其纵缓不收即经之所谓痿也;其甚而上冲即经之所谓厥逆也。……夫脚气本水湿下壅之病。"并认为"脚气之因有二:一则自外而感,一则自内而致也。"由此可知,脚气病因复杂,病证多端,但病始必先起于脚(下肢)为其特点。《张氏医通》指出:"……必先中脚,久而不瘳,遍及四肢腹背头项也。微时不觉,痼滞乃知。"需要说明,此案明文"脚气"证治,为何又说"此乃白虎历节重症"? 此乃学本仲景书也。《金匮要略》第五篇第10条曰:"病历节,不可屈伸,疼痛,乌头汤主之。乌头汤方:治脚气疼痛,不可屈伸。……"丹波元坚说:"治以下九字后人所添。"

11. 平旦诊脉—六年不寐—阳亢—大泄其阳 钱国宾治陕西喻少川,久以开毡店居杭,体厚刚健,偏嗜炙爆,性躁动肝气,年逾五旬,终夜不寐者六年,用痰火气血之药多矣。早晨诊候,寸关洪浮有力,若坚实之象,惟两尺脉大。熟思之,以脉论,肥人当沉,今六脉洪浮有力;以症论,上身怕热,足反畏冷;以药论,清补俱已尽服。《难经》曰:"人之安睡,神归心,魄归肝,意归脾,志藏肾,五脏各安其位而寝。"且夜属阴主静,日属阳主动,阴阳和平,安然寤寐。此六年不睡,乃阳亢症也,当大泄其阳,使阴气渐复,则寐矣。用大承气汤加大黄二两,泄十余行,其人昏倦,睡数日方醒,进以粥食愈。(《续名医类案》卷二十一·《不眠》)

吕按:此案平脉判断"终夜不寐者六年……乃阳亢症也",用大承气汤"大泄其阳,使阴气渐复,则寐矣"。此平脉辨证之功夫也,非有胆有识者,怎敢以承气之法治失眠之病?"早晨诊候",乃遵《内经》诊法。《素问·脉要精微论》曰:"诊法常以平旦,阴气未动,阳气未散,饮食未进,经脉未盛,络脉调匀,气血未乱,故乃可诊有过之脉。"

12. 脉滑数流利—幼儿阳明热盛—幼儿高热,汗出不止—清热生津,以防动风痉厥 孙某,女,3岁。出麻疹后,高热不退,周身汗出,一身未了,又出一身,随拭随出,与《伤寒论》所说"濈濈汗出"之证极为相似。患儿口渴唇焦,饮水不辍,视其舌苔薄黄,切其脉滑数流利。辨为阳明气分热盛而充斥内外,治宜急当清热生津,以防动风痉厥之变。处方:生石膏30g,知母6g,炙甘草6g,粳米一大撮。服一剂即热退身凉,汗止而愈。(《刘渡舟临证验案精选》)

吕按:本案患儿出疹后四诊表现,颇类阳明病气分热盛证。其"脉滑数流利",滑脉与数脉相类,数脉属阳,"数而流利,则为滑脉"(《诊家正眼》卷下《数脉》)。总之,患儿之脉为阳明热盛而滑数有力之象,故治以白虎汤而愈。

三十四、脉与症不合,应理性释脉

"脉不应病"古人说,元气病气两相脱。
理性释脉应客观,舍脉从症或从舌。

脉与症合参,四诊综合分析,以客观、理性而正确地认识临床之脉象,这是古今名医大家都遵循的原则。在特殊情况下,个别案例之脉象不能反映病情的本质(《难经·十八难》曰:有"……脉不应病,病不应脉,是为死病也"。张璐说:"常有变证多端……元气与病气俱脱……脉不应病,法在不救。"详见《重订诊家直诀·跋》),必须详审病机,明辨吉凶,理性地舍脉从症或从舌(象),总以准确诊断,从而正确治疗为目的。以下仅列6则病案,意在举一反三、触类旁通而重视之,由此作为临证之准则。此后一项为"无脉诊之案例",可知古今医家既重视脉诊,又不偏执于脉诊也。

1. 脉沉细虚豁—壮年与老年中暑—清热生津

(1)汪希说治一壮男子,形色苍黑,暑月客游舟回,患呕哕,颠倒不得眠,粒米不入六日矣。脉沉细虚豁,诸医杂投藿香、柴、苓等药,不效,危殆。汪曰:"此中暑也。"进人参白虎汤,人参五钱,服下呕哕即止,鼾睡,五鼓方醒,索粥,连进二三服,乃减参稍轻,调理数剂而愈。(《名医类案》卷二《暑》)

吕按:患者健壮,暑月出门在外而中热,暑热内伤气阴,胃失和降则呕哕、粒米不入;热扰神明,故不得卧;"脉沉细虚豁"者,以热伤气阴,又六日不进食、不得眠,其脉岂能不虚? 患者素体健壮而"形色苍黑",只因暑热伤气阴,治宜白虎汤清暑热,人参益气阴,此仲圣传授的千古不移之大法良方也。此案提示:辨证不可忽略体质,以素体攸关病情的发展。如少阴病有寒化、热化以及"三急下"证者,体质使然也。

(2)江应宿治岳母年六十余,六月中旬,劳倦中暑,身热如火,口渴饮冷,头痛如破,脉虚豁,二三至一止,投人参白虎汤,日进三服,渴止热退。头痛用白萝卜汁吹入鼻中,良愈。(《名医类案》卷二《暑》)

吕按:"脉虚豁",既由于年老体衰,又与暑伤气阴有关;其脉"二三至一止",则为年老心病(室性期前收缩)故疾。以白虎汤治中暑乃常法,"用白萝卜汁"吹鼻治头痛乃经验之谈。

2. 脉沉而细—癃闭—通阳利水　程仁甫治孚潭汪尚新之父,年五十余,六月间,忽小便不通,更数医,已五日矣。予诊其六脉沉而细,曰:"夏月伏阴在内,因用冷水凉药过多,气不化而愈不通矣。用五苓散倍加肉桂(桂属龙火,使助其化也)。"外用葱白煎水热洗,一剂顿通。(《名医类案》卷九《淋闭》)

吕按:脉沉细为虚脉,因何而虚呢? 此案治病求因(因冰水凉药过多),因时辨证(夏月伏阴在内)。用五苓散加肉桂通阳利水,重在温里;葱白煎水热洗,意在温表,表里阳气通畅,气血周流,三焦"水道出焉",故一剂小便顿通。可见方证相对,疗效则如《灵枢·九针十二原》形象之比喻:"今夫五脏之有疾也,譬犹刺也,犹污也,犹结也,犹闭也。刺虽久,犹可拔也;污虽久,犹可雪也;结虽久,犹可解也;闭虽久,犹可决也。或言久疾之不可取(治)者,非其说也(即其说非也。为主谓倒装句)……言不可治者,未得其术也。"

3. 脉洪数—辨证识脉,脉实证虚—大剂温补　滑伯仁治一人,年老色苍,夏月与人争辩,冒雨劳役受饥,且犯房事,夜半忽病发热恶寒,上吐下泻,昏闷烦躁,头身俱痛,因自发汗,汗遂不止,脉皆洪数。盖吐泻内虚,汗多表虚,兼之脉不为汗衰泻减,法在不治,姑以大剂参、芪,兼白术、干姜、甘草、茯苓、陈皮,水煎不时服。至七剂见面赤,四肢发出红斑。凡斑证自吐泻者吉,谓邪从上下出也。但伤寒发斑,胃热所致。今之发斑,由胃虚而无根之火游行于外,可补不可泄,可温不可凉,若用化斑、升麻、黑参之类,则死生反掌矣,仍服前方十余剂而愈。(《张氏医通》)

吕按:此案之脉洪数为邪盛之象,证为虚人外感、内外皆虚之候。善识病者,应四诊合参,认清本质而治之。案语对"红斑"之分析,发人深思,非经验丰富者,难有如此独到之见解。

4. 六脉模糊,似有如无—辨证识脉,脉虚证实—伤食下之 石顽治幼科汪五符,夏月伤食,呕吐发热颅胀,自利黄水,遍体肌肉扪之如刺。六脉模糊,指下寻之似有如无,足胫不温,自认阴寒而服五积散。一服其热愈炽,昏卧不省。第三日自利不止,而时常谵语,至夜尤甚。乃舅叶阳生以为伤暑,而与香薷饮,遂头面汗出如蒸,喘促不宁,足冷下逆。歙医程郊倩以其证大热而脉息模糊,按之殊不可得,以为阳欲脱亡之候,欲猛进人参、附子。云间沈明生以为阴证断无汗出如蒸之理,脉虽虚而证大热,当用人参白虎。争持未决,取证于石顽。诊其六脉虽皆涩弱模糊,而心下按之大痛,舌上灰刺如芒,乃食填中宫,不能鼓运其脉,往往多此,当与凉膈散下之。诸医正欲借此脱手,听余用药,一下而神思大清,脉息顿起。当知伤食之脉,虽当气口滑盛,若屡伤不已,每致涩数模糊,乃脾不消运之兆也。此证设非下夺而与参、附助其壮热,顷刻立毙。可不详慎,而妄为施治乎?!(《张氏医通》)

吕按:幼科患者,乃儿童伤食也。其脉与先后"三诊",辨证不准,难免误治。首先自认阴寒,治之反重;二者乃舅以为伤暑,亦治而有失;三者数医会诊,程郊倩(为《伤寒论后条辨》作者)以为阳欲脱亡,沈明生以为暑热内蒸,皆尚未用药,在争持未决之时,取证于石顽。张氏不仅诊脉,并且按腹、望舌,综合分析,辨证以识脉,舍脉从症(心下按之大痛,乃实证)、从舌(舌上灰刺如芒,乃燥热),联系发病之成因(伤食),断定"食填中宫"为诸般临床表现之根本,法当与下法,以凉膈散(大黄、朴硝、甘草、栀子、薄荷、黄芩、连翘)清上(郁热)泄下(积热)之功,一下而神清脉起而愈。真良医慧眼,良法卫生也!如此方法,实乃师医圣所曰"有宿食(在肠)也,当下之"(十·23)之法,以及调胃承气汤加味之方也。

5. 脉浮大—产后腹痛—表里皆虚—养血温通 周某某内人。冬日产后,少腹绞痛,诸医称为儿枕之患。去瘀之药,屡投愈重,乃至手不可触,痛甚则呕,二便紧急,欲解不畅,且更牵引腰胁俱痛,势颇迫切。急延二医相商,咸议当用峻攻,庶几通则不痛。余曰:形羸气馁,何胜攻击?乃临产胎下,寒入阴中,攻触作痛,故亦拒按,与中寒腹痛无异。然表里俱虚,脉象浮大,法当托里散邪,但气短不续,表药既不可用,而腹痛拒按,补剂亦难遽投。仿仲景寒疝例,与当归生姜羊肉汤,因兼呕吐,略加陈皮、葱白,一服微汗而愈。(《谢映庐医案》)

吕按:当归生姜羊肉汤既是药治方,又是食疗法,为切实可行的补虚良方。但本方只适用于气血虚寒证,不可用于阴虚火旺证。据王伯章报道[《上海中医药杂志》1991(12):17],以当归生姜羊肉汤作为食疗方,先后介绍百余例产妇服食,经随访均疗效满意。治疗方法:全当归60g,生姜150g,羊肉500g。适应证:产妇失血较多,气血虚损,郁冒头晕,大便难,或恶露不净,腹中痛,乳汁不畅,均宜服用。一般1~3天服1剂,可连服5~7剂。寒重者加生姜;血热者减少当归剂量;津液亏者加甘蔗150g,并能去羊肉之膻气味。煲至羊肉熟烂、汤成,调味即可饮汤。羊肉可取出切成小块蘸酱油吃。结果:服后大多数产妇的恶露能在1~2周内干净,腹痛消失。

三十五、无脉诊之医案

护家绝技三指功,明辨病情与死生。

却有名著罕脉诊,其中缘由谁说清?

脉诊是中医"护家"绝技,是临证明辨病性、分辨轻重、判断生死之三指功夫,具有高深难测的学术价值,毋庸置疑。若学而不明,用之不验,未得其术,尚须深造。但是,古今医家亦有不重脉、不经常诊脉者。例如,曾经通读《傅青主女科》《医林改错》,皆通篇很少论及脉诊。此为何?百思难解。笔者认为,中医诊断有"四诊",脉诊之外,望、闻、问三诊功夫过硬,再中医理论深厚,临床经验丰富,综合能力强,不一定诊脉,亦可明辨病机而论治。下列古今医家之医案,就是靠"三诊"之功夫,辨证论治而无误。但应明确,不诊脉不一定不信脉。不诊脉者有下列四种原因:一是急危重病,三诊便可明确诊断者;二是某些疾病,不必诊脉者;三是病人不能临诊,不能诊脉者;四是个别患者,脉诊难以准确反映病情而需要舍脉从症从舌以辨证,或特殊体质、特殊情况而"无脉"可诊。总之,不能诊脉、不必诊脉者,凭借"三诊"功夫与多年经验,亦可诊断明确。下列病案29则皆无脉诊。为了明晰,先后分列内科、外科、妇科,且内科先为热病,后列杂病。

(一) 内科病

1. 乍寒乍热日夜十余次—半表半里证—和解清透　胡晏年五十,病伤寒十六日不解。其症乍寒时,即以衣被厚覆,蒙头而卧,不胜其寒;乍热时,即撤去衣被,暴露其身,更用扇,不胜其热。如此一日夜十余次,医皆不识。万至,告以病状可怪,邀诊其脉。曰:不必诊,此易知耳。夫恶寒,病在表也,何以无头痛症? 恶热,病在里也,何以无渴及便溺不利症? 此病在半表半里,阴阳混乱也。阴气乘阳则恶寒,阳气乘阴则恶热。宜用小柴胡以治其半表半里之邪,栀子、豆豉以治其阴阳错杂之邪。服之,寒热不再作而愈。(《续名医类案》卷一《伤寒》)

吕按:此案病者"伤寒十六日不解……乍寒……乍热……如此一日夜十余次",此为邪入少阳病,"但见一证便是,不必悉具"(101),亦不必诊脉,小柴胡汤主之。为何又合用栀子、豆豉呢? 取之清透内陷之邪,以助小柴胡汤之力也。

2. 小柴胡之汤剂与散(颗粒)剂不同　朱肱,吴兴人,尤深于伤寒。在南阳,太守盛次仲疾作,召肱视之曰:小柴胡汤证也,请并进三服。至晚,觉胸满,又视之,问所服药安在,取视,乃小柴胡散也。肱曰:古人制㕮咀,锉如麻豆大,煮清汁饮之,名曰汤,所以入经络,攻病取快。今乃为散,滞在膈上,所以胸满而病自如也。因旋制自煮以进,两服遂安。(《名医类案》卷一《伤寒》)

吕按:徐大椿《医学源流论》说:"宋人之书,能发明《伤寒论》,使人有所执持而易晓,大有助于仲景者,《活人书》为第一。"朱肱著《伤寒活人书》(又名《类证活人书》《南阳活人书》)。此案朱肱研究伤寒方临床运用的经验表明,同为小柴胡汤方药,制方之汤剂与散剂功效有所不同。目前将小柴胡汤制成"颗粒"剂型,投入市场,若临证辨证准确,用之得当,却疗效不佳,不可谓小柴胡汤方不良也。

3. 内伤酒食又外有所感重症—随证变法救治案　郭雍治一人,盛年恃健,不善养,因极饮冷酒、食肉,外有所感,初得疾,即便身凉自利,手足厥,额上冷汗不止,遍身痛,呻吟不绝,偃卧不能转侧,心神俱无昏愦,不恍惚,请医视之,治不力。言曰:"此症甚重,而病人甚静(静字细玩),殊不昏愦,身重(寒湿)不能起,自汗自利,四肢厥,此阴证无疑也。又遍身痛,不知处所,出则身如被杖,阴毒证也,当急治之。医言缪矣,不可听。"郭令服四逆汤,灸关元及三阴交,未知,加服九炼金液丹(一味硫黄),利厥汗症皆少止,稍缓药艾,则诸证复出,再急灸治,如此进退者三,凡三日两夜,灸千余壮,服金液丹亦千余粒,四逆汤一二斗,方能住灸汤药,阳气虽复,而汗不出,证复如太阳病(证复如太阳病,当以附子理中汤加石膏。仿《明医杂著》治法），未敢服药（未敢服药稳），以待汗，二三日，复大烦躁，饮水，次则谵语，瘢出热甚（三日后始烦渴见瘢热甚，当细审瘢之为阳为阴而用药），无可奈何，复与调胃承气汤，得利，大汗而解。阴阳反覆，有如此者，前言烦躁不可投凉药，此则可下证具，非止小烦躁而已，故不同也。（《名医类案》卷一《伤寒》）

吕按：此案病因病机，迷宕起伏，诊治经过，启发心思。反复思考，解析如下：

首日患者病因：盛年体健，不善慎养，暴饮（冷酒）暴食（肥腻肉食）而内伤，又外有所感，为表里同病。

二日证候：诸症所见，"阴证无疑"。内伤过度伤阳，阴盛至极，故曰"阴毒证也"。

三日治法：以祛除阴寒，恢复阳气为当务之急，故针药并施，协同增效，治之内服四逆汤，外灸关元及三阴交，"未知（疗效不明显）"者，法非不善也，以阴寒太盛矣！故加服"火中精"之良药——硫黄（张锡纯颇有经验，笔者编著的《张锡纯活用经方论》专列附录论之），如此专方专药加温灸，强力助阳攻邪，"凡三日两夜"，终于迎来曙光！

四日机转：患者放任恣意，自残阳气，制造"寒冬"；良医慈悲，以良药召唤"春天"，其"阳气虽复，而汗不出"者，以春寒未尽，束缚卫阳也。本可用温煦方药发汗透邪，但"未敢服药"，以造成阳气蕴结于内而生热，热盛"复大烦躁，饮水，次则谵语，瘢出"等，此阳复太过至极，《伤寒论》厥阴病篇有论述。医圣大经大法："观其脉证，随证治之。"故"复与调胃承气汤"泻热。里热去，卫阳通，故"大汗而解"。

联系仲景书原文，此案颇似《伤寒论》第29条随证变法救治过程（彼此均始终未言脉诊），可为之范例之一，又可进一步证实仲景书源于实践也。

4. 伤寒—壮热烦渴—舌生黑苔—清热生津　翁具茨感冒壮热，舌生黑苔，烦渴，势甚剧。诸昆仲环视挥泪，群医束手。缪以大剂白虎汤加人参三钱，一剂立苏。或问缪，治伤寒有秘方乎？缪曰："熟读仲景书即秘方也。"（藜按：此系温病，故以人参白虎汤取效。）（《续名医类案》卷一《伤寒》）

吕按：此案医家缪仲淳道出了一个古今医家治伤寒的共同秘方，即"熟读仲景书"。

5. 危症一切其脉全无—聆听声重且长判生死—攻下而脉出　张令韶治一妇人，患伤寒十余日，手足躁扰，口目𥄂动，面白身冷，谵语发狂，不知人事，势甚危笃。其家以为风，缚其手足。或以为痰迷心窍，或以为虚，或以为寒，或辞不治。张诊之，切其脉全无，问其证不知，按其身不热。张曰："此非人参、附子证，即是大黄、芒硝证，出此入彼，死生立判。"因坐视良久，聆其声重而且长（亦有中焦停食，而奄奄似不属者，亦下之而愈。见缪仲淳治姚平之案）。曰："若是虚寒证，到脉脱之时，气沉沉将绝，哪得有如许气力，大呼疾声，久而不绝？"即作大承气汤，牙关紧闭，挖开去齿，药始下咽，黄昏即解黑粪半床。次早脉出身热，人事亦知，舌能伸出而黑，又服小陷胸汤二剂而愈。（《续名医类案》卷一《伤寒》）

吕按：此案病情深重，虚实难判，"因坐视良久，聆其声重而且长"之特点，判断为实，以大承气汤泻下燥实后而真象显现。此案"切其脉全无"，却能分辨为腑实证的经验告诫我们：临床上脉诊不足为凭，必须四诊合参，这是古人全面了解病情信息的基本方法，由此综合分析，明析病机，治病求本，方为良医。

6. 伤寒—黑苔—火极似水（热极）与水来克火（寒甚）之辨　薛立斋云：郑汝东妹婿患伤寒，得纯黑舌。医士曾禧谓当用附子理中汤，人咸惊骇，遂止。迨困甚，治棺，曾往视之，谓用前药，犹有生理。其家既待以死拼从之，数剂而愈。大抵舌黑之症，有火极似水者，即杜学士所谓薪为黑炭之意也，宜凉膈散之类以泻其阳；有水来克火者，即曾所疗之人是也，宜理中汤以消阴翳。又须以老生姜擦其舌，色稍退者可治，坚不退者不可治。（《续名医类案》卷一《伤寒》）

吕按：此案凭舌诊辨证，舌苔黑者有热极（火极似水）与寒甚（水来克火）之分。热极必苔黑而燥，且有阳热证候；寒甚必苔黑而润，且有虚寒证候。

7. 昏仆手撒遗尿绝证—重剂参附汤起死回生　徽商汪华泉，忽然昏仆，遗尿手撒，汗出如珠，众皆以绝证既见，决无生理。余曰：手撒脾绝，遗尿肾绝，法在不治，惟大进参附，或冀万一。遂以人参三两，熟附五钱，煎浓灌下，至晚而汗减；复煎人参二两，耆、术、附各五钱，是夜服尽，身体稍稍能动；再以参附膏加生姜、竹沥盏许，连进三日，神气渐爽。嗣后以理中、补中等汤，调养二百日而安。（《医宗必读》）

吕按：此案患者病危证候，其脉微欲绝在预料之中。法当急救回阳，大补元气。张景岳说：人参对"阳气衰竭者，此能回之于无何有之乡"（《本草正》）。但必须是野山参、移山参等气香浓厚者。不用甘草者，用之味甘反缓而不宜也。

8. 虚劳—脾肺气虚之候，非参芪不可　给谏章鲁齐，在吾邑作令时，令郎凌九，吐血发热，遗精盗汗，形肉衰削，先有医士戒之曰：勿服人参，若误服之，无药可救矣，两月弗效。召余诊。曰：此脾肺气虚之候，非大剂参耆不可。鲁齐骇曰：前有医者戒之甚严，而兄用之甚多，何相悬也？曰：此医能任决效否？曰：不能也。余曰：请易参五斤，毋掣其肘，期于三月，可以报绩。陈论甚力，鲁齐信而

从之,遂用六君子,间用补中益气及七味丸疗之,日轻一日,果如所约。(《医宗必读》)

吕按:此案体现了李中梓具有丰富的临床经验之高度自信。虚劳脾肺气虚之候,脉象为何?《医宗必读》此案之前的医案论曰:"诊其脉,右脉虚弱,乃知脾肺气虚。"又,前述《虚痨》在论述用参之理时说:"东垣曰甘温能除大热,又曰血脱补气,又曰独阴不长。春夏之温可以发育,秋冬之寒不能生长,虚者必补以人参之甘温,阳生阴长之理也。……不用参者,非其新伤,必其轻浅者耳。"

9. 水肿重症—脐突背平,法在不治—补虚半载而瘥 武林文学钱赏之,酒色无度,秋初腹胀,冬杪(miǎo 眇:末梢)遍体肿急,脐突背平,法在不治,迎余治之。举家叩首求救哀迫,余曰:我非有起死金丹,但当尽心力而图之耳。即用《金匮》肾气丸料大剂煎服,兼进理中汤,服五日无效,余欲辞归矣。其家曰:自知必死,但活一日则求一日之药,即使不起,安敢归咎乎?勉用人参一两,生附子三钱,牛膝、茯苓各五钱。三日之间,小便解下约有四十余碗,腹有皱纹。举家拜曰:皆再造之恩也。约服人参四斤,附子一斤,姜、桂各一斤余,半载而瘥。(《医宗必读》)

吕按:平脉以辨证是中医学最突出的特色。但是,古人判断病情轻重及预后等,还积累了许多宝贵的诊治经验。如李氏医案之前论《水肿胀满》的死证说:"唇黑或肿肝伤,缺盆平心伤,脐突脾伤,足心平肾伤,背平肺伤,五伤者死。"五伤乃论周身水肿之甚也。上述患者即此之类。治法以补虚为主,先与肾气丸与理中汤,虽说"无效",必有益也;尔后重用人参为主大补元气,并用温阳以利水药,小便利而水肿渐消而瘥。

10. 胃胀痛间作半年,痛处有鸣声—留饮—"相反之药"适当配伍以逐饮 张小菊,女,14岁。前以伤食胀满作痛,服平胃散加山楂、神曲、谷麦芽之类得愈。未期月,胃又胀痛而呕,有上下走痛感觉,但便后可稍减,再服前方不验,辗转半年未愈。夏月不远百里来治,且曰:"绵绵无休止,间作阵痛,痛则苦不堪言,手不可近。服破血行气药不惟不减,且致不饮食,是可治否?"问曰:"痛处有鸣声否?"则曰:"有之"。此病即非气血凝滞,亦非食停中焦,而为痰疾作痛,即《金匮》之留饮证也。盖其痰饮停于胃而不及胸胁,则非十枣汤所宜。若从其胃胀痛,利反快而言,又当以甘遂半夏汤主之。是方半夏温胃散痰,甘遂逐饮,又恐甘遂药力过峻,佐白蜜、甘草之甘以缓其势,复用芍药之苦以安中。虽甘草、甘遂相反,而实则相激以相成,盖欲其一战而逐留饮也。服后痛转剧,顷而下利数行,痛胀遂减,再剂全瘥。(《治验回忆录》)

　　吕按：甘遂半夏汤方中甘遂与甘草并用，为"十八反"之一。须知十八反始于汉代以后，而汉代尚无十八反之说。是否相反，全在制方之妙。现代动物实验表明，甘遂与甘草配伍，如甘草的用量与甘遂相等或少于甘遂，则无相反作用，有时还能减轻甘遂的副作用，但如甘草的用量大于甘遂，则有相反作用，且配伍的甘草愈多，毒性越大（转引自《中药大辞典》）。其相反毒性作用的产生，可能是重用了甘草，配伍不当，其甘缓作用（大量用甘草可造成水钠潴留）虽然缓和了甘遂的峻下之性，同时也使甘遂的毒性不能随泻下排出体外而潴留于体内，故发生中毒反应。

　　11. 寒结肠胃，卒发腹痛—中恶病—肛门栓剂奇效方　1978年夏，气候炎热酷烈。某日，我因暴饮冷水，午后卒然脘腹胀痛难忍，喜热拒按，痛如锥刺，虽得热敷而痛不减。先后服理中丸、藿香正气水、十滴水等药皆不效。腹痛逐渐加重，四肢厥冷，口唇发青，有暴厥之势。危急之时，幸得一栓剂，塞入肛门，须臾，腹中雷鸣，有便意感，即便出稀水便升许；随之腹痛顿减，半小时后，腹痛已愈。追访此药，得知出自民间一位老叟祖传之方。凡遇寒冷固结肠胃之中恶病，即将"大黄、干姜、巴豆"三味药制成栓剂，塞入肛门，无不应手取效。

　　寒结肠胃之中恶病，即指由于寒邪侵袭以致突然心腹胀满，剧痛如锥刺，气急牙关紧急之症。多因饮食不调，过食生冷，或暴饮暴食，食停肠胃，寒结于中，以致上焦不行，下脘不通，故卒然心腹胀痛，甚至气急口噤暴厥。当此之时，非巴豆的峻利，不能开其闭；非大黄之荡涤，不能消其食；更加干姜之守中，使邪去而脾阳不伤。此方配伍精当，疗效甚捷。我按老叟之法，配制成栓剂，凡亲属及邻里患此疾患，即按此法治之，果有奇效。继之，用于临床，几年来用此药治疗寒结肠胃之中恶病百余例，皆治愈。

　　三物备急栓制法：大黄、干姜、巴豆各等分，将大黄、干姜研细末，巴豆去壳，捣仁为泥，去油成霜（呈微黄色），三药和匀，炼蜜为丸，每枚含纯药1~1.5g，密器中贮存备用，勿使泄气，勿令干燥。用法：凡患寒结肠胃之中恶病，即可取此药1枚放入肛门2cm深处，须臾当泻下而愈。若不泻，可更入1丸。注意事项：①巴豆必须将油去尽，制成霜，方可配制；②凡用此药，必须除外急腹症（肠梗阻可用之，见下文笔者按），确属寒结肠胃之中恶病，方可用之。［刘维强《中医杂志》1988（2）：66］

　　吕按：案中所谓"老叟祖传之方"，即三物备急丸之方药组成与制丸法，只不过改口服为"塞入肛门"的栓剂，如此则更安全而便于应用。刘氏用之"治疗寒结肠胃之中恶病百余例"的宝贵经验，足供效法。

《金匮要略》第二十三篇曰:三物备急丸"主心腹诸卒暴百病"。古代医家或用原方,或适当加减,用之很广。现代临床用三物备急丸主治消化系统疾病,有报道[符开智《云南中医杂志》1982(2):27]用本方治疗肠梗阻疗效显著。其通下之力,远在承气辈之上。其优点是比汤剂快,药量少,体积小,可避免或减轻腹胀呕吐,病人乐于接受,服法简便,价格低廉。梗阻解除后,宜用健脾益气之品善后。应用本方注意事项:①本方为攻逐峻剂,方中巴豆辛热有毒,作用猛烈,对于消化道的刺激极强,故非体质强壮、寒实积聚者不可妄用;②孕妇、年老体衰者禁用;③如服后泻下不止,可食冷粥以止之。

12. 口舌生疮—服凉药愈甚—中气虚寒—温中益气 薛立斋治周上舍脾胃虚,服养胃汤、枳术丸,初有效而久反虚。口舌生疮,劳则愈盛,服败毒药则呕吐,此中气虚寒也,以理中汤治之少愈,更以补中益气汤加半夏、茯苓,月余而平。夫养胃汤,香燥之药也,若饮食停滞,或寒滞中州,服之则燥开胃气,宿滞消化,少为近理。使久服则津液愈燥,胃气愈虚,况胃气本虚而用之,岂不反甚其病哉?(《续名医类案》卷五《燥》)

吕按:此案学习的要点有三,首先是重点分析了治病变化,即服药后"初有效而久反虚",及病"反甚"之道理。二是以药测证,即从"服败毒药则呕吐",推测"口舌生疮,劳则愈盛"为"中气虚寒"。虚火当补,不可凉药泻之。三是转方之法,即虚寒当温补,但不可温之太过,故"以理中汤治之少愈,更以补中益气汤"补虚为主。

13. 凡治病皆当首辨"禀受(体质)不同"—"阴脏人"与"阳脏人"之异论治 一女子,十余岁,因发热,咳嗽喘急,小便少,后来成肿疾,用利水药得愈。然虚羸之甚,遂用黄芪建中汤,日一服,一月余遂愈。盖人禀受不同,虚劳小便白浊,阴脏人,服橘皮煎、黄芪建中汤,获告愈者甚众。至于阳脏人,不可用暖药,虽建中汤不甚热,然有肉桂,服之稍多,亦反为害。要之,用药当量其所禀,审其冷热,而不可一概用也。(琇按:此金科玉律,凡治病皆当取法,不特虚劳一症也)(《名医类案》卷五《劳瘵》)

吕按:"肿疾,用利水药得愈",水肿治标法也;继用黄芪建中汤"一月余遂愈",虚羸之本虚得愈。此案医者诊治经验:临证要首辨"禀受不同","用药当量其所禀",即"阴脏人"与"阳脏人"而分别选方用药。禀受"阴脏人"(阳虚体质)虚羸之甚者,治宜补中焦、补阳气,以黄芪建中汤(加陈皮行脾气,如橘皮煎意)治愈者众,真良方也。这是对仲圣所谓"虚劳里急,诸不足"之具体病机的发挥运用。

14. **中风一因时制宜立法处方**　罗谦甫治中书左丞张仲谦,年三十余,正月在大都患风证,半身麻木。一医欲汗之,罗曰:"治风当通因通用,法当汗。但此地此时,虽交春令,寒气犹存,汗之则虚其表,必有恶风寒之症。"张欲速瘥,遂汗之,觉体轻快而喜。数日复作,谓罗曰:"果如君言,官事烦剧,不敢出门,如之何?"罗曰:"仲景云,大法夏宜汗,阳气在外故也。今时阳气尚弱,初出于地,汗之则使气亟夺,卫气失守,不能肥实腠理,表上无阳,见风必大恶矣。《内经》曰:'阳气者,卫外而为固也。'又云:'阳气者,若天与日,失其所则折寿而不彰。'当汗之时,犹有过汗之戒,况不当汗而汗者乎?"遂以黄芪建中汤,加白术服之,滋养脾胃,生发荣卫之气,又以温粉扑其皮肤。待春气盛,表气渐实,即愈矣。《内经》曰:"化不可伐,时不可违,此之谓也。"(《名医类案》卷五《麻木》)

吕按:此案罗氏联系经文,阐发因地因时制宜,如此天人相应之整体观念等中医精华理论,是善于养生、善于治病之大道,欲为良医,不可不知。具体而言,"年三十余……患风证,半身麻木",此仲圣所述"风之为病,当半身不遂……"之先兆或轻证(脑梗死之轻者)。"法当汗"(此为当今治中风提示了新的方法思路),但中原大地(罗谦甫为今河北省藁城市人),"正月……虽交春令,寒气犹存","阳气尚弱",汗法犹当慎用。如此因时制宜,勿伐天和的理念,为养生之本也。治病的目的是为了养生,故治病之法应时时保护正气。罗氏针对汗法不当虚其阳气而引发的卫阳不固证候,以黄芪建中汤而愈。

15. **呕吐不止一西医束手无策一经方奇效**　东洋某某某某曰,英国军医某某某屡屡吐,绝食者久矣。其弟与美医某某氏协力治疗之,呕吐卒不止,乞诊于余,当时已认患者为不起之人,但求余一决其死生而已。美医某某氏等遂将患者之证状及治疗之经过,一一告余。余遂向两氏曰:余有一策,试姑行之。遂辞归检查汉法医书,制小半夏加茯苓汤,贮瓶令其服用,一二服后奇效忽显,数日竟回复原有之康健。至今半夏浸剂,遂为一种之镇呕剂,先行于医科大学,次及于各病院与医家。(《医学衷中参西录》)

原按:此证若用大半夏汤加赭石尤效,因吐久则伤津伤气,方中人参能生津补气,加赭石以助之,力又专于下行也。若有热者,可再加天冬佐之,若无自制半夏,可用药房清半夏两许,淘净矾味入煎。

16. **妊娠呕吐与诸病呕逆一皆得奇验之经方与专药**　治恶阻不能受药者,可用小半夏加茯苓汤,若仍不受可用伏龙肝一两,置器中,用水二盏搅之,后静置使澄,取一盏,用此水煎服小半夏加茯苓汤,无不受者,不但治恶阻呕吐,用于诸病呕逆,诸医所束手者,皆得奇验。(《医事小言》)

吕按：此则医话应与上述张锡纯医治洋人医案互参，彼治呕吐不止，以小半夏加茯苓汤后"奇效"，此以伏龙肝水煎服之，"治恶阻呕吐……诸病呕逆……皆得奇验"。现代学者[陈慧珍《广西中医药》1992(2):16]以小半夏加茯苓汤再适当加味治妊娠呕吐66例，大多数患者服药5~10剂治愈或显效。

17. **虚寒下痢如鱼脑—桃花汤改汤为丸** 示吉曰："毛方来忽患真寒症，腹痛自汗，四肢厥冷，诸医束手，予用回阳汤急救而痊。"吴石虹曰："症暂愈，后必下脓血则危矣。"数日后，果下痢如鱼脑，全无臭气，投参、附不应。忽思三物桃花汤，仲景法也，为丸与之，三四服愈。(《续名医类案》卷十九《腹痛》)

吕按："下痢如鱼脑，全无臭气"，此虚寒下痢之特点。治用桃花汤(赤石脂、干姜、粳米)，改汤为丸。如此变通用之，对辨证准确而汤剂疗效不著者，可以效法。丸剂更益于药效缓留在肠也。

18. **下痢赤白—专方特制法** 刘禹锡《传信方》云："予曾苦赤白下痢，诸药服遍久不瘥，转为白脓。"令狐将军传此方，用诃黎勒三枚，两炮一生，并取皮末之，以沸浆水一合服之。若止水痢，加一钱匕甘草末(谓加甘草末钱也)，若微有脓血及血多，加三七，亦加甘草。(《续名医类案》卷八《痢》)

吕按：《金匮要略》第十七篇第47条曰："气利(指下利滑脱)，诃梨勒散主之。"该方即诃子为散，粥饮送服。查阅《本草纲目·木部》第三十五卷诃黎勒附方之一"下痢转白：诃子三个，二炮一生，为末，沸汤调服。水痢，加甘草末一钱。《普济方》"；又附方之一与诃黎勒散颇同，但更具体可法，曰"气痢水泻：诃黎勒十枚面裹，塘火煨熟，去核研末，粥饮顿服。亦可饭丸服。……《图经本草》"《本草纲目》引录其主治："下宿物，止肠澼久泄，赤白痢。"

19. **癃闭—"从热症治，愈甚"，转为寒证治之** 钟大延治徐大理，病小便秘，肿胀，面赤发喘。众医皆从热症治，愈甚。大延诊之，曰："是无火也。"急煮附子汤，一服而愈。(雄按：亦须以脉参之。)(《续名医类案》卷二十《小便秘》)

吕按：王士雄所言甚是，诊病不诊脉，焉为中医？但有如下情况：由于某种原因，病人不能临诊，又需要处方治之，如何？这就只能靠遥远的问诊为主，凭借经验，以及既往诊治得失情况，如本案"众医皆从(实)热症治，愈甚"，则考虑从虚寒证治之。所用附子汤为真武汤去生姜加人参而成，对元阳虚衰性"小便秘、肿胀"等证候，治之更切实。

20. **久利—气虚下陷—涩以固脱治标，补气升阳治本** 气利用止涩之诃梨勒散者，实因久利而气虚下陷，意与近人晨泄用四神丸略同。予昔寓白克路，治乡人陶姓曾用之，所用为诃子散，取其味涩能止，彼以药末味涩，不能下咽，和入

粥中强吞之,日进一服,三日而止……诃梨勒今名诃子,味涩而苦,煨不透则研不细,入咽哽塞。(《金匮发微》)

吕按:四神丸治脾肾阳虚之五更泄,为温补剂;诃梨勒散治气虚下陷之气利,为固涩剂。若下利由中气虚所致者,以补中益气汤送服诃梨勒散,则疗效更著。

21. 肺胀(肺气肿)咳吐胶痰—攻消良方　余尝自病痰饮,喘咳,吐浊,痛连胸胁,以皂荚大者四枚炙末,盛碗中,调赤砂糖,间日一服。连服四次,下利日二三度,痰涎与粪俱下,有时竟全是痰液。病愈后,体亦大亏。于是知皂荚之攻消甚猛,全赖枣膏调剂也。夫甘遂之破水饮,葶苈之泻痈胀,与皂荚之消胶痰,可称鼎足而三。惟近人不察,恒视若鸩毒,弃良药而不用,伊谁之过欤?(《经方实验录》)

吕按:《经方实验录》以皂荚丸治案有四则,此案为其三。曹颖甫师徒反复议论皂荚之治证,言其"能治胶痰,而不能去湿痰",亦"不能除水气也"。谈及炮制法说:皂荚"刮去皮者,刮去其外皮之黑衣也。酥炙者,用微火炙之,使略呈焦黄即得。勿成黑炭也。"以枣膏和汤服三丸,为安其本,保胃津。曹氏"代枣膏以砂糖,无非取其便捷,然其保津之功,恐不及枣膏"。皂荚究属峻品,无经验者初次试用,先用小量较为妥当。

另据报道[《中医杂志》1984(10):7],用皂荚丸治疗肺胀22例。其中12例显效(服药后痰液变稀,喘咳胸憋消失)。几点体会:本方主药皂荚,《本草求真》谓"其力能涤垢除腻,洁净脏腑"。因药性峻烈,必须掌握以下适应证:①喘咳胸憋,不能平卧为主症;②痰浊胶黏难咳,或咳出大量痰后喘息减轻;③胸廓圆隆如桶状。皂荚丸为涤痰峻剂,疗效确切,病人服皂荚丸后,痰液变稀易咳。大便溏,日2~4次不等。病人往往因之而喘憋减,腹胀、纳差等症亦遂除,全身情况好转,除个别病人有咽痒或轻度恶心外,未见损伤正气之弊病。肺胀为本虚标实之证,皂荚丸只治痰浊阻塞而致喘憋之标。证情缓解后需调补肺、脾、肾以固本善后,可辨证选用参蛤散、金匮肾气丸、麦门冬汤等。

(二) 外科病

1. 背疮待毙—外实内腐—医贵精诚,内外兼治,起死回生　一老妇年近七旬,背疮已过半月,形势全然可畏,彼家俱置不治,怆惶整备后事,召予看童稚疮恙,见问其故,举家大小咸言待毙朝夕,予强借观可否?视之疮形半背皆肿,疮虽不高,亦不内陷,以手按之外实而内腐。老年内虚,脓毒中隔,不得外发故也。虽饮食不餐,且喜根脚两无混杂,脏腑各无败色,乃有生之症也。病家故执不信,又言签龟命卜,俱断必死,治岂生乎? 予嗟可惜也! 再三四日不治,内膜穿溃必死,此命陷于无辜矣。次日予心不服,自往讨治,喟然叹曰:予非相强,实见其有生,不忍舍其待死,固欲强之,医后药金分毫不取,直待患者果愈,随其酬补何如? 彼众方肯。先用葱艾汤淋洗疮上,外面俱是不腐顽肉,随用披针、利剪正中取去二寸顽肉,放通脓管,以手轻重之间捺净内蓄脓血,交流不住约有三碗。傍视者无不点头失色,待脓血稍尽,仍换前汤洗净,用膏封贴。内用回元大成汤二服以接补真气,后用人参养荣汤倍参、术加香附,早以八味丸、八仙糕相兼调理,欲其脾健食进,腐脱肌生。况此妇谨慎调理,并未更变,不出百日,疮愈身健而安。自后方信予言无谬也。(《外科正宗》)

吕按:读罢此案,感慨良多! 陈实功不仅具有精湛的外科病诊治医术,并且具有普度众生、临危自荐、不计报酬的高尚医德。如此医术、医德,感动天地,豪气动人! 若能千古流传,中医之兴,苍生之幸也。

2. **疮小毒大,拖延时日,形势内陷,败症齐出,败气满堂,闻断死期,神圣者也!** 一男子年近六旬,时值仲夏,背生热疖二十余处。彼家邀请视孙疮恙,见彼坐于堂,满背皆疖,予略视之,内有一疮比疖甚小,其毒甚大。予对曰:此非疮疖比也,后发势不可及。彼笑而答之:无恙也。乃即送至门庭,予又嘱曰:可急请他医治之,不可缓待。俱不听信。又至十日,形势稍发,命里中一医治之,又曰:是疖也。又十日,形势内陷,败症齐出,稍信前言,方央亲友邀予相视,其人睡卧于堂,帛复疮上,登堂未进二三步即退。人曰:何也? 予曰:败气满前("前"谓"屋""堂"之意),死期速矣,何必视疮,急备后事,再七日死。后果如言,不差时刻,此为讳疾忌医致其自败者也。可惜! (《外科正宗》)

吕按:见微者知著,良医也。"闻而知之谓之圣"(《难经》),此案可证,陈实功乃神圣之医矣!

3. **附骨疽**("乃阴寒入骨之病也。……凡入者,皆由体虚之人……或房欲之后,盖覆单薄,寒气乘虚入里,遂成斯疾也")**一体虚受寒一治疗大法与具体用药指要** 一监生暑月欲后受寒,致成腿痛,予以暖肾经、温经络、散寒邪药治之。彼以为缓,请内医,甘服表散之剂,外邪虽散,其内必虚。又以小柴胡汤等药调理,致虚热发作,口燥咽干,烦渴不已;又以知母石膏汤清其上,防风、木瓜、威灵仙等剂攻其下,众议纷纷,杂药妄进,致病愈剧。仍复请治,其时患腿愈肿,其形缩小,此必死症也。况此症原从肾经受寒,非附子、破故纸不能通达关节;非羌活、防风、牛膝不能通行闭滞;非人参、白术、炙甘草不能使脾气行达四肢;非川芎、当归、白芍、熟地、红花不能养血活血。凡病从虚而入者,先补其虚,后攻其病。况治此

症,不加温补而反用发散解肌,以正风寒有余之法治之,不死何愈? 后果死。医者众误,始信而服之。(《外科正宗》)

吕按:治病之要,医者在于识病善医,患者及家人在于善于选择良医。不然,失治、误治,难以救治,良医也难为也。此案是例证。

(三) 妇科病

1. 闭经—腹中久瘀攻痛—攻逐瘀血　常熟鹿苑钱钦伯之妻,经停九月,腹中有块攻痛,自知非孕。医予三棱、莪术多剂,未应。当延陈葆厚先生诊,先生曰:三棱、莪术仅能治血结之初起者,及其已结,则力不胜矣。吾有药能治之。顾药有反响,受者幸勿骂我也。主人:诺。当予抵当丸三钱,开水送下。入夜,病者在床上反复爬行,腹痛不堪,果大骂医者不已。天将旦,随大便,下污物甚多。其色黄白红夹杂不一,痛乃大除。次日复诊,陈先生诘曰:昨夜骂我否? 主人不能隐,具以情告。乃予加味四物汤调理而瘥。(《经方实验录》)

曹颖甫曰:痰饮证之有十枣汤,蓄血证之有抵当汤丸,皆能斩关夺隘,起死回生。近时岐黄家往往畏其猛峻,而不敢用,即偶有用者,亦必力为阻止,不知其是何居心也?

吕按:当今从事中医者,对古圣之经典研究如何? 对经方之应用如何? 扪心自问,今不如昔矣! 此案启发我们,对痼疾重病,须以经方峻剂攻之。临证辨证准确,用之中的,疗效非凡,此经方"鬼斧神工之力"也。

2. 妊娠伤寒—气分热盛证—清利邪热,益气生津　缪仲淳治于润父夫人,妊九月,患伤寒阳明症,头痛壮热,渴甚,舌上黑苔有刺,势甚危。缪投竹叶石膏汤,索白药子(医马病者)不得,即以井底泥涂脐上,干则易之。一日夜尽石膏十五两五钱。病瘥产一女,母子毋恙。(《续名医类案》卷二十四《胎前·伤寒》)

吕按:此案伤寒后舌象与症状,为典型的阳明热盛证,不必诊脉,其滑数有力在意料之中。对高热不退患者,西医学常规采取冰镇之物理疗法。此案"以井底泥涂脐上",即古人之物理疗法。对"妊九月"患阳明热盛,"一日夜尽石膏"一斤之重量,真乃有胆有识者也。病情本为阳明病白虎汤证,却用"伤寒解后,虚羸少气"等气阴两伤、余热未除之竹叶石膏汤者,以其"妊九月",既治病,又保母婴平安,故选取了清与补兼顾之方法。此良医仁术之体现也。

3. 防治滑胎(习惯性流产)—相火太盛—清火养血保胎　一妇年龄三十余,或经住,或成形未具,其胎必堕,察其性急多怒,色黑气实,此相火太盛,不能生气化胎,反食气伤精故也。因令住经第二月,用黄芩、白术、当归、甘草,服至三月尽,止药,后生一子。(《名医类案》卷十一《堕胎》)

吕按：视黄芩、白术为安胎要药，始自《金匮要略》妇人妊娠病篇之当归散方（当归、黄芩、白术、芍药、川芎）。临床必须辨证用之，才为安胎要药。此案察其性格、望其色泽，不必诊脉，便可知"此相火太盛"，因此以当归散变通治之，取得安胎生子之良效。

堕胎为早期流产，一般指妊娠3个月以内，胎儿还未成形时堕下。在3个月以上，胎儿已经形成的，称为"小产"或"半产"。若连续堕胎或小产超过3次以上者，称为"滑胎"。在未经堕胎、小产之前，一般先有胎动不安，点滴出血，腹部隐痛等"先兆流产"症状，应及早防治。此案"令住经第二月"即服药，更属于"治未病"思想。

4. 新产失血—误治—郑声—大补元气，收敛心神　飞畴治陈子厚媳，八月间因产不顺，去血过多，产后恶露稀少，服益母草汤不行，身热汗出，产科用发散行血更剧，自用焦糖酒一碗，遂周身络脉棰楚难堪，恶露大下，昏沉戴眼，汗出如浴，但言心痛不可名状，此血去过多，心失其养，故痛。肝主筋，为藏血之地，肝失其荣，故络脉棰楚不堪。且汗为产后之大禁，若非急用人参，恐难保其朝夕也，用四君合保元加白芍、五味，一剂汗止。因其语言如祟，疑为瘀血未尽，更欲通利，予曰：声怯无神，此属郑声，且腹不疼痛，瘀何从有？此神气散乱不收之故，前方加入枣仁、龙齿，诸证渐平，后服独参汤，至弥月而安。（《张氏医通》）

吕按：此案证候，皆新产妇人失血过多所致，脉虚或芤为必然之象。虚则补之为大法，反服活血、发散药，更伤正气，故病情加剧。《伤寒论》曰："夫实则谵语，虚则郑声。郑声者，重语也。"（210）郑声者，血气大虚，心神失养而散乱不收之候，故急用人参等大补元气为主，佐以白芍、五味子收敛心神，龙齿潜镇心神，而诸证渐平。弥月，即满月。

5. 阴痒（滴虫性阴道炎）—外熏与内服兼治法　梁某，女，35岁。患白带下注3年之久，近1年来加重，并发外阴瘙痒难忍，经妇科检查，诊断为"滴虫性阴道炎"。经用"灭滴灵"等治疗2个疗程，效果不明显。后用苦参汤熏，每晚1小时，兼服清热利湿之中药，2周后，带净痒止。又经妇科数次检查，阴道未见滴虫，而且炎症也愈。（《经方发挥》）

吕按：苦参汤洗剂为《金匮要略》治疗狐惑病的外治法。近年来多篇报道以苦参为主治疗各种阴道炎以阴痒为主症者，取得良效。本病为妇科常见病、多发病。阴道炎虽有滴虫性、真菌性、细菌性、老年性等不同病因，而中医认为其病机多属于湿热下注及感染邪毒所致。《女科经纶》说："妇人阴痒多属虫蚀所为,始因湿热不已。"仲景苦参汤确为治疗阴痒之专方要药。编者曾以苦参40g、蛇床子15g,水煎熏洗外阴,治一老年性阴痒,3剂而痒止。

三十六、脉与舌及四诊合参医案
——学承经典,师法百家,吸纳新说

> 脉学经典尊秦汉,自古至今皆承传。
>
> 舌诊萌芽始岐黄,历代发展清完善。
>
> 望闻问切不可偏,四诊合参才周全。
>
> 学好脉理勤临证,衷中参西法圣贤。

脉诊与舌诊是中医学区别于西医学的两大特色。脉诊始于秦汉经典,《内经》论之精细,仲景书用之广泛,历代医家不断丰富之。舌诊在秦汉时期只有初步、粗略认识,历代医家对舌诊的认识不断深入,至清代趋于成熟而系统化,如叶天士之《外感温热篇》对于卫气营血辨证,其界定的主要诊法之一即舌诊。如果以年代作大概的划分:明代及其之前的论著与医案以平脉辨证为主,很少论及舌诊;清代对温病的诊断则重舌诊。作为现代中医,理应勤求古训,博采众长,既重脉诊,又重舌诊,更要四诊合参,必要时参考现代理化检查与西医学知识,才能全面地了解病情信息,以提高诊断水平,此为论治准确之前提。周学海《形色外诊简摩·序》中说:"四诊以望居首,以切居末者,医师临诊之次第,非法之有轻重缓急也。……夫望、闻、问有在切之先者,必待切以决其真也;有在切之后者,指下之疑又待此以决其真也。三法与之切脉,固互为主辅矣。"李时珍《濒湖脉学·序》中说:"世之医、病两家,咸以脉为首务,不知脉乃四诊之末,谓之巧者尔。上士欲会其全,非备四诊不可。"现代名医的医案多是脉诊与舌诊及四诊合参以诊断病证,以下仅列2则清代医案与7则现代医案,阅读后可以提高脉诊与舌诊及四诊合参之水平。

1. 脉沉伏,舌燥裂生刺—伏暑发疹—清透邪热以透疹 柴屿青治陈勾山舅人梁大患疹,身热谵语,口渴遗尿。服药增剧,求治。两脉沉伏,意其疹尚未透,拟用消毒饮子。不信,势已濒危,复求诊,脉尚如故,探其舌,燥裂生刺,且面垢唇焦,始信为伏暑(即伏气也,发于阳明,故现以上诸症)实热之症。急投白虎汤二剂,病解而脉始洪矣。故临症者,脉既难凭,尤当察其舌也。(《续名医类案》卷四《热病》)

吕按:案语最后说:"临症者,脉既难凭,尤当察其舌也。"此临床经验之真言。"其舌燥裂生刺",显然为燥热之象。而"身热谵语,口渴……唇焦"等,皆热盛于内之证候。热壅于内,其"两脉沉伏",细心寻按,其沉伏应为搏指有力之脉,只不过非典型的洪数之象。若不望唇舌、不问症状,只凭"脉沉伏",则很难确诊为白虎汤证了。

2. 脉弱而不大,舌黄燥—热入血室—清热养阴 沈尧封治一妇,热多寒少,谵语夜甚,经水来三日,病发而止。本家亦知热入血室,用小柴胡数帖病增,舌色黄燥,上下齿俱是干血。沈用生地、丹皮、麦冬等药不应,药入则干呕,脉象弱而不大。因思弱脉多火,胃液干燥,所以作呕。遂用白虎汤加生地、麦冬,二剂热退神清。惟二十余日不大便,与麻仁丸,三服得便而安。(《续名医类案》卷二十三《妇人症·经水》)

吕按:小柴胡汤为治热入血室之方,若方不对证,当然无效。弱脉主气虚血少。案语却说"因思弱脉多火",纯属为了与"胃液干燥"相联系的勉强之词。舌与脉不符之特殊情况,只能合理地有所取舍。本案舌苔"黄燥",为热伤气阴之象,故"用白虎汤加生地、麦冬",清气热、益阴津,方证相对而获效。仲景书曰:"阳明病,下血谵语者,此为热入血室……"(二十二·4)此案则说"热多寒少,谵语夜甚,经水来三日,病发而止"。虽皆为阳明热盛,影响血分,经曰"下血";此案为"经水……而止",二者病机相同,故皆以白虎汤清热而凉血可也。

3. 脉浮大有力,舌绛红苔黄—产后发热 张某,女,32岁。新产9天,不慎感邪,突然寒战,发热至39℃,上身烦热,汗出较多,下身反冰冷无汗,口中干渴,时时呼饮,饮后渴仍不解,伴有恶风、头痛等症。视之,面缘缘正赤,舌质红绛、苔薄黄,切其脉则浮大而充盈有力。此乃阳明久有伏热,新产之后,阴血亏损,风阳之邪乘虚入侵,致营卫运行逆乱,阴阳之气不相顺接而成。治当清热养阴,兼透风邪外出。桂枝10g,生石膏30g,知母10g,玉竹10g,白薇10g,炙甘草10g,粳米15g。服2剂,微见汗出,上身热退,下肢由凉转温而愈。(《刘渡舟临证验案精选》)

原按:本案脉证,发热、恶寒、头痛,为邪在表;口渴、汗出、心烦,为邪在里;上身烦热,下身厥冷,为阳热于上不能下达,属"热深厥亦深"也;新产之后,舌质红绛,则为阳热伤阴之征。此证阳明内有伏热,又兼风邪外感,且又有阴津不滋之候。治应清阳明内有伏热,兼透肌腠风邪,佐以滋阴养血。选方用《金匮》之白虎桂枝汤加味,内清伏气之热,外解肌腠之邪。加玉竹、白薇者,能退邪热而滋阴血与津液。《素问·通评虚实论》说:"乳子中风热,喘鸣肩息者,脉何如?

岐伯曰:喘鸣肩息者,脉实大也,缓则生,急则死。"所谓"乳子"者,指产后以乳哺子之时期而言。本案患者脉虽浮大,但和缓从容,为正气充盛之象,故能两剂获愈。

吕按: 本案脉"浮大而充盈有力",只能判断为实证,而"舌质红绛、苔薄黄",才是"阳明久有伏热"而"阳热伤阴之征"。其新产血虚与"不慎感邪",是发病之新因。治疗方法乃清久伏之热,养已伤之阴,透新感之邪。方证相对,故而效著。

4. 脉洪数无伦,舌红无苔——产后癃闭　阚某,23岁,业医。新产未久,小便癃闭,小腹胀痛拘急,心烦渴饮,但以尿闭故,不敢稍饮。病急投诊,先是西医利尿剂,无显著效果,惟导尿方可缓解一二。越三日,又因导尿所致尿道口肿大,痛苦难当,乃邀余会诊。视其舌质红而无苔,脉来洪数无伦。据悉,初由失利而胀急,继转胀急而拘痛。病系产后血虚,阴阳失调,膀胱气化不利,水热搏结使然。取育阴利水法,宗仲景猪苓汤意,加乌药、小茴以行气,俾使阴阳互根,小便自然通利无阻。顿服一剂溲利;再剂,尿溲如注,胀痛除;三剂病乃瘥。(《湖南省老中医医案选》第一集)

吕按: 本案脉诊为热证,舌象具有阴虚的特点,舌脉合参才能确诊为阴虚内热证,再结合主诉,才能确定病位在下焦。素体因素,加以产后伤阴血,故舌红无苔为阴虚无疑,阴虚生内热,虚热内扰,阴不敛阳,故脉来洪数,必按之空虚。猪苓汤证揭示了人体客观存在的一种特殊复杂的病变,即阴虚、有热、水停并见。猪苓汤育阴清热利水之法,与真武汤、苓桂术甘汤等温阳化气利水法相对应,确立了治疗虚性水气病的两大法则。猪苓汤所用五味药的配伍独具匠心,含意深刻,文献资料中凡运用猪苓汤者一般都谨守原方。故临证之时,虽可适当变通用药,但切不可随意加减,以免影响原方疗效,这是应用古方的一般原则。

5. 脉沉细,舌紫暗——真心痛(心肌梗死)——补助阳气以活血通脉　刘某,男,73岁。患冠心病、心肌梗死,住某军医院。脉症:心痛彻背,背痛彻心,面色发绀,汗出肢冷,舌质紫黯,脉象沉细。此为心阳衰弱,心血瘀阻;治宜回阳固脱,通瘀止痛。用乌头赤石脂丸:炮乌头5g,炮附子10g,川椒3g,干姜5g,赤石脂10g,加红参10g,苏木10g。作汤剂服,并配合西药抢救,1剂汗止肢温,再剂心痛渐止,继用柏子养心丸调理。(《金匮要略浅述》)

吕按: 本案之脉诊为里虚之象,舌诊才是瘀血特点,四诊合参才能明确"心阳衰弱"。乌头赤石脂丸所主治证候,很类似《灵枢·厥病》所述的"真心痛,手足清至节,心痛甚,旦发夕死,夕发旦死"之证候,亦与西医学讲的心肌梗死先兆或心肌梗死相类似。心肌梗死先兆的特点为突然发生或出现较以往更剧烈而频繁的心绞痛,心绞痛持续时间较以往长,诱因不明显,口含西药硝酸甘油或中成药速效救心丸、丹参滴丸皆疗效差,心绞痛发作时伴有恶心、呕吐、大汗、心动过缓、急性心功能不全、严重心律失常或血压有较大波动等。如此时心电图示 ST 段一时性明显抬高或压低,T 波倒置或增高,更应警惕近期内发生心肌梗死的可能。及时积极治疗,有可能使部分病人避免发生心肌梗死。若病情进一步加重,难免发生心肌梗死。心肌梗死典型者表现为阳气欲脱(低血压和休克)及心力衰竭等危候,随时可危及生命。中西医结合积极抢救,可以控制病情发展,有起死回生之望。

临床观察表明,心绞痛发作较甚或发生心肌梗死者多有诱因,如体力劳累、情绪激动、肥腻饱餐及寒冷环境等,数因相加,更易诱发。因此,冠心病患者应注重护理,防患于未然。

6. 脉沉迟,舌淡苔滑—头痛、吐涎—温胃降逆补中　张某,男,30 岁。患重感冒后引起头痛,疼痛剧烈难忍,并时时烦躁,恶心呕吐,吐出物皆痰涎之类,恶寒而不发热,手足不温,自觉口、鼻、齿冰冷难忍,脉沉迟,舌色淡、苔滑。从脉症看为中焦虚寒,复感外邪,引起浊阴之气上逆于清阳所致。以吴茱萸汤,服 1 剂后,头痛顿减,呕吐恶寒也有好转。守方共服 3 剂痊愈。(《经方发挥》)

吕按:本案舌脉合参,才能更加明确其病情为阳虚阴寒,再分析症状特点,才能确定病位以中焦为主。吴茱萸汤于《伤寒论》凡三见:首见于阳明病篇第 243 条;二见于少阴病篇第 309 条;三见于厥阴病篇第 378 条。方由吴茱萸一升,人参三两,生姜六两,大枣十二枚四味组成。主治胃寒或/和肝寒,浊阴上逆证候。该方"以吴茱萸能下三阴之逆气,为君;生姜能散气,为臣;人参、大枣之甘缓,能和调诸气者也,故用之为佐使,以安其中也"(《金镜内台方义》卷八)。

7. 脉涩,舌苔黄厚黏腻—不寐—升清降浊,和胃安神　李某,女,年约六旬,山东大学干部家属。1970 年春,失眠复发,屡治不愈,日渐严重,竟至烦躁不食,昼夜不眠,每日只得服安眠药片,才能勉强略睡一时。当时我院在曲阜开门办学,应邀往诊。按其脉涩而不流利,舌苔黄厚黏腻,显系内蕴湿热。因问其胃脘满闷否?答曰:非常满闷。并云大便数日未行,腹部并无胀痛。我认为,这就是"胃不和则卧不安"。要使安眠,先要和胃。处方:半夏泻心汤原方加枳实。傍晚服下,当晚就酣睡了一整夜,满闷烦躁,都大见好转。接着又服了几剂,终

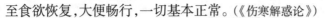

至食欲恢复,大便畅行,一切基本正常。(《伤寒解惑论》)

吕按:涩脉主病,有虚、瘀、湿滞等成因。本案舌苔特点,才是明确"内蕴湿热"之主要依据。中焦为四运之轴,升降之机。今湿热积滞壅遏胃脘,上扰神明则失眠。用半夏泻心汤加枳实泄热导滞,舒畅气机,俾湿热去,气机畅,胃气和,则卧寐安。

8. 脉沉缓无力,舌硕大苔白滑—腰腿痛—温脾除湿以止痛　迟某,男,50岁。其病为腰腿、两足酸痛,恶寒怕冷,行路则觉两腿发沉。切其脉沉缓无力,视其舌硕大,苔则白滑。沉为阴脉,属少阴阳气虚也;缓为湿脉,属太阴脾阳不振也。本证为《金匮》所述"肾著"之病,为疏:茯苓30g,白术15g,干姜14g,炙甘草10g。此方服至12剂,则两足变热,恶寒怕冷与行路酸沉、疼痛之证皆愈。(《刘渡舟临证验案精选》)

原按:本案腰痛腿沉怕冷,与"肾着病"相符。本病病因为脾阳不运,寒湿痹着于腰部所致,其病变部位并不在肾之本脏,而在肾之外府,临床以腰以下寒冷疼痛为特点。所以在治疗上不必温肾以祛寒,而应燠土以胜水。

吕按:《金匮要略·五脏风寒积聚病脉证并治》第16条:"肾着之病……甘姜苓术汤主之。"本案舌脉合参,才能更加明确为阳虚为本。

9. 脉弦紧重按无力,舌苔白滑润—痹证(风湿性关节炎、坐骨神经痛)　黄某,女,24岁。下肢关节疼痛已年余,曾经中西医治疗,效果不显。现病情仍重,关节疼痛,尤以右膝关节为甚,伸屈痛剧,行走困难,遇阴雨天则疼痛难忍,胃纳尚好,大便时硬时溏,面色白少华,苔白滑润,脉弦紧、重按无力。诊为寒湿痹证。处方:桂枝尖30g,炮附子30g,生姜18g,炙草12g,大枣4枚。3剂。[程祖培,等,《广东医学·祖国医学版》1964(6):40]

原按:患者病历一年,疼痛缠绵不愈,查其服药存方,皆是通络祛风除湿之品,不明寒湿须温之理。根据脉象弦紧,重按无力,肌肤白嫩,考虑此乃腠理疏松,卫阳不固,寒湿乘虚而入,流注关节,闭塞隧道,以致气血凝滞而为痛痹,故用桂枝附子汤取效。

吕按:《伤寒论》治风湿病两条(174、175)3方(桂枝附子汤、去桂加白术汤、甘草附子汤),于《金匮要略·痉湿暍病脉证治》第23、24条重复出现,只个别文字略有不同。此案医者程氏谨遵医圣平脉辨证施治之方法,参考舌象之湿盛特点,以桂枝附子汤原方治之而取效。该方与桂枝汤仅一味药之差(去芍药加附子),变调和之方为温经散邪之剂。经方之精就在于此。

附文　脉学研究论文

四诊合参　舍舌从脉从症论

——谈舌红苔黄非皆主热

望舌诊病是中医诊断学的传统经验和特色,是四诊中望诊的重要内容。舌诊之舌红苔黄主热此其常,非主热乃其变。对此,古人早有认识,近年来亦有报道,笔者也有临床体验。为了明辨这个问题,讨论如下。

1. 古代医案举例　在古代医案中,遇有舌症不符者,名医能够独具慧眼,明辨真假,舍舌从症,正确论治。例如,王旭高医案:"但寒不热,便溏脉细,肢体面目俱浮,悉属阳虚见象。唯舌红无苔,此属阴伤之候,但口不干渴,乃君火之色外露。治当引火归元。附桂八味丸加鹿角霜、党参、冬术。"(《增评柳选四家医案》)案中所载,多为阳虚见症,与舌象不符。王氏细心审察,从"口不干渴"着眼,断"舌红无苔……乃君火之色外露",故舍舌从症从脉,取引火归元法。案语"悉""唯""但"三字,集中反映了王氏的辨证思路,四诊合参,以定取舍。

对于复杂的病情,虚实寒热难辨,舌脉症难以取舍者,可以采取探病法。如《杏轩医案》治"李某阴证伤寒,见纯红舌"案。病人一派阴寒证,唯舌红为热象,程氏细心思辨,意欲舍舌从证论治,但为了慎重起见,先用理中汤小剂试之,果然探明舌红为假象,继以六味回阳饮治之,舌红始退。并在案尾分析说,舌红系肾水凌心,逼其心阳外越也。

前人研究舌诊的专书对舌症不符亦有论及。如近代名医曹炳章《辨舌指南》卷二指出:"淡白舌亦有热病,黄厚满舌亦有寒证,舌绛无津亦有痰证。"总之,临证时舌症不符者古有昭示。

2. 现代医案摘要　现代不少医家对黄苔主热和黄腻苔主湿热提出非议。例如,柯梦笔治一劳伤心脾、饥饱失常患者,其舌苔黄腻而滑,中甚厚,舌质淡白,脉沉细无力,用附子理中汤合平胃散治之,服药月余,随着病情改善,舌苔转为薄白,舌质变为淡红。李湘孝治一慢性肝炎患者,舌红少津,脉沉细,用苓桂术甘汤加味治之,三剂而苔变微黄,诸症好转;还治一慢性胆囊炎患者,苔黄微腻,脉沉细无力,用茵陈术附汤合理中汤化裁治之,10剂而收卓效。李留振治一腹痛患者,舌苔黄而滑润,舌质淡红胖嫩,用附子理中汤加吴茱萸、小茴香治之,竟获良效。杨友春报道了病案三例:一为持续发热2年余,伴全身关节疼痛患者,确诊为"变应性亚急性败血症",舌苔黄腻,舌质暗淡,脉细数无力,用益气温阳药为主,治疗两月,苔转薄白,诸症悉除;二为高血压患者,舌苔黄腻,舌质淡,脉沉细微弦,用真武汤加减治之近1个月,症状消除,血压稳定;三为右手中指关节疼痛,活动不到半年患者,舌苔黄腻,舌质淡,脉弦细微数,用当归四逆汤加味治之,8剂而手指屈伸自如,疼痛消失。赵宇川治两例,一为咳喘患者,舌苔黄腻,舌体胖大,舌尖略红,脉沉细,用苓桂术甘汤加附子、淫羊藿、白芥子等药,6剂而咳喘平息,黄腻苔退;二为心脏病患者,舌苔黄腻而水滑,舌质不红,脉沉细涩,用真武汤合实脾饮化裁,6剂而黄腻苔化尽,水肿消退,心悸而烦消除。王志宏治一失眠3年多患者,舌苔满布,黄厚浊腻,舌质淡而晦暗、边有齿痕,脉紧弦,右大于左,以温阳化湿运脾方药为主,重用半夏30~60g治之,先后七诊,服药60剂,黄腻苔退,安睡病愈。

上述病案,归纳起来有3个共同特点:一是既往多为误诊误治,视黄腻苔为湿热或痰热,用苦寒方药不应,改为温化法后,取得药到病除之效;二是既往误诊,错在只重舌苔,忽视舌质及脉象变化,没有把舌苔与舌质、舌诊与脉诊综合分析,没有透过现象,抓住本质,缺乏对苔黄作具体分析;三是上述病变多为杂病,而杂病与热病,其黄苔的临床意义有所不同。在外感热病中,黄苔主热,可靠无疑。若内伤杂病,尤其是消化功能失调之慢性疾患出现黄苔,则不一定主热,亦可主寒,应详加辨别。

黄苔主热者,多见深黄、老黄、黄如沉香色、黄而干燥、黄而干焦起刺以及湿热之黄腻苔,且其舌质多偏红。黄苔主寒者,多见淡黄而湿润、黄腻水滑或罩灰黑、白腻而罩淡黄、黄白相间而滑等,且其舌质多偏淡,甚至为淡白,舌体胖嫩。

苔黄主热,是内脏邪热上蒸于舌所致,不仅苔黄,舌质多红。而苔黄主寒,盖因内脏虚寒,寒湿痰浊停留,阻遏了阳气,虚阳上浮,便可影响舌苔变黄,舌质多不红,如此黄苔,四诊合参,便为假热。尤在泾有"饮留之处,必有伏阳"之说,盖指本寒而标热之证。

3. 临证治验心得 我们在临证中,对舌红苔黄非皆主热也有心得,举两例如下。

例1 高某,男,52岁。初诊日期:1991年4月4日。患者1年多来,食后脘胀,喜热恶凉,食少便干,曾先后采用清化湿热、养阴清热、理气和胃等法,病无改善,反日渐加重。近来粒米难进,唯进流食,形体消瘦。怀疑"癌症"。胃镜检查:慢性浅表性胃炎。诊察其苔淡黄而腻,舌质暗红,脉沉细无力,胃部按之振水声。分析患者既往所服方药,医者辨证所重在舌诊,认定舌红苔黄主热,治之无效。《金匮要略》痰饮病篇说:"其人素盛今瘦,水走肠间,沥沥有声,谓之痰饮。"联系患者病情,与痰饮病颇相类似。"病痰饮者,当以温药和之。"师仲景治痰饮病之大法主方,以苓桂术甘汤加味治之。三剂而思食,守方守法调治近 1 个月,基本康复。其舌淡红而苔薄白。痰饮病本为阳虚,却见舌红苔黄之热象者,以阳虚不能温煦,血运不畅则舌质暗红,虚热上浮则苔见痰黄。

例2　邢某,男,26 岁,初诊日期:1986 年 5 月 21 日。主因间断性发热。关节痛 5 年,伴周身浮肿半年,加重 7 天,以"狼疮性肾炎"收入院。住院半月后,发热复作,体温 39℃,时至初夏,虽发热而喜衣被,周身浮肿,阵阵肌肉瞤动,腹胀时痛,手足欠温,神疲头晕,口干不欲饮,大便溏,小便少,舌淡红体胖质润,舌腻而罩黄,脉滑数沉取无力。测血压 170/105mmHg(23/14kPa)。曾服银翘散,肌内注射柴胡注射液、安痛定,发热不退。因思患者证候与《伤寒论》82 条、316 条所述真武汤证很类似,可见其病机为阳虚,不可以苔黄、血压高就不敢用热药也,故以真武汤加减治之。处方:炮附子 12g,白芍、茯苓各 15g,白术、生姜各 10g,干姜、竹叶各 6g。水煎分日三夜一温服。进流食以助药力。服完 1 剂,汗出热退,体温渐趋正常,诸症遂减。故舌脉所见,为真寒假热之象。

4. 健康普查报告　区显维认为舌症不相符的成因除了复杂的病理因素之外,还与常人的素质有关。刘代庚通过观察 18~45 岁妇女 1 900 例后,发现95% 的人在月经期,由于"任脉通,太冲脉盛"而出现舌尖红赤。有研究曾对500 名 1~6 年级的小学生进行蛔虫感染的调查,同时系统观察了舌脉的表现,发现 18% 的儿童舌红或偏红,16% 的儿童舌苔薄黄或稍黄腻,大部分无自觉症状,属于健康儿童。上述可知,常人无病之舌,不尽相同,舌之色有偏红或偏淡者,舌之体有稍胖或略瘦者,舌之苔有薄腻者,苔之色有微黄者,等等。如此异常舌象,患病之后难以正确地反映病机,四诊表现难以符合。因此,望舌诊病,一定要考虑到因人而异的体质因素,当舌象不足为凭时,则应舍舌从脉从症以辨证论治。

此外,久用某些西药,也会影响舌象而发生变化,如本为阳虚证肾炎水肿患者,久服泼尼松之后,其舌质变红。饮食因素对舌象也有影响,如嗜酒者,多舌红或苔黄腻。还有,血管活性药物亦可影响舌象而发生变化。

5. 结语 综上所述,舌红苔黄主热为病变之常,而病情复杂者,舌红或苔黄不一定都主热证,亦可主寒。还有,常人的特殊体质、服用某些药物以及饮食等因素,均可致舌红或苔黄。由此可见,望舌诊病虽然是四诊中望诊的重要内容,但必须四诊合参,综合分析,识别真假,善于取舍,谨防误诊造成误治。前人有"时病重舌,杂病重脉"的说法,这种经验之谈,确有临床指导意义。[《河北中医学院学报》1995,10(2):10-12]

—— 参 | 考 | 文 | 献 ——

1. 柯梦笔. 黄苔小议 [J]. 云南中医杂志, 1982 (5): 46.
2. 李湘孝. 黄苔非皆热证 [J]. 黑龙江中医药, 1986 (1): 34.
3. 李留振. 黄苔非热证之我见 [J]. 河北中医, 1986 (3): 26.
4. 杨友春. 舌苔黄腻并非全属湿热 [J]. 湖南中医学院学报, 1990 (4): 243.
5. 赵宇川. 黄苔辨治得失 [J]. 山西中医, 1991 (5): 45.
6. 王志宏. 黄厚浊腻苔非尽湿热 [J]. 河南中医, 1991 (5): 14.
7. 王彦田. 舌红用热药一得 [J]. 河北中医学院学报, 1992 (3): 15.
8. 区显维. 论舌症不相符的成因与辨证方法 [J]. 辽宁中医杂志, 1986 (9): 10.
9. 刘代庚. 舌诊一得 [J]. 山东中医杂志, 1983 (5): 12.
10. 王玉玲. 中医望诊对诊断蛔虫感染的研究 [J]. 中医药学刊, 1992 (4): 48.

脉学求索
——名老中医焦树德、路志正访谈录

中华中医药学会内科分会心病专业委员会第四次学术研讨会,于1998年11月1日至3日在北京召开,我有幸参加了这次会议,焦树德教授为心病专业委员会主任委员,路志正教授为副主任委员。11月2日晚上,我怀着十分崇敬的心情和求知若渴的愿望敲开了两位教授的客房门,向二老提出了多年来探索的一个脉学问题,即是否高明的中医只凭诊脉便知病情根源,"不用病家开口,便知病情根源"应如何理解?二老针对我的疑问,分别畅谈了自己的认识和临床体会,使我茅塞顿开,受益匪浅,真是"听君一席话,胜读十年书"。回到自己的客房,已经是夜晚11时了,我却异常兴奋,久久不能入睡,回味着二老的教诲,欣然命笔,整理如下。

1. 诊病应"四诊合参"，切脉乃"四诊之末" 切脉是中医学的独特诊法和宝贵经验。但是，只凭诊脉去进行辨证论治是不全面的。因为病情与脉象有相符者，也有不相符者。故临床必须把望、闻、问、切四诊得到的材料，互相参考，互相佐证，来详辨证候，才能辨证准确。明代医家张景岳说得好："凡值疑似难明处，必须用四诊之法……故《难经》以切居四诊之末，其意深矣。""四诊合参"或"四诊互参""脉症互参"等等，这是辨证论治时必须重视的。临床上虽然有时也"舍症从脉"，但这往往是在特殊情况下，并且也是经过"四诊合参"以后才确定的。所以千万不要片面地强调"舍症从脉"，以此作为借口而忽略"四诊合参"。

2. "持脉有道，虚静为保"，多诊常脉才能知病脉 《素问·脉要精微论》有"持脉有道，虚静为保"，其含义有两个方面：一是诊脉时虚心安静，才可调整医生自己的呼吸，再以此去测定病人脉搏的至数，这就是《素问·平人气象论》所说的"常以不病调病人，医不病，故为病人平息以调之为法"的意思；二是诊脉时虚心安静，才能摒除杂念，全神贯注，这样对复杂的脉象才有较深的体会。只有这样，才能符合脉诊的要求。

诊脉之法，只有知其常脉，才能辨其病脉。平时应多体会常人之脉，并可经常体察自己一天的脉象变化。《素问·脉要精微论》谓："诊法常以平旦，阴气未动，阳气未散，饮食未进，经脉未盛，络脉调匀，气血未乱，故乃可诊有过之脉。"常人与病人之脉以平旦为最准确，最能反映真实情况，而饭前、饭后、饮酒、喜怒等饮食或情志因素都会影响人体发生变化，切其脉势必会有相应变化。

3. 切脉不仅要诊"脉象"，而且要审"脉神" 医生切脉除要详辨浮、沉、迟、数、滑、涩、虚、实……诸脉象外，还要注意详细审脉神。脉象是指脉来的形象、形体而言，脉神则是指脉象中的神气、气氛、神情而言。例如，一个人虽身体高大魁伟，却目无光彩，精神萎靡不振；另一个虽然身材不高，但目光炯炯，精神很好。这表明，两个人的精神状态不同，即神气不同。以此例彼，说明辨清了脉象，只是诊到了脉来的形象，再细细地体察到脉神，才能深入细致地观察、辨别疾病轻重进退的情况。所以古人在论诊脉时强调指出"脉贵有神"，"得神者昌，失神者亡"。关于脉神的诊察，可从两个方面去体会：一是指脉象之来，整齐不乱，大小均匀，劲中有柔，软而有根，井然有序，悠然和缓，与四时气候变化相应（如春微弦、夏微洪、秋微毛、冬微石）者，则可谓有神，也称有胃气；二是指脉象中神气、气氛的静躁而言。一般说，脉来时，神气躁动不宁者，为病情尚未稳定，还有继续传变、复发、再作之势，必须继续抓紧治疗。例如有的高热病人，经过治疗,体温虽下降至正常,但如脉来尚疾躁数急不静者,则常常于下午或次日体温又上升,高热复发。如高热已退,诊其脉来亦宁静者,则体温很少再升高。汉代医家张仲景在《伤寒论》中指出:"伤寒一日,太阳受之,脉若静者,为不传;颇欲吐,若躁烦,脉数急(躁而不静)者,为传也。"后世医家也常用"脉静身凉"来描述热病向愈的情况。可见细细诊察脉神,对疾病的诊断、治疗、预后等,均有重要意义。故临床医生必须在详辨脉象的同时,细察脉神的变化,才能更好地进行辨证论治。当然,脉神的体察与掌握必须经过长期实践才能逐步掌握准确。此外,切脉除了诊两手寸、关、尺"三部九候"外,必要时还应"切头"(诊人迎脉)、"切足"(诊足背跌阳脉与足内踝太溪脉)、切腹(胸腹部的叩、触等),全面切诊,方不致误。

4. 病家不开口,"三诊"在其中　《难经·六十一难》有"经言望而知之谓之神,闻而知之谓之圣,问而知之谓之工,切脉而知之谓之巧"的论述。这种神、圣、工、巧的功夫务必掌握好,方能探求疾病的因源。《素问·脉要精微论》曰:"切脉动静,而视精明,察五色,观五脏有余不足,六腑强弱,形之盛衰,以此参伍,决死生之分。"这就是说,高明的医生诊察病情,病家不开口,"三诊"在其中。即把切脉与望诊、闻诊结合起来,三诊相互参合,则病之寒、热、虚、实、轻、重等可大体了然心中。再结合详细的问诊,则病之在脏在腑、在经在络、痼疾卒病,更可了如指掌矣。

绘画大师三笔两笔便能画得传神,这种高深的功夫,非朝夕可得。脉学也是这样,"脉理精微,其体难辨。弦紧浮芤,展转相类。在心易了,指下难明"(《脉经》)。而疾病"微妙在脉,不可不察"(《内经》)。不掌握微妙的诊脉技巧,便不能成为合格的中医。但欲真正掌握脉学精微,谈何容易! 不下一番苦功夫对脉学理论进行深入研究及长期的临床实践探索,则难以掌握脉学艺术。然"天下无难事,只怕有心人",只要功夫深,心领神会,脉学艺术便会了然心中,做到如徐灵胎所言"虚实之要,莫逃于脉"。[山西中医,1999,15(2):45]

以脉定证与以脉测证论

仲景脉诊有其独特的学术思想体系,很值得深入研究。刘渡舟先生"讲稿"针对《伤寒论》第140条提出了一个论断。他说:"这一条是论述太阳病误下后,'以脉测证'之法……但是,'以脉测证'和'以脉定证'是不一样的。"有什么不一样呢? 笔者收集相关条文,探讨如下。

1. 以脉定证论　所谓以脉定证,即凭借脉诊就可以分辨阴阳,判断病证,确定治疗。

(1) 以脉分辨阴阳、分辨表里脏腑：《伤寒论·辨脉法》首条即以脉分阴阳。原文以问答式表述说："问曰：脉有阴阳，何谓也？答曰：凡脉大、浮、数、动、滑，此名阳也；脉沉、涩、弱、弦、微，此名阴也。凡阴病见阳脉者生，阳病见阴脉者死。"第21条曰："寸口脉浮为在表，沉为在里，数为在腑，迟为在脏……"此伤寒之内外脏腑之分，以浮沉迟数为大纲，若杂病则应另当别论。杂病阴阳之分，表里之辨有何纲领呢？《金匮要略》第九篇第1条曰："夫脉当取太过不及。"太过属阳，邪盛之脉；不及属阴，正虚之象。经曰："邪气盛则实，精气夺则虚。"第六篇第4条曰："……脉浮者，里虚也。"浮脉属阳，主表证，为何又曰"里虚也"？此伤寒与杂病之分，外感脉浮有力，主表实；内伤脉浮无力，主里虚。

(2) 以脉分辨六经病与杂病：《伤寒论·伤寒例》第87~92条是典型的六经辨证，是以脉定病。原文曰："尺寸俱浮者，太阳受病也，当一二日发，以其脉上连风府，故头项痛，腰脊强。尺寸俱长者，阳明受病也，当二三日发，以其脉夹鼻络于目，故身热，目痛，鼻干，不得卧。尺寸俱弦者，少阳受病也，当三四日发，以其脉循胁络于耳，故胸胁痛而耳聋。此三经皆受病，未入于腑者，可汗而已。尺寸俱沉细者，太阴受病也，当四五日发，以其脉布胃中，络于嗌，故腹满而嗌干。尺寸俱沉者，少阴受病也，当五六日发，以其脉贯肾，络于肺，系舌本，故口燥舌干而渴。尺寸俱微缓者，厥阴受病也，当六七日发，以其脉循阴器，络于肝，故烦满而囊缩。此三经皆受病，已入于腑，可下而已。"联系临床来解读条文，三阳病之脉象，确实是太阳病以浮脉为主(第1条："太阳之为病，脉浮，头项强痛而恶寒。")；阳明病以长大脉为主(第186条："伤寒三日，阳明脉大。")；少阳病以弦细脉为主(第265条曰："伤寒，脉弦细，头痛发热者，属少阳。")。而三阴病的脉象则比较复杂。举几种杂病主脉如下：《金匮要略》第六篇第3条曰："夫男子平人，脉大为劳，极虚亦为劳。"此虚劳病两大纲脉。第七篇第1条曰："脉数虚者为肺痿，数实者为肺痈。"此肺痿与肺痈虚实之辨。第十四篇第1条曰："风水，其脉自浮……"；第3条曰："寸口脉沉滑者……名曰风水"。此论水气病风水证初起与加重不同之主脉。第10条曰："脉得诸沉，当责有水，身体肿重……"此脉证合参，指出典型的水气病之主脉是沉脉。

(3) 以脉确定治疗方法：例如，第46条曰："太阳病，脉浮紧，无汗，发热，身疼痛……麻黄汤主之。"第42条曰："太阳病，外证未解，脉浮弱者，当以汗解，宜桂枝汤。"此辨浮脉以区别麻黄汤与桂枝汤之用。再比如阳明病证治，第170条曰："伤寒，脉浮，发热无汗，其表不解，不可与白虎汤；渴欲饮水，无表证者，白虎加人参汤主之。"白虎汤证的主脉是"脉洪大"或"脉滑"。例如,第26条曰:"服桂枝汤,大汗出后,大烦渴不解,脉洪大者,白虎加人参汤主之。"第350条曰:"伤寒,脉滑而厥者,里有热,白虎汤主之。"再比如少阴病证治,第315条曰:"少阴病,下利,脉微者,与白通汤。"这指出微脉是少阴病阳气虚衰之主脉。再比如厥阴病证治,第351条曰:"手足厥寒,脉细欲绝者,当归四逆汤主之。"脉细欲绝为厥阴血虚寒凝之主脉。若"……脉微欲绝者,通脉四逆加猪胆汁汤主之"(390)。

总之,以脉定证,脉症合参,辨证论治,是仲景书的主线,也是中医学的主要特色之一。

2. 以脉测证论 所谓以脉测证,即凭借脉诊分析、预测证候。

《伤寒论·辨脉法》第30条:"诸脉浮数,当发热而洒淅恶寒,若有痛处,饮食如常者,蓄积有脓也。"此条凭脉推测到"当发热",但何种病因导致的发热呢? 下文说明,必须要联系症状才能判断。

《平脉法》第59条:"问曰:曾为人所难,紧脉从何而来? 师曰:假令亡汗,若吐,以肺里寒,故令脉紧也。假令咳者,坐(按:因为)饮冷水,故令脉紧也。假令下利,以胃虚冷,故令脉紧也。"此条三个"假令",推测"紧脉"主病非止一端,客寒外袭与虚寒内生皆可致紧脉。

《平脉法》第40条:"问曰:上工望而知之,中工问而知之,下工脉而知之,愿闻其说。师曰:病家人请云,病人苦发热,身体疼,病人自卧。师到,诊其脉沉而迟者,知其差也。何以知之? 若表有病者,脉当浮大,今脉反沉迟,故知愈也。假令病人云腹内卒痛,病人自坐。师到脉之,浮而大者,知其差也。何以知之? 若里有病者,脉当沉而细,今脉浮大,故知愈也。"章楠注解本条说:"邪在表,脉必浮大,反沉迟者,故知其邪退而愈也。然此明其大端,非定理也。如太阳下篇,有头痛发热身痛之表邪而脉反沉,为阴证见阴脉,用四逆汤救里者,故必兼审外证,方可断之……腹痛者,阴邪内结,脉当沉细,若反浮大,其气已通,故知其病愈也。上条表邪,此条里邪,皆凭其脉而明其大端也。"(《伤寒论本旨》卷八《脉证合参》)

辨六经病脉证并治之以脉测证的原文不再列举。只从以上《伤寒论》之《辨脉法》与《平脉法》,以及《伤寒论》140条便可以表明,凭脉可以测证,但是否推测得准确,必须脉症合参。因为,一脉可见数病,数脉又可见一病。只有脉症合参,才能更准确地诊断病证,才能将脉诊落到实处。

综上所述,"以脉定证"与"以脉测证"是仲景脉诊的重要内容,但不是全部,还有的条文是以脉解释病机,或鉴别病证,或确定治法,或判断预后。总之,脉诊是中医学最具特色的诊病方法。要成为一位名副其实的好中医,就必须掌握好脉诊。仲景书为我们学好脉诊,四诊合参,辨证(病)论治奠定了坚实的基础,应当深入学习和研究。(吕志杰.伤寒杂病论研究大成.北京:中国医药科技出版社,2018:218-220)

李士懋、田淑霄先生脉诊研究与崇尚经方案例

导读:我与李士懋(2014 年获"国医大师"称号)、田淑霄(2008 年获河北"十二大名医"称号)两位教授相识 30 年了。我与二老经常往来,从相识到相知,亦师亦友。我近十几年来出版的几本书,每本出版后都是登门呈请二老指教,他们也将新作回赠于我。每次登门,田老总是表扬我事业心强,这使我备受激励。李老性格爽直,几次对我说:不要总写编著性的书,写就写自己的专著。我解释说:我是一边学习,一边写作,这样的编著,提高了自己,也取得了成果,等我达到二老的学术水平再写专著。我与二老几十年的师生情缘,他们的师德、医术、敬业精神令人敬佩,催我奋进。二老由大学同学到夫妻相濡以沫,在中医学术上取得了骄人业绩、丰硕成果。二老的成功经验,从其从事中医五十多年的路程轨迹,可以归纳为如下六点:一是拜名师(二老的大学老师是刘渡舟、秦伯未、任应秋等);二是读经典(大学名师讲授经典与多年工作中研究经典);三是做临床(大学名师临床带教与毕业后专事临床 17 年,以及转为任教期间坚持临床和退休后继续临床);四是勤学深思善悟(终生钻研经典、博览名家、深入思考,善于领悟);五是潜心著述(专著 7 部、合著 12 部、论文近 100 篇等);六是献身事业(李老在讲座中说道:"我热爱中医,愿把毕生精力奉献给祖国的中医事业")。我每年大年初一去给二老拜年,门上总贴着一幅自题春联。有一年的春联,上联:古稀未觉老皓首读岐黄。下联:秋实胜春华晨星著文章。横批:桑榆未晚。这幅春联正是二老"烈士暮年,壮心不已"的敬业心声!就是这样一代代中医精英的不懈努力,才使得中医事业千古传承,弘扬光大。

田老(1936—2013)、李老(1936—2015)先后病逝!但他们的敬业精神与业绩留给了后人。以下选录二老对脉诊的研究成果。

(一) 以脉诊为中心的辨证论治方法形成过程

古云:"中医难,难在识证。"而识证的关键在于脉诊,脉诊可以定性、定位、定量、定势。笔者在学习中医半个多世纪以来,在漫长的学习、实践过程中逐渐形成了以脉诊为中心的辨证论治方法。

临床中,常碰到一些疗效差,甚至久治不愈的病人,心中茫然不知所措,甚感愧疚,辨证论治水平不高,所以努力学习经典及名著,又难于一蹴而就,心中仍难了了,苦闷之情常萦绕心头。

如何提高辨证论治水平? 临床前十几年,主要倚重舌诊。因舌诊比较直观,易于观察,且望舌能洞察五脏六腑,所以辨证中以舌诊为重。然临证既久,发现一些舌证不符的现象,如再生障碍性贫血患者舌淡胖大,怎么补也不好,改予凉血散血方愈;有的冠心病患者舌暗红或光绛,滋阴清热活血无效,改予温阳通脉而瘥;有的舌绛而裂,养阴反剧,温阳后舌反渐红活苔布;有的苔黄厚,清热化湿不愈,温阳化湿而瘳。舌证不符的医案,动摇了笔者以舌诊为中心的辨证论治方法,转而渐渐倚重脉诊。

临床辨证,虽曰四诊合参,但四诊的权重不同。自古皆云,望而知之谓之神。望什么呢? 望神、望色、望形态。笔者现在接诊的患者,急性病及危重病较少,而慢性病及疑难病较多,病人的形、色、神常无显著变化,望舌又常出现舌证不符的现象,难以将望诊作为辨证的主要依据。闻而知之谓之圣。闻诊无非闻声、味,一些慢性病病人亦很难出现声、味的显著变化,所以闻诊亦难作为辨证论治的主要手段。问诊,那是必须问的,要知道病人之所苦所欲。但是有的病人症状很少,如就是个头痛,没有其他症状,无法仅据问诊辨其寒热虚实;有的病人主诉一大堆,能说上半个钟头,甚至有些怪异的症状,如有一病人从腰至下肢,有流沙或流粉条之感,从上到下无处不难受,使辨证茫然不知所措。可见仅据症状,也很难判定其病机,故问诊也有局限。常遇有人请笔者开个方子,治疗某病,或说的是一些症状,或说的是西医诊断,很是无奈,未诊脉,寒热虚实不明,确难拟方。

笔者倚重脉诊,首先是受大学恩师的影响,很多老师都强调脉诊。陈慎吾老师讲,一摸脉,就可知道病的性质。当时虽无体会,但印象颇深。在学习经典时,从《内经》到《伤寒论》《金匮要略》,都非常重视脉诊。如《内经》云:"微妙在脉,不可不察";"气口成寸,以决死生"。很多疾病的性质、吉凶顺逆,皆以脉断,内容非常丰富。《难经》中论脉的篇幅约占全书的四分之一,确定了寸口诊脉,并予全面论述,为后世所宗。仲景于《伤寒论》开首即设《辨脉法》与《平脉法》论脉专篇。仲景于《伤寒论》原序云:"撰用《素问》《九卷》《八十一难》《阴阳大论》《胎胪药录》,并《平脉辨证》,为《伤寒杂病论》合十六卷。"平者,凭也。古已有凭脉以辨证的专著,仲景引之,列《平脉法》专篇。凭脉辨证的指导思想,贯穿于《伤寒论》的各篇之中,每卷都将脉诊置于突出位置,曰"辨某某病脉证并治"。很多病都有大致相似的临床表现,但病机又各不相同,因而一病之中有若干证。证是如何确定的? 仲景谓之"脉证并治",是依脉的变化来确定证。证即疾病某一阶段的病机总和。法依病机而立,方依法而出,这就形成了完整的以脉为中心的辨证论治体系。纵观《内经》《难经》《伤寒论》《金匮要略》及历代名家所论及的医案,无不以脉为重。由于几十年专注于脉诊,窃有所悟,逐渐形成了在望、闻、问的基础上,以脉诊为中心的辨证论治方法。

这种以脉诊为中心的辨证论治方法逐渐形成后,曾多次反思,这个路子走得对不对? 唯恐由于片面,钻进了牛角尖,像统计学说的,带来系统性误差。反复验证于临床,按这种方法辨证论治,多能取得预期效果。尤其对一些疑难久治不愈的病人,常有一些新的见解,另辟蹊径,取得突出疗效。因而更坚定了我们以脉诊为中心的辨证论治方法,且老而弥坚。

我们重视脉诊,但不赞成两种倾向。

一是夸大脉诊的作用。……

二是否定脉诊的作用。……

当前讨论纯中医、铁杆中医问题,笔者自诩为铁杆中医。所谓纯中医,并不是拒绝现代科学的诊查手段,这可看成是中医四诊的延伸,西医可用,中医也可用,我从不拒绝,只是因学得不够而遗憾。西医的检查、诊断,对我们了解病情,判断疗效、预后,非常有益。但笔者辨证用药时,绝不用西医理论掺和,严格按中医理论体系辨证论治,这就是纯之所在。

任继学先生曾云:"不到六十不懂中医。"诚如所言。中医博大精深,确又难学,浅尝辄止,难以探其深奥。初品茶者只知苦,初饮酒者只道辣,弥久方知其甘醇芬芳,沁人心脾。中医更是如此,浅学难入奥堂。中医的巨大优势,首先在于深邃的理论优势,其次在于博大的实践优势。在急症以及慢性病、疑难病中,都凸显其巨大优势,我们是业医五十多年才逐渐品出了点滋味。中医的理论精华归结为一点,就是辨证论治。辨证论治水平愈高,则临床疗效愈好。所以,我们毕生追求的就是提高辨证论治水平。在不懈的追求中,形成以脉诊为中心的辨证论治方法,在以往发表的拙著中,也都体现了这一思想。

我们临床看病,归结起来,大致有 5 个特点:一是严格遵从以中医理论为指导;二是胸有全局;三是首辨虚实;四是以脉诊为中心辨证论治,方无定方,法无定法,动态诊治;五是崇尚经方。

这本是一个中医大夫应有的素养,算不得什么特点,但在学术异化的现今,这本非特点的特点,却也成了我们的临证特点。

所谓以脉诊为中心，即依脉为主来判断疾病的性质、病位、程度、病势，且以脉解症，以脉解舌及神色。具体运用，详见拙著《相濡医集：李士懋、田淑霄临床经验集》《冠心病中医辨治求真》《中医临证一得集》等书所载之医案。

（二）对脉诊的认识

1. 脉诊的意义　脉诊，首先用于疾病的诊断。脉诊乃四诊之一，是诊断疾病、判断疾病转归及预后的重要依据，历来为医家所重视。

脉诊，在疾病的诊断中，起着决定性的作用。若用数字来估量，大约可占50%~90%。

或问，自古以来，四诊依其诊断价值来排列，当依次为望、闻、问、切，而本书认为脉诊起着决定性作用，岂不有违古训？不可否认，确与传统观点有差别。笔者认为，望闻问切是四诊在诊断过程中运用的顺序，而不是重要性的先后排列。医者看病，总是先望病人之神色形态，闻其气息音声，问其所苦，再诊其脉，以明确诊断。若论四诊的重要性，当以切诊为先。因为切诊对一个完整诊断的四要素的判断，都起着重要作用。

中医的一个完整诊断，要有四要素：一是病性，二是病位，三是程度，四是病势。这四要素可概括为"四定"，即定性、定位、定量、定势。如患者喘，性质为热，病位在肺，热势较重，诊断就是"肺热壅盛"。而病势如何体现呢？热盛可伤津耗气，可内传心包，可下传阳明，可烁液成痰等，要据脉明其病势，截断扭转，先安未受邪之地，防其传变。具备这四要素，才算是个完整的诊断，但还未必是个正确诊断。因诊断正确与否，还要以临床实践来检验，主观与客观相符，取得了预期疗效，才能说这个诊断是正确或基本正确的。若越治越坏，主客观不符，虽然诊断是完整的，但未必是正确的。在明确诊断的这四要素中，脉诊一般都起着重要的，甚至是决定性作用。

（1）定性：关于疾病性质的判断，主要依据脉来判断，这在我国古代经典医籍中有很多记载。例如，《伤寒论》140条："太阳病下之，其脉促，不结胸者，此为欲解也。脉浮者，必结胸。脉紧者，必咽痛。脉弦者，必两胁拘急。脉细数者，头痛未止。脉沉紧者，必欲呕。脉沉滑者，协热利。脉浮滑者，必下血。"突出以脉为据。《金匮要略》肺痿病篇："脉数虚者为肺痿，数实者为肺痈。"《金匮要略》疟病篇："疟脉自弦，弦数者多热，弦迟者多寒。"《金匮要略》脏腑经络篇："病人脉浮者在前，其病在表；浮者在后，其病在里。"类似的记载，在经典医籍及历代文献中比比皆是，不胜枚举。据笔者50余年临床实践，对此有深切体会,而且对脉诊也愈来愈倚重。疾病的性质,无非是寒热虚实,都可以在脉象上得到反映。反过来,可根据脉象以判断疾病的寒热虚实。就一般规律而言,证实脉实,证虚脉虚,热则脉数,寒则脉迟,这就是对疾病性质的判断。尤其对一些危重、复杂的病人,或症状很少,缺少足够辨证依据的病人,或症状特多,令人无从着手的病人,都要依据脉诊来判断。

(2)定位:关于病位的判断,也主要依据脉象,并结合经络脏腑的症状来判断。如寸部脉象有改变,又出现心经的症状,则可判断病位在心;若出现肺经的症状,则可判断病位在肺。余皆妨此类推。但有些病人,症状在上而病位在下,或症状在下而病位在上,这就更须依赖脉诊进行判断。如一人后头痛四日,别无他症。随诊的实习学生以为外感,予辛凉解表剂。余诊其脉尺浮,此为相火旺,淫于膀胱经,沿经上灼而后头痛,用知柏地黄丸而愈。

(3)定量:关于疾病轻重程度,这是个既模糊又确切的概念。说它模糊,是因为难以量化;说它确切,是指医者必须明确病情的轻重,以利处方用药。如肺热用石膏,究竟是用50g,还是10g,不明确病情的轻重,无法确定适当的药物及用量。病重药轻不成,病轻药重也不成。疾病的轻重程度,也可以从脉上来判断。如脉数有热,越数实有力,热就越重,而数轻则热轻。

(4)定势:关于病势的判断,主要依据脉诊判断。所谓病势,即疾病发展变化的趋势。这种趋势,无非是3种情况:一是逐渐好转;二是邪正相持;三是恶化,病情加重、传变,直至死亡。疾病不是静止的,有着性质、病位、程度的不断变化,这些变化,决定着疾病的转归和预后。首先,在疾病过程中,病因是不断变化的。例如外感病中,开始因感受寒邪,寒邪蕴久化热,热邪又可伤阴化燥。由寒到热、到燥的改变,是由于病因的改变,病的性质亦随之而变。这些改变,主要依据脉象的变化来判断。脉紧为寒,待寒邪化热,脉转浮洪数,待伤阴化燥,脉又转为细数。

2. 脉的从舍　历来都认为脉有假脉,所以出现"舍脉从证"与"舍证从脉"的问题。笔者认为脉无假,关键在于是否识脉。任何一种脉象的出现,都有其必然的生理、病理基础,都反映了一定的生理、病理改变。……

3. 脉诊纲要　脉象确有很多不同的变化,医家将其分为24种脉、27种脉、34种脉等,另外还有怪脉、真脏脉。……《医宗金鉴》明确指出:"三因百病之脉,不论阴阳浮沉迟数滑涩大小,凡有力皆为实,无力皆为虚。"沉取有力无力,此即诊脉之关键。不论脉分27种还是34种,皆当以虚实为纲。但必须指出,若脉过于强劲搏指,不得作实脉看,恰为胃气衰败,真气外泄之脉。

4. 脉诊原理　脉虽纷纭多变,但只要理解脉象形成的原理及影响脉象变化的因素,对诸脉也就能了然胸中,不为所惑了。

脉的形成原理,一言以蔽之,乃气与血耳。脉乃血脉,赖血以充盈,靠气以鼓荡。正如《医学入门》所云:"脉乃气血之体,气血乃脉之用也。"所有脉象的诸多变化,也都是气血变化的反映。气为阳,血为阴。气血的变化,也就是阴阳的变化。诚如《素问·脉要精微论》所云:"微妙在脉,不可不察。察之有纪,从阴阳始。"气血,是打开脉学迷宫的钥匙。倘能悟彻此理,则千变万化的各种脉象,可一理相贯,触类旁通,而不必囿于众多脉象之分,画地为牢,死于句下。恰如《脉学指南》云:"上古诊脉,如浮沉迟数等,名目不多,而病情无遁。后世胪列愈伙,指下愈乱,似精反粗,欲明反晦。盖求迹而不明理之过也。"

(1) 气的变化对脉象的影响:①气盛:气有余,则鼓荡血脉之力亢盛,气血必动数而外涌。气血外涌,则脉见浮、洪、实、大、长、缓纵而大等象。气血动数,则脉见数、疾、躁、促等象。②气郁:气为邪阻,气机不畅,或情志怫逆,气机郁滞,则气不能畅达以鼓荡血脉,脉见沉、伏、牢、涩、迟、细、短、结乃至厥。气机不畅,阳气不得敷布,经脉失去阳气之温养,致收引拘急,脉见弦、紧、细、涩等象。此等脉象,貌似不足,实则乃邪气亢盛所致。其与虚脉的鉴别,在于沉取有一种奔冲激荡,不肯宁静之象,与虚脉之按之无力者异,这就是以沉取有力无力分虚实。至于病机相同,为何脉象有沉、伏、涩、短、迟等不同? 这是由于气机滞塞的程度、部位不同,引起气机滞塞的原因不同,因而同一病机,产生不同的脉象。脉虽各异,而理却相通。③气虚:气虚无力鼓荡血脉,则出现脉来无力的缓、迟、微、弱、濡、代、小、短、涩等脉象。气虚不能固于其位,气浮于外而脉浮,可见浮、虚、散、芤、微、濡、革等脉。气虚而自救,奋力鼓搏,脉乃数,然按之无力。愈虚愈数,愈数愈虚。若气虚极,脉失柔和之象,亦可见强劲坚搏之脉。此乃真气外泄,大虚之脉,不可误认作实脉。

(2) 血的变化对脉象的影响:①血盛:血为邪迫,则奔涌激荡,血流薄疾,则脉见滑、数、疾、促等象。血流奔涌于外,则见脉浮、洪、实、长等象。②血瘀:由于邪阻、气滞,血行瘀滞,脉道不利,则见沉、伏、牢、涩、细、小、短、促、结等。③血虚:血虚不能充盈血脉,则脉细、小、濡、短、涩等。血行不继,则脉歇止而见促、结、代等。血虚不能内守,气失依恋而外越,则脉见浮、虚、微、芤、革、散、动等。血虚经脉失于濡养,则脉拘急而弦。

为了论述清晰,故将气与血分别论述。气与血的病理变化,虽有所侧重,但往往相互影响,密不可分。气血是脉象产生和变化的基础。明白了这个道理,就可以"知其要者,一言而终"。

5. 脉象的动态变化　古人对各种脉象,作了很多规定、描述,而且列举了很多形象的比喻,使后人能对各种脉象有个清晰的概念,可谓用心良苦。我们学习脉诊,不但要了解各脉脉象的界定标准,准确地认脉,而且要掌握脉理及其所主的病证。既要正确地识脉,又要以辩证的观点动态地辨脉。各脉不是孤立的、静止的,而是互相联系,有着不断的动态变化。掌握了这种动态变化的规律,就可活泼地看待各种脉象,守绳墨而废绳墨,驾驭整个疾病进程及脉象的各种变化,随心所欲不逾矩,达到出神入化的境地。

例如风温初起,脉可沉而数,可用升降散、银翘散之类。随着郁热的亢盛,热郁极而伸,淫热于外,则脉由沉数变成浮数。若热邪进一步亢盛,激迫气血外涌,脉由浮数变为洪数,可用白虎汤治之。若热邪亢盛而伤津耗气,则脉由洪数变为芤数,可用人参白虎汤。若气被壮火严重耗伤,则脉由芤而转虚大乃至散,可用生脉散。若正气浮越而脱,则可由阳证转为阴证,脉转为沉微欲绝,可用参附汤、四逆汤回阳救逆。若热邪由卫分逆传心包,脉见沉数而躁急。若热传营血,阴亦耗伤,则脉见沉细数而躁急。温病至后期,邪退正衰,肝肾阴伤,脉转为细数无力。若阴竭阳越,脉又可变为浮大而虚。若阳越而脱,转为阴阳双亡时,脉又可沉细微弱。

再如气机郁滞,气血不能畅达以鼓荡血脉,随郁滞的程度不同,脉可逐渐转沉,进而出现沉、弦、迟、涩、细、短、结、伏乃至脉厥。这些各不相同的脉象,由于病机相同,可知上述诸脉是有联系的,是一种病机动态发展的不同阶段、不同程度所出现的不同变化。这样就可以将诸脉以一理而贯通之,就可由守绳墨而废绳墨,辨证地、灵活地看待各种脉象,而不必机械、刻板地死于句下。

欲达到守绳墨而废绳墨的境地,就必须了解脉理。理明自可判断各种脉象的意义,进而判断病证的性质、病位、程度。掌握脉理的关键,在于气血的相互关系及变化规律。

6. 脏腑分布　一种说法是,浮取以候心肺,中取以候脾胃,沉取以候肝肾。这种说法,临床不适用。难道心肺的病变都在浮候而不见于中候、沉候吗?肝肾的病变都在沉候而不见于浮候、中候吗?如病人喘而寸脉沉数,当知肺中蕴热,迫肺上逆而作喘。此证非于脉之浮候察得,而是于沉候诊知,何以言心肺之疾独于浮候诊之?

还有一种说法,以寸尺内外分候脏腑。寸口乃区区之地,细如麦秆,再过细地分为内外上下,难于掌握,且近于玄虚,临床也不这样用。

比较一致的意见,是以左右脉按寸关尺分布。左脉寸关尺分别为心、肝、肾;右脉寸关尺分别为肺、脾、命。心包在左寸。两尺有的认为都属肾。

关于腑的分配,胆在左关,胃在右关,膀胱在尺,诸家意见比较一致。大小肠的分布,分歧就比较大。约有三种意见:……各执己见,令学者莫衷一是。脏腑的分部,不宜过于机械刻板,不仅玄虚,也不适用。笔者判断脏腑病位,根据寸候上焦病变,包括心、肺、心包及胸、颈、头部;关候中焦病变,包括脾、胃、肝、胆、上腹;尺以候下焦病变,包括肾、膀胱、大小肠、女子胞及下腹、腰、膝、足等。至于判断属何脏何腑的病变,要结合该脏腑及其经络所表现的症状,综合分析判断。如寸数,症状咳嗽。寸数为上焦有热,上焦之热究竟在心、在肺、在胸、在头,尚不能单凭脉以断;察知病人咳嗽,咳嗽乃肺的症状,结合寸数,可断为肺热。若同为寸数,出现心烦不寐的症状,则可断为心经有热。考之于《脉经》,即以寸关尺分主三焦,而没有机械地将寸关尺与脏腑硬性搭配。《脉经》分别三关境界脉候所主曰:"寸主射(《增韵》:'指物而取曰射。''射'引申为'候')上焦,出头及皮毛竟手(此句《备急千金要方》作'头及皮毛竟手上部'。竟,作'终'解)。关主射中焦,腹及胃。尺主射下焦,少腹至足。"这种定位的方法,简单、实用、确切,没有故弄玄虚或呆板、烦琐的弊端。

7. 脉象的删繁就简　《脉经》以前,虽提出了很多种脉,但缺乏对脉象准确、严格的描述,而且名称也不统一,随意性很大。《脉经》始对脉学作了专门的、系统的整理阐述,提出24种脉,并对脉象作了较严格的界定,对后世影响深远。……《濒湖脉学》较《脉经》增加了长、短、牢三部脉。……

8. 脉诊中的注意事项　关于脉诊中的注意事项,各脉书中都有很多论述,此处只谈一下未曾提及或有不同见解的几个问题。

(1)西药对中医诊脉辨证的影响:很多西药,尤其是中枢神经系统药物、循环系统药物、内分泌系统药物,以及液体疗法等,都可显著地影响脉象,干扰中医辨证。因而,在诊脉时,要充分考虑这些影响因素,尽量避免错误的判断。……中西医结合共同治疗的疾病很多,当如何排除干扰,正确辨证论治,有待进一步研究探讨。

(2)下指法:历来强调诊脉当用指目,但对脉体稍阔者,指目难以诊得脉之全貌,莫如用指肚为好。所以我主张以指肚诊脉。

(3)双脉问题:有些病人一侧脉并列两根动脉,一根于寸口处浮弦细而劲,另一根略沉较粗且和缓,周学海称"二线脉"。两脉之取舍,当以稍粗大者为凭。

(4)指力:三指切脉,指力必须一样,亦即压强一样,否则辨不出三部脉之独弱独强、独大独小的变化。

(5)素体脉:人有男女老幼、强弱肥瘦之分,素体脉亦不同,诊病脉,必须考虑其素体的差异。

9. 脉象要素分解 脉象,由脉位、脉体、脉力、脉率、脉律、脉幅、脉形7个基本要素所组成。由于这7个要素的变动,因而演变出纷纭繁杂的诸多脉象。若每种脉象都能从七要素入手,加以分解,并弄清影响这些要素变化的原因、机理,则有助于对各种脉象的掌握、理解和融会贯通,不致有如坠云雾之感。

(1)脉位:脉位可分浮中沉三候。何以脉浮?无非是气血搏击于外致脉浮。气血何以搏击于外?常脉之浮,可因季节影响,阳气升发而脉浮。病脉之浮,可因邪气的推荡,使气血鼓搏于外而脉浮。若正气虚弱,气血外越,亦可因虚而浮。同为浮脉,一虚一实,以按之有力无力分之。何以脉沉?常脉之沉,因于季节变化,阳气敛藏而脉沉。病脉之沉,一可因气血虚衰,无力鼓荡而脉沉;一可因气血为邪所缚,不能畅达鼓荡而脉沉。同为沉脉,一虚一实,以按之有力无力区别之。

(2)脉体:脉体有长短、阔窄之分。脉长而阔者,健壮之人,气血旺盛,或因夏季阳气隆盛,脉可阔长。病脉之阔而长,可因邪气鼓荡气血,使气血激扬,搏击于脉乃阔而长。正虚者,气血浮动,脉亦可阔长。两者一虚一实,当以沉取有力无力别之。脉体短而窄者,一因邪遏,气血不能畅达鼓击于脉,致脉体短窄。或因正气虚衰,无力鼓搏,亦可脉体短窄。二者一虚一实,当以沉取有力无力别之。

(3)脉力:脉之有力无力,当以沉候为准。无论浮取脉力如何,只要沉取无力即为虚,沉取有力即为实。沉而无力者,阳气、阴血虚衰也,无力鼓击于脉,致脉按之无力。沉而有力者,因邪扰气血不宁,搏击血脉而脉力强。若亢极不柔者,乃胃气败也。

(4)脉率:脉率有徐疾之别。脉疾者,儿童为吉。病脉之疾,可因邪迫,气血奔涌所致;亦可因正气虚衰,气血张惶,奋力鼓搏以自救所致。二者一虚一实,当以沉取有力无力分之。脉徐者,可因气血为邪气所缚,不得畅达而致;亦可因气血虚衰,无力畅达而致。二者一虚一实,当以沉取有力无力分之。

(5)脉律:脉律有整齐与歇止之分。气血循行,周而复始,如环无端,脉律当整。若有歇止,则或为邪阻,气血不畅而止;或为气血虚,无力相继乃见止。二者一虚一实,当以沉取有力无力分之。

(6)脉幅:脉来去(即脉之起落)之振幅有大小之别。常脉振幅大者,气血盛。病脉之振幅大,或因邪迫,气血激扬而大;或因里虚不固,气血浮越而脉幅大。二者一虚一实,当以沉取有力无力别之。脉幅小者,可因邪遏或正虚,致脉来去之幅度小。二者一虚一实,当以沉取有力无力分之。

(7)脉形:气血调匀,脉当和缓。因时令之异,阴阳升降敛藏不同,脉有弦钩毛石之别,此皆常也。若因邪扰或正虚,气血循行失常,脉形可有滑、涩、洪、微之殊。……

脉之变化多端,无非是构成脉象的七要素之变动。七要素的变动,无非是气血的变动。气血之所以变动,无非邪扰和正虚两类。故气血为脉理之源,虚实为诊脉之大纲。倘能知此,则诸脉了然胸中,不为变幻莫测之表象所惑。

吕按:综上所述可知,李老对脉诊有深刻、系统的研究。若读者要问,李老如何认识脉诊与其他"三诊"等诊法之间的关系呢?李老对此有明确说明。他说:"吾辨证论治的特点之一,是在望闻问切的基础上,以脉定证,即平脉辨证。吾虽以脉定证,并非舍弃望闻问三诊独取于脉,而是在三诊基础上,尽可能掌握有关疾病的信息后,再诊脉以定证。"(引自《平脉辨证传承实录百例》例四气虚于上阴虚于下之"按")

(三) 经方案例

吕按:李士懋、田淑霄二老脉学研究学宗仲景,师法历代名家,形成自己独到见解。李老临证诊病以脉诊为中心,治疗崇尚经方,旁及时方。举案例 3 则。

例 1:胡某,男,50 岁,连云港人。2004 年 4 月 19 日初诊:10 个月前突感胸痛、胸闷、短气,怵惕,惊悸,无力,畏寒,下肢凉。心电图(ECG):T 波广泛低或倒。血压 170/105mmHg。脉沉而拘紧,舌尚可。诊为寒痹心脉。嘱停全部西药。方宗小青龙汤主之。用药:麻黄 4g,桂枝 9g,细辛 4g,干姜 4g,半夏 9g,白芍 10g,五味子 4g,茯苓 15g,炮附子(先煎)12g,红参 12g,炙草 6g。

上方加减,共服 110 剂,至 8 月 9 日来诊,症状消失。ECG 正常。血压 130/80mmHg。10 月 4 日又诊一次,一直无任何不适,劳作如常人。

原按:为何诊为寒痹心脉? 因脉沉紧,知为寒闭,出现胸痛、惊悸怵惕的心经症状,故断为寒痹心脉。何以知有内饮? 因短气、惊悸,此乃阴盛,水液停蓄而为饮,或素有痰饮,外寒引动内饮,上凌于心而心悸怵惕。小青龙主"伤寒表不解,心下有水气"。若寒邪束表,麻桂自可解散表邪。而本案并无表证,小青龙尚可用否？俗皆以麻桂等为辛温解表之品，似无表本不当用。然寒凝于里，虽无表证，麻桂可照用。因麻黄解寒凝，发越阳气；桂枝解肌振心阳，通心脉，对寒凝于里者，用之何疑？经云："肾合三焦膀胱，三焦膀胱者，腠理毫毛其应。"三焦为原气之别使，腠理为元真通行之处。肾之阳气，通过三焦、腠理充斥周身，上下内外，阳气无处不在，犹天运朗朗，邪无可遁，何病之有？此即"天运当以日光明"。若阳虚而阴凝者，麻桂可用否？当阳虚时，虚阳易动，本不当再用麻桂升散，宜以干姜、附子辛热回阳。然又有阴寒凝泣，理应以麻桂解之。在姜附回阳的基础上，虽用麻桂，亦不虑其耗散，此亦扶正祛邪，麻黄附子细辛汤深寓此意。若阳虚而脉虚浮涌动者，乃虚阳浮动之象，此时不可再用麻桂辛，而用附子伍以山萸，防阳暴脱、脉暴起，成阴阳离决，格阳、戴阳。若阴血虚而兼寒凝者，麻桂可用否？在补阴基础上，亦可伍以麻桂，散阴凝而不伤阴，如阳和汤之麻黄配熟地、鹿角胶。血压高时，麻桂可用否？皆云麻黄升压，视为禁忌。脉沉而拘滞，乃寒邪凝泣之象，以麻桂剂发其汗，寒去脉可起，血压反可降下来。此例就是高血压患者在停用降压药后，血压反恢复正常水平且稳定。麻黄可提高心率，皆云心率快者禁用麻黄。脉拘紧而数，乃寒凝阳郁，不散寒则郁热不得透发，此时麻桂仍可应用，寒散热透，心率反可降下来。以脉象言，拘紧而数者，数脉从紧，麻桂不仅不忌，反而必用。

吕按：李老临证基于《内经》仲景之学，善用汗法治病。他说："我在治疗冠心病、高血压、干燥综合征、类风湿及各种痛证等时，只要指征符合，就用汗法治之。我掌握的主要指征为脉沉而紧滞。寒主收引，寒主凝滞，寒邪羁留不去，故血脉拘紧凝泣。所以我将此脉作为汗法的主要指征。"以上案例可见一斑。

例2：杨某，女，23岁，社员。1987年7月23日诊。时值暑伏，酷热难耐，我正袒胸读书，汗流浃背，突来一农妇，身着花布棉衣裤，头裹毛巾，裤腿怕透风以绳系之，俨然一身冬装。诉产后患痢，周身寒彻，肢冷，厚衣不解，虽汗出亦不敢减衣。腹满不食，恶心呕吐，溲涩少，便垢不爽。曾用多种抗生素，输液打针，中药曾予补益气血、健脾止泻、温补脾肾、温阳固涩等剂，终未见效，羌已一月半矣。诊其脉沉滑数，舌红苔黄厚腻，面垢。此湿热郁遏，气机不畅而腹满、呕吐、便垢不爽；阳郁不达而肢厥身冷。予升降散合葛根芩连汤加味：僵蚕12g，蝉蜕4g，姜黄9g，大黄4g，葛根12g，黄芩10g，黄连10g，茵陈15g，石菖蒲8g，藿香12g，苍术12g，川厚朴9g，半夏9g。7月27日二诊：服上药1剂即脱棉衣，又2剂腹胀、呕吐皆止。尚觉倦怠，纳谷不馨。予清化和胃之剂善后而愈。

原按：涩痢留邪，湿热蕴阻，阳气被遏而身寒肢冷。沉脉主气，气血被郁而脉沉有力。脉滑数为热郁，且苔黄腻舌红，据舌脉不难诊断为湿热蕴阻、阻遏不达之证。清化湿热，宣畅气机，透热外达，恶寒随之而解。肢冷、腹冷、周身冷等，乃临床常见之症。阴盛或阳虚固可冷，然阳郁而冷者亦不少见。若脉沉而躁数与舌红者，不论何处冷，甚至冷如冰，皆为阳郁所致，不可误用热药温阳。若脉虽沉数，然按之无力，当属虚寒。凡脉沉而无力者皆虚，且愈虚愈数，愈数愈虚，当予温补，不可误作火郁，犯虚虚实实之诫。

例3：姚某，男，21岁，学生。1982年6月4日诊。下利半月，日五六度，小腹冷如冰。曾以为寒利而服理中丸、四神丸等方无效。脉沉而躁数，此火郁迫津下泄而为利，予四逆散合葛根芩连汤，2剂而愈。

原按：恶寒一症，寒袭者有之，法当辛温散寒；阳虚者有之，法当温阳；然火郁者亦有恶寒者。气机内闭，火热内伏，阳遏不达，亦必恶寒。凡此，不可不辨，且不可一见腹冷辄予热药，乃实其实也。肢厥身寒，或局部觉寒，皆可因火郁而致，如痛经之小腹冷，胃脘痛之脘腹冷，肢体痹痛之肢冷等等，皆可因火郁阳气不达所致，其脉当沉而躁数，或沉而滑数，郁遏重者，脉亦可沉伏细小迟涩，然必有奔冲躁扰不肯宁静之象，此是辨识火郁之关键。

吕按：李老对《内经》"火郁发之"之大法在温病中的运用有独到见解。他说："火郁的治疗，概括起来就是'清透'二字，有热固当清，有郁固当透。""清热透邪当贯彻火郁治疗的全过程。"上述两个案例以经方为主，或经方与温病方合用，以祛其壅塞，畅达气机，清透郁热（湿热），是对"火郁发之"大法的切实运用。

（吕志杰．仲景方药古今应用．北京：中国医药科技出版社，2016：715-722）

汉晋典籍中脉诊学创建历程之求索

几十年来，笔者在学习与研究中医学的过程中，对脉诊学积累了一定的知识与临床经验。近二三年对《古代脉学名著与名医脉案导读》的编著经历，使自己对元代滑寿，明代张景岳、李中梓，清代张璐、周学海等五位名家对脉诊学的研究成就有了深入的研究。几年前对赵恩俭主编的《中医脉诊学》（天津科学技术出版社，1990年第1版）的学习与近日的系统重读，使自己对秦汉医学典籍《黄帝内经》《难经》《伤寒杂病论》及魏晋王叔和《脉经》等对脉诊学的贡献，有了一个大略的思路。

本文参考《中医脉诊学》等文献,独立思考,求索规律,分别从四方面对汉晋医学典籍中有关脉诊学的起源与创建历程进行简要概述。

一、前言提要

1.《黄帝内经》摘要　《素问·脉要精微论》之首:"黄帝问曰:诊法何如?岐伯对曰:诊法常以平旦(即清晨),阴气未动,阳气未散,饮食未进,经脉未盛,络脉调匀,气血未乱,故乃可诊有过之脉。切脉动静而视精明(指目之精光),察五色,观五脏有余不足,六腑强弱,形之盛衰,以此参伍(异同对比的意思),决死生之分。夫脉者,血之府也,长则气治(长脉为超过本位,气血流畅平和,故为气治),短则气病(短脉首尾俱短,不及本位,为气不足而为病),数则烦心,大则病进,上盛则气高,下盛则气胀(《素问识》云:'诸家以上下为寸尺之义,而《内经》有寸口之称,无分三部而为寸关尺之说,乃以《难经》以降之见读斯经,并不可从。此言上下者,指上部下部之诸脉。详见《三部九候论》。'今从此说。上部脉盛,乃气壅于上,故气上逆而喘呼;下部脉盛,乃气壅于下,故气滞而胀满),代则气衰(王冰注:'代脉者,动而中止,不能自还。'代则气不相续,故为气衰),细则气少,涩则心痛,浑浑(《广雅》释训:'大也。'此指大脉而言,与上文'大则病进'义合)革革(jíjí 吉吉:脉来急速状)至如涌泉,病进而色危,弊弊绵绵(脉来隐约不显,即微细无力之状)其去如弦绝,死(形容脉象如弦断绝而不复至,为气血衰竭,生机已尽,故主死)。"

以上引文表明,古人诊病是注重色(望诊)脉(切诊)合参的,对平脉辨证已经有了深入研究。一般病人,很难做到"平旦"诊脉,但其大意则如本篇后文所曰:"持脉有道,虚静为保。"保与宝古代通用。此句是指出诊脉的原则是:诊脉一定要虚心静气,心无杂念,精神专一,才能保证诊察准确。本篇还指出诊脉的价值为:"微妙在脉,不可不察。"察脉可知平人与病人之别,又可判断病人之轻重与生死之预后。再者,尚应明确:原文所曰"切脉",以及《平人气象论》所曰"欲知寸口太过与不及……",与后世医家以及当今我们对"寸口脉"之诊法有所不同,这在后文将详细探讨。

2.《伤寒杂病论》序文节录　序文曰:"……观今之医,不念思求经旨,以演其所知,各承家技,终始顺旧,省疾问病,务在口给,相对斯须,便处汤药。按寸不及尺,握手不及足;人迎、趺阳,三部不参;动数发息,不满五十。短期未知决诊,九候曾无仿佛,明堂阙庭,尽不见察,所谓窥管而已。夫欲视死别生,实为难矣!"

我们每个人都应扪心自问:医圣张仲景批评的"观今之医"在平脉辨证上存在的种种问题,自己如何?

3.《脉经》自序之关键句 自序首曰:"脉理精微,其体难辨,弦紧浮芤,展转相类,在心易了,指下难明。谓沉为伏,则方治永乖;以缓为迟,则危殆立至。况有数候俱见,异病同脉者乎! 夫医药为用,性命所系,和鹊至妙,犹或加思,仲景明审,亦候形证,一毫有疑,则考校以求验……"

请问,上述引文之关键句为何? 笔者以为是"在心易了,指下难明"。这八个字讲了理论与实践的关系,即理论上明白了,但落实到实践上还必须下一番功夫。"难明"不是不能明,世上无难事,只要有心人。在此,我们每个人都要扪心自问:对于脉诊之脉法、脉象、脉理等等,自己明白了吗? 心中胸有成竹了吗? 若对脉诊心中无数,甚至糊里糊涂,又如何能指导实践,指下分明呢?

4. 诊脉之七要与三宝 先说七要,后谈诊脉三宝。分述如下:

(1)诊脉七要:即诊脉必须要明确与做到的七项要点。

一要积神于心。此指脉诊的学习过程,必须"在平日讲求精切,阅历既多,指下之妙得之于心"(费伯雄语)。李东垣说:"按其脉知其病,谓之神。"

二要诊必大方。即举止从容,仪态庄重,此医者之修养,由此而心正,心正于内,神必积之。孙思邈说:"夫大医之体,欲得澄神内视,望之俨然,宽裕汪汪,不皎不昧。"

三要虚静为保。虚者,即心无杂念,虚怀若谷。静有两义:一是诊脉的环境要静;二是医者之心要静。费伯雄说:"临诊时,虚心静气,虚则能静,静则能细,以心之灵通于指端,指到心到会悟参观。"

四要调息定气。即调平医者的呼吸之气,方可诊察患者脉象之迟数等。朱肱说:"凡诊脉,以气息平定方下指。"

五要体位适中。即医者之体位要端庄,以适合诊脉。病人之轻者,宜正坐、直腕、仰掌;病人之重者,宜正卧、直腕、仰掌,乃可诊脉。

六要时间合理。患者急切来诊,或饮食之后,或精神波动之时等,皆可影响于心,皆应待其心静、胃和、神安之后,才宜诊脉,切脉之时不可草率从事,起码应认真切脉1分钟以上,特殊病人与病种必须诊数分钟,才能诊察太过不及、复杂病变之脉。

七要指法讲究。指法是脉诊的手指基本功,包括调指与用指两个方面。分述如下:先说调指,调指应注意三点——一是平齐指端;二是运用指目;三是心与脉平行(即诊脉时医者与患者宜对面相坐、二者手腕至肘部皆与心脏基本平行)。再说运指,运指是指医者诊寸口脉之寸关尺三部时三指指法的具体运用。择要而论,则为举按与推移之两法。举按是脉诊之基本指法,而推移是将手指移动于脉道之上下、内外,以探察举按法所不能察觉之脉象。举按法是浮沉之诊,推移法则是纵横之诊。此外,切脉还有一个一般医者不去讲究,但又有必要明白的寸口脉之诊法,即总按法与单按法,简述如下:

一般而言,如果诊察人体生命活动之卫气、营血、脏腑、经络的整体病变,应该采取寸关尺三部总按法。如果诊察某脏某腑的局部病变,则需要采取单按法。单按法既可以依次诊察寸关尺各部,又可以有选择地重点诊察某一部。例如,杨仁斋说:"先按寸口,次及于关,又次及于尺。"以及《脉诀刊误》所说的:"以食指于高骨之前,取寸口脉;再下中指诊关上脉,诊关上毕,复微微抬起中指;又下无名指于高骨之后,取尺中脉。"都是依次诊寸关尺的单按法。而寸口脉的三部九候法,在指法上即属单按法。

实际诊脉时,两者常常结合使用。一般先总按,以察脉象的整体变化,然后再单按以察各部的变化。《四诊抉微》具体指出:"凡诊先以三指齐按,所以察其大纲,如阴阳表里、上下来去、长短、溢脉覆脉之类是也。后以逐指单按,所以察其部分,每部下指……浮候、中候、沉候,以消息之断病,何部异于众部,便属此部之病。"

由于诊者三指的感觉不同,以及一指与三指按脉对脉搏的影响不同,所以有时单按与总按所察觉的脉象,会有所不同。其不同的具体病变机理,详见正文之周学海《重订诊家直诀》相关内容。

总之,积神、正身、虚静、调息是诊脉求神密不可分的四点,而体位、时间、指法是正确诊脉的三项要求。

(2)诊脉三宝:人身之三宝为精、气、神。这三宝落实到脉诊上,即胃、神、根。彼三宝与此三宝的关系:精者,本于根也;气者,源于胃也;神者,脉必有神也。人生过程中有病、无病,病之轻重缓急,都会在脉象上反映出来。诊脉之要领,则如程钟龄《医学心悟》所说:"脉有要诀,胃神根三字而已。"将诊脉之三宝简析如下:

首曰胃:胃者,平人脾胃之常气也。经曰:"有胃气则生,无胃气则死。"平人之有胃气的表现:脉来从容和缓,悠扬圆柔,来去如一,应指有力。四者并存,谓之有胃气。

二曰神:张景岳说:"善为脉者,贵在察神,不在察形。"何谓神?有胃气即有神。《灵枢·平人绝谷》曰:"故神者,水谷之精气也。"许多医家都以缓字论胃气,所以《三指禅》说:"缓即为有神。"而孙光裕则论之更详,他说:"所谓神,滋生胃气之神也。于浮沉迟数之中有一段冲和神气,不疾不徐,虽病无虞,以百病四时皆以胃气为本是也。"所以,有胃气就是脉中有神。还有,李东垣说:"脉中有力,即有神也。"程钟龄进一步说:"当于中候求其神气,中候有力则有神矣。"以脾胃居中也。

三曰根:脉贵有根的思想,于《难经》曰:"上部无脉,下部有脉,虽困无能为害也。所以然者,譬如人之有尺,树之有根,枝叶虽枯槁,根本将自生。脉有根本,人有元气,故知不死。"脉之有根应有两义:一为尺部,二为沉候。这正如李中梓《医宗必读》所说:"两尺为肾部,沉候之六脉皆肾也。然两尺之无根与沉取之无根,总之,肾水绝也。"

总之,脉贵有胃、有神、有根,三者密不可分。临证之中若能知常达变,可谓良医矣。

以上为脉诊的简要引文与脉法述要,如果对脉诊的起源有所了解,会对掌握脉诊有所启发;如果对脉诊创建的历程有所了解,会对脉诊之遍诊法与独取寸口诊法有个合理的评判以及正确的运用。下面就分别探讨、解答上述问题。

二、脉诊的起源

按照科学发展的一般规律,事物的起源与发展是由简到繁。而中医脉诊学却正相反,它是由繁——全身遍诊法,发展为简——独取寸口法。这如何解释?这是一个饶有兴趣的问题,故将脉诊学之特殊发展历程分析如下。

今天的脉诊,究竟起源于什么年代?是如何起源的?这个历史问题值得研究。

从史料上看,《左传》(又名《春秋左氏传》,成书于战国中期)记述秦国名医之医缓、医和治病时,还没有提到诊脉。《史记·扁鹊仓公列传》(扁鹊生活在战国时期;齐太仓公淳于意是西汉人,约生活于公元前215—前140年)曰:"至今天下言脉者,由扁鹊也。"就是说脉诊起源于扁鹊,或者说是扁鹊生活的战国年代。但所谓扁鹊脉法是否就是后来的诊脉方法,确有讨论的必要。《扁鹊仓公列传》虽然提到"切脉、望色、听声、写形",但切脉亦可以解释为"切循",亦就是对血脉的检查。所以扁鹊诊虢太子之"尸厥"病时,对他的脉诊是检查分析血脉经络,而非浮、沉、滑、涩等诊脉之法。另外,在整个《扁鹊仓公列传》中亦不见后世说的诊脉方法之迹象。但是,《脉经》卷五第五篇《扁鹊诊诸反逆死脉要诀》引录:"扁鹊曰:夫相死脉之气,如群鸟之聚,一马之驭系,水交驰之状,如悬石之落。出筋之上,藏筋之下,坚关之里,不在荣卫,伺候交射,不可知也。……"以上脉象又类似后世所称"十怪脉"之虾游、鱼翔、偃刀、转豆等特点。问题是,这是否确为扁鹊脉法,值得考究。

到了西汉,《史记·扁鹊仓公列传》中记载的太仓公淳于意"诊籍"所记诊脉内容,其脉法显然与扁鹊不同,已经有了弦、代、数、急、大、小、紧等等与后世一直沿用的脉名,这与《内经》脉法已经很接近了,但仍带有起源的性质。兹就与脉诊起源有关的几个问题分述如下:

(一) 脉和脉诊的含义

脉就是血管,或称"血脉""经脉""络脉"等等。凡是物之贯通连络而有条理的,亦谓之为脉,如"地脉""山脉""水脉""叶脉"等等。可见人体之脉是指血脉、经脉等而言的。既然如此,那么,原始的诊脉无疑是对全身之脉的一种检查方法。因此,可以说脉诊的起源就是对经络的检查。当然,经络的实质目前还不清楚,但经络与血脉必然有极其密切的关系。因为,古代的遍诊法与后世的独诊寸口法,凡是诊脉的部位都是在经络循行的道路上,并且注重某经中的一个穴位。

以上所述可以得出结论:脉的含义是血脉经络,经脉检查是脉诊的起源,多种诊脉方法,如十二经诊法、三部九候诊法、尺寸诊法等等,逐渐形成独诊寸口法。独取寸口则是在脉诊由繁至简之历史演变过程中确立的。

(二) 经脉的检查

古人在进行经络检查时,所谓原始的脉诊,只是通过血脉、经络之直接或间接的诊察,发现每一经(或络)都可以有一个或一个以上的动脉可以摸到,这就是"经之动脉"。诊察这些部位可以在阴经亦可以在阳经,诊"动脉"即诊脉之搏动。诊动脉由全身经络的遍诊方法发展为具有独立意义的脉诊方法之过渡,即由遍诊法过渡至诊察具体的部位(穴位)和内容(脉名、脉象)的日渐丰富。

(三) 诊脉动方法的独立

诊脉动方法由整个经络检查中独立出来,是脉诊形成的一个关键,这种过渡是渐进的过程,而非一蹴而就。这是诊脉经验的不断积累,方法日趋缜密,内容日益丰富的结果。大概在扁鹊之后的仓公时代,可谓脉诊的起源时期。这一时期基本确定了脉诊的最初方法和使之趋于独立,此后经过仲景、王叔和等不同历史时期古圣先贤们共同的努力,脉诊才真正趋于成熟而成为专门之学。

总之,古代经脉诊法是一种综合了多种方法手段的检查方法,它与经络的全部内容相联系、相适应,而诊脉动是其中一个具体方法。由于诊脉动越来越被重视,经验日益丰富,于是逐渐与其他方法分开而独立出来,由"遍诊法"逐渐发展为"独取寸口法",并且诊寸口脉几乎独占脉诊之名。

三、脉诊的创建历程——"两条主线"求索

在脉诊的创建过程中,经历了西汉、东汉与西晋上下 500 余年(公元前206—公元 316 年)。在这个创建过程中,有 4 部划时代的著作——《黄帝内经》《难经》《伤寒杂病论》及《脉经》,记载着中医学对脉诊的认识与实践不断深入、不断提高、逐步规范化的历史轨迹。这四部书可谓脉诊学创建历程中的四座丰碑。对这四座丰碑蕴藏的脉诊内容求索如下:

(一)《黄帝内经》中的遍诊法与独取寸口诊法

前已论及,脉诊的起源是对人体血脉、经络的遍诊法。这正如《汉书·艺文志·方技略》所曰:"医经者,原人血脉、经络、骨髓、阴阳、表里,以起百病之本,死生之分。"《黄帝内经》的成书年代大约在西汉时期,但其收载的内容跨度较长,主要反映了战国与秦汉时期许多古代医家的大量医学文献,其内容之丰富多彩,真是百花齐放、包罗万象,其中就有脉诊法的起源,即遍诊法的初创阶段与趋向于精细规范阶段的文献记述,又有独取寸口法之萌生与深化的求索。

1. 遍诊法的具体内容　遍诊法即诊察全身血脉、经络之经气搏动之象。遍诊法的具体部位如下:

(1)十二经脉诊法:即各取手足三阴三阳十二经脉中一处浮露的具有代表意义或便于诊察的动脉,以诊察动脉(脉气)的方法。其具体部位为:

太渊:肺,寸口。	委中:膀胱,腘窝。
阳溪:大肠,手合谷上。	太溪:肾,踝里旁穴。
冲阳:胃,足跗。	劳宫:心包,掌心。
冲门:脾,腹下前股沟缝。	和髎:三焦,耳与目之间。
阴郄:心,神门上。	悬钟:胆,外廉踝之上。
天窗:小肠,喉旁。	太冲:肝,足大趾上跗。

(2)三部九候诊法:此法见于《素问·三部九候论》。其具体部位为:

上部天:两额之动脉,在额两旁足少阳经。

上部地:两颊之动脉,在鼻两旁近于巨髎阳明经。

上部人:耳前之动脉,在耳前陷者中手少阳经。

中部天：手太阴，即掌后寸口动脉，经渠穴之分，为肺经脉气所过之处。

中部地：手阳明，即手大指、次指歧骨间动脉，合谷穴之分，为大肠经脉气所过之处。

中部人：手少阴，即掌后锐骨下动脉，神门穴之分，为心经脉气所过之处。

下部天：足厥阴，即大腿内侧上端五里穴分，为肝经脉气所行之处。在女子亦可取太冲之分，在足大趾本节后2寸陷中。

下部地：足少阴，即在足内踝后踝骨旁动脉，太溪穴之分，为肾经脉气所过之处。

下部人：足太阴，即大腿内侧前上方箕门穴处，为脾经脉气所过之处。

十二经诊法与三部九候诊法都属于古代遍诊方法范畴。十二经诊法就是以经脉诊察方法检查十二正经"脉气"的方法，而进一步简化为三部九候诊法，这是一个进步。其后人迎寸口诊法、尺寸诊法等，又在诊察部位上进一步简化，这与独取寸口脉法越来越接近。

(3)人迎寸口诊法：即取阳明经之人迎脉与太阴经之气口脉两个部位的诊察方法，除诊其各自脉象变化外，两者的对比很重要，即所谓"寸口主中，人迎主外"（《灵枢·禁服》）。这种诊法是独取寸口脉法确立以前，以少数脉位诊察全身变化的方法之一。《素问·阴阳别论》："三阳在头，三阴在手。"滑寿《素问钞》认为三阳当作二阳，谓结喉两旁之人迎脉，以候阳明胃气；三阴谓气口，以候手太阴肺气。其实人迎代表阳经，气口代表阴经。《内经》之意不过是以两者代表阴阳而已。

(4)尺寸诊法：即诊寸口脉与察尺肤相结合的诊察方法。其中寸口是诊脉动，尺部是尺肤的望诊。这与后世寸关尺的诊尺脉是不同的。

(5)其他部位方法：有色脉尺诊、色脉诊等，其中的尺诊为诊尺肤（其部位为肘至腕之皮肤），色指尺肤及至周身之皮色，脉为寸口脉。实际上《内经》主要以脉与色为主。张景岳说："在色可望，在脉可按，其于形内，则当验于尺之皮肤。"

以上几种诊法虽然都属于遍诊法，但有复杂宽泛与相对简单具体的不同，由此逐步过渡到对寸口脉的重视与重点研究。

2. 独取寸口诊法之依据 《内经》时代之脉诊从遍诊法到锁定在重视独取寸口脉，可以从一段经文中得到证实。在《素问·经脉别论》中曰："食气入胃，散精于肝，淫（指浸淫滋养）气于筋。食气入胃，浊气（指饮食之物化生的精微之气）归心，淫精于脉。脉气流经，经气归于肺，肺朝百脉，输精于皮毛。毛脉合精，行气于府（指皮毛和经脉中的精气会合后，又还流而归入脉中）。府精神明，留于四脏(血府中的精微之气,在心的统领下,而流于四脏),气归于权衡(在此作平衡均等解)。权衡以平,气口成寸,以死决生。"经文所说的流于经、归于肺、行于府、留于四脏的当然都是营气,这都在脉中表现为跳动的"气",但多数不在体表,是不可能摸到的,只有个别的可以摸到,如气街、虚里等。体表可摸到的"气",即跳动的脉,如十二经诊法、三部九候诊法等。上述诊法,又有大小不等,如人迎脉大、神门脉小等等,其中不大不小,便于诊察的莫过于寸口脉,所以说它是"权衡以平"。权是秤锤,衡是秤杆,权衡以平就是找到最佳位置与平脉辨证之意。由于这个手太阴脉是诊"气"的最佳部位,故寸脉称为"气口",说寸口就包括"气口成寸"的全部含意。了解了气口,也就可以理解为什么后来会出现独取寸口的脉法。

总之,从《内经》起就对气口,即寸口脉给予了特殊的重视。还有一些经文亦重视独取寸口,如《素问·五脏别论》曰气口"独为五脏主"等等。

3. 几点说明

(1)《内经》中的独取寸口脉是一指诊法,还设有精细至后世的寸、关、尺之三部九候诊法。

(2)《内经》中既重脉诊(有许多论脉为主的专篇,如《素问》之《脉要精微论》《平人气象论》《玉机真脏论》《三部九候论》等),又重望、闻、问等诊法。明确说:"能合脉色,可以万全。"又说:"善调脉者,不待于色。能参合而行之者,可以为上工。"还需要说明,《内经》中有的篇只论病而很少论脉,如《咳论》《痿论》《痹论》等篇。

(3)《内经》中的脉诊法还不尽统一,脉诊之名称、脉象之特点还详略不一,既有典型较为规范之脉名,如浮与沉、大与小、滑与涩、数与迟等脉象,又有非典型而特殊的脉象,如季节脉、真脏脉等,还有不易索解之脉。

(4)《内经》中还有腹诊法、舌诊法之端倪,虽属于初创而简略,却为后世仲景腹诊法与清代舌诊之先导。

总之,《内经》是中国医学史上现存最早的最为重要的典籍,其中记载的脉诊法,对于研究脉法的来龙去脉、继承发展具有十分重要的意义。

(二)《难经》中的独取寸口脉法与遍诊法

《难经》的成书大约在东汉时期(公元25—220年),为学承《内经》与羽翼《内经》之作,故后人将《内经》与《难经》并称为"《内》《难》"。

《难经》一书的内容有一个最大的特点,就是对脉学非常重视。有两点为证:首先,《难经》全书八十一难的开首《一难》就是论脉,从《一难》至《二十一难》都是论脉诊,这占了全书篇幅的1/4强。再者,《难经》论脉之特点,就是脉诊的内容——主要是"独取寸口"法,而遍诊法的内容很少。简述如下:

1. 独取寸口法

(1)《一难》"独取寸口"法述要:在《难经》全书中,将脉法放在最前面,又将独取寸口的诊脉法放在有关脉诊部分的最前面,这足以说明《难经》时代对独取寸口诊法的高度重视。具体来说,《难经》在《内经》重视寸口脉的基础上,向前迈进了一大步,基本完善了"独取寸口"法的诊脉方法。这一步是关键性的一步,此后两千年来历代医家的脉诊法沿着这条路走到今天。《难经·一难》论述了独取寸口的原理,原文曰:"十二经皆有动脉,独取寸口,以决五脏六腑死生吉凶之法,何谓也? 然:寸口者,脉之大要会,手太阴之动脉也。人一呼脉行三寸,一吸脉行三寸,呼吸定息,脉行六寸。人一日一夜凡一万三千五百息,脉行五十度周于身。漏水下百刻,荣卫行阳二十五度,行阴亦二十五度,为一周也,故五十度复会于手太阴。寸口者,五脏六腑之所终始,故法取于寸口也。"用今天的话来说,就是寸口脉反映了五脏六腑等全身的"信息"。这也说明了一个十分重要的问题,即《内经》时代的十二经诊法等"遍诊法"以"定位"为主,而独取寸口法的脉诊则是以"定性"为要。我们通读张仲景撰著的《伤寒杂病论》,书中之脉诊,大部分是用独取寸口法。独取寸口法能够方便而准确地解决脉诊的定性问题,而定性又是辨证论治最重要、最需要明确的。在脉学的发展进程中,由遍诊法到独取寸口法,这是一个主要的原因。

(2)《二难》至《二十一难》内容述要

《二难》曰:"尺寸者,脉之大要会也。……"论述了寸口脉尺寸的部位和阴阳属性。

《三难》曰:"脉有太过,有不及……"等。

《四难》曰:"脉有阴阳之法……",即浮沉诊法,论述了心肺隶属于浮、肾肝隶属于沉、脾则在中之脉象特点。

《五难》,运用诊脉的轻重指法以诊五脏之脉。

《六难》,论述脉的"阴阳虚实之意"。

《七难》,论述三阳三阴之"王脉"与"三阳三阴之王时"。

《八难》曰:"……寸口脉平而死者,生气独绝于内也",此乃"生气之原……肾间动气"之根本枯绝矣。滑寿《难经本义》说:"此篇与第一难之说,又若相悖,然各有所指也。《一难》以寸口决死生者,谓寸口为脉之大会,而谷气之变见也。此篇以原气言也,人之原气盛则生,原气绝则寸口脉虽平犹死也。原气,言其体;谷气,言其用也。"

《九难》,以迟数脉辨别脏腑病变,具有举例的性质。

《十难》曰:"一脉为十变者……五邪刚柔相逢之意也。……"滑寿说:"五邪者,谓五脏六腑之气,失其正而为邪者也。"

《十一难》,论述"脉不满五十动而一止"为"一脏无气者"也。

《十二难》,论述以脉定证,以及"实实虚虚,损不足益有余"之误治问题。

《十三难》,论述临证之时,应"色之与脉当参"。其内容源于《内经》。

《十四难》,论述"脉者损至"之病候与"治损之法"。

《十五难》,论述四时正常之脉和异常太过不及之脉象,其内容源于《内经》。

《十六难》,论述五脏病脉之不同内证与外证表现,特别提出了脐左(属肝)、脐上(心)、当脐(脾)、脐右(肺)、脐下(肾)之"有动气"的腹诊法。

《十七难》,论述切脉可知"其死生存亡"之病情。

《十八难》,论述了两方面内容:一是提出了与《内经》三部九候之遍诊法不同的寸口脉之三部九候论("三部者,寸、关、尺也。九候者,浮、中、沉也");二是提出了积聚痼疾的脉象及其脉与病不合的预后("脉不应病,病不应脉,是为死病也")。

《十九难》,论述男女之脉象的差异。

《二十难》,论述"脉有伏匿"的现象。

《二十一难》曰:"人形病,脉不病,曰生;脉病,形不病,曰死。"徐大椿《难经经释》说:"形病脉不病,乃邪之受伤犹浅,不能变乱气血,故生;脉病形不病,则邪气已深,伏而未发,血气先乱,故死。"

于《二十一难》之后,亦有关于脉诊的简略论述。

2. 遍诊法与《难经》全书内容提要 《二十二难》曰:"经言脉有是动,有所生病。……"徐大椿说:"此脉字,非尺寸之脉,乃十二经隧之脉也。"马莳《难经正义》说:"脉有是动,有所生病者,有气血之分,而皆由于邪以为之病也。动者,经脉之不安其常也;有所生病者,十二经各有其病也。……"《灵枢·经脉》十二经皆有"是动……所生病",故此《二十二难》源自《内经》的遍诊法。

《二十三难》至《八十一难》内容提要:从《二十三难》至《二十九难》论经络;《三十难》至《四十七难》论脏腑;《四十八难》至《六十一难》论疾病;《六十二难》至《六十八难》论穴道,《六十九难》至《八十一难》论针法。

3.《难经·六十一难》之四诊论

(1)《六十一难》全文解析:《六十一难》曰:"经言望而知之谓之神,闻而知之谓之圣,问而知之谓之工,切脉而知之谓之巧。何谓也?"解析:"望、闻与问,以医之视听,测病之情态,故曰神、曰圣、曰工,惟诊脉一事,在于手技,故曰巧也。"(丹波元胤《难经疏证》)

"望而知之者,望见其五色,以知其病。"解析:《素问·五脏生成》曰:"色见青如草兹者死,黄如枳实者死,黑如炲者死,赤如衃血者死,白如枯骨者死,此五色之见死也。青如翠羽者生,赤如鸡冠者生,黄如蟹腹者生,白如豕膏者生,黑如乌羽者生,此五色之见生也。……"

"闻而知之者,闻其五音,以别其病。"解析:此一节,当于《素问·阴阳应象大论》《素问·金匮真言论》诸篇所言五脏声音,以及前《三十四难》所曰求之,则闻之声,足以别其病也。

"问而知之者,问其所欲五味,以知其病所起所在也。"解析:问其所欲五味之中嗜食偏多,则知脏气有偏胜偏衰之候。例如:"问病人,云好辛味者,则知肺病也;好食冷,则知内热,故知所起所在。"(杨玄操)

"切脉而知之者,诊其寸口,视(当作'持'字,为以手循持其寸口脉)其虚实,以知(一作'别'字)其病在何脏腑也。"解析:诊寸口,即《一难》之义;视虚实,见于《六难》与《四十八难》。诊察寸口脉三部九候之常脉与变脉,以知五脏六腑之常及其病变,详见《脉经》。

"经言以外知之曰圣,以内知之曰神,此之谓也。"解析:"以外知之望闻,以内知之问切也。神微妙,圣通明也。又总结之,言圣神则工巧在内也。"(滑寿)

(2)神圣工巧源自《内经》求证:四诊之法,《内经》论之者详矣。仅以《灵枢·邪气脏腑病形》为证,引录如下。"黄帝问于岐伯曰:余闻之,见其色,知其病,命曰明;按其脉,知其病,命曰神;问其病,知其处,命曰工。……岐伯答曰:……色脉形肉不得相失也。故知一则为工,知二则为神,知三则神且明矣。"解析:黄帝问岐伯,我听说观察病人面部的五色变化,就能知道病情的,叫做明;切按脉象,就能知道病情的,叫做神;问发病情况,就能知道病的部位的,叫做工。……岐伯说:……看病时要从色、脉、形、肉全面观察,不能有偏失。知其一仅为一般医生,称为工;知其二是比较高明的医生,称为神;知其三是最高明的医生,称为神明。

"黄帝曰:调(有'察'的意思,即诊察)之奈何?岐伯答曰:……能参合而行之者,可以为上工,上工十全九;行二者,为中工,中工十全七;行一者,为下工,下工十全六(《千金翼方》作'三')。"解析:临床上假如能将察色、按脉、诊尺肤三方面加以综合,就可使诊断更正确而成为高明的医生,这样,十个病人可以治好九个;如能运用两种诊察方法的医生,为中等的医生,十个病人能治好七个;若只会用一种诊察方法,为下等医生,十个病人至多能治好六个,少至三个。

(3)《内》《难》之意,为四诊必须合参:以上引录参合可知,《难经》神、圣、工、巧之四诊思想,乃源于《内经》。深入思考之,心领神会后更可知,望、闻、问、切之每一诊,都有一定的局限性和"盲点",只有调动医者眼、耳、口、手等多种功能,凝神静气,心无杂念,专注病人,才能尽可能全面了解病人之病情。《灵枢·本脏》曰:"视其外应,以知其内脏,则知所病矣。"即"有诸内者必形诸外,视其外应,则知其病所"也。总之,司外可以揣内,以四诊洞察其外,就可"透视"其内也。

4. 几点说明

(1)《难经》确立的"独取寸口"之三部九候诊法,对《脉经》及后世影响深远。

(2)《八难》论述的"寸口脉平而死者"与《二十一难》之脉与形不合的问题值得重视。

(3)《十六难》论述的"腹诊"值得研究。

(4)《难经》的作者还是一个"谜",有的说出自秦越人扁鹊之手,这根据不足,不可信。还有的认为是先秦名医的集体之作,或认为是六朝人的伪托。可以说是众说纷纭,莫衷一是,有待研究。

(三)《伤寒杂病论》仲景脉法特点与"两条主线"

1. 仲景功绩及其脉法特点提要 秦汉时期的中医药学经典著作,为中医之根基。张仲景撰集的《伤寒杂病论》是中国医药学史上成就辉煌而无与伦比的经典著作之一。该书揭示了外感热病与内伤杂病的诊治规律,开创了中医学融理、法、方、药于一体的理论体系,历代医家无不推崇备至,称其"启万世之法门,诚医门之圣书","医门之仲景,即儒门之孔子也"。

仲景之书每一篇的篇名往往曰"辨某某病脉证并治",这足以说明,仲景临证重视脉诊、重视脉与证合参,以识病辨证论治。这种思想应予以高度重视。

那么要问:仲景脉法有何特点? 仲景书中如何论述寸口脉诊法与遍诊法呢? 陈修园有一段总结性的论述,他说:"论中言脉,每以寸口与趺阳、少阴并举……是遍求法,所谓撰用《素问》《九卷》是也。然论中言脉,不与趺阳、少阴并举者尤多,是独取寸口法,所谓撰用《八十一难》是也。然仲景一部书,全是活泼泼天机,凡寸口与趺阳、少阴对举者,其寸口是统寸、关、尺而言也。与关、尺并举者,是单指关前之寸口而言也⋯⋯"陈氏此论,指出了仲景脉法之渊源及具体诊脉法。通览《伤寒论》《金匮要略》全书可知,仲景脉法正如陈氏所说,"是独取寸口法"尤多。由此可以断言,仲景对《难经》提出的"寸口者,脉之大要会"这一论点特别重视,并且把《难经》"独取寸口,以决五脏六腑死生吉凶之法"的脉法付诸实践。自《难经》创立了"独取寸口"之后,加之仲景的重视和运用,对后世医家产生了巨大而深远的影响,故王叔和的《脉经》及历代脉书、医案多沿袭着独取寸口的脉法,而《素问》三部九候的遍求诊脉法便很少运用了。目前,临床上仍是以寸、关、尺定三部,以浮、中、沉为九候之"独取寸口"的诊脉法为主。

仲景在"平脉辨证"时如何具体运用寸口诊法与遍诊法,这是下文要深入探讨的内容。

2. 仲景书中的寸口脉诊法与遍诊法概要　前已述及,《伤寒杂病论》的脉法是在《内经》《难经》基础上发展起来的。《内经》对遍诊法与寸口诊法都进行了深入研究;《难经》则专重寸口诊法;《伤寒杂病论》对独取寸口诊脉法既有发展,又具有自己的脉法特点,对遍诊法亦有具体运用。将仲景之两种脉法分述如下。

(1)寸口脉诊法

1)仲景书中寸口脉诊法统计:北京中医药大学聂惠民总结说:"《伤寒论》为三百九十八条,一百一十三方,其中脉证并举的,有一百三十五条,共叙述六十种脉象,其中单脉十种,相兼脉四十二种(按:所述 60 种与 10 种 +42 种之和不符合)。《金匮要略方论》共三卷二十五篇,全书包括四十多种疾病,共载方二百零五首(其中四首只载方名而未见药味),其中脉证并举的达一百二十多处,脉象达六十九种,单脉十八种,相兼脉五十一种。因此,《伤寒杂病论》虽非脉学专著,但对脉象及主病已形成理论体系,而且是脉证紧密结合为特点进行辨证论治。"(《中医脉诊学》)从以上统计可知,仲景书中脉证并举的方证大约占 1/3,论及脉象的原文,或为单脉,或是相兼脉,但以兼脉者为多,如此之脉,反映了复杂的病情。

2)仲景书中寸口脉诊法之特点:仲景诊脉的特点,主要体现在依据脉象诊断疾病、解释病机、鉴别病情、确定治疗、判断预后等 5 个方面,举例如下。

①依据脉象诊断疾病。例如,《伤寒论》第 265 条曰:"伤寒,脉弦细,头痛发热者,属少阳。"《金匮要略》第六篇第 3 条曰:"夫男子平人,脉大为劳,极虚

亦为劳。"

②依据脉象解释病机。例如,《伤寒论》第 134 条曰:"太阳病,脉浮而动数,浮则为风,数则为热,动则为痛,数则为虚……"《金匮要略》第五篇第 4 条曰:"寸口脉沉而弱,沉即主骨,弱即主筋,沉即为肾,弱即为肝……"仲景常用 2 种、3 种及 4 种错综复杂的脉象以解释病机。

③依据脉象鉴别病情。例如,《金匮要略》第四篇首条曰:"疟脉自弦,弦数者多热,弦迟者多寒。"又如,《金匮要略》第七篇首条曰:"脉数虚者为肺痿,数实者为肺痈。"

④依据脉象确定治疗。例如,《伤寒论》第 256 条曰:"……脉滑而数者,有宿食也,当下之,宜大承气汤。"《金匮要略》第十五篇第 16 条曰:"诸病黄家,但利其小便;假令脉浮,当以汗解之,宜桂枝加黄芪汤主之。"

⑤依据脉象判断预后。《伤寒论》第 315 条曰:"少阴病,下利脉微者,与白通汤。利不止,厥逆无脉,干呕烦者,白通加猪胆汁汤主之。服汤,脉暴出者死,微续者生。"《金匮要略》第十四篇第 10 条曰:"脉得诸沉,当责有水,身体肿重。水病脉出者死。"

如上所述,仲景脉法诚如清代徐大椿所说:"其脉法,亦皆《内经》及历代相传之真诀。"应当传承下来,发展下去。

3)脉、证、治并举是仲景书之精髓:《伤寒论》往往以"辨某某病脉证并治",《金匮要略》往往以"某某病脉证并治"为每篇之命题,说明仲景诊治疾病是以脉、证、治三者相结合,以一条或前后几条原文综合论述某种方证之病因、症状、脉象、辨证和治疗。例如,《伤寒论》第 12 条曰:"太阳中风,阳浮而阴弱,阳浮者热自发,阴弱者汗自出,啬啬恶寒,淅淅恶风,翕翕发热,鼻鸣干呕者,桂枝汤主之。"第 42 条又补充说明桂枝汤证曰:"太阳病,外证未解,脉浮弱者,当以汗解,宜桂枝汤。"第 46 条论述麻黄汤证曰:"太阳病,脉浮紧,无汗,发热,身疼痛,八九日不解,表证仍在,此当发其汗……麻黄汤主之。"

从桂枝汤和麻黄汤的脉证并治中,说明两者脉象不同,一为脉浮缓(阳浮而阴弱),宜桂枝汤调和营卫以解肌祛邪;一为脉浮紧,宜麻黄汤辛温解表以发汗祛邪。如果太阳病表证时间较久,要观其脉象再用药,若为浮弱之脉,宜桂枝汤;若仍为浮紧之脉,宜麻黄汤。以上说明了脉诊对指导辨证和治疗的重要意义。

《金匮要略》之各科杂病的辨证论治与《伤寒论》一样,亦是脉、证、治并举。仅以《腹满寒疝宿食病脉证治》之宿食病的诊治为例。原文第 22 条曰:"脉数而滑者,实也,此有宿食,下之愈,宜大承气汤。"接着 23 条曰:"下利不欲食者,有宿食也,当下之,宜大承气汤。"以上2条前者论宿食病之主脉,后者论其主症。《素问·痹论》曰:"饮食自倍,肠胃乃伤。"伤食者必恶食,故"不欲食"为宿食病之主症特点;"下利"则是正气驱除宿食下出之势。脉滑数为阳热证之脉,此为宿食内停之象。当然,还应问病因、望舌象、做腹诊及闻大便气味等情况,始能辨证准确无误。脉与证候互参,明确诊断,方可下之。再接着第24条曰:"宿食在上脘,当吐之,宜瓜蒂散。"以上3条互参可知,宿食病有新与久之分,若初得之,宿食停留于胃脘,有欲吐或呕吐者,"其高者,因而越之"(《素问·阴阳应象大论》),应因势利导而采取吐法;若时经二三日,宿食下行停留于肠道,"其下者,引而竭之"(《素问·阴阳应象大论》)。

以上所述伤寒热病与各科杂病,临床上都有类似之病证,若不加鉴别,难免误治。如宿食病之病重者,就有"类伤寒"的表现。上述宿食病之3条原文的下文曰:"脉紧如转索无常者,有宿食也。"(25)"脉紧头痛,风(宽保本曰:'风'字疑'恶'字误)寒,腹中有宿食不化也。"(26)以上2条论述了"食积类伤寒"的脉症(《诸病源候论》:"宿谷未消……令人腹胀气急,噫气醋臭,时复憎寒壮热是也,或头痛如疟之状。")。大意是说,一个"脉紧如转索"而头痛恶寒的患者,其病因病机有二:或是外感风寒,邪气束表证候;或是内伤饮食,宿食不化的表现。二者之辨,追求病因,四诊合参,认真分析,不难鉴别。宿食病如此,百病皆然。

4)寸口脉三部分诊法

①寸口脉之寸部与尺部对比诊脉法:寸口脉分为寸、关、尺三部,由于寸、关、尺三部脉象所主脏腑不同,故寸部与尺部相互对比诊脉法,对分别不同脏腑之不同病变有一定意义。例如:"……寸口脉微……尺脉弱……"(《伤寒论·辨脉法》,后文简称"辨");"寸口脉微,尺脉紧……"(《伤寒论·平脉法》,后文简称"平");"寸脉下不至关为阳绝,尺脉上不至关为阴绝,此皆不治,决死也"(平);"下利,寸脉反浮数,尺中自涩者,必圊脓血"(金十七);"寸口脉浮而大,按之反涩,尺中亦微而涩……"(金十);"……寸脉沉,尺脉微……"(金十二)。

②诊关脉:关脉候中焦脾胃,对诊察脾胃病有价值。例如:"心下痞,按之濡,其脉关上浮者……"(伤154);"……关上脉细数者……"(伤120);"……关上小紧数……"(金九)。

③诊尺脉:单独诊察寸口脉之尺脉可候下焦肾脏及妇人病等。例如:"尺脉浮,目睛晕黄……"(金十六);"妇人得平脉,阴脉小弱……"(金二十)。

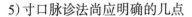

5)寸口脉诊法尚应明确的几点

①以脉分阴阳:阴阳学说不但是辨证的总纲,而且也是仲景辨脉要点之两纲。如此有以下三点:第一,辨脉象的大体归类,如"凡脉大、浮、数、动、滑,此名阳也;脉沉、涩、弱、弦、微,此名阴也"(辨)。第二,辨脉之病性,如"阳结"为实证;"阴结"为虚证。第三,辨病脉之部位,若以寸口脉之寸部与尺部分,则寸脉为阳,尺脉为阴;以寸口脉之浮取与沉取分,则浮取为阳,沉取为阴。

②以脉辨四时:这方面《内经》有详细论述。天人相应,因此,一年四时人体生理上会有微细变化,则四时之脉象也会有稍微不同,若人体一旦发病,四时之脉也会有影响。仲景书《平脉法》对脉分四时有论述。

③以脉辨体质:人的体质有肥瘦之分、强弱之别,故其脉象一定会有所不同。例如:"肥人当沉……瘦人当浮……"(平)。"盛人脉涩小……"(金五)。"血痹病……尊荣人……脉自微涩,在寸口、关上小紧……"(金六)

(2)遍诊法概要:仲景之学既师承《内经》与《难经》的独取寸口脉法,又师承《内经》之遍诊法,但对《内经》的遍诊法是去繁取精,以切实用。仲景书中采取的遍诊法归纳如下:

1)趺阳脉诊法:趺阳脉为足阳明胃脉,在足背冲阳穴处。胃为后天之本,诊趺阳脉可以了解、区别脾胃病之寒、热、虚、实证候。仲景书中对趺阳脉的诊察比较精细,这从《伤寒论》第一篇的《辨脉法》、第二篇的《平脉法》与此后的第五篇至第十四篇的六经病脉证并治(简称:伤),以及《金匮要略》内容(简称:金)等,都有例文为证。例如:浮脉(辨)、数脉(金十三)、浮数脉(辨)、浮芤脉(平)、浮涩脉(伤247条)、滑脉(辨)、滑紧脉(平)、微紧脉(平)、紧数脉(金十五)、微弦脉(金十)、伏脉(平)、伏涩脉(平)。

2)少阴脉诊脉法:少阴脉所指有二,首先是指足少阴肾脉而言,位于太溪穴处,即《素问·三部九候论》所云"下部地,足少阴也"。或指手少阴心脉而言,位于神门穴,即《素问·三部九候论》所云"中部人,手少阴也"。诊察少阴脉可候心肾病之寒、热、虚、实及预后。仲景书诊少阴脉法原文如少阴脉细(金十四)、少阴脉紧而沉(金十四)、少阴脉浮而弱(金五)、少阴脉弱而涩(平)、少阴脉不至(平)等。

3)寸口脉与趺阳脉合诊法:寸口脉主五脏,为脉之大会;趺阳脉主脾胃,为后天之本,故寸口脉与趺阳脉合诊,更可明确诊察五脏之气与脾胃之病的虚实寒热。例如:"寸口脉迟而涩……趺阳脉微而迟……"(金十四);"寸口脉浮而迟……趺阳脉浮而数……"(金十四);寸口"尺脉浮为伤肾,趺阳脉紧为伤脾……"(金十五)。

3. 几点说明

(1)仲景书为临证"活人书",其撰集原则是切合读者临床实用,故其诊察疾病的四诊之一——脉诊,是在《内经》《难经》的基础上去繁取精,并有所创新,以切实用。

(2)仲景书最大的特点是脉与证结合,四诊合参,将理法方药融为一体。此为"勤求古训,博采众方",师承"医经"与"经方"两大体系之结果,堪称理论与实践相结合之典范。

(3)仲景书之切诊法,不仅重视切脉,并且重视腹诊。学者在深入研究切脉法的同时,切不可忽视腹诊的应用。笔者编著的《伤寒杂病论研究大成》,就有仲景"腹诊论"之专题研究。明代李中梓的一个案例可以说明腹诊的价值(引录于后文第四部分)。历史在发展,科学在进步,现代科学与现代医学之"遍诊法"值得我们反思。例如,目前B超检查的部位之一是颈动脉,若颈动脉有斑块,则视为脑血管病的危险因素。再就是腹主动脉检查,若有腹主动脉瘤,则为危及生命的潜在病变。因此,作为一名现代中医,应该接受新事物,研究新问题,将古人之遍诊法的经验与现代之"遍诊法"融会贯通,以扩大中医学"四诊"之视野,从而提高诊治水平。

(四)《脉经》的独取寸口脉法及其承前启后之成就

1.《脉经》作者生平年代考究与成就 《脉经》为王叔和所著。在考究《脉经》的内容之前,有必要先考证王叔和的生平年代。笔者曾撰写《魏·王叔和撰次<伤寒论>考究》一文(《伤寒杂病论研究大成·上部》附录),明确王叔和为魏太医令。其意义在于:"他在任魏太医令时整理撰次仲景遗论,与仲景几乎耳目相接,且叔和与仲景弟子卫汛亦有交谊,则叔和乃深知仲景者。这对于考信仲景遗著,颇有意义。"(《伤寒论文献通考》)于近日(2019年11月2日)在海南琼海市举办的仲景学术会上,有缘结识陈雁黎(新疆昌吉州中医院),陈老关于王叔和生平的考证,笔者认同。引录如下:王叔和"生于东汉末年,壮于魏,卒于西晋。叔和与仲景之时代相距极近,若不为师弟之谊,亦必相知无疑。……王叔和至西晋尚存,或仍为太医令,故医家通称'晋太医令王叔和',而《甲乙经》序称'王叔和为魏太医令'。称其为'晋王叔和',乃就其卒年而言;称其为'魏太医令',乃就其整理仲景遗著而言"。

《脉经》是中医学史上第一部以脉诊学为主的专书。其成就是总结过去,规范脉法,为后世医家所宗。《脉经》首先明确了24脉之脉名与脉象特点,明确了寸、关、尺分部及分主脏腑,将脉诊与病证紧密结合等等,使脉诊成为中医学中的独立学科,从而易于临床推广。此外,《脉经》还收载了许多古代文献资料,使这些重要文献免于散佚。自《脉经》问世以后,脉学进入了一个新时期,其后至今将近两千年,脉学著作虽多,但基本上都是师承叔和脉法。总之,《脉经》既为秦汉脉法之传承与革新,又是后世脉法之开端与典则。

《脉经》著成后即传于世。高湛《养生论》说:"王叔和,性沉静,好著述,考核遗文,采摭群论撰成《脉经》十卷。"(见《太平御览》及《册府元龟》)。其后《名医传》谓王叔和"性度沉静,通经史,穷研方脉,精意形切,洞识修养之道"。这说明,王叔和在当时是水平高、影响大的人物。王叔和的著作传于后世的,一是撰次仲景《伤寒论》,再就是自著《脉经》。

2.《脉经》内容提要 《脉经》是我国历史上第一部脉学专著,对后世脉诊学影响深远,在历史沿革中反复校刊而行之,流传至今。历代医家研究脉学者,无不学宗叔和,并在其基础上有所发挥而著书立说。《脉经》之目录分为10卷,共97篇,内容归纳如下:

(1)内容本源:王叔和撰集《脉经》年代去古不远,很自然地可以读到秦汉医学之典籍,故《内经》《难经》及仲景书之脉诊为主的内容就成了王叔和《脉经》"述而不作"之源本。还有,《脉经》卷五有四篇论述的是扁鹊、华佗脉法及"察声色要诀"等内容。确切地说,王叔和《脉经》不是只述(引录秦汉典籍)不作,而是述的多而作的少。王氏作的虽少,却具有创新性,这是《脉经》一书的价值所在。

(2)内容分布:《脉经》内容比较广泛,举凡常见脉象之特点、三部九候所主诸病之虚实死生、四时五脏六腑及奇经百病死生之脉法、平脉辨证之方方面面等内容,都或详或略地加以论述。《脉经》全书内容的分布可分为四:①卷一至卷六(占约一半内容),主要是引录综述《内》《难》(暗引)及扁鹊、华佗论脉之内容,并且有王氏自己的创见与古文献的收录;②卷七(占不足1/4),分为24篇,以"可"与"不可"的证治归类,归纳了《伤寒论》原文的部分内容;③卷八与卷九(占约1/4强)分为25篇,归纳了《金匮要略》原文的部分内容;④卷十为手检图二十一部。总之,十几万字的《脉经》,大约一半的内容为仲景书原文的收录。

(3)内容创新:《脉经》的创新点主要有二,一是创新、完善了独取寸口脉之三部九候诊法;二是卷一的第一篇《脉形状指下秘诀》分述了二十四脉之指下不同形状,即脉象特点。二十四脉是浮、芤、洪、滑、数、促、弦、紧、沉、伏、革、实、微、涩、细、软(亦作濡)、弱、虚、散、缓、迟、结、代、动,最后列举了8对类似脉。

这一篇是王氏创新之作,是承前启后之作,至此中医学诊脉法有了规范,后世历代诸家论述脉诊法皆以此为宗,目前我辈临证诊脉亦以此为规范。如原文说:"浮脉,举之有余,按之不足。芤脉,浮大而软,按之中央空,两边实。……"

3.《脉经》对独取寸口法的创新与贡献

(1)完善了独取寸口法:《难经》虽然在《一难》就提出独取寸口之法,但对于寸、关、尺的具体位置并不太明确。《难经》之说,关脉只不过是一个分界线,并无长度;对于寸与尺的见解,只是说寸主阳、尺主阴;对划分脏腑之脉的部位,采取了浮沉法等定位法。仲景参用《难经》的脉法,说关脉只称"关上",亦没有解决关脉长度问题。以上说明,在王叔和以前的独取寸口法,虽然已经很重视研究之,但是并不完善,是《脉经》完善了独取寸口脉法,这是脉学史上历史性的贡献。

(2)明确了寸口脉之脉名与脉象,使之趋于规范化:王叔和在《脉经》自序中说,自岐伯以来逮于华佗,"其王、阮、傅、戴、吴、葛、吕、张,所传异同",脉学发展到此需要进行一番整理改革了,首要的工作就是脉名脉形的统一和标准的建立,非此不能将前人的脉诊法继承下来,亦不能使后人的脉法研究有所遵循。因此,《脉经》第一卷第一篇就提出了《脉形状指下秘诀》,即24种脉的诊法规范。王叔和所说的二十四脉名称,指标明确,切合实用,易于推广。《脉经》以后的有关脉学著作都是以二十四脉作为基础。这说明,《脉经》24种脉的诊法规范问世以后,脉学的发展进入了一个新的历史阶段。《脉经》既是古代脉学的传承,又是后世脉法的开端与准则。

(3)确定了寸口"分别三关"的划分与分主脏腑:在《内经》时代,诊察寸口脉是一指诊脉法,虽然有寸口、尺中之名见于《内经》,但《内经》所谓寸口并非后世之寸脉,尺中亦不是后世之尺脉;仲景书所谓关上亦不是后世之关脉。独取寸口"分别三关"法是《脉经》才完善的。如在第一卷第三篇《分别三关境界脉候所主》,十分清楚地划分了寸关尺的部位和各占的长度,再与寸关尺所主脏腑的方法结合起来,始使独取寸口法在分部主病方面形成一套系统完整的内容。对于分主脏腑,在《脉经》第一卷第七篇《两手六脉所主五脏六腑阴阳逆顺》中引用《脉法赞》(为古代医书)之文,最早明确了两手寸、关、尺分主脏腑的方法,在此基础上第二卷王叔和提出更为具体的内容。此后从事脉学研究的医家虽有不同的说法,但基本上是赞同《脉经》之说,并以之指导临床。

4.《脉经》中的遍诊法:笔者通读《脉经》全书内容,王叔和论述平脉辨证,以独取寸口脉诊法的内容为多,但亦有少数内容论及遍诊法与四诊合参者。摘

要引录,并简释如下:

(1)寸口脉与人迎脉对比诊法:《脉经》卷一第十五篇《诊病将差难已脉》,从寸口脉与人迎对比,以辨别自愈与难愈。引录如下:"问曰:假令病人欲差,脉而知愈,何以别之? 师曰:寸、关、尺,大、小、迟、疾、浮、沉,同等,虽有寒热不解者,此脉阴阳为平复,当自愈(《伤寒论·辨脉法》作:'脉病欲知愈、未愈者,何以别之? 答曰:寸口、关上、尺中三处,大、小、浮、沉、迟、数,同等,虽有寒热不解者,此脉阴阳为和平。虽剧,当愈。')。人病,其寸口之脉与人迎之脉,小、大及浮、沉等者,病难已。"原文大意是说:诊察一个外感病人,如何从寸口脉测知病人易愈与难治呢? 若寸口、关上、尺中三部脉相同(阴阳自和)者,易愈;寸口脉(属阴)与人迎脉(属阳)等同(阴阳失和)者,难治。

(2)诊寸口脉与望尺肤"参合行之":《脉经》卷四第一篇《辨三部九候脉证》之"所谓三部者,寸关尺也。九候者,每部中有天地人也。……"后文"黄帝问曰:余欲毋视色持脉,独调其尺,以言其病,从外知内,为之奈何? 岐伯对曰:审其尺之缓急小大滑涩,肉之坚脆,而病形变定矣。调之何如? 对曰:脉急者,尺之皮肤亦急;脉缓者,尺之皮肤亦缓;脉小者,尺之皮肤减而少;脉大者,尺之皮肤亦大;脉滑者,尺之皮肤亦滑;脉涩者,尺之皮肤亦涩。凡此六变,有微有甚。故善调尺者,不待于寸;善调脉者,不待于色。能参合行之,可为上工。"

原文大意是说:黄帝问,我想不用望色和切脉象,而单独诊察尺肤所患之病情,能从外在的表现推测内在的变化吗? 如何才能达到呢? 岐伯答:诊察寸口尺部脉的缓急、小大、滑涩,兼外察尺肤之肌肉的坚实或脆弱,两相结合,即可确定属于哪种疾病了。怎样观察寸口脉象和尺肤的变化呢? 答:脉象急的,尺的皮肤也紧急;脉象缓的,尺肤也弛缓;脉象小的,尺肤也瘦小;脉象大的,尺肤也肥大;脉象滑的,尺肤也滑润;脉象涩的,尺肤也枯涩。这六种变化,是有轻重不同的。所以善于诊察尺肤的,不必等待诊察寸口的脉象,就能知道病情了;善于诊察脉象的,不必等待观察尺肤及面部五色,就知道病情了。若能将尺脉和尺肤诊察的结果综合分析,就可使诊断更加明确而成为高明的医生。

以上强调"视色、持脉"皆力争一个"善",并强调察色与切脉合参之重要,二者以及四诊合参,才为"上工"。

(3)切脉与望、闻、问四诊并重:《脉经》主论脉诊法,但并非忽视其他三诊。例如:论"视色听声",详见卷五第四篇《扁鹊华佗察声色要诀》;论问诊,详见卷四第三篇《诊五脏六腑气绝证候》;论切脉与望色、闻声、问诊合参,详见卷四第七篇《诊百病死生诀》等篇。

5. 几点说明

(1)《脉经》在平脉辨证方面的贡献:王叔和可谓张仲景的"得意弟子"和仲景医学的优秀传人。王氏准确把握了张仲景医学思想之精髓,其表现之一,就是他撰集的《脉经》十分重视仲景书中脉与证相参的思想,具体论述了脉诊在审病辨证论治中的作用。

(2)《脉经》在收集古代文献史料方面的意义:《脉经》在编撰过程中收载了大量论脉为主的古代文献资料,其中包括了《黄帝内经》及其前后的典籍和名家的遗论。这些宝贵的遗论为我们研究先人诊脉的经验提供了难得的古代文献。

(3)《脉经》对后世的影响:《脉经》对后世的影响无疑是深远的。自《脉经》问世以后,中医脉法就基本上以王叔和为宗师了。《脉经》脉法对后世的影响,可以归纳为如下四点:①《脉经》在中医脉诊学上起到了承前启后的作用,使后人的脉诊有法可循。②《脉经》以后的脉学之著,可以说绝大多数是《脉经》的传承之作。因此,尽管有的医者终生未读《脉经》原著,但他所学的名著脉法大体上还是《脉经》之法。③《脉经》之后,不少脉学专著在《脉经》的基础上有所补充、发展以及提炼升华,但重大的进步与突破还没有。④回顾将近两千年的历史,无数名医志士在临床实践中以《脉经》为基础,认真研究,潜心著述,为后人留下了大量的诊脉法的文献。对上述源于实践而凝结的理论升华加以整理,系统研究,必将在脉诊学上作出贡献,并可带动中医四诊及整个中医诊断学的发展,期望有所创新。笔者不才,努力编著的《古代脉学名著与名医脉案导读》,就是一种尝试。

四、对中医脉诊学的评价

在人类发展的古代,人们认识自然、认识社会、认识自己,即认识天地的千变万化与人的一切活动,主要依靠人的本能,即本能激发出来的智慧。中医古圣先贤们认识疾病也是如此,就是依靠人的本能,即各种感官之观察及其分析、综合能力去认识疾病。这种认识疾病的方法,古人将之概括为望、闻、问、切四诊。脉诊是四诊之一,是了解疾病的一个方面。四诊的望、闻、问三诊,是在一定时空的瞬间,以间接的方式了解疾病;切脉则是以直接的方式接触人体,从而感受人之生命活动的各种信息。但是,如何通过接触人体来了解人的发病信息呢? 先人们发现了体表跳动的脉;又如何通过体表的脉动来了解体内发病的信息呢? 先人们经过长期的观察,细心的摸索,精心的分析以及由繁(遍诊法)到简(独取寸口法)的求索历程,逐步形成独具特色的脉诊学。

中医脉诊之所以称为"学",就在于古圣先贤们对寸口脉之精微脉理的认识,发挥他们各自的才能、集体的智慧,创建了一整套脉法脉理的理论体系。这些智慧的结晶在人类认识疾病的历史上独一无二,神妙难言矣!

对中医脉诊学的评价,本文之首的"前言提要"有秦汉魏晋典籍的引录;笔者《古代脉学名著与名医脉案导读》有元明清"五位医家"的表达。下面,引录现代3位名医的评价。

何世英:脉诊是中医的一大特色,甚至可以说是中医的旗帜。

吴咸中:脉诊是中医重要诊法之一,在中医理论体系及诊疗实践中占有非常重要的地位。脉诊的历史源远流长,它随着中医学的形成而出现,又随着中医学的发展而发展。脉诊涉及面之广,论脉专著之多,是其他诊法无法比拟的。脉诊在疾病诊治中是不可缺少的。古代医家在中医理论指导下,结合大量临床实践,对诊脉部位、寸关尺主脏、浮中沉三取及常脉、病脉的脉形等,进行了分析归纳,形成了较系统的认识与规范。多少年来人们都把脉诊作为别阴阳、辨脏腑、论虚实、断病机与定治则的根据之一,在辨证求因及审因论治中起着重要的作用。从扁鹊、仲景以来,历代名医无一不是脉诊高手。

赵恩俭:脉诊是最具有中医特色的征象之一,三指诊脉几乎成为中医学的标帜。它属于中医诊断方法"四诊"之一,虽然说是居于四诊之末,但应当说是最重要的。从诊察方法上讲,它是唯一直接接触到病人人体的技术,从起源发展上讲它与中医学的历史几乎一样的悠久,它既反映了中医理论特点,又是中医理论用于临床实践的一项具体方法,理论和临床不断丰富脉学的内容,脉学的成就亦不断丰富了中医的内容。古今著作涉及病就会涉及脉,历代名医绝大多数对脉学有所贡献,其文献资料之丰,理论经验之富,涉及医学各个方面之广阔深湛,都是其他诊察技术所不可比拟的。

以下为笔者综合本文之前内容,参阅其他文献,独立思考,深思熟虑之后,从而对于中医脉诊学作出的四点评价。

1. 脉诊固然独具特色,但望、闻、问三诊各有特色,故脉诊不能代替其他三诊　四诊可以从各个不同的方面了解病情的信息,只有四诊合参,才能更全面、更完善、更准确地诊断疾病。《黄帝内经》创立的四诊,内容极其丰富,是四诊合参的典范。传承者——历代医家在临证中学习四诊、践行四诊、丰富了四诊。长达两千多年的历史长河中,古圣先贤们在四诊方面积累起来的丰富成果记录在万卷群书之中,足供我们去学习与研究,以增长智慧,成就良医。

2. 脉诊固然重要,但非凡病皆需辨脉 《难经·一难》曰:"独取寸口,以决五脏六腑死生吉凶之法……"这是讲全身五脏六腑之病变反映在寸口脉而言。但若脏腑之病变在特殊情况下不能反映在寸口脉上,或人体某一局部的病变(如皮肤之癣、地方性甲状腺肿以及某些癥瘕积聚等)不影响气血之变,则诊察疾病不能依靠辨脉,而是靠其他"三诊"以及现代的特异检查方法。笔者多年来阅读《内经》与仲景书,阅读历代名家名著,从而发现了一种现象,也可以说是规律,即古圣先贤们之著作与名家审病辨证,几乎都重视脉诊,但并非凡病之诊断及辨证治之,都必须诊脉。就以医圣张仲景为例,不论是伤寒病,还是杂病,凡病之标题,往往曰辨"某某病脉证并治",足可证明医圣对平脉的重视。但统计后发现,仲景全书审病辨证论治的具体条文,论脉者却占少数,不言脉者占多数。当然,不可否认,仲景论脉,有言此而略彼之笔法;也不可否认,医圣对某些病证的辨识,确有不依靠脉诊(即古人说的"人病脉不病"者),而依靠其他三诊者。再者,在历代医家的名著中,确有个别医家的著作中很少言脉,如《傅青主女科》《医林改错》就是如此。清代医家陈士铎《辨证录·凡例》说:"辨证不辨脉者,以证之易识也。苟能知症,何必辨脉哉? 虽然,辨证更能辨脉,则治病益精,又在人善用之耳。"这值得我们认真思考之。

3. 独取寸口诊法与遍诊法在临床上各有所需,不可偏废 本文题目为"汉晋典籍中脉诊学创建历程之求索",重点是探讨脉诊之遍诊法与独取寸口法的始末源流。对二者进行全面、系统、客观、理性的认识,从而做出符合临证实践需要的正确评价,这是尊重古人、面对今人、启迪后人的需要。首先说明,笔者为了撰写好本文,学习了许多相关古今文献,对二者始末源流的演变过程有了一个较为清晰的认识,至此笔者的评价与临证诊脉原则是:临证之时,以诊察寸口脉及四诊合参为主,但遇到特殊病人、特殊病变以及特殊情况,寸口脉不足为凭,则必须根据不同病情,有针对性地选择遍诊法及现代理化检查,以利于正确诊断,防止误诊、误治。明代医家李中梓的一个案例,充分说明在寸口脉不足为凭时选择遍身诊法之必要性。案例如下:"社友韩茂远,伤寒,九日以来,口不能言,目不能视,体不能动,四肢俱冷,众皆曰阴证。比余诊之,六脉皆无,以手按腹,两手护之,眉皱作楚,按其趺阳,大而有力,乃知腹有燥屎也。欲与大承气汤,病家惶惧不敢进。余曰:吾郡能辨是证者,惟施笠泽耳。延至诊之,与余言若合符节,遂下之,得燥屎六七枚,口能言,体能动矣。故按手不及足者,何以救此垂绝之证耶? "(《医宗必读》卷五《伤寒》)。这足以说明,遍诊法不可偏废,也印证了仲圣所批评的,只诊寸口脉,"按寸不及尺,握手不及足;人迎、趺阳,三部不参"之辈,势必、难免造成误诊、误治。

4. 诊脉与望舌是中医诊断学两大特点,理应兼学互参　从历史上看,脉诊在两千年前的秦汉经典中就论述得十分详细,后世医家不断地传承之、丰富之,仲景书将脉与证密切结合,广泛指导着临床。舌诊虽然起源于《内经》,但论述简略,只是个粗浅认识;仲景书之全部原文论及舌诊的只有 10 条,简略地察舌求因、辨证论治及判断预后。尔后的晋隋唐、宋金元以至明代的医家们,绝大多数是重视脉诊、忽略舌诊,这些年代的医家之医案足以为证。历史发展到清代,温病医家们对于温病之各个阶段、各个部位的诊察都十分重视观察舌象,以利于温病的诊断与论治,对此,温病四大家及清代许多著名医家的著述可以为证。我们这些现代人,都是古老的中医学之传承者。要想成为一名优秀的传承者,就应该潜心学习,努力吸收古圣先贤们发明、遗传下来的全部中医成果。仅以中医诊断方面而言,四诊都要学习,诊脉与望舌都应重视,才能更全面、更准确地了解病情,明确诊断,以正确地论治之。

总而言之,脉诊是中医诊断学最具特色的识病辨证方法。学中医者,不会诊脉,不能明辨脉理,就不能成为一名合格的中医。我们每一位中医人,评价脉诊应防止两个极端:一是将脉诊说得神乎其神,对真理的评判越过一步,就成了谬论;一是将脉诊说得一无是处,自己没有掌握脉诊之精髓,就不负责任地说脉诊没有价值。中华民族的先哲们讲究中庸之道,我们认识与评价脉诊这门学问,亦应把握"中庸"两字。

最后说明,本文是在 2019 年国庆节期间及其前后一个多月的时间撰写。几十年来,我都是这样度过的,即看不完的书,写不完的论文与论著。我热爱我从事的中医事业,更热爱祖国,将爱国之心倾注在专业上。在这新中国成立 70 周年大庆之际,特撰写了长篇散文诗歌,表达了我热爱祖国、热爱中医事业的情怀。该文刊载在《河北老教授》(2019 年第 4 期),全文转录如下:

我爱我的祖国
——为了中医"宝库"永放光芒增光添彩

在 70 年前的 10 月 1 日,　　　　　这宣告响彻了宇宙,
开国领袖毛泽东主席　　　　　　　震撼了世界!
在天安门城楼上庄严的宣告:　　　这宣告声明:
"中华人民共和国　　　　　　　　任人宰割,
中央人民政府今天成立了!"　　　苦难深重的

"中国人民从此站起来了！"
这宣告告慰：
为了建立新中国而
英勇牺牲的无数革命先烈，
你们安息吧！
这宣告，
是向神州的列祖列宗宣誓：
中华民族的伟大复兴
将从此开始了！
作为炎黄子孙，
每一个有良知的中国人
都会发出共同的心声——
我爱我的祖国！

在新中国成立初期，
中国大地百废待兴。
伟大领袖毛主席
从人民的健康事业出发，
以他渊博的知识
深邃的眼光
与切身的体验，
为了中医事业的传承发出指示：
"中国医药学是一个伟大的宝库，
应当努力发掘，
加以提高。"
这是对中医药学恰如其分的评价；
这是给中医工作者
赋予了历史使命！
中医是中华文化的一部分，
爱我中医，
就是爱我中华。

中国医药学源远流长。
其肇始：
源于炎帝"神农尝百草"，
发现了中药
而著《神农本草经》；
源于黄帝与臣子讨论，
阐发了中医理论
而著《黄帝内经》；
源于东汉医学家张仲景
"勤求古训，博采众方"，
创立了诸"病脉证并治"的
诊治规律而著《伤寒杂病论》。
其传承：
从晋、隋到明、清，
乃至当今的新中国，
在近 2000 年的历史长河中，
成百上千的名医精英，
为了给病人解除苦难，
为了中医学薪火相传，
他们：
博极医源，
精勤不倦，
著书立说，
精彩纷呈，
促进了中医学术的发展，
使中医药学日益完善。
伟大的中医药学，
保障人民健康几千年。
这丰功伟绩，
载入史册，
利在当代，
造福国民，

惠及世界!
如此伟大的"宝库",
怎不令人热爱?
应当倍加珍惜!

我,生在新中国,
长在红旗下。
学"毛选"而重道德,
让我树立了正确的人生观;
学雷锋而做好事,
成为我的自觉行动,
行动在劳动的田野,
行动在读书的校园,
行动在工作岗位上。
青少年时期的健康成长,
出色的工作表现,
令我实现了梦想——
走进了河北新医大学的殿堂!
上了大学,
倍加珍惜,
努力做到"又红又专",
学习期间光荣得加入中国共产党。
1977 年,
是我人生的转换点,
从求学十几年,
走上了工作岗位。

几十年的工作,
先在河北省中医院内科 10 年,
后在河北中医学院讲授经典。
几十年来,
首重修德,

精研学术,
锐意进取,
自强不息,
勇往直前。
临床上,视病人如亲人;
教学上,对学生如子女;
学习上,爱书如命。
我的座右铭:
潜心经典,
博览群书,
勤奋临证,
志为良医。
天道酬勤,
厚德载物,
功到自然成矣。
几十年的不懈努力,
获得的职称:
教授、主任医师,
并为研究生导师。
取得了累累硕果:
论文发表在全国各地,
论著享誉海内外。
洋洋巨作,有
《仲景方药古今应用》
《伤寒杂病论研究大成》。
精炼专著,如
《经方新论》
《仲景医学心悟八十论》……
总有看不完的书、写不完的书,
书——是我生活的第一需求。

2012 年,

是我人生的又一次转换点：
退休了。
但是，我人退心不退，
情愿为了中医事业继续做贡献。
大爱无疆，
志在四方，
哪里最需要就到哪里去。
我以"特聘专家"的身份，
游艺于天涯海角，
立足于海南省中医院，
每周门诊、查房、讲座，
业余时间潜心著述，
新作不断问世。
如此生活，
活的真累！
但很充实。
苦中求乐，
乐在其中！
2014年，
我应邀去美国洛杉矶讲学，
学员对我说；
吕老师您申请绿卡吧，
美国需要高科技人才。
我说：不——
我爱我的祖国！
在海南五年以来，
2017年被遴选为全国第六批师承

导师。
我身在海南，
却心系河北，
每年回故乡母校一段时间，
在国医堂出门诊，
为学生们上选修课，
为大一新生入学教育
讲"古今名医成才之路"。
我现在年近七旬，
心态不老，
老骥伏枥，
志在千里！
为了伟大祖国的昌盛，
为了中医事业的传承，
生命不息，
贡献不止。

向建国70周年，
献上我的"抒怀"一首：
幽微经意万千寻，
更向三坟问古音。
执笔不知花甲岁，
登坛每抱墨丁襟。
人间难得壶公药，
灯下唯求医圣心。
自许百年扬国粹，
相携同道力同任。

主 要 参 考 书 目

1. 陈梦赉. 中国历代名医传 [M]. 北京：科学普及出版社，1987.

2. 中国医籍提要编写组. 中国医籍提要 [M]. 长春：吉林人民出版社，1984.

3. 李中梓. 诊家正眼 [M]. 尤乘，增补. 陈子德，校点. 南京：江苏科学技术出版社，1984.

4. 滑寿. 诊家枢要. 李时珍. 濒湖脉学 [M]. 贾君，郭君双，整理. 北京：人民卫生出版社，2007.

5. 李玉清，齐东梅. 滑寿医学全书 [M]. 2 版. 北京：中国中医药出版社，2015.

6. 张介宾. 景岳全书 [M]. 赵立勋，主校. 北京：人民卫生出版社，1991.

7. 包来发. 李中梓医学全书 [M]. 2 版. 北京：中国中医药出版社，2015.

8. 张民庆，王兴华，刘华东. 张璐医学全书 [M]. 2 版. 北京：中国中医药出版社，2015.

9. 郑洪新，李敬林. 周学海医学全书 [M]. 2 版. 北京：中国中医药出版社，2015.

10. 陈复正. 幼幼集成 [M]. 上海：上海科学技术出版社，1962.

11. 赵恩俭. 中医脉诊学 [M]. 天津：天津科学技术出版社，1990.

12. 山东中医学院，河北医学院. 黄帝内经素问校释 [M]. 北京：人民卫生出版社，1982.

13. 郭霭春，郭洪图. 八十一难经集解 [M]. 天津：天津科学技术出版社，1984.

14. 福州市人民医院. 脉经校释 [M]. 北京：人民卫生出版社，1984.

15. 吕志杰. 伤寒杂病论研究大成 [M]. 2 版. 北京：中国医药科技出版社，2018.

16. 吕志杰. 仲景方药古今应用 [M]. 2 版. 北京：中国医药科技出版社，2016.